山下　光雄・野口　孝則・渡邊　智子　企画・監修　山下　光雄　解説

日本食育資料集成　第二回

第1巻　飲食養生新書　ほか

クレス出版

日本食育資料集成　第二回　監修のことば

慶應義塾大学スポーツ医学研究センター研究員　**山下　光雄**
上越教育大学大学院教授　**野口　孝則**
千葉県立保健医療大学教授　**渡邊　智子**

今に生きる私たちにとって「食育」が重要視されていますが、食育を推進していくうえで最も大切なことは、先人の「食に対する考え方に関する資料」から、重要かつ必要なことは何かを考え、これを現代の視点で具体的に実践していくことであると考えています。例えば、第一回の日本食育資料集成に収録した「養生法」では、日本の風土に適した衛生学を紹介したものですが、この中にはじめて「**成分は100を以て算す**」とし、一般栄養成分の合計は、食品重量「100」になると述べています。この時から一般栄養成分と食品重量の関係は、「**食品重量（100）＝一般栄養成分**」（単位：％またはg）の原則で今日に至っています。

今回は、現代にも活かすことが出来る食育資料として左記の一七種の貴重な資料を収録しました。

1. 飲食養生新書　明治八（一八七五）年
2. 蘭版斯氏　衛生食品化学一覧表　明治一一（一八七八）年
3. 手軽西洋料理法　明治一九（一八八六）年
4. 西洋礼式作法料理法食事法　明治一九（一八八六）年

5. 携帯糧食審査に関する第一報告　明治二九（一八九六）年
6. 新撰　料理独案内　明治二八（一八九五）年
7. 古今料理大全　明治三三（一九〇〇）年
8. 割烹科教授用　惣菜三百種　明治三五（一九〇二）年
9. 衛生一夕話　明治三六（一九〇三）年
10. 高等女学校　献立表　明治三七（一九〇四）年
11. 料理の枝折　明治四〇（一九〇七）年
12. 養理学に就て　大正二（一九一三）年
13. 食事の作法　大正一二（一九二三）年
14. 基本と応用　割烹教科書　大正一四（一九二五）年
15. 国立営養研究所公表　美味営養経済的　家庭料理日々の献立其調理法　大正一三（一九二四）年
16. 雑誌　歴史公論　食物の変遷　昭和一〇（一九三五）年
17. 調理食品成分照鑑　昭和一二（一九三七）年

特に注目すべき資料を上げるとつぎのようになります。

2.「**蘭版斯氏　衛生食品化学一覧**」はドイツのランハンスが刊行した一枚刷りの和訳で、ドイツ人が一日に摂取すべき食品とその重量が記され、裏面には食品100g中に含まれる一般栄養成分量が色彩の帯グラフで明示されたものです。本書はドイツ人のために示されたものですが、成人が一日に摂取すべき食品とその重量を始めて明確にした貴重な資料です。

5．**「携帯糧食審査に関する第一報告」**は、文豪であり軍医であった森 鷗外（森林太郎）が明治二四（一八九一）年に報告した研究論文をもとにしたもので、論文の作表中に「一風袋（ふうたい：一包装という意味）100 kcal」とあります。私たちは、からだと食品を「100 kcal」という共通に栄養評価する方法（100 kcalを基準に考える方法）が、この時点で示唆されていたと考えています。からだの栄養では、エネルギーを第一とする考え方、**「からだの栄養（エネルギー）100＝エネルギー産生栄養素比率の合計」**（単位：％）です。この考え方は、その後「日本人の食事摂取基準（二〇一五年版）」まで変わりません。

この食育資料集成により、食品及びその栄養学的知見、さらには調理や喫食等に関する先人の知恵を学ぶことができ、今後の食育の推進に寄与できるものと考えております。

■各巻収録一覧■

〔第1巻〕飲食養生新書　ほか

飲食養生新書
●山本義俊／明治八（一八七五）年／萬笈閣

蘭版斯氏　衛生食品化学一覧表
●堀誠太郎／明治一一（一八七八）年

手軽西洋料理法
●望月誠編／明治一九（一八八六）年／兎屋誠

西洋礼式作法料理法食事法
●内山亀太郎編／明治一九（一八八六）年／改進堂

携帯糧食審査に関する第一報告
●森林太郎／明治二九（一八九六）年

新撰　料理独案内
●三田村熊之介／明治二八（一八九五）年／鹿田書店

〔第2巻〕古今料理大全　ほか

古今料理大全
●隅谷巳三郎編／明治三三（一九〇〇）年／開拓社

割烹科教授用　惣菜三百種
●井上善兵衛／明治三五（一九〇二）年／大日本図書

〔第3巻〕衛生一夕話　ほか

衛生一夕話
●橋本善次郎／明治三六（一九〇三）年／冨山房

高等女学校　献立表
●河野富子／明治三七（一九〇四）年

料理の枝折
●横山　順／明治四〇（一九〇七）年／此村欽英堂

養理学に就て
●佐伯　矩／大正二（一九一三）年／大日本私立衛生会

食事の作法
●東京割烹講習会編／大正一二（一九二三）年／東京割烹講習会

〔第4巻〕割烹教科書　ほか

基本と応用　割烹教科書

●寺島以登代／大正一四（一九二五）年／元元堂書房

国立営養研究所公表

美味営養経済的　家庭料理日々の献立其調理法

●村田三郎編／大正一三（一九二四）年／文録社

〔第5巻〕食物の変遷　ほか

雑誌　歴史公論　食物の変遷

●昭和一〇（一九三五）年／雄山閣

調理食品成分照鑑

●佐伯　矩・樋口太郎・近藤光之・松澤九二雄・住田あや／

昭和一二（一九三七）年／南江堂

飲食養生新書

山本義俊譯述

飲食養生新書　一

官許

山本義俊譯述
秋吉省吾校正

飲食養生新書

明治八年
四月四日
萬笈閣發行

序例

此書ハ一千八百七十年英國龍動《ロンドン》府ニ於テ埃利《エリー》西《ス》太《ダ》閤《ビ》孫《ソン》ガ著述《チヨジユツ》刊行セシ「アワ、フード」ト曰フ書ヨリ譯出セシ者ニテ其要專《モツ》パラ童蒙《トウモウ》ニ飲《イン》食《シ》ノ理《リ》割《カツ》烹《ポウ》ノ法ヲ教《オシ》ユルニ在リ故ニ其語淺《セン》近《キン》《アサハカ》ニシテ且ツ簡《カン》易《イ》《ワカリヤスシ》ナレバ實ニ初學ノ徒《ト》ノ楷《カイ》梯《テイ》ト謂フベシ余以爲《オモヘラ》ク此《コノ》書《シヨ》西土ニ在テハ實ニ童蒙ノ用ニ供《ケウ》スベシ然《シカレ》𪜈我邦ノ俗《ゾク》民《ミン》ニ在テハ之ヲ大人ニ供スルモ可ナリ今其事《ジ》情《セウ》ヲ說《トカ》ン夫レ本朝ノ文明開化ヲ致《イタ》セシヤ全ク明治一年國政ヲ一新セシヨリノ事ニシテ其《ソノ》迅速《シンソク》ナル世界《セカイ》ニ比《ヒ》類《ルイ》ナカラン乎米人《メリケンジン》維廉《ウヰルンム》嘗《カツ》テ自《ジ》國《コク》ノ美ヲ讃《サン》シテ曰ク肉食ノ民ハ身《シン》體《タイ》健《ケン》康《カウ》智《チ》識《シキ》進《シン》達《タツ》ス故ニ開化ニ赴《オモム》クヿ迅速ナリ米國ノ民開《カイ》闢《ビヤク》ヨリ後僅《ワヅ》カ數十年ニシテ無上ノ開化ヲ奏セシハ何ゾヤ一ハ美食ノ人ヲ養フヿ他國ニ陪《バイ》セルニ因《ヨ》ル焉《イツク》ンゾ印《イン》度《ド》地《チ》方《ハウ》不《フ》開《カイ》化《クワ》悪食ノ民ト齊《ヒト》シカランヤト然《シカレ》ド我日本王政一新ヨリ僅カ七年ニシテ今日ノ開化ヲナスニ如ズ豈我神州ノ秀抜スル所以ニ非ズヤ然リ而フシテ僻《ヘキ》陬《ソウ》野《ヤ》鄙《ヒ》ノ民ニ至リテハ尚

因《イン》循《ジユン》固《コ》息《ソク》ノ徒《ト》多ク旧暦ヲ守リ太陽暦ヲ擯《ヒン》斥《セキ》スル者尠《スクナ》カラズト聞ク其不開化ナル推《オシ》テ知ベシ是何ガ故ニ此ノ如キ者アルヤ惟《オモ》フニ開化ノ進《シン》達《タツ》甚ハダ敏《ビン》捷《セウ》ニシテ未ダ之ニ及ホスノ光陰アラザルナリ看ヨ數年ナラズシテ我此譯書モ閲セズシテ人ノ腦《ナウ》中《チウ》ニ入ンノミ方今猶都下ノ民ハ既ニ智識ニ冨ル者多ク成學ノ徒尠カラズ其勉強刻苦スル者ニ至リテハ幾《ホトン》ド歐洲ノ人ニ恥ベカラズ惜《オシ》ヒ哉度ニ過ギ極ヲ踰《コ》ヘ之ニ加フルニ服食滋《ジ》養《ヤウ》ヲナスニ足ザル者多ク積年修學ノ

身体ヲ殞スル者アリ余モ始メ此弊ニ陥イリテ既ニ三年ヲ閲スレ𪜈肺損今ニ至テ痊ズ是皆度外ニ學ヲ貪ボルノ故ナリ昔シ米國ノ弗蘭克林《フランクリン》ハ家貧シ幼ヨリ摺《ハン》印《スリ》ヲ為テ業トス學ヲ好ミテ倦ズ常ニ書ヲ借テ之ヲ讀ム然レ𪜈自ラ制シ時限ヲ定メ輟《テツ》作《サク》《ヤメタリシタリ》自カラ度アリ遂ニ理料政料ノ大先生トナリ芳名ヲ万世ニ傳フルハ何ゾヤ學ノ度ニ居テ貪ラザルガ故ナリ夫レ修學ノ生徒スラ猶此弊ニ陥ル者アリ況ヤ僻邑無智ノ民ヲヤ是レミナ人身窮理、養生論等ノ課書ヲ讀ザル者ノ

失ナリ
世ニ称ス學者必ズ放蕩ナリト否ラズ是從前漢學者流及ビ洋學平生ノ徒ノ爲シ所ナリ真ノ學者タル者ハ世上ノ事ニ通達シ身体ノ丁ヲモ明カニシ天ノ命アルヲモ知テ在バ不行跡ナル次第ハナキナリ
天ハ食ヲ與ヘテ人間ヲ生活セシムレバ人亦之ヲ受ケ大切ニ已レガ躳ヲ保《タモ》チテコソ天ノ命ニ從ガフトモ謂《イフ》ベケレ生命アリテコソ五倫ノ道ヲモ行ナヒ四慾ノ歡ヲモ尽シツベシ其生命ヲ全

フスルニハ適宜《テキギ》ノ食ヲ喫《キツ》セザル可ラズ之ヲ知ニハ學文ノカラニ非レバ能ハザルベシ余《ワレ》屢《シバ〳〵》翻《ホン》譯《ヤク》ノ書類ヲ閲《ケミ》スルニ養生論或ハ人身窮理ノ書ニ至リテハ既ニ往々世ニ行ハレタリ獨リ食ヲ理《オサ》メ味ヲ調《トヽナ》フルノ書ニ至リテハ未ダ確《クハク》然《ゼン》タル者ヲ見ズ幾ンド体ヲ造リテ靈《レイ》ヲ容《イレ》ザルニ似タリ是レ余ガ微カヲ此書ニ勞スル所以ナリ

此書ハ飲食ノ理ヲ本トシテ養生ノ法ト人身ノ窮理ヲ説キ間《マヽ》例ヲ引テ實効ヲ示スヿアリ故ニ小冊ナリト雖𪜈文辭簡明ナレバ一編ノ大要自

カラ了然タルベシ
譯文ノ体ハ猥《ミダリ》ニ漢語ニ嫺《テラ》ハズ勉メテ淺《セン》近《キン》穩《ヲン》當《トウ》
ノ字ヲ用ヒ偏《ヒトヘ》ニ原書ノ意ニ負《ソムカ》ザルヲ要ス曩《サキ》ニ
余一書ヲ譯シテ人ノ需《モトメ》ニ應《ヨウ》ゼリ版主私ニ字義
ヲ漢學先生ニ校セシカバ圖《ハカラ》ザリキ全文頑《グハン》難《ナン》ノ
体トナリテ大ニ譯者ノ意ニ背《ソム》ケリ剞《キ》劂《ケツ》既《スデ》ニ成
ヲ以テ之ヲ放《ヲキ》ス余之ニ懲《コ》リ爾後敢テ字カヲ他
ニ假《カラ》ズ只閲《エツ》見《ケン》ノ扶《タス》助《ケ》ヲ得テ足《タレ》リトシ枝葉ノ字
義ヲ捨テ本根ノ主意ヲ正シフ、ス
シヤウ、シヨウ、ト書《カク》ベキヲバ剞劂氏ノ勞ヲ省《ハブ》キ

テ、セウ、セフ、ト訓ス異《アヤシ》ムヿ勿レ他之ニ傚ヘ
動物《ドウブツ》トハ生《イキ》トシ活《イケ》ル物《モノ》ノ名ニテ自カラ動クト
曰フ字ニテ自動物ト曰ベシ今通称ニ従ガフ昔
ハ人畜トモニ動物ト云シガ今ハ畜類ニノミ用
ユ植物トハ草木ノ如キ根ニテ植《ウハ》リ立タル物ヲ
云フ生植物ト曰フベシ
流動《リウドウ》トハ流《ナガ》レ動ク義ニテ水ノ類ヲ總《スベ》テ云フ之
血、乳、汁、液、水、油ナド皆流動ナリ
食慾《シヨクヨク》トハ食タキ心ノ起ルヿニテ俗ニヒダルシ
ト云フ字ナリ

製肉《セイニク》トハ肉ヲ製《コシラ》ヘル物滋養培養トハヤシナヒノヿ生煖《セイダン》トハ体ヲ温《ヌク》メル物、質トハ俗ニ基本《ドダイ》ト云ニ同ジ

組織《ソシヨク》トハ体《カラダ》ノ織《オリ》組《クミ》ヲ云フ機関トハカラクリトテ体ヲ養ナフタリ働《ハタラ》カセタリスルモノ之

餘ハ書中ニ悉《クハ》シク示スヲ以テ略ス今只童蒙ノ為ニ其最モ難《ムヅ》カシキ熟字《ジユクジ》ノミヲ挙《アゲ》テ示ス耳

一書ニ日ク肉ハ人体ヲ養フノ最大緊要ナル物ナレバ是ノミヲ食フテ穀類ヲ食ハザレバ血液腐敗ス塩醃《シホヅケ》物《モノ》ノミヲ食フテ生《イケ》ル物ヲ食ハザレ

バ肉質腐爛ス穀類ノミヲ食フテ肉ヲ食ハザレバ生命ヲ養フノミニシテ智識ヲ増ニ足ズト謂リ考フヘシ其説誠ニ當レリトスベシ養生ノ書ノ德タルヤ此ノ如ク人ノ知ザル所ノ害ヲ教ヘ人ノ知ザル法ヲ悟《サトラ》シムルヲ以テ勉トスル者ナレバ此書ヲ讀者小冊ナリトシテ焉《イヅ》クンヅ之ヲ忽《スルカセ》ニス可シヤ時ハ神武天皇即位以降二千五百三十四年明治七年四月東京本郷臺上ニ於テ

山本義俊謹題

开合

命者在

于食

甲戌九月[illegible]

書院　桂湖居士

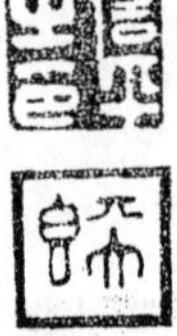

飲食養生新書巻之一

○目次

○第一編

○第二編

ニ驚ロク事

○第四編

○食ノ種類ヲ論ズ

○滋養食（即チ製肉食）

○生煖食

○礦物食

○補益食

○滋養食（即チ製肉食）

○製肉食ノ叢一ニ硝石叢ト號ス

○組織ノ潰失

飲食養生新書巻之一目次畢

山本氏譯　飲食養生新書巻之一

山本義俊　譯述
秋吉省吾　校正

第一編

人ノ飲食スル理

人ノ未《イマ》ダ幼稚《ヨウチ》《イトケナキ》ナル時坐《ザ》シテ膳《ゼン》ニ向《ムカ》フ時人ハ何《イカ》ナレバ一日モ食《クラ》ハズシテハ居《ヲラ》レヌ者ニヤト其原因《ゲンイン》《コトノモト》ヲ考《カンガ》フルニ是ハ喫飯《キツパン》《メシクヒ》ノ剋限《コクゲン》ニ親等《オヤタチ》ヨリ呼《ヨバ》ルヽトテ心嬉《ウレ》シク思《オモ》フハ蓋《ケダシ》シ飢《ウユ》ル故ニテ夫《ソレ》故《ユヘ》ニコソ食ヲ求《モト》ムルナラント悟《サト》ルヿアリ之ヲ知

識《シキ》ノ始《ハジ》メトシテ次《シ》第《ダイ》ニ成《セイ》長《チヨウ》シ知《チ》識ヲ増《マス》ニ従《シタ》ガヒ益《マス〳〵》食ハ歓《ヨロコ》ブベキ物ナルヿヲ知ニ至ル

夫レ人間ニ此知《チ》識《シキ》ノ在ハ自《ジ》分《ブン》ノ産業《サンゲフ》《ミスギ》ヲ営《イトナ》ムニハ職務《シヨクム》《ツトメ》ト云事ヲセズハナラヌト謂《イフ》ヿヲ発《ハツ》明《メイ》スルノ道《ダウ》具《グ》ナリ故ニ適宜《テキギ》《ホドヨキ》ノ物ヲ食ヒ又食量《シヨクリヤウ》ヲ極《キハ》メヌ喫《キツ》飯《バン》ノ時《ジ》刻《コク》ヲ定ムルハ皆此知識ノ賜《タマ》モノナリ

只天道ハ盈《ミツ》ルヿヲ許《ユル》サヌ者ナレバ我人間ニ与《アタ》ヘ玉ヒシ良物トテモ同等ニテ多分ニ貪《ムサボ》リ取ル可ラズ

夫レ人ニハ各〻食量アリ是ハ人々ノ動静《ハタラクトハタラカヌ》ニ依テ相違アルベキヿナリ故ニ食ヲ割烹《カツバウ》《キリニル》合味《アヂヲツケル》シテ之ニ適宜ナラシムルハ素《モト》ヨリ人間ノ大務ニシテ敢テ忽如《ユルカセ》ニス可ニ非ズサレバ天ノ人間ニ食ト云モノヲ賜リシハ決シテ愉快《タノシミ》ヲ與フル爲ニハアラズ實用ノ爲ニ與ヘラレタリト知ベシ諭《タトヘ》ニ曰ク

人ハ食フ爲トテ生活《セイカツ》スルニハ非ズ只人ハ生活スルトテ食スルニコソ

血液《ケツエキ》ノ旧潰新復《キウハイシンフク》

我人体ノ骨肉皮其他ノ諸部等ハ凡テ年紀《トシ》ヲ歷《フル》マヽニ次第ニ變換《カハリユク》モノナリトスサレバ人体中ニ於テモ血液ノ分子（一ニ極《キヨク》微《ビ》）ト稱《トナ》フルハ至ツテ細カキ者ナレド亦タ旧分子潰《ツヒヘ》滅《キユ》レバ則ハチ新分子之ニ交換《イリカハ》リテ補《オギナ》フヿヲ致スナリ体中ノ機《キ》關《クワン》ハ渾《スベ》テ此理ニテ旧質潰滅レバ新質交換リテ之ヲ補フ者ナリ

夫レ舊《キウ》質《シツ》潰《ツイ》ユレバ新質交換テ之ヲ補フハ皆血液ノ化スル所ニシテ此ノ如ク旧《キウ》潰《クハイ》新《シン》復《フク》シテ身体全部ノ机關ヲ大成スルヲ之ヲ組織ノ旧潰新

復ト謂フ

血液

抑血液ノ原因《モト》ヲ窮《キハ》ムルニ食ヒシ物体中ニ下ルト非《ヒ》常《ゼウ》ノ煖度《アタヽカミ》アリテ之ヲ活運《コナ》シ遂ニ化シテ血液ニ変ズ此血身体ノ組織ノ間隙《カンゲキ》《アヒタ》ヲ融《トホ》リテ運轉《ウンテン》シ全部ニ滋養《ヤシナヒ》ヲ運《ハコ》ブナリ是ヲ以テ血ハ身体ヲ養ヒ滋養ヲ保テル者ナルヲ知ルベシ

サレバ身体ニ適《カナ》ヘル良キ食物ヲ服用スル時ハ身体ヲ壮健《スコヤカ》ニセンヿ勿論《モチロン》ナリ然レ𪜈永ク食ハザレバ全体ニ飢ヲ覚ヘ勢《セイ》力ヲ失フハ何ゾヤ蓋

シ食ヨリ血ヲ化生シ血ヨリ滋《ジ》養《ヤウ》《ヤシナヒ》質《シツ》ヲ生ズル者ナレバ永ク食ハヌ時ハ血液常ニ滋養質ニ吸《スイ》尽《ツク》サル丶而已ニテ食ノ新タニ血トナルベキ物ナキ故ニ自然ト身体ニ飢《ウヱ》弱《ツカ》ル丶ヲ覚ユルナリ

筋《スヂ》骨《ホネ》

夫レ食ハ体中ニ於テ一ハ骨《コツ》肉《ニク》毛《モウ》爪《サウ》皮《ヒ》等ヲ造ルガ為ニシ一ハ薪《タキヾ》ニ火ヲ移《ウツ》セシ如ク消《セウ》化《クハ》シテ全体ニ温度ヲ与《アタ》ヘテ部《ブ》分《ミン》ヲ変《ヘン》換《クハン》《カハラセハ》セシム故ニ食ハ身体ニ温度ヲ与フル者ナレバ飽《アケ》ハ則《スナハ》チ温《アタヽ》カニ飢《ウヱ》レバ則チ体ノ冷《ヒユ》ルヲ覚《オボ》ユルハ皆《ミナ》是《コノ》理《リ》ナリ

勉《ベン》強《ケウ》人《ホネオル》ト懶《ライ》惰《ダ》人《モノクサキ》トノ成《セイ》達《タツ》

熊《クマ》ハ三冬《フユミツキ》ヲ閲《ケミ》スルマデ自カラ身ヲ埋《ウヅ》メ隠《カク》シテ永《ナガ》ク眠《ネム》リ絶《タヘ》テ其間一《イチ》粒《リウ》ノ食ヲモ求メズシテ生《セイ》活《クハツ》スルハ何ゾヤ是《コ》レ懶惰《モノウ》シテ運《ウン》動《ドウ》セザル者ハ多食ス可ラザルノ効驗ナリ

福嶋鳥《カナリヤ》ハ却《カエ》ツテ血《ケツ》氣《キ》温《ヨン》烈《レツ》ニシテ其運《ウン》動《トウ》スルヿ亦タ遷《イソガ》ハシク籠《カゴ》ノ中ニ在テモ桀《シモク》ヨリ桀マデ飛《トビ》移《ウツ》ル毎《ゴト》ニ殆《ホトン》ド須臾《シバラク》モ啄《ハミ》ヲ止《トド》メズシテ食《クラ》ヒ窂《マレ》ニハ其雛《コ》ノ巣《ス》ノ上ヲ飛《トビ》踰《コユ》ルヿ有ドモ絶《タエ》テ之ヲ顧《カエリ》ミルノ色《イロ》ナシ此ノ如ク終《シウ》始《シ》能《ヨ》ク食《シヨク》シテ生活スル

ハ何ゾヤ是レ勉《ベン》強《ケウ》運《ウン》動《ドウ》スル者ハ多《タ》食《シヨク》スベキノ効《カウ》験《ケン》ナリ

食《シヨク》慾《ヨク》ヲ興《カウ》起《キ》スル運動及ビ新《シン》鮮《セン》ナル空《クウ》氣《キ》ノ効《カウ》験《ケン》

身体組《ソ》織《シヨク》ノ潰《クハイ》失《シツ》ヲ進《スヽム》ルニハ身体ノ運動ト新鮮ナル空氣トノ扶《フ》助《ジヨ》ヲ受《ウク》ルニ及ズ是《コ》レ戸《コ》外《グハイ》ニ運動スルハ適《テキ》宜《ギ》ノ食《シヨク》慾《ヨク》ヲ起《オコ》サシムルノ理《リ》ナリサレバ戸ヲ出テ新《シン》鮮《セン》ナル空氣ヲ吸《ス》ヒ又タ運動ヲナス時ハ骨《コツ》肉《ニク》皮《ヒ》等ノ部《フ》分《ブン》ノ変《ヘン》換《クハン》速《スミヤカ》ニシテ血《ケツ》液《エキ》ノ補《オギナ》ヒ必ラズ多《オホ》カラン

只懶惰《ライダ》ナル者ハ運動ヲ作ザルガ故ニ適當《テキトウ》ナル身体ノ交換《トウクハン》ヲ妨《サマ》タゲ食慾《ジヨクヨク》ヲ起《ヲコ》スノ勢力《セイリヨク》ヲ失ナヒ常《ツネ》ニ全体ヲシテ羸弱《エイジヤク》《ツカレヨハル》ナラシムルニ至ル

○小児ハ常ニ大人ヨリモ多ク食ヲ求ム

小児ハ却《カヘ》ツテ大人ヨリモ常ニ多ク食ヲ求ムル者ナリ蓋《ケダ》シ小児ハ睡眠《スイミン》《ネムリ》ノ外須臾《シハラク》モ静居《セイキヨ》《ジツトシテイル》スルヿナク其運動《ウンドウ》實《ジツ》ニ非《ヒ》常《ジヤウ》ナルガ故ニ骨《コツ》肉《ニク》皮《ヒ》等《トウ》変換《ヘンクハン》《カハルヿ》スルヿ従《シタガ》ノ進《スヽ》ミ甚《ハナハ》ダ速《スミヤ》カニシテ其身材《シンサイ》《ミノタケ》ヲ長育《テウイク》《ソダテル》スルヿ従ツテ速《スミヤカ》ナル故ナリ是ヲ以テ食ヲ與《アタ》フルヿ多キモ可ナリト雖氏時刻ヲ定メテ食ハシメサレバ

如《イ》何《カ》ナル健《ケン》胃《イ》《スコヤカナイブクロ》タリ𪜈之ヲ消《セウ》化《クワ》《コナス》スルノ暇《イトマ》ナク組《ソ》織《シヨク》ノ害《ガイ》ヲ生ゼン𬼀必《ヒツ》セリ宜《ヨロシ》ク餅《ベイ》類《ルイ》《モチノタグヒ》糖《トウ》類《ルイ》《アマキモノ》ノ如キ物《モノ》ヲ間《カン》食《シヨク》《アヒグヾヒ》スル𬼀ヲ禁《キン》ジ其運動ヲ恣《ホシイマヽ》ニセシメ前《サキ》ニ多食セシ物モ再《フタヽ》ビ食スルマデニハ消化セシムルニ至ラシムベシ

○諸《シヨ》品《ヒン》ヲ調《トヽノ》ヘテ食トシ身体ヲ養《ヤウ》育《イク》《ヤシナヒ》煖《ダン》温《ヲン》《アタヽメル》スルノ方《ハウ》法《ホウ》《シカタ》

余既ニ前章ニ於テ各《カク》位《イ》《イロイロナ》ノ食物能《ヨ》ク我組織ニ於《オイ》テ種《シユ》々《ジユ》《サマザマ》ノ成《セイ》達《タツ》《シアゲ》トナルヲ以テ人タル者能ク其食ヲ調《テウ》合《ガウ》スベキ𬼀ヲ説《トケ》リ蓋《ケダ》シ食ニ味《アヂハヒ》アルハ天《テン》帝《テイ》

造《ゾウ》化《クハ》ノ妙《ミヤウ》之ニ因《ヨツ》テ人ヲ食《シヨク》ニ導《ミチビ》キシ者《モノ》欤《カツ》夫レ食ハ調《テウ》合《ガウ》シテ味ヒヲ合《アハ》セ我人間ノ好《カウ》物《ブツ》ト成ヤ種々ノ食《シヨク》味《ミ》アリ人各《オ〳〵》好《スキ》嫌《ライ》ノ性《セイ》《ウマレツキ》ニ従《シタ》ガヒ其好ム所ノ食ヲ喫《キツ》スルノ世《セイ》習《シウ》トナレルハ抑《ソモ〳〵》故アリ獨《ドク》都《ト》兒《ル》迦《カ》爾《ル》邊《ヘン》太《トル》ガ曰ク魚《ギヨ》肉《ニク》ハ牛《ギウ》酪《ラク》ヲ加《クハ》ヘテ之ヲ煮《ニ》又ハ膏《カウ》油《ユ》《アブラ》ヲ以テ之ヲ炙《アブ》ルベシ独《ヒト》リ清《セイ》《ニシン》魚《ギヨ》、松《セウ》《サケ》魚《ウ》、鰻《マン》《ウナギ》魚ニ至リテハ身《ミ》ニ天《テン》稟《リン》《ムマレツキ》ノ膏油アルヲ以テ別ニ味ヲ合《ガツ》スルニ及《オヨ》バズシテ専《セン》《コレバカリヲ》食《シヨク》《モチテヤシ》培《バイ》養《ヤウ》ヲ送《オク》ルニ足《タ》レリ

○當《トウ》《ナイ》分《ブン》ノ食物トハ所《イハ》謂《ユ》ル西《サ》穀《ゴ》米《マイ》木ノ髓《スイ》ニテ多《タ》製セシモノ

比《ピ》鳥《ヨ》加《カ》米及ビ米ヲ以テ卵子《タマゴ》ト牛酪《ギウラク》ニ混合《マゼアハ》セ或ハ苣萵《チサ》ヲ以テ膏油《カウユ》《アブラ》ト卵黄《ランクハウ》《タマゴノキミ》ニ加《クハ》ヘ或ハ牛乳《ギウニウ》ヲ以テ米ヲ烹《ニ》又ハ糖米《トウベイ》ヲ以テ乾酪《カンラク》ニ混合ス類《ルイ》ナリ

○夫レ英國ノ農夫《ノウフ》《ヒヤクシヨウ》ハ堅製《ケンセイ》《カタゴシラヱ》ノ悪麺麭《アクパン》ヲ下物《カブツ》《サカナ》トシテ牛酪乾酪ノ一片ヲ食用スレバ敢《アヱ》テ快樂《ケラク》《タノシミ》ニ用ユルニ非ズ實《ジツ》ニ健康《ケンカウ》ノ為《タメ》ノ實用《ジツヤウ》ニスルナリ故ニ其味《アジハヒ》ト其習《ナラハシ》トノ世ニ存在《ソンザイ》スル所以《ユヱン》ハ身体ノ強壮健康《ケウソウケンカウ》《ツヨクスコヤカ》ヲ保護《ホウゴ》《タモツ》スル為ニ食ノ調合《テウガウ》ヲ適宜《テキギ》《ホドヨク》ニスベキ事ヲ教《ヲシ》ユル者ニテ人畢竟《ヒツケウ》年《トシ》ヲ積《ツ》ミ功《カウ》ヲ歴《ヘ》テ之ヲ感悟《カンゴ》《サトル》スル者ナリ

第一編

○第二編

○此編ハ人ノ食《シヨク》ニ培養《バイヤウ》セラルヽ理《リ》ヲ論《ロン》ス

○消化《セウクワ》《コナレ》

食物腹中《フクチウ》ニ下ルヤ血液《ケツエキ》ト混合《マジリアフ》ガ爲ニ適當《テキトウ》ナル質《シツ》トナルノ活運《クハツウン》《ウゴキスヽミ》ヲ消化《セウクワ》ト謂《イ》フ

○齟齰《ソサク》《カミカムコ》○唾液腺《タエキセン》《ツバキノデルアナ》

口中ニ食物ヲ容《イル》ルニ當《アタ》リテ齒《ハ》ト齒《バ》之ヲ齟《ソ》齰《サク》シ舌《シタ》之ヲ反覆《ハンフク》《コネマハス》シ唾《ツバキ》ト云《イヘ》ル流動《リウドウ》《ナガレダスモノ》アリテ之ヲ潤《ウル》ホシ遂《ツヒ》ニ之ヲ呑下《ノミクダ》ス蓋シ唾《ツバキ》ハ唾液腺《エキセン》ト六孔《ロクカウ》《アナ》ノ液《エキ》腺《セン》ヨリ口中ニ溢《アフ》レ出ル者ナリトス

此液腺《エキセン》ト云ルハ其量《レウ》層《ソウ》《カサ》海《カイ》綿《メン》《スポンジ》ノ如ク至ツテ細《サヽヤ》カナル孔《アナ》筋《スジ》ニシテ液《エキ》ヲ出ス腺《セン》トハナレリ夫レ液腺ハ必《カナラ》ズ二《フタ》箇《ツ》ヅヽ連《ツラナ》リ並《ナラ》ビテ在《アル》者ニテ其第一ノ二《ニ》穴《ケツ》ハ耳《ミヽ》ニ傍《ソフ》テ頬《ホウ》ノ内部《ウチカタ》ニアリ第二ノ二穴ハ頤《オトガイ》ノ下部《シタカタ》ニアリ第三ノ二穴ハ舌ノ下部ニアリ合セテ六孔ノ液腺トナル

食物ノ口ニ入《イル》時《トキ》唾《ツバキ》即《スナハ》チ從ツテ流《ナガ》レ出《イデ》之ヲ潤《ウルホ》ス實《ジツ》ニ心ノ欲《ホツ》スル所ニ從《シタガ》ツテ出ヅ世ニ之ヲ涎《ヨダレ》ト謂フナリ

○食ハ口ヨリ咽《イン》喉《カウ》《ノンド》ヲ徹《トホ》リ食道《シヨクダウ》ト云《イヘ》ル道《ミチ》ノ細《ホソ》キ

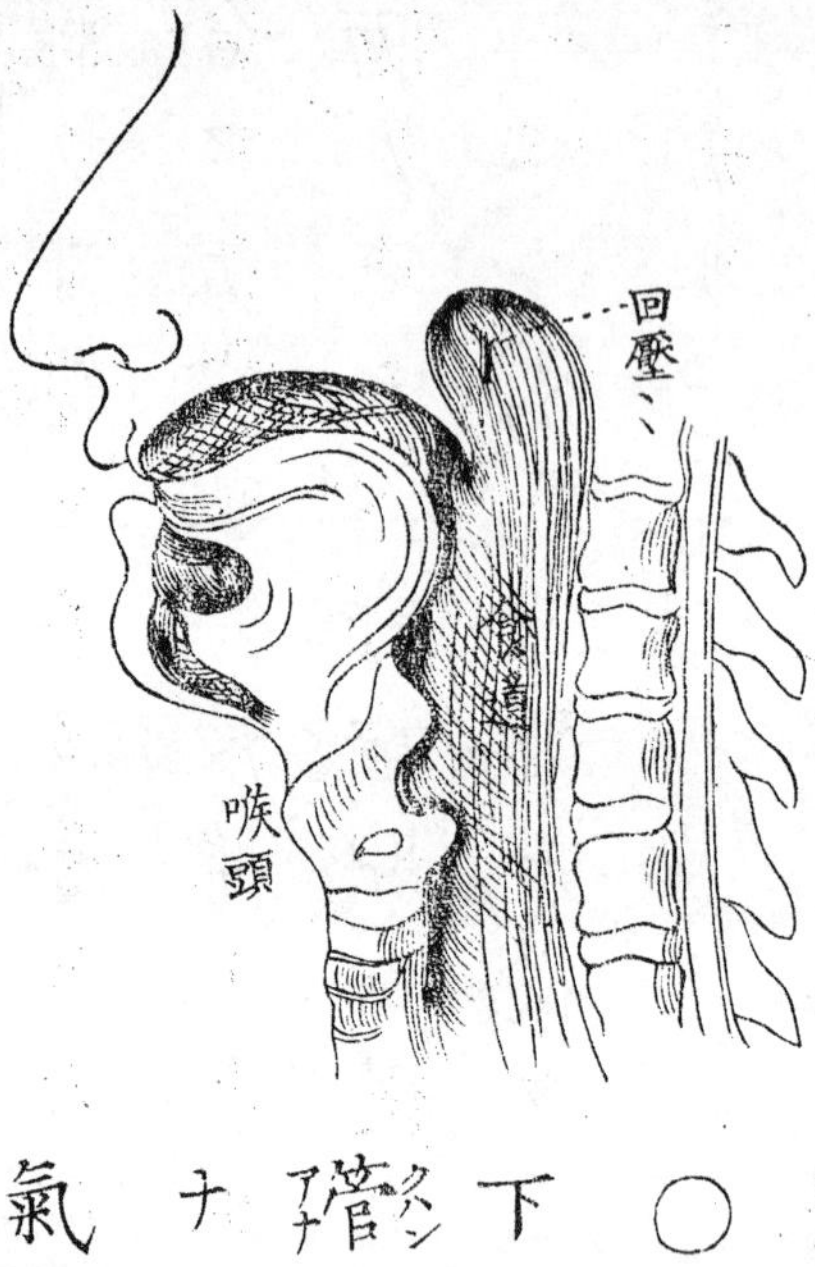

先マデ至ルナリ
○夫レ食物《シヨクモツ》ノ口ヨリ下ルヤ喉頭《カウトウ》《ノドクビ》カ或ハ氣《キ》《イキノ》管《クハン》《アナ》ヲ通《トホ》ルベキ順序《ジユンジヨ》《テハヅ》ニナリテ在ナリ然《シカ》レ𪜈氣管ヘ食ナド墜《ヲチ》タランニハ息《イキ》ノ絶《タユ》ンヿ必《ヒツ》セリ故ニ造化《ゾウクハ》ノ妙舌《ミヤウシタ》ノ根本《ネモト》ニ方リテ囲壓軟骨《クヱイエンナンコツ》《ヤハラカナホネ》トテ鞴《フイゴ》ノ舌《シタ》ノ如キ小サキ軟骨《ナンコツ》ヲ備《ソナ》ヘテ之ヲ蓋《オホ》フガ故ニ食物之ニ遮《サヱギ》ラレテ幸ヒニ氣管ニ陥《ヲチイ》ラ

ズ喉《ノド》頭《クビ》ヨリ陥《ヲツ》ルヿヲ得《ウル》ナリ

○食ヲ呑《ノム》𪜈多《タ》言《ゲン》《シャベルヿ》スルノ危《キ》難《ナン》《アブナサ》

夫レ此《カク》ノ如《ゴト》ク喉《ノド》頭《クビ》ト氣《キ》管《クハン》トハ相《アイ》隣《トナ》リテアル故ニ多《タ》言《ゲン》シナガラ食ヲ呑𪜈ハ誤《アヤマ》ツテ食ヲ氣《キ》管《クハン》ヘ落《ヲト》スノ危《キ》難《ナン》アルナリ故ニ食物食《ショク》道《ダウ》ヲ下《クダ》ラズ却《カヘツ》テ氣《キ》道《ダウ》ヘ往《ユク》𪜈ハ必ズ咳《ガイ》嗽《ソウ》《ムセビ》劇《ハゲ》シク起《ヲコ》リテ之ヲ推《ヲシ》出《イダ》スナリ若シ時トシテ咳嗽能《ヨ》ク食ヲ氣道ヨリ推出スヿヲ得《エ》ザル時ハ絶《ゼツ》死《シ》《イキタヘテシヌ》センヿ勿《モチ》論《ロン》ナリ豈《アニ》ニ愼《ツヽシ》マザル可レヤ此危《キ》難《ナン》ハ獨《ヒト》リ多言スル時ノミナラズ餘《アマ》リ急《イソ》ギテ食スル時ニモ在ヿナリ

胃《イ》胃ノ腑ナリ食《シヨク》食道ナリ

賁《フン》賁門ナリ食ハ之ヲ通リテ胃ニ入膵《スイ》膵ナリ

幽《ユウ》幽門ナリ食ハ十分胃中ニ消化シ出テ此門ヲ通肝《カン》肝ノ臓《ザウ》ナルナリ

十十二指腸《テウ》ナリ脾《ヒ》脾ノ臓

胆《タン》胆ノ腑ナリ

胆《タン》膵《スイ》汁《ジウ》胆ト膵ト共ニ同ジ孔ニ入ナリ

以上圖ノ表ナリ

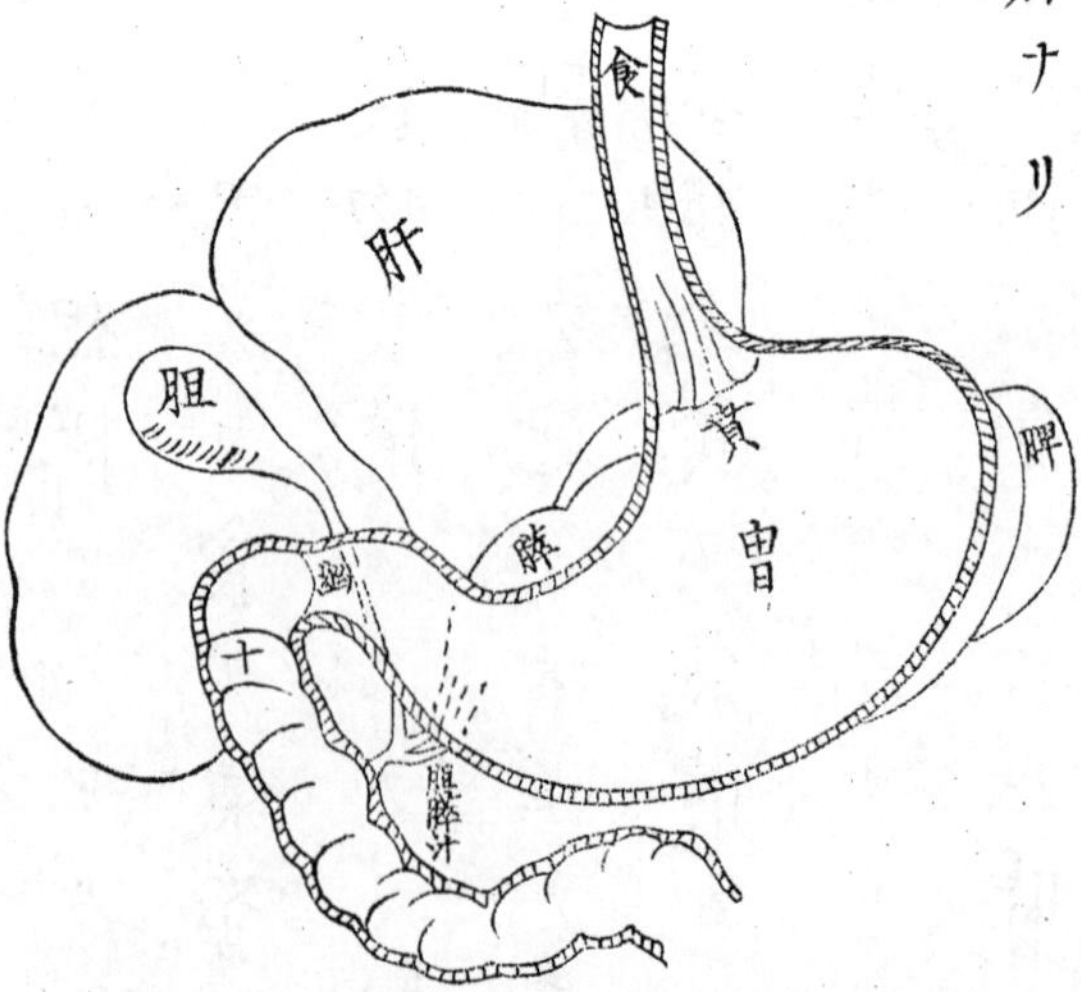

○胃《イ》ノ腑《フ》及《ビ》胃《イ》液《エキ》

夫《ソレ》食ハ下リテ食道ヨリ胃《イ》ノ腑《フ》ニ過《スグ》ル者ナリ

トス胃《イ》ノ腑《フ》ハ上部廣《ヒロ》ク下部ニ至ルホド狹《セバ》キ
嚢袋《ナウタイ》《フクロ》ナリ其食ノ進入《シンニウ》スル門ヲ心臓管《シンザウクハン》ト號《ガウ》ス
○今人体各部《カクブ》ノ位置《イチ》《バシヨ》ヲ示《シメ》サン為ニ爰《コヽ》ニ略圖《リヤクト》ヲ
掲載《ケツサイ》《カヽゲノス》シテ大要《エウ》ヲ知《シラ》シムル其《ソノ》詳密《セウミツ》ノ如キハ別ニ人
体論《タイロン》ト名ケタル余《ヨ》ガ著述《チヨジユツ》セシ小冊子ヲ見ベシ
此飲食論ニ連續《レンゾク》《ツヾキアフ》スルノ區ナリ
○胃ノ腑《フ》ニハ内部《ウチカタ》一面《イチメン》ニ小サキ孔《アナ》アリテ胃《イ》
液《エキ》ト云ル固有《コユウ》《モチマヘ》ノ流動《リウドウ》《ミヅ》ヲ蔫《アツ》ム即《ハ》チ胃液トハ食ノ
下リ来《キタ》ル時胃ノ中ニ流《ナガ》レ入リ之ト混合《マジリアフ》テ食ヲ
鎔解《ヤウカイ》《トカス》セシムル者ナリ

○食《シヨク》ノ変化《ヘンクワ》

食ノ胎《タイ》中《チウ》ニ下ル机《キ》関《クワン》アリテ之ヲ組《ソ》織《シヨク》ノ為《タメ》ニ適《テキ》義《ギ》ナル滋《ジ》養《ヤウ》トセント活《クワツ》動《ドウ》スルヤ忽《タチ》マチ胃《イ》液《エキ》涌《ワキ》出《イダ》シテ胃《イ》ノ中ニ進《シン》入《ニウ》ス而《シカ》シテ之ヲ消《セウ》化《クワ》スルニ幾《イク》許《バク》ノ時間アリ是ヲ以テ人食ヲ一齊《セイ》《イチドキ》ニ含食《ガンシヨク》《フクミクフ》シテ胃液ノ通《ツウ》路《ロ》ヲ塞《フサ》グハ甚ダ人身ニ害《ガイ》アルヿヲ知ベシ盖シ人至當《シタウ》《アタリマヘ》ニ之ヲ嚙《カム》ヿモセズ猥《ミダ》リニ食ヲ口中ニ運《ハコ》ビテ之ヲ支《サヘ》シムル故ナリ夫レ此ノ如キ方法《ハウホウ》《シカタ》ヲ以テ暴呑《バウドン》《ムリノミ》セバ之ヲ消化スルハ偖《サテ》ヲキ此食途《ト》中《チウ》ニ支《サヽ》エテ急《キウ》ニハ胃《イ》ノ腑《フ》ニ入ベカ

ラズ自然《シセン》大片《オヽキレ》ヲ呑下セバ唾《ツバキ》ヲ以テ之ヲ潤《ウルホ》シ齒《ハ》ヲ以テ之ヲ噛《カ》ミ舌ヲ以テ反覆《ハンフク》《コネマハス》セシ食ニ比スレバ長時間ヲ費《ツヒヤ》サン丁必《ヒツ》セリ是ヲ以テ不消化物《フセウクハブツ》《コナレニクキモノ》胃内ニ淹滞《エンタイ》《トヾコフル》スルニ至テハ漸次《ゼンジ》《シタイく》ニ之ヲ消化シ往《ユク》間ダ必ラズ痛楚《ツウソ》《イタミクルシム》苦脳《クナウ》スル者ナリ

○其二

幾許《イクバク》カ食胃中ニ消化スル丁有バ従《シタガ》ツテ幽門《ユウモン》ト蹄《ヨヘ》ル門《イリクチ》ヲ過《スク》ルナリ此時食物既ニ流動《リウドウ》《ナカレルモノ》ト化シテ牛乳《ギウニウ》ヨリモ一層《ヒトカサ》濃《コ》キ水液《スイエキ》ニ変《ヘン》ズ之ヲ乳膏《ニウカウ》ト蹄《ガウ》ス此流動《リウドウ》ハ十二脂《シ》腸《テウ》ト蹄《ヨベ》ル小臓腑《セウザウフ》ノ第一部ニ

入テ膵《スイ》嚢《ノウ》ヨリ出ル膵《スイ》液《エキ》ト胆《タン》嚢《ノウ》ヨリ出ル胆汁《ジユウ》トニ混《マジ》リ合《アフ》ナリ此時又タ腸《テウ》液《エキ》ト號《ヨベ》ル流《リウ》動《トウ》アリテ爰《コヽ》ニ乳《ニウ》膏《カウ》ト混《コン》合《ガツ》ス乳膏即チ直《タヾチ》ニ変《ヘン》ジテ乳《ニウ》糜《ビ》ト化《クワ》ス

此乳《ニウ》糜《ビ》ヲ名ケテ消《セウ》化《クワ》ノ進《シン》達《タツ》トス蓋シ此乳糜ハ消化セシ食物ヨリ其《ソノ》全《ゼン》滋《ジ》養《ヤウ》ヲ集《アツメ》取《トリ》シ故ナリ此他《ホカ》脈《ミヤク》管《クハン》ノ列《レツ》スルモ緊要《キンエウ》《ダイジ》ノ物ニシテ現《ゲン》在《ザイ》化《クワ》生《セイ》セシ液《エキ》此脈《ミヤク》管《クハン》ノ為ニ吸込《スイコマ》レ又吐《ハキ》出《イダ》サレ遂《ツイ》ニ血《ケツ》液《エキ》ニ変《ヘン》化《クワ》スルニ至ルナリ

脈《ミヤク》管《クハン》第一列《レツ》ノ小臓《サウ》腑《フ》ヨリ生《セウ》ゼシ者ヲ乳《ニウ》糜《ビ》管《クハン》ト

名ク此派管ハ絶《タエ》ダ細《サイ》小《セウ》ナル管《クダ》ニテ其皮《カハ》至《イタ》ッテ薄《ウス》クサレバ腸《テウ》液《エキ》トテ其《ソノ》形《ケイ》状《ゼウ》恰《アタカ》モ牛《キウ》乳《ニウ》《ウシノチヽ》ノ如クナル流《リウ》動《ドウ》アリテ此管《クダ》ノ皮《カワ》ヲ徹《トフ》シ同《オナ》ジ連《ツヾキ》ナル乳《ニウ》糜《ビ》脈《ミヤク》等《ナド》ト称《トナ》フル種《イロ》々ナル腺《セン》ニ通《トフ》リ往《ユク》ナリ夫レ人脊《セ》骨《ボネ》ノ前《マヘ》部《カタ》ニ方《アタ》リテ正《マサ》シク胸《キヤウ》管《クハン》ト號《ガウ》スル管《クダ》即チ水道アルヿヲ知《シラ》ズンバ非《アラ》ズ此胸管ハ止リニ至リテ弘《ヒロガ》リ恰《アタカ》モ小《ノ》嚢《フクロ》子ノ如キ形《ケイ》状《ゼウ》ヲ作《ツク》リ即チ乳《ニウ》糜《ビ》脈《ミヤク》ハ此嚢《フクロ》マデ乳糜ヲ流《ナガ》シ来ルナリ其間ダ此他ノ脈管ハ別《ベツ》ニ水《スイ》液《エキ》ト云ル流《リウ》動《ドウ》ヲ集《アツ》メテ勞《ロウ》《ハタラク》動《ドウ》ス此水脈ハ全《ゼン》体《タイ》ノ諸《シヨ》部《ブ》ニ通《ツウ》ジ是《コレ》ヨリ

水液ヲ吸込《スイコム》ナリ吸込バ又タ胸管《キヤウクハン》ノ嚢《フクロ》之ヲ吸尽《スイツク》シ水液乳糜液混合《コンガウ》シテ上部ニ上リ頸邊《クビヘン》ノ弘《ヒロ》キ脈管《ミヤククハン》ニ流レ入リ夫ヨリ直《タヾ》チニ心臓《シンザウ》ニ灌《ソヽ》ギ来ル此時既《スデ》ニ体中ヲ一廻セシ血アリテ自ラ清《キヨ》メントシ又タ新鮮《シンセン》ナル空氣《クウキ》ノ扶助《フジヨ》ヲ得《エン》トスルニ方リテ適《タマ〳〵》混合《コンガウ》液《エキ》心臓《シンザウ》ヨリ發《ハツ》シ進《スヽン》デ之ト肺臓《ハイザウ》ニ出《デ》會《アフ》ナリ既《スデ》ニシテ混合液旧血ト肺《ハイ》中ニ混《コン》ジ又タ心臓《シンザウ》ニ帰《カエ》リ續《ツヾヒ》テ全体ヲ徹《トフ》シテ動脈《ドウミヤク》ト云ル脈管ニ進入《シンニウ》シ滋《ジ》養《ヤウ》ヲ体中ニ運《ハコ》ブ夫レ我ガ食フ所ノ食ハ四《シ》支《ヽ》相《アイ》隔《ヘダヽ》レリト雖モ其滋養ヲ全部ニ配《ハイ》分《ブン》

スルヿ此ノ如シ是ニ至テ組《ソ》織《シヨク》全タク新《アラ》タナリ益シ血ノ肺ニ帰《カエ》ルヤ之ト与《トモ》ニ給《キウ》用《ヨウ》ノ質《シツ》ノ一部ヲ運《ハコ》ブガ故ナリ然《シカ》リ而フシテ此旧《キウ》潰《クハイ》新《シン》復《フク》ノ進《シン》達《タツ》ハ須臾《シバラク》モ休《ヤス》ベキ者ニ非ズ

○第二編畢

○第三編

○食《シヨク》ノ總論《ソウロン》

○消化《セウクハ》ノ時間《ジカン》

爰ニ種《シユ》々《ぐ》ナル形狀《ケイゼウ》ニ於テ胃《イ》液《エキ》ノ効驗《カウケン》ヲ注意《チウイ》スルヿヲ得タリ

昔シ迦《カ》拿《ナ》細《ダ》亜《ヤ》ニ一少年アリ歷《アレ》史《キシ》西《ス》神《セン》土《ト》摩《マ》勤《ル》鎮《チン》ト名ク嘗《カツ》テ大炮《ハウ》ノ破《ハ》烈《レツ》ニ會《ア》ヒ必《ヒツ》死《シ》ノ厄《ヤク》難《ナン》ヲ受タリ幸《サイハ》ヒニシテ一死ヲ免《マヌカ》レタレ𪜈生《セウ》涯《ガイ》痕《コン》創《ガウ》《キズ》愈《イエ》ルヿ無《ナカ》リシトナリ此《コノ》時《トキ》傍《カタハラ》ニ看《カン》病《ベウ》スル者其食ヿ所ノ食類《シヨクルイ》ノ活動《クハツドウ》スルヲ試驗《シケン》シテ胃《イ》液《エキ》ノ一端《タン》ヲ

悟《サト》ルコヲ得タリ此他種々《シユ〻》注意スベキ實効《ジツカウ》ヲ得《ウ》リ抑《ソモ〻》肉食《ニクシヨク》ノ中《ウチ》野《ヤ》畜《チク》ノ肉《ニク》最《モツト》モ消化《セウクハ》シ易《ヤス》キヲ發明《ハツメイ》セリ蓋シ野畜ノ肉ハ消化スルニ長《ナガ》ク時ヲ費《ツイヤ》サバルヲ以テ之ヲ知《シ》ル蜀鶏《タウマル》其次ハ羽毛《ウモウ》アル野畜即チ雉《キジ》ノ如キ者最モ好シ故ニ雛《ヒヨコ》、羊肉《ヨウニク》、牛肉、犢《ドク》肉《コウシノニク》、其他豚《トン》《ブタ》肉ノ如キ者之ニ次グ

植物《シヨクブツ》《クサキ》ハ肉食ニ比《ヒ》スレバ消化《セウクハ》ノ時間甚ダ長シ故ニ天同《オナ》ジ動物《ドウブツ》ヲ生ジ玉フニモ艸ヲ食フ者ト肉ヲ食フ者トノ身体ノ備《ソナヘ》ヲ異《コト》ナラシム故ニ牛ノ如キ畜類《チクルイ》ノ艸萊《サウライ》ヲ食フテ生活スル者ヲ見ニ肉

食シテ生活スル畜類ヨリモ食道ノ長キヲ見ル是レ艸《サウ》莱《ライ》ハ消化シ難キ効験《カウゲン》《シルシ》ナリ獅《シ》子《シ》ノ如ク肉食シテ生活スル畜類ノ食道ハ短《ミジ》カシ是レ肉類ハ消化ノ時間長カラザル効験ナリ

事ハ此書ニ附《フ》属《ゾク》セル迦《ダッ》世《セ》勒氏ノ著《アラハ》セシ「ヱマルキングドヲム」即チ畜類書ニ見エタリ

是レ植物ヨリ滋《ジ》養《ヤウ》ヲ引《ヒク》コハ容《ヤウ》易《イ》ノ時間ナラザル所以ナリ故ニ人タル者種《ジユ》々ナル時《ジ》宜《ギ》ニ従《シタガ》ヒテ或ハ味ヲ合セ或ハ烹《ニ》炙《ヤキ》シテ偏《ヒトヘ》ニ食ヲ理《ヲサ》ムルハ消化ヲ以テ専《セン》務《ム》トスルナリ是レ一生ノ間タ

學文ノ智ト實効《マノアタリニミタルヿ》ノ功トノ為ニ與《アタ》ヘラルヽ所ニシテ我為ニハ大切ナル時間ヲ費スニ同ジクハ能ク心ニ叶フヿヲ作シムルニ至ルナリ

○堅食《ケンシヨク》ノ要　堅食トハ水氣ナキ食物ナリ　水食トハ汁茶、水湯、ナドナリ
堅質《ケンシツ》ノ食物胃腑《イフ》ノ小孔《コアナ》ト觸合《フレアフ》ニ方《アタ》リ胃液《イエキ》發動《ハツダウ》シテ胃中ニ流《ナガ》レ入ル是ニ於テ羹汁《コウジウ》ノ如キ類《ルイ》ノ流動《リウドウ》《ミヅケ》ノ食物ハ元《モト》ヨリ滋養《ジヤウ》ノ為ニハ一大補益《ホエキ》《オギナイ》アリト雖《ドモ》堅食ノ如ク一己《イッコ》ノ力《チカラ》ヲ以テ自己《ジコ》ヲ供給《キウ》スルヿハ能《アタ》ハザルヲ視《ミ》ルベシ
野蠻《ヤバン》ノ民ハ只己ノ經驗《ケイケン》シ來ルニ從《シタガ》ッテ智識《チシキ》《モノヲサトルヿ》ヲ

ナセシ者ト見ユ迦《カ》牟《ム》薩《サツ》迦《カ》ノ民ハ其常食《ゼウシヨク》ハ油《アブラ》ヲ本トシ土《ツチ》或ハ木《キ》屑《クヅ》ヲ以テ混《マゼ》合《アハ》シテ之ヲ一種ノ食類トス余《ワレ》等《ラ》ヨリ之ヲ視《ミレ》バ實《ジツ》ニ食《クラ》ハルベキ味《アジハヒ》アリトハ思ハレズ是《コレ》ノミナラズ青《セイ》錫《ロン》嶋《タウ》山《サン》野《ヤ》ヲ以テ住《スミカ》トスル獵《カリ》夫《ウド》等ハ蜂《ハチ》蜜《ミツ》ヲ以テ常食《ゼウシヨク》トシ之ニ朽《クチ》爛《タヾ》レタル木《キ》ヲ舂《ツキ》混《マゼ》テ食フナリ若《モ》シ人アリテ汝何故ニ斯《カヽ》ル物《モノ》ヲ食トスルヤト問《トヘ》バ彼《カレ》等《ラ》答《コタヘ》テ我《ワレ》誠《マコト》ニ言《イヒ》難《ガタ》シ只《タヾ》我《ワレ》能《ヨ》ク胃《イ》ハ空《ムナシ》フス可ラザルヿヲ知《シル》ノミト云《イヘ》リ

○食ハ人ノ動《ドウ》靜《セイ》ニ因《ヨツ》テ各量《レウ》アリ

人タル者身体ヲ養生《ヤウゼウ》センニハ食量《シヨクレウ》ヲ嚴密《ゲンミツ》ニス可ヿ勿論《モチロン》ニシテ是ハ人ノ年配《ネンハイ》又ハ平生《ヘイゼイ》ニモ因《ヨル》ベク又ハ各〻ノ職掌《シヨクセウ》ニ因テ多《タ》少《セウ》ノ量《レウ》アルベシ

○軍《グン》卒《ソツ》ト水夫

爰《コヽ》ニ健康《ケンカウ》《スコヤカ》テル人ノ体ニ就《ツイ》テ論《ロン》ズルニ軍卒《ソルジヨル》水夫《セーロル》等ノ食ノ適宜《テキギ》《ホドヨキヿ》ハ二磅《ポンド》日本ノ二斤ニ近シヨリ二磅《ポンド》半マデヲ以テ十分ト定《サダ》ムルヨシ

○食ノ消化スル時間《ジカン》《ヒマ》

夫レ定格《デウカク》《サダマリ》ノ食ハ消化《コナレル》スルニ凡ソ四時間ヲ費《ツイ》ヤスヲ見ツベシ故ニ此時限《ジゲン》ヨリ猶《ナヲ》多《オホ》ク胃《イ》ヲ休《キウ》セ

シムレバ消化《セウクハ》機《キ》關《クハン》多《オホ》ク休息《キウソク》スル丁ヲ淂《エ》嚮《サキ》ニ食セシ物モ爲ニ䏻《ヨ》ク消化スベシ

○此《コノ》定則《デウソク》ヲ怠《オコタ》ル者ト過《クハ》食《シヨク》スル者トノ成達《セイタツ》今此編ニ述《ノブ》ル事《コト》ハ思《オモ》ヒシヨリモ大切《タイセツ》ナル丁ナリ夫レ天ノ慈愛《ジアイ》ナル我人間ニ萬物《バンブツ》ヲ附與《フヨ》シ以テ其中ヨリ食ヲ撰《エラ》ビ取《トラ》シムルノ專許《センキヨ》ヲ賜《タマ》ヘリ是ニ於テ人各〻其食ヲ味《アヂハ》ヒ樂ミ身体ノ爲ニ緊要《キンエウ》ナル滋養物《ジヤウブツ》トシテ進《スヽ》デ之ヲ取ニ至ルナリ然《シカ》リ而フシテ食ハ只《タヾ》愉快《ユクハイ》ノ爲ノミニ非ザレバ之ヲ定則ニ置《オイ》テ身体ヲ保護《ホウゴ》スベキノミ我机《キ》關《クハン》ハ多《タ》

少勞動《ラウドウ》スベキ事ニ定マレリ然《シカ》レ𪜈人過食《クハシヨク》シテ机関未《イマ》ダ嚮《サキ》ニ食ヒシ物ヲ消化シ尽《ツク》サヾル間ニ復《マタ》食ヲ追《オイ》下《クダ》サバ遲《チ》速《ソク》《オソカレハヤカレ》痛《ツウ》《イタミ》楚《ソ》ヲ為ンヿ必《ヒツ》定《ヂヤウ》ニシテ種々《シユヾ》身体ノ害ヲ生ズベシ

余此書ノミナラズ又人體論《ジンタイロン》ト題《ダイ》セル書《シヨ》ニ説《イヘ》ルヿアリ曰ク血液《ケツエキ》ハ新鮮《シンセン》ナル空氣ト混合《コンガウ》セントシテ心臓《シンザウ》ヨリ肺《ハイ》臓ニ過《スグ》ト是ハ天地活發《クハツハツ》《サツパリ》ナル空氣ヲ引《ヒク》キノ事ニシテ胸《ムネ》ノ中ニ床《ユカ》ノ如キ形《カタチ》ノ膜《マク》下ノ方ヘ下ル時ニ之ヲ引ト知ベシ然《シカ》ルニ此膜ノ下ナル胃《イ》ノ腑《フ》過食ノ為ニ脹《ハレ》揚《アガ》リテ在𬻿ハ膜

之ガ為ニ支《サヽ》ヘラレテ空氣ヲ吸ヿ能ハザルナリ
夫《ソレ》然リ故ニ血ノ肺ニ入《イル》ヤ之ヲ活動《クハツドウ》スベキ新鮮《シンセン》ノ空氣ナク只《タヾ》之ヲ送《オク》ルヿ猥《ミダリ》ナルヲ以テ血液常《ツネ》ニ清潔《セイケツ》《イサギヨク》ト為ヿ能ハズ身体ノ組織《ソシヨク》ヲ犯《オカ》シテ通行《ツウカウ》ス是ニ於テ發熱《ホツネツ》頭痛《ヅツウ》感冒《カンバウ》シ或ハ長病《テウベウ》トナリ行ハ皆《ミナ》体中ヲ一《イツ》徧《ヘン》セシ血清潔《セイケツ》ニナラズシテ体中ニ往来《ワウライ》スル故ナリ

○海陸《カイリク》軍《グン》省《シヤウ》大《タイ》病《ベウ》院《イン》救《キウ》育《イク》院《イン》囚獄《シウゴク》寮《レウ》ニ於テ分《ブン》配《ハイ》スル食量《シヨクレウ》ノ區別《クベツ》

余《ヨ》此定則ヲ驗《ケン》スルヤ先哲《センテツ》ノ書ヲ見テ之ヲ知ル

英吉利《イギリス》海軍《カイグン》ノ水夫ハ各〻一人ニツキ毎日三十一了《オンス》ヨリ三十五了半マデノ滋《ジ》養《ヤウ》食《シヨク》ヲ許《ユル》サルトス了ハ日本ノ八匁、三十一了ハ二百四十八匁ニ當ル下之ニ倣《ナラ》ヘ

此中凡ソ二十六了ハ植物《シヨクブツ》ニシテ餘《ヨ》ハ畜類《チクルイ》ヲ以テ之ニ充《アテ》ツ即チ塩《シホ》醃《ヅケ》ノ食ヲ九了之ニ加《クハ》フルカ或ハ生類《セイルイ》《ナマモノ》ヲ四了半加フルカナリ此中砂糖《サトウ》ト椰《ヤ》子《ス》トヲモ加フ

陸軍ノ歩卒《ホソツ》ハ麪麭《パン》一磅《ポンド》ト雜食一磅四分ノ三ヲ許《ユル》サルヽナリ

大病院ニ於テ平愈《イユ》ニ趣《オモ》ムケル病人ノ健《ケン》胃《イ》食《シヨク》ヲ要《チト》ムル者ニ與《アタ》フル食ハ定格《デウカク》半磅《ハンポンド》ノ雜食《ザツシヨク》十二了《オンス》ヨリ十四了ノ麪麭《パン》半磅ノ馬鈴著《ジヤガタライモ》一片《ピンド》ノ牛乳《ギウニウ》ニ麥酒《ビール》或ハ酒《サケ》ヲ混《マジ》ヘテ是ヲ總食《サウシヨク》トス蓋《ケダ》シ麥酒ヲ用ユルモ酒ヲ用ユルモ醫《イ》ノ心ニアルベシ

今爰《コヽ》ニ說《トク》所ハ身体ノ壯強《サウケウ》健康《ケンカウ》ナル人ト羸《エイ》弱軟《ジヤクナン》柔《ジウ》ノ人ト兩端《レウタン》ナリ軍卒ト水夫トハ大ナル勞動《ロウドウ》ヲ耐忍《タエシノ》ブ身ナレバ身体ヲ大ニ運動《ウンドウ》スル強康《ケウカウ》ノ人ノ食量《シヨクレウ》ニ屬《ゾク》ス其他《ソノホカ》ニ說《トク》所ハ病羸《ベウエイ》ニシテ柔弱《ニウジヤク》ナル人ノ食量ヲ證《シヤウ》スル故ニ貧院《ヒンイン》囚獄《シウゴク》ニ在《アル》人ノ

食量ヲ以テシテ相《アイ》比《ヒ》較《カウ》セシムルナリ
養《ヤウ》育《イク》院《イン》ニ於テ中《ナカ》ニモ健《ケン》康《カウ》ナル人ハ一人ニ付毎日堅《ケン》食《シヨク》凡ソ二十五了ヲ食フナリ此《コノ》中《ウチ》凡《ヨソ》五或《モシク》ハ六了ノ雑《ザツ》食《シヨク》ヲ交《マジ》ユ
囚《シウ》獄《ゴク》寮《レウ》ニ於テ厳《ゲン》酷《コク》ニ労《ロウ》動《ドウ》セシムル懲《テウ》役《エキ》人ニ幾《イク》許《バク》ノ雑食ヲ与フルヿハ至テ肝《カン》要《エウ》トスル由《ヨシ》ナリ一人ニツキ日々与フル食物定《デウ》格《カク》三十六了ニシテ其内肉《ニク》食《シヨク》ハ甚ダ少フシテ一週《シウ》《ヒトナヌカ》毎《ゴト》ニ凡ソ十六了ヲ与フル而《ノ》已《ミ》トゾ
今此ノ実《ジツ》効《カウ》ニ因《ヨツ》テ之ヲ考《カンガ》フレバ健《ケン》康《カウ》ヲ保《タモ》ツ為

ニ食量ヲ計算《ケイサン》スルハ緊要《キンヤウ》ノ事ニシテ強壮《ケウサウ》人ノ食量ト病羸《ベウエイ》人ノ食量トヲ平均《ヘイキン》シテ其中ヲ取バ毎日ノ食二十五ヨリ三十五了マデヲ以テ常人《デウ》ノ食トスベク覚《オボ》ユ最《モット》モ其中四分ノ一或《モシク》ハ五分ノ一ヲ肉食ニスベシ只前條《ゼンデウ》ニ云如ク労動スル者トセザル者ト少者ト老人トハ勿論身体ノ強弱ニ係《カヽハ》リテ食量ヲ変《ヘン》ズベキコトナリ

○小量《セウレウ》《スコシバカリ》ノ食生命ヲ全フスル事

附説《ツケタリ》留太《リウド》闘西《ビース》迦勒《カル》拿魯《ナロ》ガ傳《デン》

小食《セウショク》ノ効《イチジル》シキ必《カナラ》ズ壽命《ジュメウ》ヲ長《ナガ》カラシムベシ

留太闕西《リユドビース》迦勒拿魯《カルナロ》ハ伯内士亜《ベネシヤ》ノ人ナリ一千四百六十七年ニ生ル人トナリ放蕩不羈《ハウトウフキ》四十年間只《タヾ》暴食暴飲《バウシヨクバウイン》《ムヤミグヒムリノミ》ヲ事《コト》トシ其他《ソノタ》ノ放逸度《ハウイツド》ニ過《スギ》ザル者ナシ是ニ於テ身体漸《ヤウヤ》ク疲弊《ヒヘイ》《ツカレヨハル》シ既《スデ》ニシテ露命《ロメイ》ノ久《ヒサ》シカラザルヲ知《シ》リ迦勒拿魯《カルナロ》大ニ悔悟《クハイゴ》《クヒサトル》シ是ヨリ飲食《インシヨク》トモニ之ヲ節《セツ》ニシテ自《ミヅカ》ラ厳《キビ》シク規則《キソク》ヲ固守《コシユ》《カタクマモル》セシカバ遂《ツイ》ニ本《モト》ノ健康《ケンカウ》ナル体《カラダ》ニ本復《ホンプク》スルヿヲ得《エ》剰《アマツサ》ヘ容易《タヤス》ク一百年ノ長壽《テウジユ》ヲ保《タモ》テリ是《コ》レ併《シカ》シナガラ迦氏《カシ》ガ憤發《フンパツ》能《ヨ》ク小食ニ耐《タユ》タル所以《ユエン》ニアラズヤサレバ迦氏四十二年マデ逸樂シ是

ヨリ五十八年ヲ生活《セイクハツ》シタリ之ヲ晩年《バンネン》トス此間ダ世上ノ為ニ一大儀軌《ギハン》《ヨキテホン》ヲ残セリ其食量日ニ輕《ケイ》酒《シエ》十四了ト食物十二了ヲ用ヒ大半ハ植物《シヨクモツ》ヲ用ヒシト謂リ其年ヲ卒ル天年ヲ樂《タノシ》ミ儉節《ケンセツ》《ヒカエメ》ヲ以テ常《ツネ》トセリ終《ヲハ》リニ儉節ノ自己《ジコ》ニ益《エキ》アルノ効驗《カウケン》ヲ書《カ》キ儉節生活之實効《ケンセツセイクハツノジツカウ》《エッセー、ヲン、テンペレート、ライビンク》ト題《ダイ》セル書《シヨ》ヲ著《アラ》ハス時ニ年八十三ナリ一千五百五十八年巴《パ》受《ジユ》亞《ア》ニ於テ發兌《ハツダ》《ウリダシ》ス其書《シヨ》世ニ鳴《ナ》ル後《ノチ》遂《ツヒ》ニ全《ゼン》歐羅巴洲《ヨウロッパシウ》ニ翻譯《ホンヤク》シテ大ニ世ニ行《ヲコナ》ハル小食ノ功《カウ》大ナル哉《カナ》

○北極《ホツキヨク》ノ民ハ無量《ムレウ》ニ食ヲ喫《キツ》ス

此小食ノ説《セツ》ニ反《ハン》シテ北地《ホクチ》ノ旅人《リヨジン》ガ記録《キロク》アリ曰ク北《ボク》極《キヨク》氷《ヘウ》國《コク》ノ民ハ其食ヲ取ヿ實《ジツ》ニ無量《ムレウ》ナリト今之ヲ贅《ゼイ》ス

約但《ジヨン》弗《フ》蘭《ラン》克《ク》林《リン》公始《ハジ》メテ彼地《カノチ》ニ至リシ時《トキ》ノ説《セツ》ニ公始メテ氷國ニ航《カウ》スルヤ此地ノ小児ニ蠟燭《ロウソク》ノ蠟ヲ好《コノ》ムアリ一日公彼《カレ》ガ幾許《イクバク》ノ食《クラ》フカ試《コヽロ》ミント思ヒ之ヲ喫《クラ》フヿヲ許《ユル》ス児望《ノゾ》ム所ノ幸《サイハヒ》ナリトシ速《スミヤカ》ニ来《キタ》リ喫《クラ》フニ須臾《シユユ》ニシテ蠟《ロウ》十四磅《ポンド》ヲ喫《クラ》ヒ尽《ツク》セリ公今夜蠟火《トモシビ》ヲ尽《ツクサ》レンヿヲ恐《ヲソ》レ俄《ニハカ》ニ豚《ブタ》ノ脂《シ》肉《ニク》一臠《ラン》ヲ取出《トリイダ》シテ与ヘ早《ソウ》々く此饗應《モテナシ》ヲ止《ヤメ》タリト

ヅ西伯利亜《シベリヤ》ノ驍騎兵《コサックス》ガ曰ク我等日ニ肉食スルヿ十二磅ヨリ二十磅ニ至ルト

是ヲ以テ是ヲ見バ北地寒國《カンコク》ノ民ハ食ニ量ノナキ者ニヤ

第三編畢

○第四編

○食ノ種類《シユルイ》ヲ論ズ

譯者《ヤクシヤ》曰ク此書第三編マデハ一ニ一編ノ大要ヲ論《ロン》ゼリ此編ヨリ以下ハ準《スン》テ飲《イン》食ノ實《ジツ》効《カウ》ヲ説《トク》ナリ

人ノ食タルヤ化學ニ於テ大主《シユ》意《イ》トスル所ニシテ其方法《ハウホウ》タル種《シユ》々ナル位置《イチ》《バシヨ》ニ因《コツ》テ相違《サウイ》アリ今《コヽ》爰ニ單一《タンイツ》ノ區分《クブン》ヲ擧《アゲ》テ通常《ツウゼウ》ノ大義《タイギ》ヲ悟《サト》ラシム之ヲ讀《ヨム》者《モノ》独《ヒト》リ此事ノミナラズ必ラズ他事ニモ裨益《ヒエキ》アラン

今現在《ゲンザイ》目撃《モクゲキ》《マノアタリニミル》スル所ノ四《シ》等《トウ》ノ食品ヲ說《ト》ク希《コイネガハ》クハ全食ヲ區別《クベツ》スルニ足《タラ》ンカ次ニ見ユ

○滋《ジ》養《ヤウ》食《シヨク》又肉《ニク》製《セイ》食《シヨク》

滋養食ハ一ニ肉製食トス其種《タネ》三

蛋白質《アルビユメン》　卵《タマゴ》ノ白《シロ》味《ミ》ナリ

纖緯質《センイ》《フヰブリン》ハ動《ドウ》物《ブツ》ノ血《ケツ》中《チウ》及《ビ》艸《サウ》木《モク》ノ中ニ筋《スジ》ノ如キ織《ヨリ》目ヲ作レ物ナリ

乾酪質《カンラクシツ》　牛乳ヨリ取《トリ》モノニシテ乾酪《カンラク》体《テイ》ノモノ又莢《サヤ》豆《マメ》ト謂《イヽ》ル總《ソウ》名《メウ》ノ中豌《エン》豆《ドウ》蚕《ソラ》豆《マメ》等ヨリ生ズ譯者以爲ク恐クハ日本ノ葛《クズ》ノ類ナラン

○生燧食《セイダン》

第二ハ生燧食ニテ其種四

糊《ノリ》《スタルチ》 砂糖《サトウ》《シユガル》 凝脂《フエト》 膏油《カウユ》《ヲイル》

○礦物食《クハウブツ》《ミネラルフード》

第三ハ礦物食《クヮウブツシヨク》ニテ其種三

水《ワオター》 塩《エン》《サルト》 艸木及ビ動物ノ淋過《アク》

○補益食《ホエキシヨク》《アクセソリー》

第四ハ補益食ニテ其種六

木脂《キヤニ》《ゴム》 膠《ニカハ》《セラタイン》 セリユロース 未詳 香油《カウユ》《スピーズヲイル》

茶《チヤ》《テー》 豆茶《マメチヤ》《コヒー》

其等此ノ如シ今之ヲ詳細《セウサイ》ニ說《トカ》ンガ為先ヅ滋養食ヨリ始ムベシ

○滋《ジ》養《ヤウ》食《シヨク》《ナトリウスヲール》即チ肉《ニク》製《セイ》食《シヨク》《フレッシヱオミングフード》

○肉製食ノ叢《ソウ》一ニ硝《セウ》石《セキ》叢《ソウ》ト號《ヨ》ブ

此食一ニ硝石叢ト號《ガウ》ス蓋《ケダ》シ此食化學ニ所謂《イハユル》三ノ原《ゲン》素《ソ》即チ酸《サン》素《ソ》水素炭《タン》素アルノミナラズ又タ硝石素ヲ含《フク》ムヲ以テナリ

此四ノ原素ヲ机《キ》關《クワン》ノ原素ト號《ガウ》ス蓋《ケダ》シ此原素ハ机関トテ一切《イツセツ》動《ドウ》物《ブツ》植《シヨク》物《ブツ》ヲ生《セイ》育《イク》《ソダテアゲル》スル部分ヨリ生ズル故ナリ是ヲ以テ此原素ハ前ニ余ガ說《トキ》シ如

ク消化《セウクハ》ヲ進《スヽ》ムルノ方法《ハウホウ》《シカタ》ニテ血液《ケツエキ》ト成テ全《ゼン》組織《ソシヨク》ニ運《メグ》ルトキ各部《カクブ》ヘ緊要《キンヨウ》ナル質ヲ賦與《フヨ》《クバリアタヘル》シテ筋肉《キンニク》及ビ神經ヲ造《ツク》リ以テ身体ヲ長育《テウイク》セシメ以テ連《レン》々止《ヤマ》ズ潰失《クイシツ》ヲ補復《ホフク》セシムルナリ

是ヲ以テ食スルヿ無レバ恰《アタカ》モ身体《シンタイ》ヲ削《ケヅ》リ減《ヘラ》スガ如クニシテ生命ヲ支《サヽ》フルヿ能ハザルナリ

組織《ソシヨク》ノ潰失《クイシツ》

夫レ食ノ人ニ於ルヤ火ニ薪《タキギ》ヲ加フルガ如シ火薪ヲ加ヘザレバ燼《ツ》キ人食ハザレバ死ス蓋シ食ノ質《シツ》タルヤ神經ト筋トヲ造《ツク》リ畢《オハ》レバ必《カナラ》ズ尽《ツキ》テ

在《アル》ベカラズ再ビ食フテ補《オギナ》フヿヲ待《マツ》ナリ
獨《ドク》都《ト》兒《ル》蘭《ラン》紀《ケス》太《トル》ガ曰ク人ノ物ヲ考フルヿヲ得《ウル》
ハ脳水《ナウスイ》ト又之ヲ蓄《タクハ》フル神經質トノ扶助《タスケ》ニ依《ヨル》
ナリ是故《コノユヘ》ニ考フレバ考フルニ從《シタガ》ツテ若干《ソコバク》ノ
神經質ヲ費《ツイヤ》スカ毀《ヤブ》ルカスベシ是レ思《オモヒ》ニ沈《シヅ》ミ
又ハ感《カン》ニ堪《タ》ヘ又ハ注意《コヽロガケ》ヲ常《ツネ》ニスル故ニテ彼《カノ》
神經質之ガ為《タメ》ニ常ニ勞動《ロウドウ》《ウゴキマハル》シテ止ザルニ依《ヨレ》リ
故ニ既《スデ》ニ用《モチ》ヒ去《サリ》シ旧《キウ》質《シツ》ヲ新質アリテ補《オギナ》フニ
非《アラズ》ンバ神經質ハ全《マツ》タク尽《ツキ》果《ハツ》ベキ人
爰ニ神經ト筋トヲ造ル実物《ジツブツ》アリテ動脈《ドウミヤク》ニ於ル

血ヲ以テ神經ト筋トニ運《ハコ》ブ而シテ余ガ前ニ述《ノベ》シ如ク靜脈《ジヤウミヤク》ノ血《チ》再《フタヽ》ビ恢復《クワイフク》《モトニカヘル》シテ又清《キヨシ》ナラントシテ心臟《シンジウ》ニ運《ハコ》ビ反《モド》ストテ此組織ノ潰失《クワイシツ》シ来ル者ノ爲《タメ》ニ突反《ツキカヘ》サル、ナリ

譬《タトヘ》バ一人アリ朝飯《アサメシ》ヲ喫《クラ》フヿナク朝《アサ》己《オノ》レノ職業《シヨクギヤウ》ヲ勉《ツト》メ又毎《マイ》日一飯《バン》ヲモ喫《クラ》ハズシテ業ヲ勉《ツト》ムル者アラン日ニ從《シタガ》ツテ彼《カレ》必《カナラ》ズ疲弱《ヒジヤク》《ツカレヨハリ》憔悴《セウスイ》《ヤセオトロエ》シ自《ミヅ》カラ勞動《ロウドウ》スルヿモ又明《アキラ》カニ考《カンガ》フルヿモ能《アタ》ハザルベシ尚《ナホ》日ヲ歷《フル》片ハ益《マスマス》衰弱《スイジヤク》シテ餓死《ガシ》センヿ必セリ

○働物《イキモノ》ノ脫換《ダツクワン》《ヌケカハリ》

食ヲ喫《キツ》スルノ要ハ人体ヲ造《ツク》ル質ノ潰《スイ》失《シツ》シテ又恢《スイ》復《フク》セントスルノ理《リ》ヲ知《シル》ニアリ

畜《チク》類《ルイ》ハ年々其氣《キ》候《カウ》ニ至《イタ》ルト其身体ノ部《ブ》分《ブン》若《ソコ》干《バク》ヲ落《オト》スヿアリ鹿ノ角ヲ落ス類是《コレ》皆《ミナ》人ノ知《シル》所ニシテ世《ヨ》ニ脱《ヌケ》換《カハリ》ト號《ガウ》ス蓋《ケダ》シ此語ハ定《キマリ》限《ドキ》ニ羽《ハネ》ヤ毛《ケ》ノ脱《ヌケ》換《カハ》ルヿニ用ユ

蟹《カニ》ト蝦《エビ》トハ皆《ミナ》其《ソノ》甲《コフ》殻《ラ》ヲ脱《ダツ》ス鳥ハ羽《ハネ》ヲ脱シ馬及ビ他ノ獸《ジウ》類《ルイ》ハ皆其毛《ケ》ヲ脱ス只人体ハ之ニ異《コト》ナリ一《イチ》齊《ドキ》ニ脱《ヌケ》換《カハ》ルヿナク漸《ゼン》次《ジ》ニ絶《タエ》ズ脱《ヌケ》換《カハリ》ノ進《スヽ》達《ミ》ヲ成《ナセ》リ其筋《スヂ》ハ削《ケヅ》リ去《サ》リ其粘《ネン》膜《マク》ハ第十二編中人体論ヲ見ベシ

減去《ヘリサ》ル又内部ノ机関ハ人体ノ重量《オモサ》日毎《ヒゴト》ニ十四分ノ一ヲ減《ゲン》ズルノ計算《ケイサン》ト同一ニシテ身体ノ生《セイ》活《クハツ》ヲ營《イトナ》メリ机関ハ四十日毎ニ始《ハジ》メテ一タビ全《マツタ》ク脱換《ヌケカハ》ルベシ

○潰失ノ恢復スルハ如何《イカン》

余《ヨ》惟《オモフ》ニ我人体ハ変換《ヘンクハン》《ヌケカハル》スル者ナルヲ説《トケ》ドモ或ハ人ノ之ヲ目撃《モクゲキ》《マノアタリミル》セザルヲ以テ異《アヤシ》ム者アランヿヲ恐《オソ》ル

夫《ソ》レ人体ノ変換ハ目ニ遮《サエギ》ラズシテ漸次《シダイ〳〵》ニ毫的《スコシヅヽ》換《カハ》リ往《ユク》モノナルヲ覺悟《カクゴ》セズンバ非ズ焉《イツク》ンゾ変

換スル者ナリトテ指《ユビ》ナク耳《ミヽ》ナク鼻《ハナ》ナキ小児ヲ見シ者アランヤ只極微《キヨクビ》トテ目《メ》ニモ翳《サエギ》ラヌ程《ホド》ノ小《チイサ》キ分子空處《アキドコロ》モナク交換《イリカハ》リ往《ユウ》ナリ

附説《ツケタリ》瓦工《カハラシ》ノ辨《ベン》

之ヲ一ノ瓦工《カハラシ》ノ躬《ミ》ニ譬《タトヘ》テ考《カンガ》フベシ一ノ瓦ノ垣《カキ》壁《カベ》アリ段々《ダンダン》零落《レイラク》スルニ之ヲ再興《サイコウ》《タテナヲス》スルヿハ禁《キン》ジテ之ヲ修復《シユフク》スルニ決《ケツ》ス其時ハ瓦工従前《ジウゼン》《マヘカラ》ノ瓦ヲ取除《トリノケ》テ新《アラタ》ナル瓦ヲ以テ之ニ交換《イレカユ》ルナリ此《カク》ノ如クスルヿ屢《シバシバ》ナレバ従前《ジウゼン》ノ瓦ハ一モ留《ノコラ》ズト雖《イヘ》ドモ垣《カキ》ハ即《スナハ》チ本《モト》ノ侭《マヽ》変《カハ》ルヿナシ人体ノ交《コウ》換《クワン》モ亦タ

之ニ異《コト》ナル丁ナシ

又姿《スガタ》ハ其侭《マヽ》ニシテ之ヲ積《ツム》丁従前《ジウゼン》ヨリモ多《オホ》ケレバ丈《タケ》必《カナラ》ズ高《タカク》ナランシ是《コレ》小児ノ成長《セイテウ》スルト同日ノ論《ロン》ナリ

然《シカ》リ故《カルガユヘ》ニ潰失《クイシツ》ハ筋骨《キンコツ》ト神経《シンケイ》トノ衰微《スイビ》スルヨリ起《オコ》ルトス之ヲ恢復《クハイフク》スルノ質ハ糊《コ》、砂《サ》糖《トウ》、或ハ脂《アブラ》ヨリ備《ソナヘ》ラル丶者ニ非ズ只製《セイ》肉《ニク》食《シヨク》ノ為《タメ》ニノミ能ク備《ソナ》ヘラル丶丁ヲ得《ウ》製肉食ノ辨《ベン》下ニ見ユ

○蛋《シヨ》白《ハク》質《シツ》纖《セン》維《イ》質乾《カン》酪《ラク》質

我《ワガ》食《シヨク》スル中ニ製《セイ》肉《ニク》食ノ三《サン》体《タイ》アリトハ蛋白質纖

緯質乾酪質トニシテ皆《ミナ》我《ワガ》平《ヘイ》生《セイ》食セル肉《ニク》食《シヨク》ト植《シヨク》物《ブツ》食ノ中ニ在者ナリト雖《イヘド》モ此《コノ》質《シツ》第一番《バン》ニハ植物限《カギリ》ニ在者ト見ユ是《コヽ》ヲ以テ剣《ヱン》牛《ギウ》《キンキリウシ》又羊《ヒツジ》ハ草《クサ》或ハ枯《カレ》草《クサ》乃《スナハ》チ燕《カラス》麦《ムギ》ヲ食フナリ而シテ植《シヨク》物《ブツ》製《セイ》肉《ニク》ノ部分アリテ其体ヲ養《ヤウ》成《セイ》シ以テ我《ワガ》人間後《コウ》来《ライ》《コレカラノチ》ノ食ヲ醸《カモ》セリ、サレバ畜《チク》類《ルイ》ノ原《ゲン》野《ヤ》《ハラ》ニ牧《ボク》スルヤ或ハ草《サウ》上《ゼウ》ニ横《ヨコタ》ハリテ謾《マン》食《シヨク》スルヤ彼《カレ》先《マ》ヅ之ヲ平《ヒラ》呑《ノミ》シテ夫《ソレ》ヨリ再《フタヽ》ビ之ヲ吐《ハキ》出《イダ》シテ密《コマヤ》カニ齟《カ》齰《ム》ナリ世ニ粘《テリ》反芻ト云人屢《シバ〳〵》「ワール」ニ於テ見ル如ク羊《ヤウ》羝《テイ》羊ノ山《サン》頂《テウ》ニ高《タカ》ク茂《シゲ》レル艸《クサ》ヲ刈《カリ》去《サラ》ル、時ハ只天命ノ侭《マヽ》ニ人

ノ食トナルノ外《ホカ》ナシ

○蛋《シヨ》白《ハク》質《シツ》

此實物ハ人ノ知《シル》所ニシテ卵《タマゴ》ノ白味《シロミ》ノ形《カタチ》アリ此物《モノ》ノ要《ヨウ》ハ人体ノ神經ト腦水《ナウスイ》トヲ造《ツク》ルニアリ只卵ノ白味ノミナラズ亦タ畜類ノ血中ニモアリ余前《サキ》ニ述《ノベ》テ曰ク組《ソ》織《シヨク》ノ諸部ノ潰失ヲ恢《クワイ》復《フク》スル實物ハ血ノ爲ニ運《ハコ》バルヽトハ是ヲ謂《イフ》ナリ

蛋白質ハ亦植物中ニモ生ズ米《コメ》小《コ》麦《ムギ》等ノ類《ルイ》是《コレ》ナリ其中ニ粘着物《ネンチヤクブツ》《ネバクスルモノ》ト號《イヘ》ル製《セイ》肉《ニク》物《ブツ》ヲ別《ベツ》ニ含《フク》メリ今之ヲ辨《ベン》ゼン百部《キジカクシ》草、人參《ニンジン》草、蕪菜《カブラナ》、春風蘭《ハボタン》、及ビ其他

ノ野《ヤ》草《サウ》皆《ミナ》粘《ネン》着物《チヤクブツ》アリ只馬鈴薯《ジヤガタライモ》ハ此質至《イタツ》テ少《スク》ナシ

○熱《ネツ》蛋白質ヲ固《カタ》ム

夫レ卵《タマゴ》ヲ煮《ニル》ヿ一文字ニ過《スグ》レバ則チ卵段《ダン》々固《カタ》マルハ人ノ知ル所ニシテ是《コレ》最《モツト》モ熱《ネツ》ハ蛋白ヲ固ムル所以《ユエン》ナリ故ニ朝飯ノ時ニ軟《ヤハラ》カキ半《ハン》熟《ジユク》ノ卵ヲ喫《クラ》ハヾ熱《アツ》キ茶《チヤ》ヲ飲《ノム》可ラザル理《リ》ナリ是レ半《ハン》熟《ジユク》ノ卵ノ上ニ一椀《ワン》ノ熱湯《ネツタウ》ヲ灌《ソヽ》ギ懸《カケ》シト同ジク熱《アツ》キ茶《チヤ》ヲ飲《ノメ》バ卵胃《イ》中《チウ》ニ固《カタ》マレバナリ余罕《マレ》ニ言《イヘ》ルヿアリ曰ク堅《カタニ》熟ノ卵《タマゴ》果《ハタ》シテ甚《ハナハ》ダ不《フ》消《セウ》化《クワ》ナリト

蛋白《シロミ》ハ獨《ヒト》リ熱《ネツ》ノ爲《タメ》ニノミ固《カタマ》ルニ非ズ亦タ酸氣《サンキ》ノ爲ニモ固マルナリ此《コノ》酸《サン》類《ルイ》ノ一ニ「タンニックアシード」ト謂《イヘ》ルモノ茶《チャ》ノ中ニ在ナリ故ニ卵或《モシ》クハ肉食ト共ニ茶《チャ》ヲ喫《キッ》スルハ甚《ハナハ》ダ强《ツヨ》カラザルヿヲ要ス否《シカラ》ザレバ茶必《カナラ》ラズ食ヲ固ムベケレバナリ胃《イ》弱《ジャク》ノ人ノ茶ヲ飲《ノム》ヿヲ禁《トヾ》メラルヽハ皆《ミナ》是《コノ》理《リ》ナリ

蛋白質亦タ燒《セウ》酎《チウ》ノ爲ニ凝結《ゲウケツ》《コリカタマル》ス

蛋白質ハ流動《リウドウ》ノ爲ニ溶解《ヨウカイ》《トケル》スル者ナレ𪜈亦タ燒《セウ》酎《チウ》ノ爲ニハ凝結《ゲウケツ》シテ沈淪《チンリン》《シヅム》スル者ナリ故ニ「ブラ

シヂー」「ジン」「ウイスキー」等《ナド》ト云フ焼《セウ》酎《チウ》胃《イ》中《チウ》ニ入《イル》トキハ他《タ》質《シツ》ノ中ヨリ蛋《シヨ》白《ハク》質《シツ》ヲ分《ブン》離《リ》《ヒキハナス》シ胃《イ》底《テイ》《イブクロノソコ》ニ之ヲ沈《シヅム》ルヲ以テ蛋白質モ要ヲナスヿ能《アタ》ハズ

余前《サキ》ニ説《トケ》リ曰ク脳水神經ヲ造ル者ハ蛋白質ナリト考《カンガ》フベシ

○焼《セウ》酎《チウ》ノ組《ソ》織《シヨク》ヲ害《ガイ》スル効《カウ》験《ケン》《タメシ》

夫レ組《ソ》織《シヨク》ヲ生《セイ》活《クハツ》スル部分ハ此ノ如ク其滋《ジ》養《オウ》質《シツ》ヲ奪《ウバヽ》ル、故ニ暴《バウ》飲《イン》《ヲヽサケノミ》スル人ハ酒《サケ》ノ爲ニ不幸ノ牲《イケニヘ》トナリテ神經ヲ次第ニ疲《ツカラ》シ手《テ》震《フル》ヘ心《シン》力《リヨク》衰《ヲトロ》フルハ皆《ミナ》自《ミヅカ》ラ天ノ爲《ナセ》ル万物ノ靈《レイ》ヲ嫌《キラ》フ者ニテ獨《ヒト》リ

已ノミ不幸ナルニ非ズ他人ヲシテ亦タ其不幸ヲ嘆《タン》ゼシムルニ至ル

○纎《セン》維《イ》質《シツ》○粘《ネン》着《チヤク》物《ブツ》

纎維質ハ情《セウ》實《ジツ》製《セイ》肉《ニク》物《ブツ》ト称《セウ》ス之ハ人間及ビ畜《チク》類《ルイ》ノ筋《スヂ》即《スナハ》チ肉《ニク》線《セン》ヲ造《ゾウ》營《エイ》スル實物ナレバナリ此質ハ血ヲシテ凝《グウ》結《ケツ》セシメ即《スナハ》チ堅《カタマ》ル物トスルノ纎《セン》維《イ》ナリ此質獨《ヒト》リ動《ドウ》物《ブツ》ニノミ在《アル》ニ非ズ亦タ植《シヨク》物《ブツ》ニモ在ナリ人小《コ》麥《ムギ》、燕《カラス》麥《ムギ》、裸《ハダカ》麥《ムギ》、米《コメ》等《ナド》無《ム》量《リヤウ》ノ植物ヲ食フ時ニ此纎《セン》維《イ》ヲ生ズル者ナリ其時ノ名ヲ粘《ネン》着《チヤク》物《ブツ》ト曰フ前ニ辨《ベン》セリ

○粉《コ》ヨリ出《イヅ》ル物《モノ》ハ如何《イカン》

今只一ノ手段《シユダン／テダテ》ヲ以テ粉中ヨリ粘着質《ネンチヤクシツ》ヲ出《イダ》スベシ今粉《コ》ニ水《ミヅ》少々《セウ〳〵》混《マ》ゼ錬《ネリ》粉《コ》ニナルマデ之ヲ錬《ネル》ベシ夫《ソレ》ヨリ器《ウツハ》ノ口ニ巾《キレ》ヲ括《クヽ》リ着《ツケ》此上《コノウヘ》ニテ錬《ネリ》ナガラ錬粉《ネリコ》ノ上ヨリ水ヲ灌《ソヽ》グベシ此時水《ミヅ》器《ウツハ》ノ中ニ徹《トホ》リ牛乳《ウシノチヽ》ノ如クニ見ユルナリ又須臾《シバラク》シテ之ヲ覗《ウカヾ》ヘバ白《シロ》キ粉《コ》ノ底《ソコ》ニ沈《シヅマ》ルヲ見《ミル》ベシ之ヲ糊《ノリ》ト曰フ又手ニ止《トヾマ》ル所ノ粘着《ネバリツク》モノ是《コ》レ粘着物《ネンチヤクブツ》ナリ是粘着物コソ絶間《タヘマ》ナク潰失《ツイエツ》スル身体《シンタイ》ノ筋《スヂ》ヲ造《ツク》リ又補《オギナ》フ所ノ實物ナリ

○乾《カン》酪《ラク》質《シツ》

滋《ジ》養《ヤウ》食《シヨク》ノ中《ウチ》第三ノ製《セイ》肉《ニク》物《ブツ》ハ乾酪《チヽノコ》質ナリ此《コノ》物《モノ》ハ「レンネット」トテ犢《コ》牛《ウシ》ノ胃《イ》ノ中ニ在《アル》酸《ス》味《ミ》ヲ以テ牛乳ニ入《イル》レバ乳《チ》即《スナハ》チ之ガ爲ニ乾《カン》酪《ラク》トナルナリ大レ人濃《ナウ》乳《ジャウ》《コキチヽ》ト淡《タン》乳《ジウ》《ウスキチヽ》トハ味《アジハ》ヒ分《ワカ》テ知《シル》ベシ今《イマ》牛《ギウ》乳《ニウ》ヨリ酸《サン》味《ミ》ノ手段《テダテ》ヲ以テ取《トリ》集《アツム》ル濃《ナウ》乳《ジウ》《コキチヽ》コソ則チ是レ乾酪ナリ

○莢《ケウ》豆《トウ》《サヤマメ》質《シツ》

人亦《マタ》前《ゼン》文《ブン》類《ルイ》似《ジ》《ニヨリ》ノ物《モ》ヲ植《シヨク》物《ブツ》中ヨリ澤《タク》山《サン》ニ取《トル》ヿアリ之ヲ莢《ケウ》豆《トウ》質《シツ》ト曰フ此質多《オホ》ク豌《エン》豆《ドウ》蠶《ソラ》豆《マメ》ノ類《ルイ》ヨ

リ生《セヤ》ズ此《コノ》品《ヒン》類《ルイ》ニ属《ゾク》スル物《モノ》ヲ尽《コトゴトク》ク莢豆《サヤマメ》ト曰フ是ニ就《ツイ》テ今又説《セツ》アリ

○各種品《カクシユヒン》ノ食中《シヨクチウ》ニ含《フク》メル製肉質《セイニクシツ》ノ量表《レウヘウ》

余今一ノ謎《ナヅ》ヲ記《キ》シテ植物中ヨリ取《ト》ル滋養質《ジヤウシツ》ノ量《レウ》ヲ考ヘシム譬《タトヘ》バ

○米百磅《ポンド》ヲ食ヘバ其中ノ滋養質六磅アラン

○椰子《ヤス》百磅ノ中ニハ十磅ノ滋養アラン

○玉蜀黍《タウモロコシ》同断ノ中ニハ十一磅ノ滋養アラン

○裸麦粉《ラバクフン》ノ百磅ニハ十三磅ノ滋養アラン

○大麦粉《ダイバクフン》ノ百磅ニハ十四磅ノ滋養アラン

○燕《エン》麦《バク》粉《フン》ノ百磅ニハ十八磅ノ滋養アラン
○乾《ホシ》豌《エン》豆《ドウ》ノ百磅ニハ二十三磅ノ滋養アラン
然レドモ乾《カン》酪《ラク》質《シツ》ト莢《ケウ》豆《トウ》質トハ思フ程《ホド》ニハ滋養《ジヤウ》ナシ是ハ乾酪莢豆トモ自己《ジコ》ヨリ出ル流動《リウドウ》ノ為《タメ》ニ

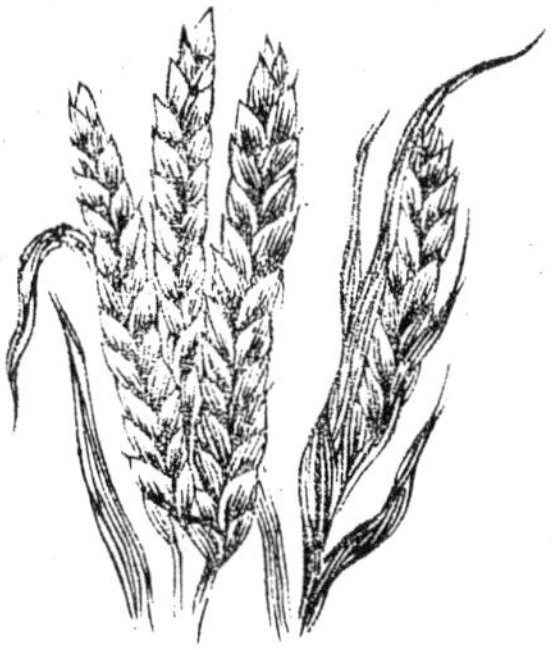

裸麦《ハダカムギ》

分離《ブンリ》セラル、時不消化《フセウクハ》ノ物トナル故ナリ否ザレバ必ラズ大滋養ノ物タルベシ是ヲ以テ乾酪莢豆両質トモ他物ト混合《コンカウ》スルニ非レバ尋常《ジンゼウ》ノ食品《シヨクヒン》ヲナシ難《ガタ》

シ

余尚ホ植物《シヨクブツ》ヨリ出ル製《セイ》肉《ニク》食ヲ説《トカ》ントス次ノ編ヲ見テ知ベシ

○第四編畢

飲食養生新書巻第一　畢

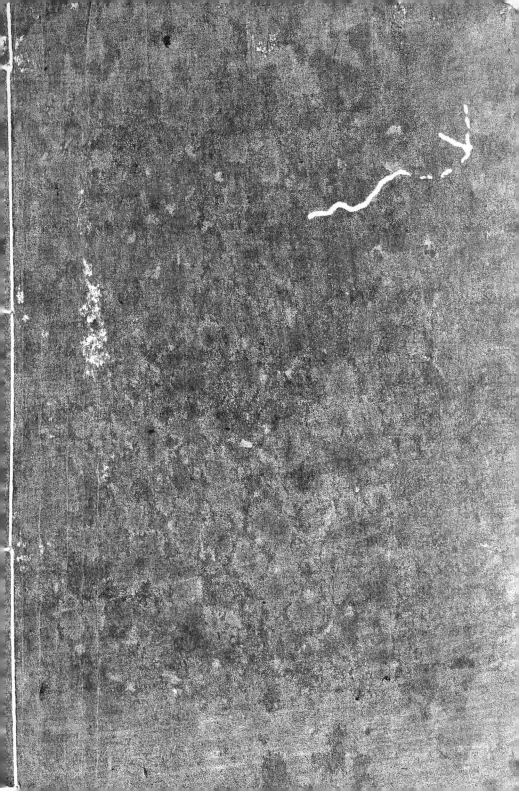

山本義俊譯述

飲食養生新書

二

山本氏譯 飲食養生新書巻之二目次

○第六編

○植物ヨリ生ズル製肉食ヲ論ズル其二

○燕麦《エンバク》《カラスムギ》

燕麦之圖

○燕麦ノ紀事

○燕麦ノ分拆

同ク表

○大麥《タイバク》《オホムギ》

大麥之圖

○大麥ノ分拆

同ク表

○第八編

○食間乾酪ヲ取ノ理

○卵　附説神《シン》圡《ト》几《キ》勒《ル》太《ダ》ノ民海鳥ノ卵ヲ探《サグ》ル辨《ワケ》

○卵ノ成分

○卵ノ交《コウ》易《エキ》及ビ其輸《ユ》入《ニウ》多《タ》寡《クハ》

○佛《フ》蘭《ラン》西《ス》國ニ於テ鷄《ケイ》卵《ラン》ヲ産スル法

附説蕎《ケウ》麦《バク》ヲ産《サン》スル地ニ多ク卵子ヲ得ルノ辨

○卵子ヲ調《テウ》理《リ》スル法

以上畢

山本氏譯飲食養生新書巻第二

山本義俊　譯述
秋吉省吾　校正

○第五編

○植物ヨリ生ズル製肉質《セイニクシツ》ヲ論ズ

○裸麦《ラバク》《ハダカムギ》

植物食ノ中《ウチ》最《モツト》モ緊要《キンエウ》《ダイジ》ナル品ハ蛋白質《シヨハクシツ》《タマゴノシロミノダイ》ト纎緯質《センイシツ》《ホソキズイノダイ》ナル丁ハ既ニ前編ニ述タリ其中ニモ艸《クサ》殊ニ此両質ヲ保《タモ》ツ丁多シ

○裸麦ノ紀事《キジ》

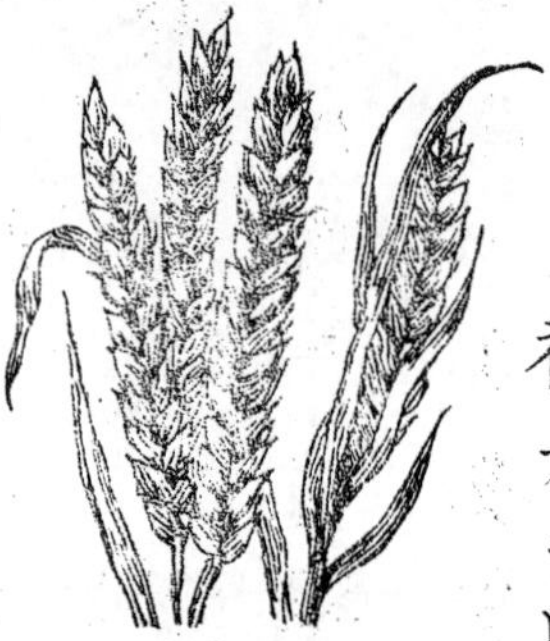
WHEAT.
ホヰート

裸麦之圖

希臘《ギリシヤ》人ノ口碑《イヽツタヘ》ニハ昔シ此地ニ塞勒《セル》ト云ル女神《メガミ》アリ民ニ地ヲ耕《タガヤ》シ穀物《コクモツ》ヲ成長セシメ時ヲ見テ之ヲ刈取《サンジフ》《カリトル》スルヿヲ教《ヲシ》ヘ示《シメ》セリ是ヨリ穀物《コクモツ》《タナツモノ》ヲ塞勒禄《セリール》ト呼《ヨブ》トナリ

裸麦ハ全《ゼン》穀草《コクサフ》ノ中ニモ殊《コト》ニ最上《サイゼウ》ナル者ニテ創《サフ》世記《セイキ》ニモ上古《オホムカシ》ヨリ之ヲ耕作《コフサク》セシヨシ見《ミヘ》タリ

此麦ハ歐羅巴《ヨーロッパ》。亜細亜《アジヤ》。亜非利加《アフリカ》諸洲《シヨシウ》ノ温和《ヲンワ》《ノドカ》ナル地ニ産《サン》スル者ト同品ニテ其《ソノ》昔《ムカ》シ埃及《エジプト》波列西塡《パレスチン》

獵《ジユ》太《デヤ》ノ名国ニ於テ最上《サイゼウ》ノ貢物《ミツギモノ》ナリキ蓋《ケダ》シ多クハ南
北ノ亜米利加《アメリカ》ニ産《サン》シ其粒《ツブ》ノ精細《セイサイ》《コマヤカ》ナルハ墺地拉《ヲフストラ》
利《リヤ》ニ産ス
佃戸《デンコ》《コサクスルイヘ》ノ民此麦ヲ年毎《トシゴト》ニ蒔《マク》ガ故ニ人ノ知ル如ク
之ヲ一年草トモ曰フ然《サレ》ﾄﾞ秋《アキ》ニ至リテ始《ハジ》メテ蒔《マカ》
レ厳冬《ゲントウ》ノ寒《サムキ》ヲ耐《タエ》テ成長シ春ニ至リテ熟《ジク》スルヲ
見《ミレ》バ其《ソノ》强《ツヨキ》ヿ亦タ知ベシ
惟《オモフ》ニ昔シハ英蘭《イングランド》ノ職工《シヨクカウ》ノミ之ヲ常食《ゼウシヨク》トセシ由
ニ見ユ今日ニ至リテハ全國ノ民大麦燕麦ノ換《カハリ》
ニ擧《コツ》ツテ之ヲ用ユルヿトハナリヌ

○爆《モン》屍《ミー》裸《ホイー》麦《ト》

「モンミー」トハ古シ死人ノ屍《シカバネ》ヲ腐《クサラ》ヌヤウニ干《ホシ》爆《カハカ》セシ若ヽ裸麦ノ一《イッ》種《シュ》爆《モン》屍《ミー》裸《ホイー》麦《ト》ト称《トナ》フルハ其《ソ》初《ハジ》メ伯《ブ》列《リ》顛《テイン》ニテ博《ハク》覧《ラン》會《クハイ》ヲ開業《カイゲウ》《ミセビラキ》セシ時始《ハジ》メテ之ヲ爆《モン》屍《ミー》ノ掌《タナゴコロ》《テノヒラ》ニ發《ミイ》見《ダ》セシヨリ歐《オフ》洲《シウ》ニ爆屍裸麦ノ称《セフ》アリトゾ然《サレ》ドモ埃及《エジプト》。亜《ア》比《ビ》西《シ》尼《ニ》亜《ヤ》「アフリカ」東方ノ大国之希《ギ》臘《リース》ニテ此《コノ》以《イ》前《ゼン》ヨリ既《スデ》ニ久《ヒサシ》ク在《アリ》シヲ見バ此《コノ》説《セツ》亦《マ》タ挙《アゲ》テ信《シン》用《ヤウ》スルニ足《タラ》ズ

此《コノ》種《シュ》類《ルイ》ハ英蘭《インゲランド》ニ生ズル者ニテ一《ヒト》種《タネ》ニテ六十穂《ホ》ヲ出スベク一穂《ホ》ニ各ヽ一百五十粒《リウ》實《ミノ》リ一茎《クキ》ニ十一枝《エダ》又十二枝アリテ茎《クキ》皆《ミナ》枝《エダ》咲《サキ》分《ワカ》レ粒《ツブ》毎《ゴト》ニ枝ノ

形《カタチ》ヲナス然《サレ》𪜈此麦ハ他ノ裸《ラ》麦《バク》ノ如ク豊登《ハフトウ》《ユタカニミノル》常《ツネ》ナラザルガ故ニ佃戸《テンコ》《コサクニン》ノ目的《モクテキ》《ヲモヒドホリ》ニハ達《タツ》《トドキ》シ難《ガタ》シ

裸《ラ》麦《バク》ノ輸入《ユニウ》《ツミコミ》多寡《タクハ》

裸麦当今《タウコン》ハ蘇格蘭《スコツトランド》極北《キヨクホク》ノ地埃勒迅《ヱルジン》。羅西《ロース》。基羅摩《クロマ》勒帝《ルチー》。岌土内西《ケートネツス》。烏勒内《ウヲルクネー》。其《ソノ》外《ホカ》尚《ナホ》極北ナル塞土蘭《セツトランド》ニモ産《サン》ス

此ノ如ク諸處《シヨノ》ニ産《サン》スルヿ尠《スクナ》カラズト雖《イヘド》モ尚《ナホ》未《イマ》ダ全國《ゼンコク》ノ民《タミ》ノ食《シヨク》ニ供《ケウ》スルニ足《タラ》ザルハ如何ン蓋シ英蘭《イングランド》。王勒《ワウール》。蘇格蘭《スコツトランド》ノ民年中食《クラ》フ所ノ計算平均《ケイザンヘイキン》《カンジヨウナラシ》一人ニツキ凡ソ年ニ六《ロク》𣳾《ブツシエル》ヲ費《ツイヤ》スヲ以テナリ

一汃《ブーシエル》ハ我日本ノ一斗八升計《バカリ》ニ當《アタ》ルトスレバ六汃ハ我一斛《コク》零《レイ》八升ナリ之ヲ十二箇《カ》月ニ割《ワレ》バ九升ヲ得《ウ》ベシ然レバ之ヲ三十日ニ割バ一日一人ニツキ三合ノ宛《アテ》ナリ

然𪜈一人ニツキ六汃ノ裸麦ヲ只《タヾ》食《シヨク》ニ耳《ノミ》用《モチ》フルノ平均《ヘイキン》ヲ謂《イフ》ニハ非ズ一ハ来年ノ種《タネ》ニモ蓄《タクハ》ヘ一ハ糊《ノリ》ニ用フルモ皆《ミナ》此計算《ケイサン》ノ内《ウチ》ナリ麻紗《カレイシヤ》西洋布《カナキン》ヲ造《ツク》ルハ尽《コトゴト》ク此《コノ》糊《ノリ》ノ扶助《タスケ》ナリ其《ソノ》外《ホカ》糊《ノリ》ノ人間ニ功《カウ》アル丁人ノ目撃《モクゲキ》《メニミル》スル所ニシテ枚挙《マイキヨ》《カゾヘアグル》スルニ遑《イトマ》アラズ

毎年諸國ヨリ我英国ニ輸入《ユニウ》《ツミコミ》スル多寡《タクハ》凡ソ四千二百萬叭《マンブーレル》ニシテ自國《ジコク》ニ産《サン》スル所凡ソ一億《イチヨク》叭ナリ乃チ輸入ノ國々ハ大低《タイデイ》亜美利加《アメリカ》。波魯西《プロシヤ》。日耳《ゼル》曼《マン》。魯西亜《ロシヤ》。佛蘭西《フランス》。北部《ノルセルン》亜非利加《アフリカ》。東印度《インド》。墺地利亜《オフストリヤ》等ノ諸方《シヨハウ》ナリ

裸麦ノ性《セイ》タルヤ製肉《セイニク》質《レツ》ヲ含《フク》ムコト至テ大《イ》ナリ是《コヽ》ヲ以テ艸《サフ》食《シヨク》ノ中裸麦ヲ以テ第一等トスルナリ世ノ人皆《ミナ》上白《ゼウハク》ノ粉《コ》ヲ好《コノ》ミ懇《ネンゴロ》ニ檢査《ケンサ》《ギンミ》ヲ遂《ト》ゲ細《コマカ》ニ殼《カラ》ト糟《カス》トヲ除《ノゾ》キテ之ヲ歓《ヨロコ》ベドモ實《ジツ》ハ糟《カス》却《カヘツ》テ粉《コ》ヨリモ大《イ》ナル滋《ジ》養《ヤフ》アルコトヲ知ズ嗤《ワラ》フベシ是《コノ》故《ユヘ》

ニ粗麤《ソヽ》《アラノヽシク》淡《タン》黒《コク》《クロズンダ》ナル麺《パン》麭ハ却《カヘツ》テ健《ケン》康《カフ》ヲ助《タス》ケ滋《レ》養《ヤウ》ヲ運《ハコ》ブヿ精《セイ》密《ミツ》《キメコマカニ》上白ノ麺麭ニ勝《マサ》レリ

裸麦ノ分《ブン》拆《セキ》

南《ミナミ》堅《ケン》津《シン》頓《トン》ノ博《ハク》覧《ラン》會《クハイ》ハ人ノ智《チ》識《シキ》ニ益《エキ》アル處ナリ知ズ未ダ之ニ至ラザル者ハ速《スミヤ》カニ往《ユイ》テ観《ミル》ベシ必ラズ發《ハツ》明《メイ》スル所アラン此花《クハ》隆《リウ》《リツパナル》ナル場《ゼウ》ニ縦《ジユウ》観《クハン》《キマヽニミテアルク》スル時ハ世界中ニ産《サン》スル奇《キ》珍《チン》《メヅラシキモノ》眼《マナコ》ヲ驚《オドロ》カシ妙《メウ》工《コウ》《キタイナテギハ》神《タマシヒ》ヲ感《ウゴカ》ズノミナラズ教《ケウ》育《イク》《ヲシヘソダテル》局ニ入テ見バ雛《ヒナ》形《ガタ》アリ書《シヨ》籍《ジヤク》アリ教導《をしへゴト》ニ用ユル繪《エ》圖《ヅ》ナド尽《コトヽヽ》ク備《ソナハ》ラザル物《モノ》ナク尽《ツクサ》ザルヿナシ中

ニ就《ツイ》テ食類課《シヨクルイクワ》ハ最《モツト》モ緊要《キンヤウ》《ナクテナラヌ》ナル局《キヨク》ニテ今日人ノ食スル品ヲ尽《コト〴〵》ク集《アツ》メ千種萬類《センシユバンルイ》尽《ツク》サヾルヿナク箇々《イチ〳〵》注解《イハレガキ》ヲ附《ツケ》テ是《コレ》ハ何物《ナニモノ》ニテ何處《イツコ》ヨリ産《サン》ストー云ヿヲ審《ツマビラ》カニ記《キ》シ適宜《ホドヨ》ク位《クライ》ヲ定《サダ》メテ居置《スヘオカ》ル、ナリ

又食ヲ成分《セイブン》スル實物《ジツブツ》ヲ區分《クブン》セシ表《ヘウ》アリ之ヲ分《ブン》析術《セキジユツ》ト號《ガフ》ス

余《ヨ》嘗《カツ》テ其表《ソノヘウ》ノ中《ウチ》裸麦《ハダカムギ》ノ部《ブ》ヲ熟視《ツラ〳〵ミル》ニ一吋《イチインス》中ニハ各々實物《ジツブツ》ヲ含《フク》ムヿ幾干《イクバク》ナリト云ヿヲ巨細ニ記《シル》セリ其文ニ裸麦二十一吋アレバ粉《コ》一磅《ポンド》ヲ得《ウ》ベシ

十六両ヲ以テ一磅トス餘《アマ》レル五《ゴ》両《ヲンス》ハ糠《ヌカ》糟《カス》トナル

一磅ノ粉中ニ含メル成分ノ表《ヘウ》

即チ區別セシ實物ナリ

OUNCE ℥. GRAIN. grs.

實《ジツ》物《ブツ》	両《ヲンス》	吩《グレイン》
水《ミヅ》	三	一六
粘《ネン》着《チヤク》物《ブツ》	二	二一
蛋白《ハク》質《シツ》		一二六
糊	九	二四二
砂《サ》糖《トウ》		三八五

木脂《モクシ》ゴム	一十九
油《アブラ》	八四
纖維《センイ》《ホツスジ》	一十九
淋過《リンクハ》《アク》	一一二

之ヲ火《ヤケ》バ七了ノ炭《タン》ニ減《ダン》ズ

艸食ノ中《ウチ》製肉質《セイニクシツ》《ニクヲコシラヘルドダイ》ト生力質《セイリヨクシツ》《チカラヲイダスドダイ》ト能ク相《アヒ》平均スル者ナミ只裸麦ノミ殆《ホトン》ド比例《ツリアフ》スルニ足《タレ》リ是《コレ》力《チカラ》ヲ以テ業《ワザ》トスル者ニハ裸麦ヲ食《クラハ》シムル所以《ユヘン》之

英蘭《オンゲランド》ニ於テ麪麭《バン》ヲ製《セイ》スルヤ極精《ゴクセイ》ノ粉《コ》ヲ用ヒテ第一等〔即チ白《ハク》蒸餅《ジヤウベイ》〕ヲ造《ツク》リ次ニ粗《アラ》キ粉ヲ用ヒテ

第二等ノ者ヲ造ル〔即チ家族《カゾク》ニ供《ソナ》フル者〕尚《ナホ》此上ノ麁《アラ》キ者ヲ以テ第三等ノ者ヲ造《ツク》ル然《シカ》ルニ人下等ノ麪《バ》麭《ン》ヲ擯斥《ヒンセキ》《キラヒサケル》シテ却テ粗《ソ》麭《パン》ノ人躰《ジンタイ》ニ利アルヲ知ズ憐《アハレ》ムベシ

○麭ノ製法《セイホウ》

○麪麭《バン》ノ種《シユ》々《ヾ》ニ運動スルヿ

最《サイ》初《シヨ》ニ焼《セウ》餅《ベン》《パンヤキ》人《ニン》己《レ》ノ心ニ好《ヨシ》ト思《オモ》フホド加《カ》減《ゲン》シテ水ヲ張《ハ》リ之ニ醗酷《モヤシ》糀《コウジ》《ヤシ》ノモト塩《シホ》トヲ混《マ》ゼ其《ソノ》後《ノチ》粉《コ》ヲ之ニ混《マゼ》ルナリ夫《ソレ》ヨリ程《ホド》好《ヨク》堅《カタマ》ルマデハ熟《トク》ト之ヲ練《ネル》ベシ之ヲ海綿《カイメン》ト唱《トナ》フ之ヲ平坦《タヒラカ》ナル皿《サラ》又ハ

練鉢《コネバチ》ニ置《ヲリ》ヲ之ヲ海綿《カイメン》置《オキ》ト云フ醗酷《モヤシ》ヲ入ル時ハ直《タダ》チニ粘着《ネバリ》ト糊《ノリ》ト甘味《アマミ》トヲ醸《カモ》シ出シ又炭酸瓦斯《タンサンガス》ト云ル瓦斯ノ一種《シユ》ヲ練粉《ネリコ》ノ全部《ゼンブ》ニ醸《カモ》シ発《ハ》スヲ以テ練粉之ガ為ニ充分《ジウブン》ニ脹《フク》レ泡立《アハダ》チ大《イ》ニ層《カサ》ヲ増《マス》ナリ麺麭ニ穴《アナ》アルハ皆《ミナ》泡《アハ》ノ消去《キヘサリ》シ空氣《クウキ》ノ跡《アト》ナリ否《シカラ》ザレバ麺麭堅固《ケン》《カタスキル》ニシテ必ラズ不消化《セウクハ》ナルベシ

○麺麭ノ膨脹《バウテウ》

練粉《ネリコ》ノ膨脹《バウテウ》《フクレアカル》スルヲ之ヲ沸騰《フツタウ》《ワキアガル》ト曰フ之ヲ脹《フク》ル丶ダケ充分《ジウブン》ニ泡立《アハダ》シテ練粉《ネリコ》ヲ取テ之ニ亦《マ》タ粉ト

水ト塩《シホ》トヲ加ヘ須臾《シバラ》ク見《ミ》合《アハ》セテ後《ノチ》再《フタヽ》ビ之ヲ練《ネリ》灰《カヘ》スナリ此時練粉ノ大《タイ》層《ソフ》ニ脹《フク》レ揚《アガ》ルヲ待《マツ》テ大《オヽキ》サヲ量《ハカ》リテ蒸《ムシ》餅《モチ》ダケニ之ヲ契《チギ》ル而《シカ》シテ暫《シバシ》ノ間《アヒダ》再ビ餅ノ脹レ揚ルヲ待《マツ》ベシ

○同《オナジク》炙法《アブリカタ》

蒸《ムシ》餅《モチ》好《ヨキ》程《ホド》ニ脹《フク》ルレバ之ヲ好《ヨキ》程《ホド》ノ熱度《ヌクミ》アル炮烙《ホウロク》ニ載《ノス》ベシ又ハ白利金《ブリツキ》ノ炮烙又ハ瓦器《カハラケ》ノ炮烙ニモ載ス其炙《アブ》ル間《アヒダ》ノ長短《テウタン》ハ勿《モチ》論《ロン》炮烙ノ熱度《ヌクミ》加減《カゲン》ニ因《ヨル》モノナレバ静《シヅ》カニ戸ヲ閉《トヂ》テ人ノ出入《シユツニウ》ヲ止《トヾ》メ之ヲ作《ナス》モノハ宜《ヨロシ》ク謹戒《キンカイ》ノ人ヲ用ヒ氣ヲ沈《シヅ》メ

テ作ルヲ要トスサレバ甲餅《カフベイ》《カブラヘハッタモチ》ノ正銀紅《トキイロ》トナリテ好味《ヨキアヂ》ニナルハ只《タダ》糊《ノリ》ノ熟《ヌク》ミ加減《カゲン》ニ因《ヨル》ナリ

譯者曰ク我之ヲ聞《キ》ク日本人麺麭《パン》ヲ製スルノ方ヲ學《マナ》ブニ其之ヲ膀脹《バウチヤウ》セシムル手段《シユダン》ニ至リテ遂《ツヒ》ニ之ヲ得《エ》ズ横濱《ヨコハマ》ニ至リテ之ヲ傳習《デンシフ》スレド尚此一事ヲ得ズト謂《イヘ》リ余惟《オモ》フニ是ハ歐羅《エウロウ》巴《パ》人ニ直ニ傳習セズシテ日本人ノ傳習セシ者ニ習フ故ニ秘《ヒ》シテ教《オシ》ヘザルノミ開化《カイクハ》ノ民何ゾ此ノ如キ弊《ヘイ》ヲ作ンヤ今余爰《コヽ》ニ其製《セイ》法《ハウ》ヲ

譯《ヤク》スル丁詳《ツマビラカ》ナリ理《リ》ニ於テ膀《バウ》脹《テウ》セザル丁アル可ラズ鳴《ア》呼《ヽ》麺麭《パン》ヲ作《ツク》ル人ヲシテ發ク此書ヲ讀《ヨマ》シメバ何ゾ此ノ如ク人ノ知《チ》識《シキ》ヲ支フル丁アランヤ希《コヒネガハ》クハ世人此弊ヲ廢《ステ》テ全國開化ノ道ニ進《スヽマ》ン丁ヲ故ニ巻中ヲ瀆シ聊カ太《ダ》闢《ビ》孫《ソン》ノ心ニ代テ贅《ゼイ》言《ゲン》スル耳

○粉《フン》嚢《ナフ》ノ中《ウチ》蒸《ジヤウ》餅《ベイ》ノ數《カズ》

粉嚢《コナブクロ》ニハ二百八十斤ノ衡《メ》量《カタ》アリテ總《ソウ》体《タイ》ニ八十斤ノ水アリ故ニ壹《ヒト》箇《ツ》四斤ノ蒸餅四分ノ一トナリテ合テ三百六十斤ノ四ッ割數《カズ》九十アリ

○麺麭《バン》ノ混交物《コンカウブツ》

麺麭ニハ多ク混交物《マゼモノ》アリ即《スナハ》チ之ヲ販《ウリ》テ巨大《コダイ》ノ利益《リエキ》ヲ得ガ為ニ粉《コ》ノ中《ウチ》ニ外物ヲ多ク混入《マゼイレ》ル之世上ニ甚ダ多キハ煮《ニ》タル馬鈴薯《ジヤガタライモ》ヲ練糊《ネリコ》ノ中ニ加《クハ》ヘシ者ナリ是《コ》レハ裸麦ヨリハ價《アタヒ》ノ卑《ヤス》キ故《ユヘ》ナリ又ハ明礬《メウバン》ヲ混入《マゼイレ》テ他《タ》ノ麺麭ヨリハ一層《イツソウ》白《シロ》クスルヿアリ此《コノ》外《ホカ》之ヨリ尚《ナホ》不正《フセイ》《スジノワルキ》ナル物ヲ混入ルヿ甚ダ多シ夫レ馬鈴薯《ジヤガタライモ》ヲ以テ練糊《ネリコ》ニ加フルスラ尚之ヲ不正トス蓋《ケダ》シ此薯《コノイモ》毒物《ドクブツ》ニハ非《アラ》ズト雖《イヘド》モ裸麦ノ如キ滋養《ジヤウ》更《サラ》ニナキ故ナリ之ヲ如何ゾ

人躰《ジンタイ》ニ害《ガイ》アル者ヲヤ是ヲ以テ此ノ如キ麺麭ヲ賣《ウル》モノハ之レ人ヲ騙《カタ》ルト言《イフ》モノナリ

○不正ノ麺麭ヲ防《フセ》グ法律《ホウリツ》

爰《コヽ》ニ麺麭ニツキテ緊要《キンエウ》ナル法則《ホウソク》ヲ設《マフ》ケラレタリ前條ニ述《ノブ》ル如キ方法《ハウホウ》《シカタ》ヲ以テ之ヲ製《セイ》スルニ裸《ラ》麦大麦《オホムギ》小麦《コムギ》、燕麦《カラスムギ》、蕎麦《ソバ》、玉蜀黍《タウモロコシ》、豌豆《エンドウ》、蠶豆《ソラマメ》、米《コメ》又ハ馬鈴薯《ジヤガタライモ》ノ中《ウチ》一ツヲ質《ホンダイ》トシテ尋常《ヨノツネ》ノ塩《シホ》、澄水《トウスイ》《スミキツタミヅ》、卵《タマゴ》、牛乳《ギウニウ》《ウシノチヽ》醱酵《ハツカウ》《コフジノハナ》、泡沫《ハウマツ》《アワ》、馬鈴薯、又ハ他ニ醶酷《モヤシ》ヲ以テ之ニ混《マゼ》ヘ決《ケツ》シテ此外ニハ一物ヲ用ユルヿナク麺麭ヲ製スル事ト定《サダ》ムベシ最《モツト》モ之ヲ混ズル加減《カゲン》ハ製麭《セイパン》

人ノ量見《レウケン》ニ在《アル》ベシ此ノ如クニシテ始メテ爰《コヽ》ニ
其法則ヲ言ベシ其等三アリ

○其一　十磅以下五磅以上ノ罰金《バツキン》

麺麭ヲ製スルニハ前ニ記《シル》セシ者ノ外混合物《マゼモノ》ヲ納《イル》ルヿヲ禁《キン》ジ其罰《バツ》ニハ軽《カロ》キハ禁錮《キンコ》《ヲシコメ》重《オモ》キハ懲役《テウエキ》《コラシメツカフ》ニ處《シヨ》ス之ヲ償《ツクナ》フニハ十磅《ポンド》ヲ限《カギリ》トシ五磅以上マデノ罰金《バツキン》ヲ出サシム處刑中《シヨケイチウ》《シヨキスルアイダ》ハ六箇月《ロクカゲツ》ヲ以テ限トス又犯《ホン》罪《ザイ》人ノ名ト住所《ヂウシヨ》ト罪状《ザイデウ》《ツミノカジヨウ》トヲ司法課《シホウクワ》新聞紙《ブンシ》ニ鳴《ナラ》スナリ

○其二　二十磅以下五磅以上ノ罰金

穀《ユク》類《ルイ》ニ非ル者ヲ以テ穀類ノ粉《コ》ニ混合《コンガフ》スル者又ハ他物ノ粉ヲ以テ穀物ノ粉ナリト詐《イツハ》リテ販賣《ハンバイ》《ウリサバキ》スル者ハ縦令《タトヒ》混《マゼ》ルトモ混《マゼ》ズシテ別々《ベツベツ》ニ賣《ウル》トモ法ニ於テハ同等ニシテ裁判官《サイバンクハン》ノ處置《シヨチ》ニ従《シタガ》ッテ二十磅《ポンド》以下五磅以上ノ罰金《バツキン》ヲ納《ヲサ》ム

○其三　二丈《ニシルリング》以上十丈《シリング》以下ノ罰金

裁判吏《サイバンリ》《サバキノシタヤクニン》及ビ官許状《クハンキヨジヤウ》ヲ以テ任《ニン》ゼラレタル吏官《リクハン》《ヤクニン》ハ昼《ヒル》ノ間《アヒダ》時刻《ジコク》ヲ量《ハカ》リテ製麹肆《セイハウシ》《パンヲコシラヘルイヘ》ニ入テ粉又麺麹ノ中ナル混物《マゼモノ》ノ好《ヨキ》カ悪《アシ》キカヲ詮鑿《センサク》スルノ職《シヨク》ナリ若《モ》シ不正ノ物ヲ發見《ミイダ》ス時ハ速《スミヤ》カニ之ヲ没収《トリアゲ》テ

近便《キンビン》《モヨリ》ノ吏《リ》官《クハン》ノ宅《タク》ヘ運ビ其處置《シヨチ》ニ任スベシ其罰金ハ二丈《テリング》ヨリ十丈《テリング》マデニシテ大ニ差別《サベツ》アリヿルリングヒハ二戒二十四錢二厘

○衡量《ハカリ》ヲ以テ麪麭ヲ賣ル法

麪麭《パン》販賣《ハンバイ》ノ法則ハ佛蘭西《フランス》ノ圓麪麭《エンパン》及ビ菓麪麭《クハパン》ノ外ハ總《スベ》テ衡量《ハカリ》ヲ以テ賣《ウラ》ザル丁ヲ許《ユル》サズ若《モ》シ此法《コノホウ》ヲ犯《オカ》ス片ハ四十丈《テリングハ》以下ノ罰金ヲ命《メイ》ズ又製麪《セイパン》《パンツクリ》人《ニン》衡《カフ》量《コウ》ヲ用ヒテ之ヲ製《セイ》スルニ非レバ二丈以上五丈以下ノ罰金ヲ命ズ故ニ之ヲ販賣《ハンバイ》スル者ハ肆《ミ》舗《セ》ノ中《ウチ》帳坐《チヤウバ》ノ近《チカ》クニ世間《セケン》通用《ツウヨウ》ノ衡量《ハカリ》ヲ備《ソナ》ヘテ

買主《カイテ》ノ目前《モクゼン》ニテ之ヲ量《ハカ》リテ賣《ウラ》ズンバアラズ運輸《ハコビダシ》ノ法則《ホウソク》ハ車《クルマ》ナドニテ之ヲ運《ハコ》ベバ車《クルマ》ニ衡量ヲ備《ソナ》ヘ置《オキ》テ人ニ交受《テワタシ》スル時ニ之ヲ量《ハカ》リテ渡《ワタ》スベシ此法ヲ怠《オコタ》レル賣《バイ》麭《ハウ》人《ニン》《パンウリ》ハ五磅《ポンド》ノ罰金ヲ命ゼラル

此《コノ》箇《カ》條《デウ》ヲ讀《ヨム》モノ法《ホウ》制《セイ》ノ毫《スコシ》モ疎《ソ》漏《ロウ》《ヌケメ》ナキヲ知《シル》ベシ

夫レ法《ホウ》律《リツ》ハ公平ナリ其私ナキ所ヲ以テ官《クハン》ヨリ之ヲ萬《バン》民《ミン》ニ布《フ》告《コク》ス汝之ヲ摸《ボ》範《ハン》《テホン》トシテ他ノ法律ヲモ理《リ》解《カイ》シ法ノ二理ナキヲ悟リ自國ノ制《セイ》法《ホウ》ヲ尊《ソン》崇《ソウ》シ此幸《カウ》惠《ケイ》福《フク》祥《セウ》ヲ與フル法律ニ順《ジユン》從《ジフ》スベキ

ヿナリ。

○堅麭《ケンハウ》《カタキパン》

醗酷《ハツコク》《モヤシ》ヲ以テ作レル麪麭《パン》ヲ之ヲ膨麭《バウハウ》《フクレパン》ト曰ヿ然レ𪜈東國ニ於テハ之ヲ常《ツネ》ニ用ユルヿナシ只粉ヲ以テ水ニ混《コン》ズルノミ其練《ネリ》粉《コ》ノ如キハ菓子《クハシ》ニ作《ナス》ニ過《スギ》ズ是レ東方ノ民ハ世ニ漂民《ヘウミン》ト唱《トナ》ヘテ常《ツネ》ニ一處《イツシヨ》不住《フヂウ》ノ生活《セイクハツ》ヲ成《ナス》ガ故ナリ是ヲ以テ中國ノ民ハ時ヲ費《ツイヤ》シ勞《ロウ》ヲ作《ナシ》テ膨麭《バウハウ》《フクレパン》ヲ製《セイ》スレ𪜈彼民ハ之ヲ堅《カタ》キマヽニ製《セイ》ス故ニ以色列《イスレール》ノ民《タミ》埃及《エジプト》ノ幽《ユウ》《トラ》囚《シウ》《ハレ》ヲ脱《ダツ》スル時ノ文ニ以色列《イスレール》ノ民埃及《エジプト》ヨリ携《タヅサ》ヘ

来リシ練粉《ネリコ》製《セイ》ノ脹《フクラ》マヌ菓餅《クハベイ》ヲ焼《ヤキ》タリト云ヿ見《ミヘ》タリ是レ皆《ミナ》埃及《エジプト》ヲ脱走《ダッソウ》シテヨリ一処不住ナルガ故ニ嵩《カサ》ヲ減《ヘラ》シテ運携《モチハコビ》ニ便《タヨリ》セシ者ト見エタリ

○索麪《ソフメン》《ベルミセリー》及《オヨ》ビ管麪《クハンメン》《マカロニー》

索麪《ソフメン》ハ以太利《イタリヤ》産《サン》ノ極上品《ゴクゼウヒン》ナル裸麦《ラバク》ヲ以テ製《ツク》ル以太利《イタリヤ》人ノ之ヲ製《ツク》ル方《ハウ》ハ裸麦《ラバク》ヲ練粉《ネリコ》ニシテ之ヲ甚《ハナハ》ダ小《チイサ》キ孔《アナ》ニ入《イレ》テ突出《ツキダス》トキ欧洲《ヨフロウ》人ノ羹《アツモノ》ノ中ニ入《イレ》テ食《クラ》フ所ノ細《ホソ》キ絲《イト》ノ如キ索麪《ソフメン》トナルナリ案ズルニ日本ノ石花菜《トコロテン》ヲ突《ツ》ク器ノ如キ者ニ入テ製スルモノト思ハル

管麪《クハンメン》モ同《オナ》ジ手段《テダテ》ニテ製《ツク》ル其器《ウツハ》ハ大《ダイ》ナル穴《アナ》アリ

テソノ真中《ヤナカ》ニ線金《ハリガネ》ヲ植《ウエ》タリ之ニ入テ突出ストキハ烟管《キセル》ノ如クナル管《クダ》トナリテ出ルナリ此《コノ》以太利ノ製麪所ニハ市場《イチバ》ヲ建《タテ》テ煮《ニ》タル管麪ヲ賣《ウル》ナリ人屢《シバ〳〵》此《コノ》甚《ハナハ》ダ長大《テウダイ》《オホフトク》ナルモノヲ蚕込《ノミコメ》ル者ニヤト試《コヽロ》ムルホドナリキ
嚮《サキ》ニ彼邦《カノクニ》ヨリ之ヲ我邦《ワガクニ》ニ贈《オク》レタリシヨリ今ハ適宜《ホドヨ》キ長《ナガ》サトナサレヌ

○第五編畢

○第六編

○植物ヨリ生ズル製肉食ヲ論ズル其二

○燕麦《エンバク》《カラスムギ》

燕麦ハ裸麦ニ比スレバ尚《ナホ》一層《ソウ》強《ツヨ》キ植《シヨク》物《ブツ》ニシテ裸麦ノ生ズル地ヨリモ尚遠《トホ》キ北國氷《ヘウ》矦《ユウ》ノ地ニ

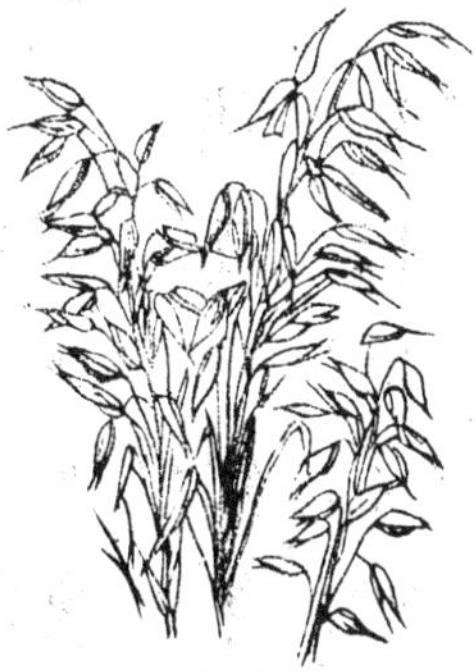

OATS.
ホーツ

熟《ミノ》ルナリ其盛《サカン》ナルハ那《ノルウ》威《エー》ノ地ニシテ「ナキブロー」ト云ル菓《クハ》餅《ベイ》《モチグハシ》ハ此《コヽ》ヨリ出ルナリ此麦イカニモ寒《サム》キ邦《クニ》ホド能《ヨ》ク熟《ジユク》ス故

ニ蘇格蘭《スコットランド》ニ産《サン》スル燕麦ハ廣大《クハウダイ》ナルヿニテ其品《シナ》モ他州ニ見《ミ》ザル良品《レウヒン》ナリ

○燕麦ノ紀事《キジ》

燕麦ハ製《セイ》肉《ニク》質《シツ》生《セイ》煖《ダン》質礦《クウ》物《ブツ》質ヲ保《タモ》テル物ナレバ人ノ食物ニハ至ッテ好《ヨキ》モノナリ其粉《コ》ハ麺麭ニハ作《ツク》ルヿ能《アタ》ハザレ𪜈亦タ燕麦果餅《ヨートケーキ》《カラスムギノモチグハシ》ニ製《ツク》ルトキハ其《ソ》ノ美《ビ》味《ミ》ナルヿ思《オモ》フベシ又之ヲ牛乳《ウシノチ》ニ混《マゼ》テ羹《アツモノ》又ハ粥《カユ》トスル時ハ人ノ能《ヨ》ク知《シ》ル所ニシテ其味《ソノアヂハヒ》殊《コト》ニ美《ビ》ナリ又甚ダ健《ケン》康《コウ》ヲ助《タス》ルモノナリ燕麦粉《エンバクフン》ト燕麦菓《エンバククハ》《ムギラクカン》ハ只裸麦粉ト裸麦麺麭《ラバクハウ》《パン》ノ如クニ能《ヨ》ク消化《セウクハ》《コナレル》

スルヿ能ハズ其糟《サフ》《カス》糠《カフ》《ヌカ》モ裸麦ノ糟糠ノ如ク滋養《シヤウ》《ヤシナイ》多キヿ能ハズ是ヲ以テ燕麦粉ハ燕麦ヲ全粒《マルコト》ニテ食フヨリモ却テ食トスルニ好《ヨ》シ棄《ズ》ルニ糟ニ滋養ナクシテ粉ニ滋養アルベシ然レ圧性《セイ》質《シツ》強《ツヨ》キモノナレバ之《コレ》ハ戸《コ》外《クハイ》ニ労《ロウ》動《ドウ》スル人ノ食《クラ》フテ經《ケイ》濟《ザイ》トナル食《シヨク》ナリ我英國ニ於ルヤ之ヲ合《ガッ》衆《シフ》國《コク》ヨリ輸《ユ》入《ニウ》シテ用ユルヿ廣《クハウ》大《ダイ》ナリ最《モット》モ裸麦ノ如ク自國ニ産《サン》スル所亦タ廣大ナリト雖《イヘト》モ尚《ナホ》之ヲ輸《ユ》入《ニウ》スルナリ然リ而フシテ之ヲ尽《コト》ク用ヒ尽《ツク》スト雖モ之ヲ我等ノ食《クラ》ヒ尽《ツク》スト言《イフ》ニハ非《アラ》ズ只《タヾ》此《コノ》大層《ソウ》ナル量《レウ》ハ我等

ノ愛《アイ》物《ブツ》ナル馬《ムマ》ノ為ニ用ヒ又ハ羊《ヒツジ》及ビ牛《ウシ》ニ与《アタ》ヘ尽《ツク》スナリ而シテ此《コノ》藁《ワラ》ハ家《カ》畜《チク》ヲ飼《カ》フ餌《エ》ニ必《ヒツ》用《ヨウ》ナルヲ以テ他ノ藁《ワラ》ニ比《ヒ》スレバ其價《アタイ》甚ダ貴《タカ》シ

燕《エン》麦《バク》ノ分《ブン》拆《セキ》

南《ミナミ》堅《ケン》津《シン》頓《トン》ノ博《ハク》覧《ラン》會《クハイ》ニ食《シヨク》類《ルイ》局《キヨク》ノ中ニ曰ク

○一磅《ポンド》ノ燕麦○一磅ノ燕《エン》麦《バク》粉《フン》

百二十一匁六分ヲ一磅《ポンド》トス

實《ジツ》物《ブツ》	水《ミヅ》（燕麦粉ノ一磅中）	蛋白《ハク》質 同上
℥《ヲンス》	二	二
gr《グレイン》	七十八	三百十六

糊《ノリ》 同上	六	百五十三
砂糖《サトウ》		三百七十八
木脂《キヤニ》		二百十
油《アブラ》		三百九十七
纖緯《センイ》		六
淋過《アク》	二	二百十
炭《タン》	六	三百四十八

○大麦《タイバク》《オホムギ》

大麦ハ裸麦燕麦ノ如クニ食《シヨク》用《ヨウ》ニ用ユルヿハ有《アラ》

ズ大麦製《セイ》ノ麺麭ハ其《ソノ》昔《ムカ》シ下《ゲ》賤《セン》ノ者ノ常《ゼツ》食《シヨク》トセレナリ今尚《ナホ》大麦製ノ菓《クハ》餅《ベイ》ヲ英蘭《イングランド》北方《ホクハウ》ノ地ニテ食フナリ我等ノ為ニ用意《ヨウイ》ヲ与《アタ》フル者ハ蘇格《スコット》産《サン》ノ大麦保土《ボット》産《サン》ノ大麦ナリ是ハ以勒蘭《アイルランド》蘇格蘭《スコットランド》ニ於テ之ヨリ肉ヲ煮ル汁《シル》ヲ製《セイ》ス醤油ノタグイ必勒産ノ

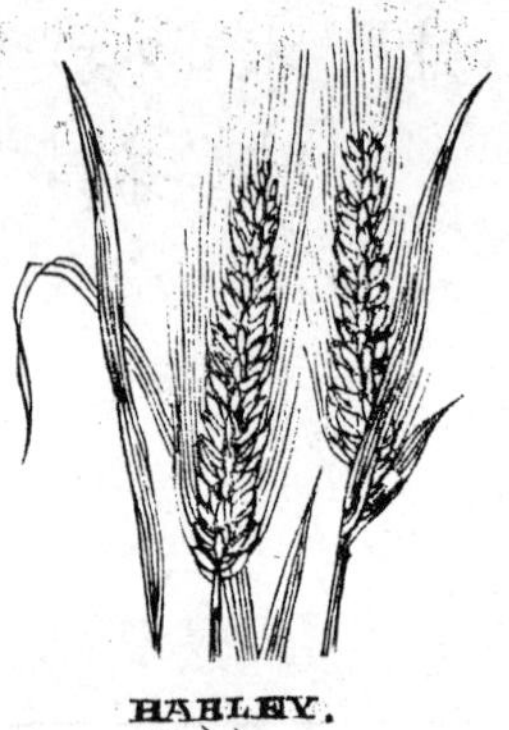

大麦是ハ人ノ知《シル》如《ゴト》ク大麦製ノ煎肉汁《センニクジフ》ニ用ユル者ナリ

大麦ノ分拆《ブンセキ》

大麦一磅ノ中ニ含メル

成分《セイブン》ノ表《ヘウ》食類局ニ見《ミ》ル処《トコロ》左ノ如シ

○一磅ノ大麦

實物	ヲンス	グレイン
一磅ノ大麦中ニ生ズル保土大麦《ポットバルレー》	十弓《ヲンス》	零
水	二	百零六
粘着《ネンチャク》《ネバリケ》	二	二十二
糊《ノリ》	七	二百九十七
砂糖	零	二百六十五
木脂	零	二百五十八

油	零	二十
纖維	二	五十
淋過	零	二百九十三
炭	六	零

然レ𪜈大麦ハ亦《タ》焼酎《セウチウ》又ハ麦酒《バクシユ》ヲ造《ツク》ルニ用ユルヿ巨《コ》大ナリ之ヲ造ルニハ大麦ヲ粉ニシ之ヲ湿《ウルホ》シ之ヲ畳《カサヌ》レバ其間ニ温《ヲン》氣《キ》ヲ生ジテ其湿《ウルホヒ》ト共ニ此穀《コク》ヲ萠動《ハウドウ》セシムルニ之ヲ糀《コウジ》ト唱《トナ》フ

○小麦《メラグス》《セウバク》《コムギ》並ニ紀事《キジ》

小麦ハ欧羅巴《エウロッパ》北方ノ民ガ健康《ケンカウ》滋養《ジヤウ》食ニ多ク用

小麦之圖

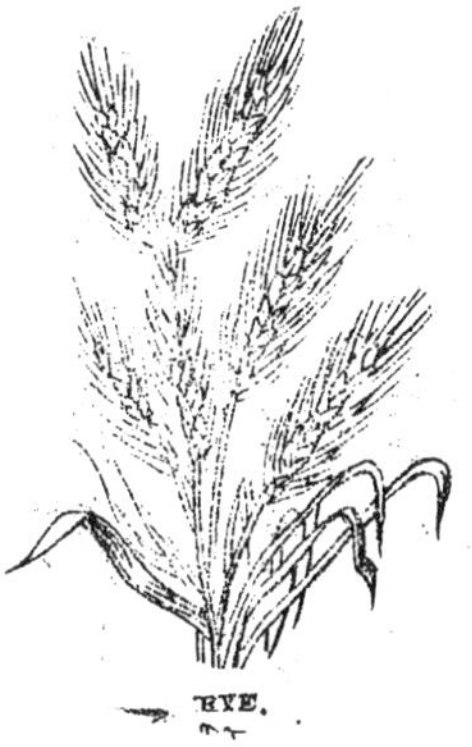

ユル艸ノ其一ナリ故ニ其用ユル所モ多シト雖《イヘド》モ亦タ之ヲ潰《ツイヤ》スヿ幾《イク》許《バク》ト云《イ》フ算《カズ》ヲ知ズ即チ「ジン」「ウ《ヰ》スキー」「ホーランヅ」ナド曰《イ》フ酒《サケ》ヲ此小麦ヨリ蒸《ラン》溜《ビ》鑵《キ》ヲ以テ取ガ故ナリ或人ノ曰吾《ワレ》小麦ヲ用ヒテ大ニ驚《キヤウ》駭《ガイ》《キモヲケス》セシヿアリ其故ハ此小麦ニ毒《ドク》氣《キ》アリテ之ヲ穀《コク》類《ルイ》ノ中ニ入《イル》レバ其穀《コク》必《カナラ》ズ黒《コク》色《シヨク》ニ變《ヘン》ジテ膨《フク》レ揚《アガ》ルナリ尚《ナホ》之ノミナラズ人之ヲ以テ酎《チウ》酒《シユ》《ツヨキサケ》ヲ造《ツク》ルハ是自《ミヅカ》

ラ己レヲ毒害《ドクガイ》スルガ如シト云々《ウンヌン》然レ𪜈此議論《ギロン》モ亦タ空論《クウロン》ノミ

小麦ニハ黒酵《コクカウ》《エルコツト》アリテ害毒《ガイドク》ヲナスト雖《イヘト》モ當今ニ至リテハ穀艸ヲ耕耘《カウウン》シ清潔《セイケツ》ニスルノ法ヲ改革《カイカク》セシヨリ絶《タヘ》テ人民ニ此《コノ》危難《キナン》ノ患《ウレイ》アル𬼀ナシ且ツ黒酵《コクカウ》ハ人軆ニ害アレ𪜈亦醫學《イガク》ノ課《クハ》ニ於テハ之ヲ緊要《キンエウ》ノ藥濟《ヤクザイ》トスルナリ紫ズルニ子ヲ早ク産スルニ用ユ云

小麥ノ分拆

前編ニ述ル所ノ食類品中ニ掲示《ケイジ》セル一磅ノ小麦ヲ分拆セシ表

小麦一磅ノ中ニ生ズル水二弓《ヲンス》三十五呂《グレイン》

粘着　一弓　三百十八呂《グレイン》

蛋白　二百十三呂

糊　八弓　七十九呂

木脂　三百七十一呂

砂糖　二百六十二呂

油　六十六呂

纎緯　一弓　二百八十四呂

小麦一磅中ニ生ズル礦物質　百二十二呂

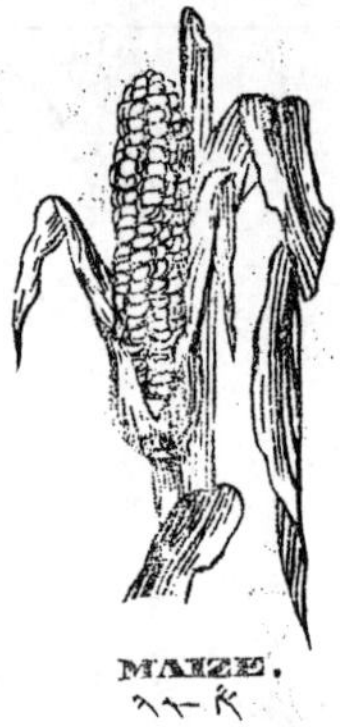

玉蜀黍《タウモロコシ》

○玉蜀黍《ギヨクシヨクシヨ》《タウモロコシ》

玉蜀黍ハ食艸ノ其一ニシテ獨《ヒト》リ人ノ食トナルノミナラズ又家《カ》畜《チク》ノ食ニ供《ケウ》スベシ此艸ハ裸《ラ》麦《バク》ノ如キ大《ダイ》滋《ジ》養《ヤウ》アラズト雖モ油《アブラ》アルヿ之ニ陪《バイ》ス又糊《ノリ》ヲ有《タモ》テルヿ最《モツト》モ多シ故ニ之ヲ巨大ノ培《バイ》養《ヤウ》《コヤスモノ》物トス世ニ多ク「アロールート」ノ代《カハリ》ニ之ヲ食用ス

玉蜀黍ノ紀事及ビ性質

玉蜀黍ハ通《ツウ》常《ゼウ》「インヂアンコロン」ト世ニ唱《トナ》フル

者ニテ昔シ基督福閣龍武《クリストフヲルコロンブス》ガ亜美利加《アメリカ》國ヲ始メテ發明《ハツメイ》セシ時《トキ》此地ニ玉蜀黍ノ天然《テンネン》ニ生《セイ》ゼシヲ發見《ミダセ》シ由《ヨシ》ニテ以テ之ヲ見バ此艸ハ亜美利加洲温度《ヲンド》ノ地ニ天然ニ生ズル者ニヤ一千五百二十年ニ閣龍武《コロンブス》始テ之ヲ是班牙《イスパニヤ》ニ輸出セリ

玉蜀黍ト云ル穀艸《コクサフ》ハ恰《アタカ》モ穀《コク》ヲ脱《ダツ》シタル燕麥《エンバク》ノ極《キハ》メテ味《アヂハヒ》ヨキモノニ類《ルイ》ス之ヲ炙《アブ》ルトキ非常《ヒゼウ》ニ精密《セイミツ》ナル良粉《レウフン》ヲ得只粘着質《ネンチヤクシツ》《ネバリケ》少キヲ以テ裸麥粉又ハ小麥粉ヲ調合セザレバ之ヲ麵麭《パン》ニ製《ツク》ル可ラズ小麥粉ニ調合セシ玉蜀黍ノ粉ハ通常《ツウゼウ》新英《シンイング》

蘭《ランド》ニ用ユル正銀紅《トキイロ》ノ麪麭トナル之甚ダ粗《アラ》ク丸《マロ》メテ烹《ニ》タル玉黍《タウモロコシ》ハ北亜美利加ノ南政府ニテ「ホミニー」ト云ル者トナル又玉黍粉ヲ以テ造《ツク》リシ粥羹《レツカウ》《カユノアツモノ》ハ北亜ノ所謂《イハユル》「ムーシ」トテル又穀《カラ》ヲ脱《ダツ》セザルヲ之ヲ「ヒユレードコルン」又ハ「サンプ」ト曰フ

○發声穀《バツセイコク》《ポツプコルン》 東京ノ市ニテマダ實ノ入ヌ蜀黍ヲ焚テ賣ル類ナリ

未ダ熟《ミイラ》ザル玉蜀黍ヲ炭火《ヲキビ》又ハ瓦斯《ガス》火《クハ》ノ上ニ二文字ノ間《アヒダ》置《オク》トキハ粒《ツブ》笑《ヱミ》裂《ワ》レ内ニ捲《マク》リ込《コミ》テ其層《カサ》大キクナリ其形容《カタチ》崎嶇《キク》トシテ様々ナリ之ヲ發《ポツプ》《バチく》声穀《コルン》《ヲトノスルタナモノ》ト唱《トナ》ヘテ亜美利人ノ珍重スル處《トコロ》ナリ

○玉蜀黍ノ輸入《ユニウ》多寡《ダクハ》

龍頓《ロンドン》ニ玉蜀黍ノ渡來《トライ》《ツミイレ》セシハ全タク近頃《チカゴロ》ノ丁ニテ今ハ市肆《シシ》《イチミセ》ニテ賣《ウル》丁ニナリ又發声穀《ポツプコルン》モ只其儘《ソノマヽ》ニモ食フベク又ハ饗應《ケウオウ》《ゴチソウ》後《ゴ》ニ出ス菓餅《クハベイ》ノ如ク甘《カン》味《ミ》ヲ加ヘテモ食フベシ

玉蜀黍ノ初《ハジメ》ト云ハ一千八百四十六年ニ英蘭《イングランド》ノ地大イニ馬鈴薯《ジヤガタライモ》ノ不豊《フホウ》《キヽン》セシヨリ弘《ヒロ》リテ常食トハナリヌ方今ハ自國ニモ多ク産スレ𪜈凡ソ二百萬「カルタ」ハ大抵《タイテイ》白海《ハクカイ》及ビ地中海ノ諸港《シヨコウ》ヨリ輸入《ユニウ》スルナリ「カルタ」ハ常量我三貫四百零四匁八分ニ中レリ後之ニ倣ヘ

當今販賣《ハンバイ》スル穀粉《コクフン》ノ極上品ト曰ハ穀《カラ》ト粘着《ネバリ》トヲ去《サツ》タル玉蜀黍ノ粉ナリ而シテ其上品ナル「アロウルート」ト同等ニシテ而《シカ》モ其價《アタヒ》至ツテ卑《ヤス》シ玉蜀黍ノ注解《イハレ》ト其他ノ紀事ハ悉《クハシ》ク我ガ植物用法ト云ル書ニ見《ミ》ヘタリ

○果製麭《クハセイバウ》ブレッドフルート

果製麭ハ大東洋ノ群嶋《グントウ》中ニ生ゼシ木ヨリ取《トリ》タル者ナリ今之ヲ縷述《ロウジユツ》セントスルニ餘紙《ヨシ》ナシ其詳《ツマビラカ》ナルヲ知ント要サバ我植物用法論ヲ見ルベシ

○第六編畢

○第七編

○莢豆《キヤウトウ》《サヤマメ》植物《シヨクブツ》ノ論

○豌豆《エンドウ》及ビ其成達《セイタツ》《ヲイタチ》

豌豆《エンドウ》ト蚕豆《ソラマメ》トハ乾酪《カンラク》ノ如キ製《セイ》肉《ニク》質《シツ》ヲ含《フク》メルヿ至ッテ大イナル説《セツ》ハ前編既《スデ》ニ之ヲ述《ノベ》タリ世ニ此豆ヲ莢《サヤ》豆《マメ》ト唱《トナ》フルヨリ此《コノ》種《シユ》類《ルイ》ノ總《ソウ》名《メイ》ヲ莢豆《キヤウトウ》ト號《ヨブ》ヿニナリヌ

豌豆《エンドウ》ノ乾酪《カンラク》ヲ出《イダ》スヤ實《ジツ》ニ多シ支那人ノ之ヨリ乾酪ヲ製《セイ》スルヿ甚ダ多クシテ且ッ上品《ジヤウヒン》ナリ

因《チナミ》ニ曰ク爰《コヽ》ニ説《イ》フ乾酪《カンラク》トハ日本ニ所謂《イハユ》ル葛《クズ》

澱粉《デンフン》ノ屬《タグヒ》ナルベシ

夫《ソ》レ豌豆《エンドウ》ハ各國ニ産《サン》スル者ニテ此種類《シユルイ》タルヤ幾《ホトン》ド世界《セカイ》中ニ知《シラ》ザル國《クニ》ナカルベシ凡テ此莢豆ノ屬《タグイ》ノ植物《シヨクブツ》ハ人間ニ功《コウ》ヲ成《ナス》ヿ寡《スクナ》カラズ只ヾ人ノ食トナルノミナラズ交易《カウエキ》ノ幸《サイヒ》ヲ與《アタ》ヘ又藥濟《ヤクザイ》ニ用ヒテ効《シルシ》アリ

○深緑《シンリヨク》《フカミドリ》豌豆《エンドウ》

豌豆ハ通常豆《ツフゼウマメ》ト曰フ是ハ英蘭《イングランド》ニ所謂《イハユ》ル庭豌豆《ニハエンドウ》ト野豌豆トノ兩種《リウシユ》ナルヿ明《アキラ》ケシ抑《ソモヽ》庭豌豆トハ人ノ眼《マナコ》ヲ歡《ヨロコ》バスル者ニテ深緑豌豆《グリンピー》《フカミドリハエンドウ》ト曰フ此豆《マメ》

至ッテ美艶《ウツク》シク種《タネ》ヲ卸《フロ》ス片畝《ウネ》列《ナミ》ニ連《ツラ》ネ蒔《マ》キ柵《シガラミ》ト名《ナヅ》クル生垣《イケガキ》ヲ結《ユフ》ナリ豌豆萠《メダ》芽《シ》シテ成《セイ》長《テウ》スルニ從《シタガ》ヒ此《コノ》柵《シガラミ》ニ捲《マキ》傳《ツタ》ハリ看《ミル》々《く》其《ソノ》光《クワウ》景《ケイ》實《ジツ》ニ愛《アイ》スベキ深《フカ》緑《ミドリ》ノ籬《マガキ》トナル次《シ》第《ダイ》ニ花《ハナ》ヲ開《ヒテ》クニ從《シタガ》ツテ其《ソノ》形《カタチ》恰《アタカ》モ多ノ胡《コ》蝶《テフ》ノ緑《ミドリ》ニ戲《タハム》ルヽ景況《オモムキ》アリテ或ハ白ク或ハ紫《ムラサキ》或ハ瑠《ル》理《リ》ノ色ヲナス實《ジツ》ニ羅甸《ラテン》ニテ之ヲ胡蝶《バツテルフライ》ト呼《ヨブ》モ誠《マコト》ニ故アリ

世ニ知《シル》如ク此花ハ豆ノ尖《サキ》ニ繋《ツナ》ガリテ在《アル》ナリ益《ケダ》シ豆ハ初メ至ッテ細《サイ》小《セウ》ニシテ其《ソノ》後《ノチ》次第ニ大《ヲヽキ》クナリ莢《サヤ》ノ成《セイ》長《テウ》スルニ從《シタガ》ッテ豆即チ又之ニ充《ミツ》ル

ニ至ル

○乾《カン》豌《エン》豆《ドウ》

深《シン》緑《リヨク》豌豆好《ヨシ》ト雖モ年中青《セイ》々《く》トシテ在ベキニモ非《アラ》ズ一度《ド》ハ枯《カル》ル者ナリ之ヲ莢《サヤ》ノマヽ賣《ウ》リ又ハ莢ヲ割《ワリ》テ賣ル之蓋シ之ハ冬《フユ》ノ月《ツキ》人ノ豌豆羹ヲ製《ツク》ルニ用ユ

○豌豆ノ入《ニウ》用《ヨウ》多《ダ》寡《クハ》

加之《シカノミナラズ》此豆ハ我邦ノ最《サイ》大《ダイ》必《ヒツ》用《ヨウ》ナル貢物《ミツギモノ》ノ一ニシテ大ニ我大伯《ブ》列《リ》巓《テイン》ニ輸《ユ》入《ニウ》ス其多寡或ハ十二万「カルター」ニ至ルヿアリ其輸入スル國々ハ嗹《デン》馬《マルク》

普魯西《プロシヤ》邉期頓《ヘンストヲン》法蘭《ホウランド》摩羅哥《モロツコ》合衆國《ガツシユウコク》英領《エイレウ》北亜美利《キクアメリカ》トリ其中此英領北亜ノ植民ヨリ之ヲ貢グヿ至テ多シ「カルタ」ノ量ハ二十叢ニ見ヘタリ

豌豆羹《エンドウコフ》《アツモノ》

豌豆バ元来《グワンライ》製《セイ》肉《ニク》質《シツ》ノ甚《ハナハ》ダ盛《サカン》ナル物ナレバ馬鈴《ジヤガタラ》ノ薯《イモ》ノ如キ滋《ジ》養《ヤウ》ノ少キ物ト之ヲ混《マゼ》ル時ハ却《カヘツ》テ大イナル健《ケン》康《コウ》物《ブツ》トナルナリ故ニ豌豆羹ヲ造《ツク》ルニ滋《ジ》養《ヤウ》食ヲ多ク加フルハ却テ不《フ》窮《キウ》理《リ》ナルヿヲ知ルベシ

今《イマ》此書ハ料《レウ》理《リ》ノ術《ジユツ》ヲ教《ヲシ》ユル書ニハ非《アラ》ズト雖モ

只之ヲ例《レイ》トシテ童女ハ之ヲ用意スルヿヲ得童子ハ之ヲ食ノ例ヲ得《エ》シメント欲ス加之《シカノミナラズ》全《ゼン》家《カ》族《ゾク》ノ健《ケン》康《カウ》ヲ守《マモ》リ倹《ケン》節《セツ》ヲ助《タスケ》シヿ必《ヒツ》セリ夫レ物ヲ知《シル》ハ別《ベツ》ニ心《シン》配《パイ》ニモ難《ナン》義《ド》ニモナル可ニ非ズ却《カヘツ》テ他人ノ為ニ大《イ》ニ益《エキ》ヲ作《ナス》ヿアリ今我レ次ニ豌豆羹ノ用方ヲ教《ヲシエ》ントス蓋《ケダ》シ読《ヨム》者《モノ》之ヲ知ヿヲ専《セン》一《イツ》トシテ贅《ゼイ》言《ゲン》ナリトセズンバ之ヲ卑《ヤス》價《ネ》ニテ造《ツク》ルノ方《シカタ》ヲ得ベシ

○豌豆羹ノ製法

豌豆ヲ用ユルニハ前夜ヨリ之ヲ水ニ浸《ヒタ》シ置《オカ》ベ

シ豇豆ハ割《ワリ》豆《マメ》ト莢《サヤ》豆《マメ》トノ用ヒ方《カタ》アレド大《タイ》抵《テイ》割《ワリ》豆ヲ多ク用フ又肉ヲ烹《ニ》迫《ツメ》タル汁《シル》ハ羹《アツモノ》ヲ製《ツク》ルニ最《サイ》上《ゼウ》ナル肉汁《ニクジウ》《ダシ》トナルナリ

人《ニン》參《ジン》ヲ薄《ウス》ク斬《キリ》テ半《ナカバ》ハ殘《ノコ》シ置《ヲ》キ半ハ此肉汁ニ混《マ》ゼ鍋《ナベ》ニ入テ火ニカケ煮《ニ》迫《ツマ》ラヌヤウニ凡ソ三時間《カン》計《バカ》リ緩《ユル》ヤカニ之ヲ烹《ニル》ベシ其後蔓菁《カブラナ》、苣《チサ》蒿《ナ》、韮《ニラ》其外己ノ好《コノ》メル野《ヤ》菜《サイ》ヲ取《トリ》入テ前《マヘ》ニ殘《ノコ》シ置《ヲキ》シ人《ニン》參《ジン》ト共《トモ》ニ尽《コトゴト》ク打《ウチ》込《コ》ミ烹《ニル》コト凡ソ一時間又ハ二時間餘《アマ》リスベシ

若《モ》シ肉汁《ニクジフ》《ダシ》ヲ要《モト》ムルコト能《アタハ》ズンバ屠《ト》肉《ニク》店《テン》《キリウリミセ》ニテ牛《ウシ》又

ハ羊《ヒツジ》ノ新《アタラ》シキ骨《ホネ》ヲ少《スコシ》許《バカ》リ求《モト》メ来《キタ》リ之ヲ豌豆ト共ニ烹《ニ》レバ共汁《シル》最上《サイゼウ》ノ羹《アツモノ》トナル之若シ之ヲ汁壺《シルツボ》ニ用ヒント欲サバ麵麭《パン》ヲヤキ之ヲ手工《テギハ》ヨク刻《キザ》ミテ之ヲ卓子《タクシ》《シツポクダイ》ノ上ニ備《ソナ》フベシ但シ細《コマ》カニ刻《キザ》ムトモ粗《アラ》クスル𪜈各〻ノ好《コノ》ム所ニアルベシ右ノ如ク敏捷《テバヤ》ニ手工《テギハ》ヲ現《アラハ》ス時ハ兄弟《キヤウダイ》又ハ姉《シ》妹《マイ》ノ其皿《サラ》ノ中ヲ見《ミル》ニ方《アタ》リテ過分《クハブン》ノ設《マウケ》アラシカト心配《シンパイ》シテ蓋《フタ》ヲ開《ヒラ》ク程《ホド》ナルベシ

一「ピント」一貫七百零二匁四分ノ豌豆ハ凡ソ最上ナル豌豆羹ノ二磅《ポンド》「二ポンド」ハ我六貫八百零九匁六トニ當レリヲ作《ナス》ベシ

○蠶豆《ソラマメ》

世上ニ多ク用ユル蠶豆《ソラマメ》ハ「ウヰンドソル」或ハ麺麭《パン》蠶豆《ビン》ト唱《トナ》フル豆ニテ人ノ屢《シバシバ》見モシ食《クラ》ヒモスル所ニテ其殻《カラ》至《タ》ツテ大《オホ》イナリ之ヲ割《ワル》トキハ内部《ウチカハ》ニ白《シロ》天鵞絨《ビロード》ノ如《ゴト》キ軟《ヤハラ》カキ綿《ワタ》アリテ白キ麺麭《パン》蠶《ジヽ》豆ヲ包《ツヽ》メリ此白キモノハ又多クノ滋《ジ》養《ヤウ》アリト雖《イヘド》モ其中チ豆《マメ》ニ巻《マキ》着《ツキ》タル白キ筋《スヂ》ハ殊《コト》ニ剛《コハ》ク不《フ》消《セウ》化《クハ》ナレバ決《ケッ》シテ食フ可ラズ此蠶豆ノ殻《カラ》裏《ウラ》ハ若《ワカ》キ中ニ能《ヨ》ク煮《ニ》ル時ハ其味《アヂハ》ヒモ至ツテヨシ

○佛蘭西《フランス》蠶豆《ソラマメ》

又「キドニー」ト云ル蠶豆《ソラマメ》アリ或ハ之ヲ「フランスビン」トモ曰フ佛國《フツコク》ニテ之ヲ「ハリコ」ト唱《トナ》フ我英《エイ》國《コク》ニテハ此《コノ》白《シロ》「ハリコ」ヲ多ク亞美利加《アメリカ》及ビ其他ノ諸邦《シヨハウ》ヨリ輸入《ユニウ》ス此「キドニービン」ハ歐羅巴《エウロツパ》ノ南方、日耳曼《ゼルマニー》ノ極北《キヨクホク》又ハ亞美利加合衆國《アメリカガツシウコク》其他諸國ノ原野《ゲンヤ》ノ貢物《ミツギモノ》ナリ而フシテ其熟《ソノジク》セル實《ミ》ハ食品ノ中ノ緊要《キンヨウ》《タイジ》ナル者ナリ

○「レンチル」及ビ其製法

「レンチル」ト云ル蠶豆ハ巨大ニ佛蘭西《フランス》ヨリ輸入スル豆ニテ豌豆ト同ジ方法《シカタ》ヲ以テ之ヲ羹《アツモノ》ニ製《ツク》

ルベシ此豆多クハ歐羅巴《ヱウロツパ》ノ西部《ニシガタ》又ハ埃及《ヱジプト》又ハ東國ヨリ生ズ最《モツト》モ世界中ニ乏《トボ》シカラヌ產物《サンブツ》之此「レンス」ハ非《ヒ》常《ジウ》ニ滋養《ジヤウ》アリテ加《クハ》フルニ豌豆《エンドウ》ヨリモ消化《コナレ》ヨキ者ナリ「レバレンタ、アラビカ」ト唱《トナ》ヘテ世ニ賞翫《セウクワン モテハヤス》スル食品《シヨクヒン》ハ此豆《コノマメ》ヨリ製《セイ》スル之今童女ノ爲ニ別《ベツ》ニ小シク製《セイ》法《ホウ》ヲ教《ヲシ》フベシ抑《ソモ/\》此「レンチル」ハ英蘭《イングランド》ニ於テハサホドニ賞翫《セウクワン》セズト雖モ之ヲ製スルニ他ノ豆ヲ製スル如クニ料理《レウリ》セバ甚《ハナハ》ダ滋養《ジヤウ》健康《ケンコウ》ナル食物トナスベシ此ノ豆ハ大キク長《ソダチ》シ所ガ好《ヨ》シサリトテ老成《ソダチスギ》テハ好《コノモ》シ

カラズ之ヲ煮《ニル》ニハ蠶豆《ソラマメ》ノ類《ルイ》ヲ烹《ニ》ル如ク軟《ヤハラ》カニ
ナルマデ水ト塩《シホ》トニテ煮《ニル》ベシ併《シカ》シ之ヲ用ユル
ニハ前夜ニ冷水《レイスイ》ニ浸《ヒタ》シ置《ヲカ》バ豆即《スナハ》チ脹《フエ》ルナリ又
烹《ニ》タル後《アト》ニテ肉汁ト共ニ之ヲ蒸《ムス》トモ又ハ牛酪《キフラク》
或ハ肉汁ト扣《タヽ》キ混《マゼ》ルトモ好《コノミ》ニ従《シタガ》ッテ食フベシ

○第七編畢

○第八編

○動物《ドウブツ》ヨリ製《セイ》スル食ノ論

○乳《チ》ノ要《エウ》及ビ乳《チ》ヲ食ノ摸範《モハン》《テホン》トスル説

余今《イマ》動物ヨリ製《セイ》スル食ヲ説《トカ》ントシテ先《マ》ヅ乳《チ》ヲ以テ権輿《ケンヨ》《ハジメ》トス其故ハ世ニ乳ヲ措《サシ》テ文字《モジ》形《ガタ》ノ小児弄《テアソ》ビ字駒《テゴマ》ノ細ムヿ之文又ハ食ノ雛形《ヒナガタ》ト唱《トナ》フルヲ以テナリ蓋《ケダ》シ人ノ知《シ》ル如ク人ノ嬰児《ミドリゴ》モ亦タ獣《ケモノ》類ノ雛子《ナゴ》モ世ニ乳子《チノミゴ》ト唱《トナ》ヘテ数月《スダツ》ノ間《アヒ》ダ全《マツタ》ク乳ノ為ニ生活《セイクワツ》シ日月ヲ歴《フル》マヽニ驚目《メニタツ》ホド成長《セイテウ》スルハ皆《ミナ》此ノ恩恵《ヲンケイ》ナリ是ヲ以テ之ヲ見《ミレ》バ筋骨《スヂホネ》及ビ神経《シンケイ》

ヲ造《ツク》ルモ又タ組織《ソシヨク》《カラダノヨリクミ》ノ煖度《ダンド》《アタヽカミ》ヲ與《アタ》フルモ凡テ乳《チヽ》ヨリ生ズル丆明《アキラ》カナリ是レ余ガ始《ハジメ》ニ乳《チ》ヲ説起《トキオコ》ス所以《ユヘン》ナリ

人牛驢《ギウロ》ノ三乳成分《セイブン》ノ比例《ヒレイ》《ワリアヒ》

乳《チヽ》ノ教《ヲシヘ》ニハ獨都児蘭紀太《ドクトルランキストル》ノ明説《メイセツ》アリ余今爰《コヽ》ニ記載《キサイ》《カキノセ》シテ本文ヲ助《タス》クル者ナリ

英國ニ於テハ他國ニ倍《バイ》シテ常《ツネ》ニ絶《タエ》ズ牛乳《ギウニウ》ヲ用ユ或《ヲ》ル國ニテハ英國ニ於テ牛乳ヲ用ユル如ク山羊《ヤギ》ノ乳ヲ以テ人民ノ食ニ建タリ又牛ノ病《ヤマヒ》アル牛ハ驢《ウサギウマ》ノ乳《チヽ》ヲ用ユル丆有リ故ニ人タル者乳

ノ種《タネ》ニ隨《シタガ》ヒテ其成《セイ》分《ブン》ノ種々《イロイロ》アルコトヲ知《シラ》ズンバ
非ズ
我ガ人間ノ小兒一《イツ》磅《ポンド》ノ乳《チ》ヨリ吸《ス》フ所ノ成《セイ》分《ブン》
左ノ如シ
○水　十四兩《テンス》ト四十一呂《グレイン》
○乾《カン》酪《ラク》　二百十呂
○酪《ラク》　二百十呂
○砂《サ》糖《トウ》　二百八十呂
○礦《クハウ》物《ブツ》質《シツ》　三十五呂
之ヲ短簡《テミジカ》ニ曰《イヘ》バ人乳ニハ水ト乾酪質ト酪或ハ

油《アブラ》砂糖《サトウ》及ビ塩《シホ》少許《スコシバカ》リナリ

驢《ロ》乳《ニウ》一磅ノ成分左ノ如シ

○水　十四ヲ《ヲンス》ト七十呂《グレイン》

○乾酪質　百四十呂

○乳酪　百零五呂

○砂糖　二百八十呂

○礦物質《クワウブツシツ》　三十五呂

牛乳一磅ノ成分左ノ如シ

○水　十三ヲト三百三十三呂

○乾酪質　三百五十呂

○乳酪　二百四十三呂

○砂糖　三百十五呂

○礦物質　七十呂

若シ母ノ乳《ナヽ》子ヲ給《キウ》スルニ足《タラ》ザレバ牛ノ乳ヲ以テ之ニ代フベシ然レドモ驢《ロ》乳《ニウ》アラバ之ヲ用ヒシムルニ若《シカ》ズ今我《ワガ》邦《クニ》ニハ乳ヲ出ス畜《チク》類《ルイ》寡《スクナ》フシテ國中ニ用ユル所ニ足《タラ》ザルヲ以テ之ヲ用ユルコト多カラザレバ自《シ》然《ゼン》其《ソノ》價《アタヒ》至テ貴《タカ》シ人ノ知ル如ク乾《カン》酪《ラク》ハ多ク此《コヽ》牛乳ヨリ製《セイ》スルナリ是ヲ以テモ牛乳ノ乾《カン》酪《ラク》質《シツ》ヲ保《タモ》ツコト巨《コ》大ナル

ヲ知ベシ然レ圧性分《セイブン》ノ盛《セイ》大ナルヲ以テ之ヲ小児ニ用ユルハ宜《ヨロシ》カラズ故ニ水ト砂糖トヲ以テ凡ソ當分《トウブン》《ハンブンツヽ》ニ之ヲ調合《テウガフ》シテ與《アタ》フベシ而シテ小児ニ與《アタ》フル乳ハ全ク新《アタラ》シキヲ用ユベシ否ザレハ身躰《シンタイ》ニ害《ガイ》ヲ生ズルノ變《ヘン》アルベシ爰《コヽ》ニ粉《コ》ヲ以テ牛乳ニ混《マジ》ユルキ亦タ好《ヨ》キ手段《シユダン》ナリトス此書ヲ讀《ヨ》ム姫《ヒメ》児《コ》等《タチ》若《モ》シ年幼《ワカ》キ兄《ケウ》弟又ハ姉《シ》妹《マイ》《アネイモト》ヨリ頼《タノマ》ルヽ時ハ此續《ツヾキ》ノ説《セツ》ヲ見テ最良《サイレウ》ニシテ且《カ》ツ滋《ジ》養《ヤウ》アル食ヲ製《ツク》リテ與《アタ》フベシ

○小児ノ食ニ乳ヲ濃《コク》スルノ製法《セイハウ》

先《マ》ツ極《ゴク》上ノ粉《コ》ヲ以テ之ヲ乾《カハ》キタル布《ヌノ》ニ盛《モ》リ凡ソ六時間ホド炙《アブ》ルカ蒸《ニ》ルカスベシ夫《ソレ》ヨリ布《ヌノ》ヲ取《トリ》除《ノケ》レバ外《ソト》圍《ガハ》甲《カウ》殻《ラ》トナリテアルベシ之ヲ小刀ニテ殺《ソ》ギ堅《カタ》キ所《トコ》ヲ去《サ》リテ之ヲ突《ツキ》摧《クダ》キ細《コマ》カニ之ヲ摺《スリ》卸《オロ》スベシ夫《ソレ》ヨリ小児ノ呑《ノム》物《モノ》ノ如ク乳ト水トヲ毫《スコ》シツヽ混《マゼ》入《イ》レ十分字ノ間《アヒ》ダ之ヲ煮《ニル》ベレ

其後冷《ヒエ》ルヲ待《マチ》テ之ヲ壺《ツボ》ニ流《ナガ》シ容《イレ》テ置《オク》ベレ

余既《スデ》ニ乳《チ》ハ乳《チ》動《ドウ》物《ブツ》ノ初メニ要《エウ》スル食《シヨク》ナルコトヲ説《トケ》リ尚《ナ》ホ種《シユ》々《ジユ》ノ食《シヨク》品《ヒン》ヲ混《マゼ》入《イル》ヽノ方《ハウ》アリ今之ヲ詳《ツマビラ》カニセン為《タメ》ニ次ニ之ヲ辨ズ

第一　人ノ食ハ油糊《アブラノリ》(即チ砂糖《サトウ》アリ)繊維《センイ》又ハ粘着《ネンチャク》ノ部分《ブブン》ヲ有ツヿヲ要スルガ故《ユヘ》ニ最《モット》モ適《テキ》當《トウ》トル肉類《ニクルイ》及ビ菜類《サイルイ》ヨリ製《セイ》センヿヲ要ス

第二　凡《スベ》テ堅食《ケンショク》《カタキクヒモノ》ハ流動《リウドウ》《ミヅノタグヒ》ヲ多分ニ混《マジ》ヘテ食ハズンバアラズ　前編多クスタルチヲ澱ト訳セリ以後皆澱粉ニ改ム

○澄乳《トウニウ》《クリーム》

人ノ能ク知レル如ク乳汁ヲ滯《タヽ》ヘ置ケバ厚濃《カウナウ》《アツクコキ》ナル液《エキ》上面ニ浮《ウカ》ム者ナリ是レ即チ澄乳《クリーム》ニシテ是レ物ハ乳汁中ノ膠臓物《ルウジブツ》《アブラコキモノ》ニテ極メテ薄《ウス》キ膜《マク》ニテ小嚢ヲ成シ其中ニ包藏《ハウゾウ》《ツヽミコム》スル所ノ牛酪ナリ

牛酪及ビ其製法

此食品ハ澄乳《クリーム》ノ成分ナル小嚢ヨリ製スル所ナリ其法初メ澄乳ヲ取テ之ヲ搖《ユサ》ブリ動カス𪜈ハ小《コ》嚢《ブクロ》各々相《アヒ》觸《フ》レ嚢自カラ破《ヤブ》レ烈《サケ》テ中ナル膠臟《レウジ》《アブラコキモノ》流《ナガ》レ出テ乳ト混ズサレド膠臟ハ皆一處ニ集マル者ナレバ之ヲ拯《スク》フテ酪ヲ製ス其殘《ノコ》レル液ヲ酪汁ト云ヒ此ノ如ク製スルヲ之ヲ搖動《ヤウドウ》ト云フ

夫レ田舎ノ小児等ハ之ヲ製《セイ》スル時共ニ母ノ勞《ロウ》ヲ扶《タス》ケテ能ク之ヲ知ルベシ然レ𪜈都下ノ小児ハ多クハ之ヲ知ル可ラズ故ニ余此製法及ビ之

ニ用ユル所ノ桶ヲ掲《カヽ》ゲテ汝ニ解示スモノナリ汝等之ヲ讀デ心ニ記セバ萬一田舎ノ不自由ナル地ニ住テ之ニ住スル丁アリトモ之ヲ製スルニ至リテ前後ヲ失スルノ患ナカルベシ

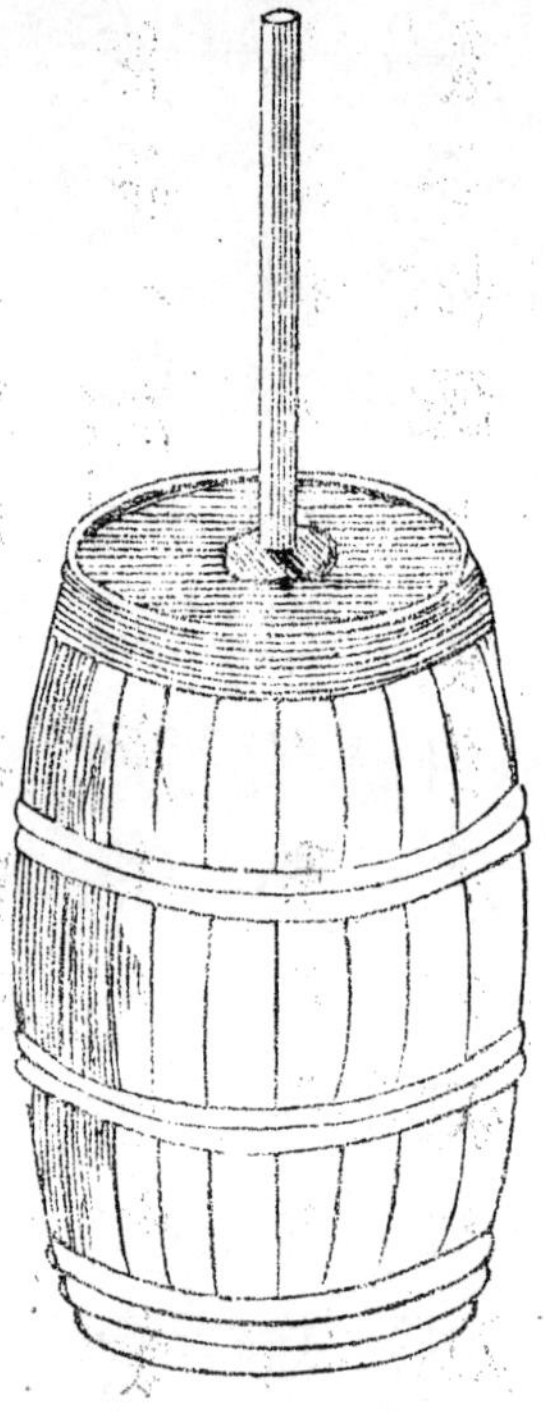

○製酪桶ノ種類《シユルイ》

桶ニ數種アリ其最モ古キ者ハ形チ甚ダ高キ管《クダ》ノ如ク中ニ長キ取手ア

リ取手ノ尖《サキ》ニ鉢《ハチ》ノ如キモノアリ取手ノ上下スル時此鉢狀ノモノ乃チ乳汁ヲ撞《ツ》キ摧《クダ》キテ牛酪ヲ取ルナリサレド此法甚ダ人ヲ疲《ヒ》勞《ラウ》《ツカラセル》セシムルガ故ニ其後種々ノ発明《ハツメイ》アリテ便利ナル者往々世ニ出レドモ僻鄙遠悠《ヘキヒエンユウ》《カタイナカトホキトコロ》ノ地ニハ今尚《ホ》之ヲ用ユル

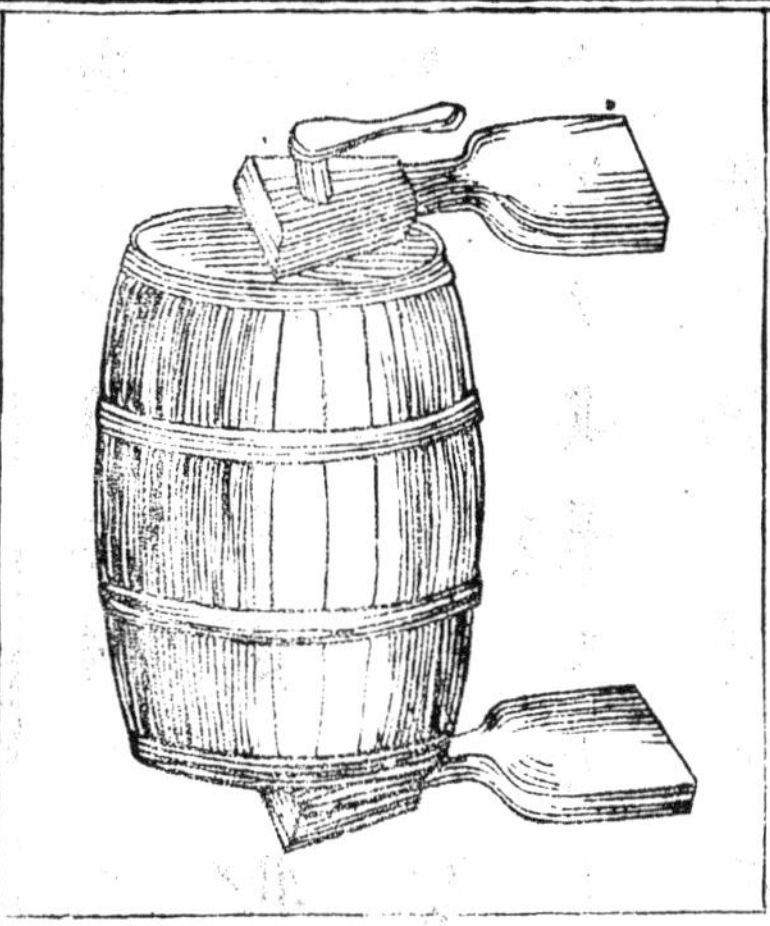

ナリ又一ノ古風ノ桶アリ形チ甚ダ太キクシテ両端ニ二ノ支柱《シチウ》《ツカヒボウ》アリテ之ヲ支ヘ各々軸ニテ回ルヿ砥石《トイシ》ヲ回ス如ク乳ヲ打テ澄乳ヲ摧《クダ》クヤウニ

成リ此類英國ニハ甚《ハナハ》ダ稀《マレ》ニシテ間《マ》之ヲ見ヿアルモ只二三足ノ牝《メ》牛《ウシ》ヲ養《ヤシナ》フ小家ニ多年用ヒ来リテ少量ノ酪ヲ製スルニ過《スギ》ズ多クハ和《ヲ》蘭《ランダ》地方ニ於テ其最《モツト》モ大ナルヲ用ユルヿアリ

爰ニ記ス所ロ二箇ノ製酪桶ハ原書ニ見ザル所ロニシテ譯者ノ臆《オク》断《ダン》ニ出ヅ

其他博《ハク》覧《ラン》會《クワイ》ニ於テ種々ノ農《ノウ》具《グ》ヲ観《ミル》ニ就《ツ》キ悉《クハ》シク其人ノ勞《ロフ》ヲ扶《タス》クル理ト又其種々便利ナルヤウニ改《カイ》革《カク》セルヲ知リ今其種類多シト雖モ一々圖《ヅ》スルニ暇《イトマ》アラザレバ爰ニ贅《ゼイ》セズ

○太孟塞《デボンシル》ニ於テ澄乳ヲ搖動スル法

酪ヲ製スルニ初メニ乳汁ヲ冷《ヒヤ》シ澄乳ヲ抄掠《スクヒト》リ大ナル皿《サラ》ニ取集メ數日ノ量《レウ》ヲ合セテ之ヲ製ス最モ此法ヲ變《ヘン》ジテ亦種々ニ酪ヲ製スルノ法アルガ故ニ或人ハ彼國ノ酪ヲ愛《アイ》シ又或人ハ是國ノ酪ヲ好《コノ》ムヿトハナリヌ太孟塞《デボンシル》ノ地ニテ製スル法ハ其首《ハジ》メ乳汁ヲ深《フカ》キ鉢《ハチ》ニ入レ之ヲ煖《アタ》メテ浮《ウカ》ブ所ノ泡《ア》沫《ハ》ヲ去リ沸《フツ》騰《トウ》スルヲ待《マ》チ火ヲ去リテ之ヲ放《サ》冷《マ》ス之此ノ如クスル片ハ乳汁過《クハ》半《ハン》ハ乾酪トナルニ之ヲ抄《スク》ヒテ製セシモノ乃ハチ太孟

塞ノ牛酪ニシテ人ノ好ム所ナリ

大英國ニ於テ鬻《ヒサ》グ所ノ外國牛酪ノ中《ウチ》和蘭《オランダ》ヨリ来ルモノ其三ニ位ス取《トリ》分《ワケ》テ國内ニ貴重スルハ蒲《カン》伯《ブ》利《リ》壽《ジ》、埃《エッ》況《ピン》ノ両地ニ製スル物ニシテ其價《アタヒ》極《キハ》メテ貴《タカ》シ

○牛酪ノ豫《ヨ》備《ビ》

澄《キリ》乳《ーム》ヲ揺《ヤウ》動《ドウ》スルニハ丁《テイ》寧《ネイ》綿《メン》密《ミツ》ニスベクシテ必ラズ早《ハヤ》クス可ラズ其故ハ早クスレバ酪軟《ヤハ》ラカニシテ泡《アハ》沫《ブ》ノ如シ之ヲ破《ボル》潰《ムト》是ハ澄乳自然ニ磨擦シテ潰崩セズ乃チ破潰セシモノナルヲテフト唱ヘテ人ノ嫌《キラ》フ所ナリ

抑《ソモ〳〵》之ヲ製スルニハ乳汁中ノ酪ヲ取テ塊《カタマリ》トシ其汁ヲ壓《オシ》出《イダ》スル爲ニ板上ニテ能ク練《ネル》ベシ又之ヲ適《ホド》當《ヨキ》ノ大サニ契《チギ》リテ形ヲ造リ人ノ知ル如ク牛又ハ艸花等ノ模《モ》様《ヤウ》ヲ印《オ》スナリ而フシテ初メ之ヲ練ル時ニ豫《アラカ》ジメ食《クヒ》塩《ジホ》ヲ少〻加ヘテ能ク練混《ネリマ》ゼベシ是ハ數日ヲ經《フ》ルトモ腐《フ》廢《ハイ》セザル爲ナリ外國酪ノ我市場ニ入テ鬻《ヒサ》グ者ハ之ヲ小サキ籠《カゴ》ニ盛《モ》ル此籠ヲフヰルキントト唱フルニ

○乾《カン》酪《ラク》

乾酪ハ犢《ドク》胃《イ》酸《サン》《ランネツト》〔即チ草食動物胃中ノ酸液〕ト乳汁

トヲ混合《マゼアハ》セテ製スル所ノ固形物《コケイブツ》《カタマリモノ》ナリ此犢《ドク》胃《イ》酸《サン》ハ人間ノ胃液ニ異ナルコトナシ之ヲ取ルノ法ハ初メ牛ヲ殺《コロ》ス時速《スミヤ》カニ胃《イ》腑《フ》ヲトリ其外皮ヲ剥《ハギ》去リ裏面《リメン》ノ膜《マク》ヲ取テ數時間之ヲ塩《シホ》ニ漬《ツ》ケ廣《ヒロ》ゲテ乾《ホ》シ乾《カハ》カス牛ハ年ヲ歴《ヘ》テ變《ヘン》セズ乾酪ヲ製スル牛ニ方リテ之ヲ小サク切リ小《スコ》シ量《バカ》リノ乳汁ニ浸《ヒタ》シテ之ヲ軟《ヤワラ》カニシテ後ニ乳汁ニ混合スベシ

○乾酪ヲ製スル法

乾酪ヲ製スルニハ乳汁ヲ微《ビ》火《クハ》ニテ温《アタ》メ大ナル

木製ノ管《クダ》ニ入レ以テ犢《ドク》胃《イ》酸《サン》ヲ混《コン》ジ入レ凡ソ半時間ニシテ凝固《ゲウコ》《コリカタマル》ス此時稀《キ》薄《ハク》ナル乳汁ヲ壓《オシ》出《イダ》シ乳《チ》断《キリ》ト唱《トナ》フル小刀ヲ以テ之ヲ小《コ》片《ギレ》トシ塩《シホ》些的《スコシ》ヲ加ヘ之ヲ布ノ片《キレ》ニテ包ミ以テ桶ニ入ル此桶ハ木ヲ以テ製シ形チ管ノ如クニシテ下低《シタノカタ》及ビ周圍《メグリ》ニ數箇ノ小孔ヲ穿《ウガ》テリ

此桶ヲ取テ壓《レメ》木《ギ》ノ下ニ置テ之ヲ壓《オセ》バ此壓力《アツリヨク》ノ為ニ残《ノコ》レル稀《キ》薄《ハク》ノ汁壓出サル丶ナリ此ノ如クスル丁二三時ニシテ再ビ略ヲ上下ニ練《ネリ》回《カヘ》シ又之ヲ壓スベシ此スル丁凡二三日ニシテ全ク凝《ゲウ》《コリ》

囥スレバ移シテ之ヲ乾《カン》燥《ソウ》《ホシカハカス》ナル室《イヘ》ノ棚《ハウ》《ダナ》上ニ置《オ》ク六ケ月ナ閲《ケミ》スレバ寔《マコト》ニ以テ市ニ鬻《ヒサ》グベキ者トナル、ベシ是製法ハ世間一般《ハン》ノヿナレド製《セイ》酪《ラク》人皆各〻自己ノ製法ヲ建テ我レ他ニ越《コヘ》タリト誇《ホコ》ルナリ

アルノット羅典ニアルナタト唱ヘテ東西印度及ビ南亜米利加洲ニ産スル所ニシテビキサーノ一種木ナリ此木ノ實ヲ取テ之ヲ餅《モ》子《チ》ノ如クナシ絞《シボ》リテ其汁ヲ汲《ト》リ之ヲアルノット水ト称シテ尋常《アタリマヘ》陶《トウ》罍《ドン》《スヘモノトクリ》ニ盛《モリ》テ之ヲ鬻《ヒサ》グナリ製酪人乃チ之ヲ

以テ乾酪ヲ染《ソ》メ淡《タン》紅《コウ》ノ色トシテ販《ウル》モノアリ

○乾酪ノ種類

乾酪ノ善《ゼン》悪《アク》ハ牝《メ》牛《ギウ》ノ食フ所ノ艸ノ性《セイ》質《シツ》ニヨリテ各〻異ナリ泡《ア》沫《ハ》ヲ去タル乾酪ハ澄乳ヲ取去テ色物ヲ加ヘタル乳汁ヨリ製セルナリ又甘《アマ》キ乾酪ハ全乳ヨリ製スルガ故ニ酪及ビ幾多ノ實物ヲ含《フク》メリスチルトン乾酪ハ禮《レイ》斯《シ》斯《ス》得《トル》塞《ツル》ノ地ニ製スル所ニシテ前夜ノ澄乳ト翌《ヨク》朝ノ乳汁トニ混ジ酪ヲ含ムヿ至テ多キ故ニ其價甚ダ貴シ窒《ナツ》德《デ》爾《ル》ノ乾酪ハ宋米《ツメル》塞〻《セツトツル》ニ製スル所ニシテ是

ハ全乳汁ヲ取テ數度《スド》稀薄《キハク》汁ヲ抄《スク》ヒ去リテ之ヲ温《アタヽ》ノ單尼酸《タンニツクサン》ニ加ヘシモノナリ

紂爾《チヱール》及ビ具呂斯西得《グローレスヽル》ノ乾酪ハ澄乳ト單尼酸トヲ混ジテ製スル所ナリ総《スベ》テ乾酪ハ酪ヲ含ムヿ多キト寡《スクナ》キトニテ價ニ高下アリ取分テ紂塞《チヱツツル》タノ牧場《ボクヂウ》ハ最モ家畜《カチク》ニ宜《ヨロ》シキ故ニ其乳汁自カラ酪ヲ含《フク》ムヿ多量ナリ是ヲ以テ其價《アタヒ》最モ貴《タカ》シ重《ダー》

陪具勒斯得《ブルグロシストル》ノ乾酪ハ猶《ナホ》スチルトンニ於ルガ如ク前日ノ澄乳ニ翌日ノ乳汁ヲ加ヘテ之ヲ製ス而シテ新道具勒斯得《シンダルグロシストル》ノモノハ半ハ新ラシキ乳

汁半ハ澄乳ヲ去リタルモノニテ之ヲ製ス
薩福勒孔《サツフオルク》ノ乾酪ハ泡沫《ハウマツ》ヲ去リタル乳汁ヨリ製スル者ニテ薩福勒孔《サツフオルク》晩孔《バンク》ト唱フ是ハ甚ダ堅硬《ケンカウ》《カタキヿ》ナルヲ以テ名クルトヅ故ニ薩福勒孔人ノ戯言《タハムレゴト》ニ豚犬《トンケン》モ猶《ナホ》我乾酪ヲ望メドモ之ヲ嚙切《カミキル》ヿ能ハズト云ヲ見ツベシ此ノ如ク此乾酪餘《アマ》リニ硬《カタ》キ故ニ甚ハダ消化《セウクハ》《コナレ》悪《アシ》シ然レドモ其中生肉《ヒイニク》素ト云フ固形物ヲ畜蔵《チクザウ》《タクハヘル》スル上ニ其價《アタヒ》亦タ廉《レン》ナルガ故ニ職人等多ク之ヲ求メ用フルナリ其消化ノ如キハ勿論《モトロン》労動新《シン》鮮《セン》空氣《クウキ》ノ為ニ助ケラルヽヲ以テ

妨《サマタ》ゲナシ

澄乳乾酪《クリームカンラツ》ハ凝《コゴ》レル澄乳ヲ布ノ片《キレ》ニ裹《ツヽ》ミ自然ニ乾《カハ》燥《カ》シメテ別ニ壓《オシ》ヲ用ヒザル製《セイ》ナリ我國ニ用フル所ハ多ク波《ハ》斯《ス》及ビ約克《ヨーク》ヨリ来ル者ナリ又巴《パ》勒《ル》馬《マ》ノ乾酪ハ以太利亜ノ巴勒馬ヨリ来レル者ニテ其香氣《カンバシキ》ハ牝《メ》牛《ウシ》ノ食フ所ノ牧艸《ボクソウ》《カヒグサ》ニ據《ヨ》レリ鄒《スウ》株《ツツ》製ノ中取《トリ》分《ワ》ケ雲《グ》郎《ルー》爾《エル》ト称スルヲ世ニ多ク賞翫《セウクハン》スルハ皆ナ草ノ爲ニ香味ノ含メルヲ愛《アイ》スルノミ

○乾酪中ニ含メル滋《ジ》養《ヤウ》附説《ツケタリ》乳汁ヲ除キ去

レバ不消化物タルノ辨

以上ニ乾酪ノ種類ヲ說タリ今亦タ其性質ヲ爰ニ辨《ベン》解《カイ》スベシ乾酪ハ元来獸《ジウ》肉《ニク》ヨリハ滋養質多ク其生肉質モ他食ニ勝《マサ》レル者ナリ然レ𪜈此一物ノミヲ啜《スヽ》リテ以テ生《セイ》涯《ガイ》ヲ全フスベキニモ非ズ或人嘗《カツ》テ數日之ヲ用ヒシガ亦タ之ヲ止《ヤ》メザルヿヲ得ザルニ至レリ其故ハ前編ニ說ク如ク固《コ》形《ケイ》物《ブツ》水分ヲ離《ハナ》ルヽ時ハ甚ダ消化シ難《ガタ》ケレバナリ

○食間乾酪ヲ取ノ理

或人怪《アヤシ》ミ問テ曰乾酪ノ不消化ナル此ノ如クナラバ人何ゾ好《ヨ》キ獣《ジウ》肉《ニク》ト共ニ之ヲ食フヤ又之ヲ食フ丁十分スルトキハ消化ヲ妨グトナラバ人必ズ飢ン何ゾ此不消化ナル乾酪ヲ棄《ステ》テ消化シ易キ良食ヲ用ヒザルヤ余之ニ答ヘテ曰ク乾酪ハ之ヲ食フ丁多ケレバ極《キハ》メテ不消化ナリ而フシテ其中ニ含メル滋《ジ》養《ヤウ》質《シツ》ハ却テ少ナシ故ニ其理ヲ説キ又其食スベキ方ヲ説テ汝ニ示サン

總テ人ノ食フ所ノ固形物ハ容易《タヤス》ク一變シテ他ノ實物中ニ混合スル者ナリ故ニ胃中ニ下ルトキ

ハ他ノ實物ニ変化ヲ起スベシモシ否《シカ》ラズンバ食物乳糜《ニウビ》ト変ズルヿ能フ可ラズ夫レ乾酪ハ変化甚ダ速カナル者ナレバ他物假令《タトヒ》自己《ジコ》ニ変ジ易キ性ヲ保ツトモ尚《ナホ》此乾酪ヲ用ヒテ其変化ヲ扶クルトキハ亦タ一段ノ事ナリ故ニ之ヲ他物ニ合セテ食フノミ消化ト變化ノ少シク相違アリ考フベシサレバ人ノ黴《カビ》生《ハヘ》タル乾酪ヲ撰《エラ》ブハ此故ナルヲ知ベシ蓋シ黴生タルハ既ニ変化ヲ萌動《ハウドウ》《キザス》セシモノナレバナリ

夫レ乾酪ハ甚ダ悪キ食物ナリト雖モ亦タ之ヲ

用ユ可ラズト思フモ誤《アヤマ》リナリ是レ前ニ説ク所ヲ誤《ゴ》解《カイ》セシヨリ起ル所ニシテ人恐《オソラ》クハ麪《パ》麭《ン》ト乾酪トノ食用ヲ廢スルニ至ラン故ニ今又爰ニ其一事ヲ示ス人其固形物ノミヲ食ヒ或ハ又多量ニ之ヲ貪《ムサボ》リ食フ時《トキ》ハ消化ノ悪キヿ勿論ナリ然レ𪜈之ニ麪《バ》麭《ン》ト乳汁一杯トヲ混《コン》ジテ乾酪ハ麪麭ヨリ小ナキヲ要ス之ヲ用フル時ハ其滋養ヲ成ヿ肉ニ異ナルヿナシ然リ而シテ其物タル價甚ダ卑クシテ卑《ヒ》賤《セン》ノ人ノ食用ニ便アルハ是レ乾酪ノ盛ニ行ハルヽ所以ニシテ其人民ニ功アル亦タ大

ナリ

○卵《ラン》《エツグス》附説神《シン》土《ト》九《キ》勒《ル》太《ダ》ノ民海島ノ卵ヲ探《サグ》ル辨《ベン》

大《タイ》概《ガイ》世ニ食用スル所ノ卵《タマゴ》ハ尋《ジン》常《ジヤウ》家《カ》禽《キン》《プールトリー》ト称フル鳥ノ産《ウム》所トナリ其一種「ラゾール」ト称フル種類ノ中自《カ》露《ラ》國《クン》鶏《テウ》牝《メ》孔《ク》雀《ジヤク》七面鳥ノ一種「ギネー」等ノ卵ハ尤モ世ニ常用スル所ナリ又蹼《ボク》鳥《テウ》《ミヅカキアルトリ》ノ中鴨《カモ》最モ要用ノ品トス又岩礁《イハホ》多キ地ニ住スル民ハ海島ノ卵ヲ探《サグツ》テ以テ之ヲ食フ故ニ蘇忽蘭土《スコツトランド》西岸ノ小島神《シン》土《ト》九《キ》勒《ル》太《ダ》ノ住民阿《ア》尓《ル》孔《ク》内《ネー》及ビ塞《セツ》蘭《トラン》土《ド》二島

ノ住民等ハ海鳥ノ卵ヲ以テ食物中第一等ノ良品トシ之ヲ探《サグ》ルニハ實ニ危《キ》難《ナン》ヲ犯《ヲカ》シテ索《モト》ムルナリ

○卵ノ成分

大ナル鷄卵ニハ其量《レウ》一千呂《グレイン》ニシテ其中蛋白《シヨハク》《シロミ》六百呂蛋黄《シヨクハウ》《キミ》三百呂殼《カラ》百呂アリ蛋白トハ溶《ヤウ》解《カイ》シテ水トナリタル蛋白質ナリ故ニ水ニ混ジ易シ之ヲ煖《アタヽ》ムレバ凝固《ギヨウコ》《コリカタマル》ス蛋黄モ亦タ水ト蛋白質トヲ以テ成ル之ニ加フルニ許《アマ》多《タ》ノ小《コ》嚢《ブクロ》アリテ油《ユウ》質《シツ》ヲ含ムガ故ニ之ヲ食スレバ實ニ生《セイ》暖《ダン》生《セイ》肉《ニク》ノ両

質ヲ食フナリ蛋黄白《ランワウハク》一磅《ポンド》中ニハ水分十二ヲ《オンス》アリテ蛋白質二ヲ油質《ユウシツ》一ヲ半アリ其餘ハ鹽質《エンシツ》ノ諸物ナリ又其生肉質ハ肉ノ如シト雖𪜈蛋白ハ肉ノ如ク亦タ容易ニ消化スルヿ能ハズ

○卵ノ交易《カウエキ》及ビ其輸入《ユニウ》多寡《タクハ》

英國中ニ産スル所ノ卵子最モ多シト雖モ未ダ其民ニ給《キウ》スルニ足ズ故ニ之ヲ外國ヨリ輸入《ユニウ》スルヿ実ニ夥《オビタヾ》シ次ニ記スル所ハ外國ヨリ輸入スル所ノ多《タ》寡《クハ》ヲ掲《ア》グ其自國ニ産スル所ノ如キハ余未ダ之ヲ知ズ

蓋シ外國ヨリ輸入スル所ハ運上所ノ惵薄《テウメン》ニ明カナルベシ自國ニ産スル者ハ此手數ナキ故ニ太《グ》閤《ド》孫《ツン》氏ノ知ザルノミ

抑《ソモ〳〵》我國ニ輸入スル所ノ卵ハ年々《ネン〳〵》歳々《サイ〳〵》數《カズ》ヲ増加《ヅウクハ》シ一千八百四十三年ヨリ同四十七年ニ至ルマデ毎年輸入スル所ロ七千三百万ニ出ズ明年ニ至リテハ一億零三百万ナリシガ尋テ一億六千三百万ノ多キニ至レリ

一千八百三十一年　二億零三百萬箇

一千八百六十四年　三億三千三百萬箇

一千八百六十六年　四億三千零八十七萬

八千八百八十箇

此六十六年輸入ノ卵《ラン》價《カ》《タマゴノダイ》百零九万七千百

九十磅《ポンド》ステルリングナリト云フ

此中佛蘭西《フランス》ヨリ来ル者最モ多ク日耳曼《ゼルマン》ノ輸入

甚ダ少シ其輜《ニ》重《モツ》ハ大低《テイ》蒸氣《ゼウキ》舩《セン》ニ積入《ツミイ》レサウサ

ンプトン龍《ロン》頓《ドン》フォルクストン新《ニウ》平《ヘ》文《ブン》及ビショルハ

ム諸港ニ来ル

○佛蘭西國ニ於テ鷄《ケイ》卵《ラン》ヲ産スル法

附説蕎麦《ケウバク》《ソバ》ヲ産スル地ニ多ク卵子ヲ得

ルノ辨

佛國ニ於テ卵ヲ產スル時旬ハ第一月ヨリ第三月間ニ始リ第四五月六月中ヲ最モ盛《サカリ》ナリトス第七月ニ至テ止マリ第八月九月ニ至テハ之ヲ得ヿ最モ少ナシ第十十一月ニ至リテ全ク止マリ第十二月ニハ一ヲモ得ルヿナシ

此國ニ於テ此歲《サイ》末《マツ》卵ナキノ時ニ卵ヲ取ノ法ハ塒《ネグラ》ヲ温煖《ヲンダン》《アタヽカ》ニシ蕎《ソ》麦《バ》ト肉トヲ食ハシム又年中巴勒《リー》一都府ニ費《ツヒヤ》ス所ロ一万二千弗蘭《フランク》ニ至ル弗蘭《フランク》ハ日本ノ十九錢三厘六毛ニ中レバ此金

二千三百二十三圓ト二十錢ナリ

或人ノ曰ク蕎麥《ソバ》ヲ產スル地ニハ卵ヲ得ヿ多シト是ナリ故ニ迦禮《カレイ》蘇勒堡《ナユールボルク》香浮流《ホノリユーレ》ノ三處ハ之ヲ輸《ユ》出《シユツ》スヿ甚ダ多シ其迦禮ヨリ来ル者ハ藁《ワラ》ニテ包《ツヽ》ミ一櫃《ヒツ》一千百箇ヲ納《イ》ル他ニ處ヨリ来ル者ハ一櫃六百ヨリ一千二百箇ニ至ル

○卵子ヲ調《テウ》理《リ》スル法

抑《ソモ〳〵》鷄《ケイ》卵《ラン》ヲ手《テ》輕《カル》ク調理スルノ法ハ初ノ殼《カラ》ヲ破《ヤブ》リテ沸《フツ》湯《トウ》ニ點《テン》ジ一二分字ニシテ蛋白凝《ギヨウ》固《コ》シ蛋黄膜《マク》閉《トヅ》ルヲ待《マツ》テ未ダ肉部ニ及バザル間ニ直チニ

之ヲ取リ用ユベシ又卵ヲ煮ルニハ匕箸《サジハシ》ヲ用ヒ或ハ他ノ器《ウツハ》ニ入レテ徐々ニ之ヲ沸《フツ》湯《トウ》ニ入レ煮《ニル》コト三分字間ナルベシ此ヨリ過《スグ》レバ蛋黄凝《ゲウ》固《コ》シテ消化シ易カラズ又之ニ至ラザレバ蛋白凝固セズシテ味《アヂハヒ》ヒ悪《アシ》シ

○第八編畢

山本氏譯　飲食養生新書巻之二畢

山本義俊譯述

飲食養生新書

三

飲食養生新書巻之三目次

分ノ表

○牛肉ノ煮《ニ》汁《シル》及其製法

○牛肉ヲ煮《ニ》焼《ヤキ》炙《アブリ》等ニ用フル法

○牛肉ハ煮ル法焼ク法炙ル法ノ三ノ中孰《イヅレ》ヲ以テ多ク質ヲ減ズトスルヤヲ示ス例表

○牛肉ヲ煮ル法

○肉ヲ焼炙スル法

○蒸《ムシ》焼《ヤキ》ノ法

○鋤《スキ》焼《ヤキ》ノ法

飲食養生新書巻之三

山本義俊　譯述
秋吉省吾　校正

○第九編

○肉食之論

前編ニハ動物食ノ說ヲ掲《ア》ゲタリ今此編ニ至リテハ肉食ノ滋《ジ》養《ヤウ》ヲ載《ノセ》テ以テ亮解《レウカイ》《アキラカニワカル》セシムル者ナリ

○牛肉

四磅《ポンド》ノ牛肉ヲ取テ日ニ晒《サラ》シ或ハ火ニ燥《カハカ》ストキハ

其層《カサ》減《ゲン》ジテ一磅ノ小量《セウレウ》トナルヿ必《ヒツ》セリ又一片ノ肉ヲ取リ之ヲ水中ニ揮《フ》リ洗《アラ》フ片ハ其色漸《シ》次《ダイ》ニ消《キ》ユ是レ水ノ肉中ニ含《フク》メル血ヲ洗ヒ去ル故ニテ只無色《ムシヨク》ノ纖維《センイ》《スジ》ノミヲ見ルナリ尚《ナホ》復《マ》タ分《ブン》析《セキ》術《ジユツ》ヲ以テ其脂《シ》油《ユウ》物《ブツ》素《ツ》《アブラノドダイ》ヲ溶解《ヤウカイ》《トカス》セシムレバ殘《ノコ》ル所ロ只纖維素ノミナラン

我肉ト唱フル物ハ大概《ガイ》此纖維ヨリ成ル者ナリ

我ガ成分アル食ヲ用フルヲ要トスト說《イフ》ハ之ヲ食フテ纖維ヲ造《ツク》リ肉ヲ生ゼシムルヲ云フナリ

○牛肉ト麵麭《パン》ト成分ノ相違《サウイ》

附説乾肉ト燕麦《カラスムギ》乾菓《カンクハ》《オートケーキ》ノ比例

牛肉ノ麺麭ト異ナルヲ知ントヲ要サバ先ヅ其成分ヲ知ベシ牛肉ニ三ノ実質《ジツシツ》アリ水分、脂《シ》膏《カウ》、繊緯質是ナリ又麺麭ニ一ノ澱粉《デンフン》アリ是レ麭ノミ独《ヒト》リ有ツ所ニシテ肉ニハ無キ所ナリ小麦麭ノ如キハ僅《ワヅカ》ニ其半ヲ有テリ蓋《ケダ》シ肉ノ繊緯素ハ麺麭ノ凡ソ三倍ニ居ル故ニ一磅《ポンド》ノ肉ノ滋養ハ三磅ノ麺麭ニ比スベシ

又乾肉中ニ含メル繊緯素ハ菜《サイ》食《シヨク》類ノ植《シヨク》膠《カウ》質《シツ》《グルツン》及ビ穀《コク》類《ルイ》ヲ以テ製セシ乾《ホシ》麭《パン》ニ比例スレバ乾肉最

モ之ヲ含ム〻多シ約侃東《ジヨンストン》氏ノ著ハセルケミストリー、ヲフ、カムモン、ライフ、ト云ヘル書ニ曰ク若シ乾肉ヲ以テ燕麦《カラスムギ》乾菓ニ比セバ其差《タガヒ》最モ著《イチジ》ルシト次ニ示ス所ノ表ハ両物ノ同量ヲ取リ之ヲ百分ニセシ者ナリ

乾肉ト燕麦乾菓ト比例ノ表

乾肉	纖維即チ膠質	脂		血及塩	全量
	八十四	七		九	百
乾菓	同上		澱粉	同上	同上
	二十一	七	七十	二	百

此表ニ依テ之ヲ見レバ肉食ノ膠質ハ燕麦《オート》乾菓《ケーキ》ニ四陪セリト雖モ亦タ他質ニ乏シキヲ見ル即チ乾菓十分ノ七ハ澱粉質ナルヲ以テ之ヲ知ル

○野獣ノ肉

附説牛肉羊肉豚《トン》《ブタ》肉犢《ドク》《コウシ》肉羔肉鳥肉成分ノ表

野獣ノ肉ハ大抵《タイテイ》此ニ載ル所ノ表ト異《コト》ナルヿナシ其故ハ人ノ知ル如ク山野ノ獣《ケモノ》ハ奔走ヲ以テ勤《ツトメ》トスル故ニ体ニ多クノ脂《アブラ》ヲ備フルヿ能ハザレバナリ然ルニ食用ノ為ニ人ノ蓄《ヤシナ》フ所ノ獣ハ

多量ノ脂肪《レボウ》《アブラミ》ヲ含メルヿ一般ナリ英國人ノ愛スル宝石色牛肉《マルブルドビーフ》ノ脂肪及ビ筋ニ混セシ脂ヲ見テ知ルベシ波土非利不《ポルトフヰリツフ》ノ地ノ屠店《トテン》《モヽンジヤ》ニテ賣ル所ロ五十五磅ノ羔肉《コウニク》《コヒツジノニク》ハ脂膀二十磅ニシテ殆ンド全量五分ノ二ニ居ル之

牛肉羊肉及ビ其他ノ獸肉中ニ有テル脂肪ハ全量中三分ノ一或《モシ》クハ四分ノ一ニ至レリ今茲ニ比例表ヲ掲《カヽ》ゲテ諸動物ト鳥トノ肉各〻一磅ノ量ヲ以テ其有テル質ヲ示スモノ之

	水分 弓	水分 呂	膠質 弓	膠質 呂	纖維及蛋白 弓	纖維及蛋白 呂	脂肪 弓	脂肪 呂
牛肉	八	〇	一	六十二	一	百二十二	四	三百四十
羊肉	七	十六	一	五十二	〇	三百八十五	六	百七十六
豚肉	六	六十九	〇	三百八十五	〇	三百十五	八	〇
犢肉	十	〇	一	二十八	一	百九十九	二	二百八十二
羔肉	八	四十四	〇	四百	〇	三百六十	五	二百六十三
鳥肉	十二	百〇七	一	五十二	二	百〇四	○	

礦物素	
呂	弓
三百五十	0
二百四十五	0
百〇五	0
三百十二	0
二百四十四	0
百七十四	0

此表ヲ見ルモノ始メテ何レノ肉ノ能ク人体ニ益アルヲ発明スベシ蓋《ケダ》シ獣肉ヲ料理スルニハ体ニ滋養ヲ与ヘルヤウ又能ク消化セシムルヤウニスルヲ本トスベシ

○牛肉ノ煮汁《ニシル》及ビ其製法

牛肉煮汁《ビーフチー》牛ノ茶ト云フ原語ニシテ牛肉ヲ茶ノ如ク煮出ス之ハ人ノ知ル如ク病人又ハ硬《カタ》キ物ヲ消化スルヿ能ハザル人

ノ用フル流動物ナリ前編ニ説ク如ク胃ノ消化カハ流物ヨリハ却テ凝物ヲ能ク消化スト雖モ病ノ為ニ其力《ラ》衰《スイ》弱《ジャク》シテ凝物ヲ化スルヿ能ハザル片ハ滋養多キモノヲ煮出シテ之ヲ呑シムルヨリ別ニ手《シュ》段《ダン》ナシ其滋養ヲ多ク与フル者ハ肉ヨリ善《ヨキ》ハナシ

牛肉ノ滋養ヲ得ニハ之ヲ煮《ニル》ヲ要セザルナリ其故ハ蛋白質熱《ネツ》ニ遇バ凝固《ケウコ》スルガ故ニ其質肉ニ留《トヾ》マリテ煮汁ニ移ラザレバナリ爰ニ好手段アリ肉ヲ切テ小片トナシ之ニ微《ビ》温湯《オツトウ》《ヌルマユ》ヲ小々入レ

以テ食塩並ニ水素《ソ》酸《サン》ノ一二滴《テキ》ヲ加フベシサテ一二時ノ後之ヲ去テ温《アタヽ》メ用ユル時適宜《テキギ》ノ水ヲ加フベシ此流動物ハ纖維素及ビ蛋白質ヲ含ムノミニ非ス其他肉中ノ抱合物ヲ有テル物トナルベシ獨都《ドクト》児《ル》蘭《ラン》紀《ケ》斯太《ストル》曰ク此流動ハ動物肉中ノ二素即チ肉汁素及ビ変性肉汁素ヲ含メリ總《ソウ》ジテ人ノ肉食ヲ貴ブ所以ノモノハ此二素アルヲ以テナリ然ルニ牛肉煮汁ハ独《ヒト》リ之ノミナラズ亦タ咈哆砂《カッタース》及ビ燐酸《リンサン》ノ抱合物ヲ含畜《ガンチク》セリ

此製法ニ依テ我亦タ一事ヲ発明スルヿヲ得タ

リ夫レ肉ヲ煮ル片ハ肉汁及ヒ変性肉汁ノ二素及ビ塩類《エンルイ》等尽《コトゴト》ク肉ヨリ出ルヲ以テ其汁ヲ呑ズシテ独《ヒト》リ食ノミヲ喫《キツ》スレバ是レ実ニ大要ナル成分ヲ失フ丁ヲ知レリ又之ヲ煮ル前水中ニ入レ置片ハ蛋白質ノ発出シ去ヲ以テ亦タ其滋養ノ質ヲ失フベキヲモ知レリ

余之ニ依テ考フルニ牛肉店ニ入テ肉ヲ喫スル人ノ多クハ肉ノミヲ食フテ大切ナル汁ヲバ食ハズ火氣漸《ヤヽ》ク盛ナルニ及ンデハ之ヲ鍋《クハ》《ナベ》底《テイ》《ソコ》ニ煮《イリ》塗《ツカ》セテ去ルニ至ル嗤《ワラ》フベシ又肉モ多

ク食スルハ却テ悪《アシ》キ丁モ既ニ往々前ニ見ユ又肉ノミヲ食フテ穀《コク》類《ルイ》ヲ食ハザルモ体ニ害アル丁ヲ説リヨク前章ヲ反《ハン》覆《フク》スベシ又或ハ滋養ナリトテ卵ヲ牛肉ニ混ジ煮テ之ヲ食フ者アレ𪜈多クハ煮《ニ》過《スゴ》シテ蛋《レヨ》黄《クハウ》《キミ》ヲ凝《コヾ》ラスガ故ニ味ヒハ甘シト雖𪜈何ノ滋養ニモナラズ半《ハン》熟《ジユク》ノ滋養アリテ消化シ易ク且甘キニ如ザルヲ知ザル者多シ是レ皆此理ニ疎《ウト》キ者ノ爲ル所ナリ既ニ前編ニモ説如ク蛋白質トテ人間樞《スウ》要《ヤウ》ノ神莖腦水ヲ造ル者卵子ノ中ニ在𪜈凝《カタマ》ル

トキハ胃中ニ沈《レヅ》ミテ要ヲ作ズト云フヿ見ヘタリ故ニ適《タマ〳〵》卵子ヲ半《ハン》熟《ジユク》ニシテ食フ者アルモ例ノ強酒ヲ用フルヿ烈《ハゲ》シキガ故ニ同ジク胃中ニ煮テ用ヲ作ザルニ至ル嗚呼人民未ダ此理ヲ通《ツウ》暁《ギヤウ》セザル中ハ眞《シン》ノ開化ノ民ト云フ可ラズ宜シク考ヘ改メタキヿ之

○牛肉ヲ煮《ニ》焼《ヤキ》炙《アブル》等ニ用ユル法

方今歐羅巴《エーヨツパ》州ニ於テハ調理《テウリ》ノ方益《マスヽ》經《ケイ》濟《ザイ》ニ長《タ》ケ牛肉煮汁《ビーフテー》ヲ造《ツク》ルニハ牛肉羹汁《ウシニクノアツモノ》《スープ》ヲ製《セイ》スル如クニ水ヲ用フルヿト成ス此法ハ亦タ獸肉並ニ魚類

ニモ用フベシ然リ而フシテ魚類ヲ煮タル水ハ獣肉ヲ煮タル水ト其質同ジキナリ

肉ヲ調理スル尋常《ヨノツネ》ノ法ハ之ヲ煮之ヲ炙《アブ》リ之ヲ焼《ヤ》キ之ヲ竈《カマド》ニ焼《ヤ》キ或ハ鋤《スキ》焼《ヤキ》ニスル等ナリ就中《ナカンヅク》煮《ボイル》ルト焼《ロース》クト炙《ベーキ》ルトノ三ハ世上一般ニ用フル所ナレバ今其表ヲ掲《アゲ》テ此三ノ法ノ中孰《イヅ》レカ最モ經濟《ケイザイ》ナルヤヲ示スモノナリ

○牛肉ハ煮ル法焼ク法炙ル法ノ三ノ中孰《イヅ》レヲ以テ多ク質ヲ減《ゲン》ズトスルヤヲ示ス

表例

四磅牛肉ノ減量

煮《ニル》《ボイル》	一磅《ポンド》
焼《ヤク》《ベーキ》	一磅三㕥
炙《アブル》《ロース》	一磅五㕥

四磅羊肉ノ減量

煮	十四㕥《オンス》
焼	一磅三㕥
炙	一磅六㕥

煮《ニ》タリ焼《ヤヒ》タリシテ其減量ノ最モ多キハ蓋シ水分脂《レ》肪《バウ》ノ減《ゲン》ズルニ攄《ヨ》レリ

肉ヲ調理スルニハ其蛋白質ヲ失ナハヌヤウニ

注意《コヽロガケ》ベシ故ニ肉ヲ焼《ヤク》ニハ烈火《レツクハ》ニテ急ニ焼《ヤ》クベシ然ラバ纎緯《センイ》収縮《シユウシユク》《チヾミ》シ仮令《タトヒ》僅少《キンセウ》《ワヅカ》ノ液《エキ》ノ擠《シメ》出サルヽヿアリ圧纎緯ノ孔竅《コウゲキ》《アナ》密閉《ミツヘイ》シテ残レル液ヲ流シ出サベシテ液中ノ蛋白質ヲ凝ラシムル故ナリ此ノ如クスル片ハ肉火ノ為ニ自然ノ蒸氣《ゼウキ》ヲ発シテ調理サルヽナリ

○牛肉ヲ煮《ニ》ル法

人若《モ》シ肉ヲ煮ルニ羹汁《カウジウ》ヲ用ヒズシテ最モ多ク滋養質ヲ有タシムルニハ直ニ沸騰《フツトウ》セル湯ニ投《トウ》ジ之ヲ煮ル一二分時ニシテ後《ノチ》時々冷水《レイスイ》ヲ加

へテ適宜《ホドヨキ》温度《アタヽカミ》トスベシ其初メ肉ヲ沸濤《フットウ》セル湯ニ投ズレバ上面ノ蛋白質凝固シ内部ニ水ノ浸《シミ》潤《イル》ヲ防グガ故ニ液ト滋養質モ遮《サヘギ》ラレテ出ルヿヲ得ザレバナリ其煮ル間ダハ肉一磅ニ付キ大凡二十分字ナルベシ此法ハ日《ゼ》耳《ル》曼《マニ》ノ大舎《セイ》密《ミ》家ナル理伯孔《リエビック》氏ノ説ニテ此人ノ著《アラハ》セルレシールチ、ヲンゼ、ケミストリー、ヲフ、フッドト云ヘル書ヨリ抜萃《バッスイ》《ヌキカキ》セシモノナリ此人又謂ルヿアリ曰ク此法ヲ以テスル片ハ肉ヲ調理スルニ方リテ一滋養モ去ルヿナシトナリ又肉ヨリ肉羹汁《スープ》ヲ得ント欲セバ此法ニ反《ハン》シタル法ヲ用ヒ之ヲ冷水ニ投《トウ》ジ置《オ》キ微《ビ》火《グハ》《ヌクミビ》ニ上セ徐《ジヨ》々之ヲ煮テ沸騰《フツトウ》ノ度ニ至ラシムベシ此ノ如クスル時《トキ》ハ此水肉中ニ入テ尽ク其滋養物素ヲ溶《ト》解《カイ》シテ外ニ出シムル故ニ肉ニ含《フク》メル所ノ滋養物ハ尽ク水分中ニ放チ出ベシ蓋シ此肉ハ勿論肉《ニク》羹《カウ》汁《ジウ》ヲ用ヒスンバ之ヲ食スル時堅硬《ケンカウ》《カタキ》ニシテ消化セザルベシ

○肉ヲ焼炙《セウシヤ》《ヤキアブル》スル法

夫レ肉ハ炙ルニモ焼《ヤク》ニモ直チニ烈火ニ上スヲ

善《ヨシ》トス仮令《タトヒ》其層《カサ》ハ大ニ減《ゲン》ズルヿアリ𪜈是レ只水分ノ蒸発《セウハツ》スルノミニテ肉汁脂油ノ外ニハ絶《タヘ》テ消散《セウサン》スルモノナシ又其肉汁脂油ノ二物ノ如キハ爰ニ消散スレ𪜈是レ一箇ノ食品ナルヲ以テ之ニ用ナシトス

余人ノ焼肉ヲ愛《アヒ》スルヲ知ル然ルニ人家ニ皈《カヘ》リテ鮮肉《セクニク》アルヲ見ルト雖モ之ヲ適宜《テキギ》ニ調理スル者ナキトキハ甚ダ不本意ナルベシ之ニ加フルニ鮮肉時《トキ》ヲ歴《ヘ》テ腐敗《フハイ》セザルヿヲ得ズ故ニ余今其姉妹《シマイ》ノ為ニ之ヲ教《オシ》ヘテ人ノ心ヲ満足《マンゾク》セシメナ

ント欲ス姉妹モ能ク此法ヲ會得《エトク》シテ以テ兄弟ノ情《セウ》ヲ慰《イ》ニ以テ物ノ贅癈《セイハイ》《ムダニスタル》ヲ防《フセ》グベシ

炙肉ハ腰肉《ヤウニク》或ハ肋肉《ロクニク》《ワキバラ》ヲ以テ最上《サイ》トス之ヲ炙ル法ハ初ノ肉ヲ洗《アラ》フテ清潔《セイケツ》ナル布《ヌノ》ノ片ニテ拭《ノゴ》ヒ白紙ヲ以テ脂肪ヲ覆ヒ系ニテ能ク縛《シバ》リ炮烙ニ上セ先ヅ烈火ノ上ニ之ヲ置《ヲク》ヿ其間タ十インチニシテ之ヲ炙《アブ》リ次第ニ火ニ近ヅケテ之ヲ炙ル其間ダ水ヲ以テ肉ヲ濕《シメ》スベシ然レ𪜈初メニ水ヲ點《テン》ズレバ後ハ其脂肪《シバツ》ニテ濕沢山《ウルホヒタクサン》ナルベシ又火ヨリ下《ヲロ》ス前凡ソ十分守ニシテ塩《シホ》ヲ毫《スコ》シ振散《フリマ》

キ其上ニ麦粉《スギコ》ヲ揮《フリ》覆《ヲホ》ヒ再ビ火ニ上ス其成達《シアゲ》ハ肉ノ脹《フク》ル丶ヲ以テ限《カギ》リトス凡ツ十五磅量ノ肉ハ之ヲ炙ル了凡ツ三時半トス之ヨリ小量ノ肉ハ之ニ準ズベシ最トモ新鮮肉《ナマアタラシキニク》ハ古キ肉ヨリモ長ク炙ルベシ氣《キ》候《コウ》寒《カン》冷《レイ》ナル時ハ温《ヲン》暖《ダン》ナル時ヨリ長クス

○蒸《ムシ》焼《ヤキ》ノ法

人ノ知ル如ク鍋焼ノ法ハ鐵《テツ》鍋《ナベ》ノ上ヘ肉ヲ載セ其上ヘオブント唱フル蓋《フタ》ヲ蒙《オホ》ヒテ之ヲ炙ル方ナリ蓋シ此オブンハ形チ弓《ユミ》形《ガタ》天《テン》井《デウ》ノ家ノ如ク

ニシテ鍋ヲ蓋《オホ》ヒ空氣ヲ外ニ漏《モラ》サヌヤウニシテ之ヲ炙ルガ故ニ鐵《テツ》鍋《ナベ》ヨリ昇《ノボ》ル所ノ蒸氣肉ニ籠《コモ》リテ其肉氣ノ強《シヨ》キ味《アヂハヒ》ヲナス此法上文ノ法ニ比スレバ滋養ノ消スル𛀁多シト雖モ亦タ至リテ簡便《カンベン》《テマハシヨキ》ナル法ナリカシ

○鋤《スキ》焼ノ法

鋤焼ノ法ハ調理ノ未ダ完《マツタ》カラザル法ナリ其故ハ肉《ニク》恰《アタカ》モ熱《アツ》キ脂《アブラ》ニテ烹《ニ》タル如クニテ脂《シ》肪《バウ》ノ乾燥《カンソウ》《イリツク》スルマデ肉之ヲ吸《スヘ》バナリ故ニグリーストト唱フル食用ニナラヌ獣脂ヲ僅《ワヅ》カ用ヒテ之ヲ減《ゲン》

ズベシ
爰《コヽ》ニ鋤焼ト訳《ヤク》セシハ全ク日本ノ俗語ヲ用フルノミ実ハ鐵版《テツハン》焼ト訳スベシ今只童蒙ノ知易カランコヲ要スルノミ因《チナミ》ニ云フ古ニ京都ノ穢多《エタ》町ノ皮剥《カハハギ》等古キ鋤ノ上ニテ牛肉ヲ炙リ大ニ其美ヲ発明セリ蓋シ鋤ハ古キ程ヨシト言傳ヘタリ今ニ至リテハ平鍋ヲ用ヒテ之ヲ焼クガ故ニ鋤焼トハ名ノミニナリマ擁フニ鐵鍋モ古キヲ用ヒバ新造ノ鍋ニテ焼シ者ヨリ味ヒ美ナルベシ一概《アナガチ》ニ古鋤ノミヲ以テ美

トス可カラズ是レ古鐵ハ酸氣屢脱シ去テ鐵氣ヲ肉ニ傳ヘザル故ナリ

以上說ク所ハ食用動物ノ滋養質アルヲ解《ト》キ並ニ調理スルニ當リテハ勉《ツト》メテ其滋養ヲ失ハザルヤウニ爲ベキヿヲ示セリ今世ニ飼《カ》フ所ノ食用動物ノ一二ヲ掲《ア》ゲテ示スヿアリ

牧牛《ボクギウ》《カヒウシ》ノ種類

人他ノ書ニ就《ツイ》テ牛ノ咀《ソ》嚼《サク》ト其肉ノ人間ニ樞《スウ》要《エウ》ナルヿノ理ヲ學ビシヿアラン我之ヲ知レリ今此外尚《ホ》之ニ示スベキヿ數《ス》條《デウ》アリ

牛ニ數種アリテ其大サモ亦甚ダ異ナリ塞蘭土《セツトランド》島産ノ牛ハ他種ニ比スレバ稍《ヤヽ》大ク之又印度産ノモノハ甚小サクシテ其皮滑和《コツクハ》《スベラカヤワラカ》ニ且ツ背上稍《ヤヽ》傴《カヾ》僂《マ》レリ蓋シ人ノ能ク知ル所ナリ

爰ニ圖《ヅ》スル所ノ短角ノ種類ハ最モ貴キ種類ノ其一ニシテ初メ蘇斯《ナーヽス》川ノ両岸辺ニ牧《カハ》レシモノナリ後漸《ヤウヤ》ク英蘭島《インゲランド》蘇格蘭島《スカツトランド》ニ傳《ツタ》ヘテ弘《ヒロ》ク之ヲ牧スルニ至レリ其色タルヤ純白《マシロ》ナルモノアリ又赤色ノモノアリ總《スベ》テ短角ヲ以テ上等トス然レドモ要勒塞《ヨールサイル》ノ種類ヲ製乳《セイニウ》ニ撰《エラ》ミ又埃勒得内《エルデルネー》ノ

短角牛

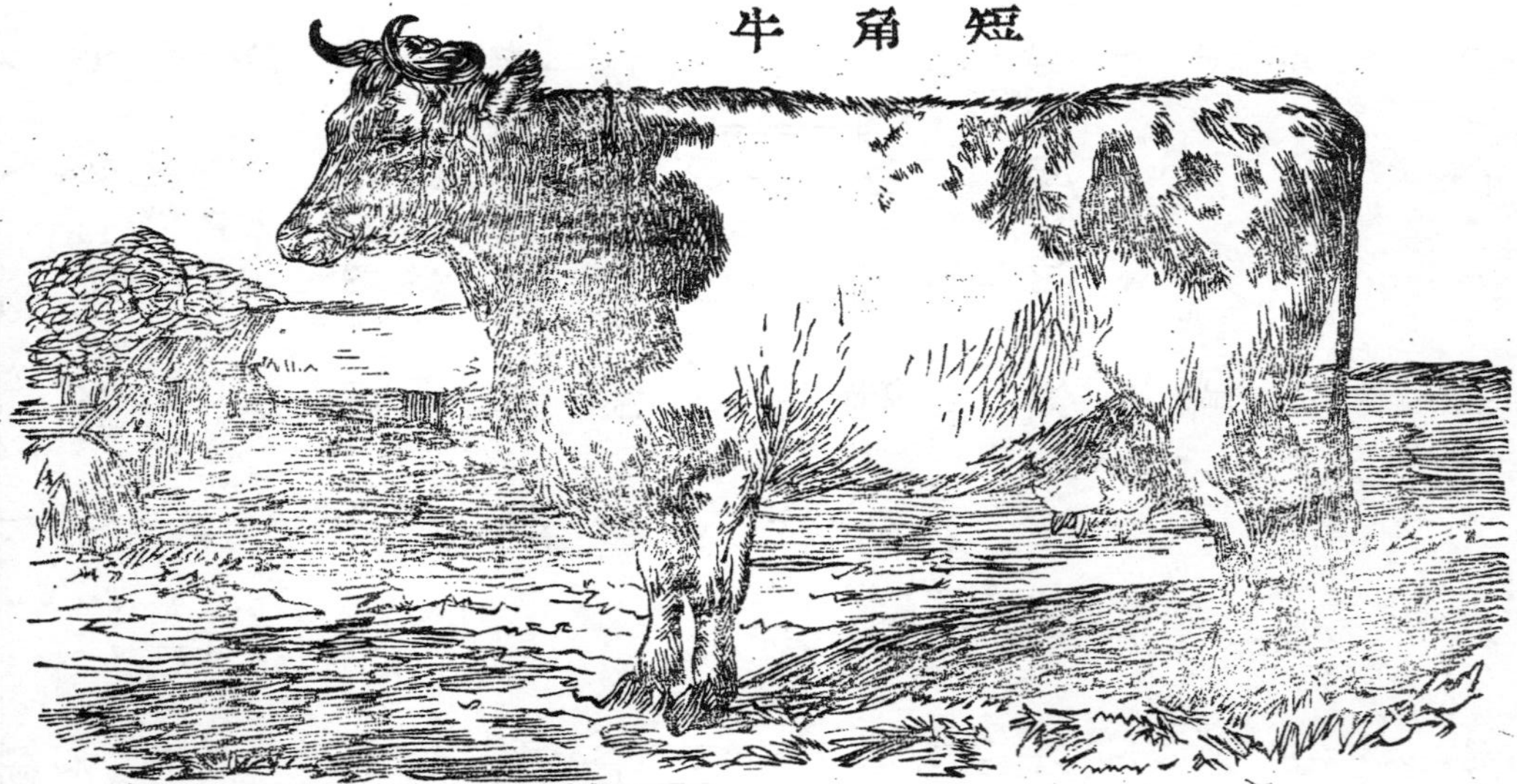

COPY BY Y. YAMAMOTO.

有名ナルモ皆乳汁ノ他牛ニ陪スル故ナリ
牛ヲ牧畜《ボクチク》スル事ハ耕作ノ樞要《スウエウ》ナル一課《クワ》ニシテ
大ニ近年屠牛《トギウ》ノ價《アタヒ》甚ダ沸騰《フットウ》セシヤ以テ一層《ソウ》ノ注
意ヲ増《マセ》リ今ヲ去ル事五十年前ニハ我國產ノ家
畜《チク》ヲバ四五年ヲ過《スギ》テ屠者《トシヤ》ニ之ヲ附《フ》セシガ此時
ニ方リテ北方ノ地肉多クシテ賣《ウレ》ザルガ故ニ之
ヲ英國東方ノ地ニ賣ンガ為ニ其瘦牛《ヤセウシ》ヲバ尽ク
南邦ニ送リシナリ今ヤ蒸氣船及ビ鐵道《テツダウ》ノ在ヲ
以テ蘇格蘭島《スカットランド》ノ民モ運輸《ウンユ》ニ便《タヨリ》ヲ得テ心ノ侭《マヽ》ニ
我肥牛《コヘウシ》ヲ鬻《ヒサ》グ事ヲ得タリ故ニ今ニ至リテハ南

方ニ送ルベキ瘦《ヤセ》牛《ウシ》ハ一ツモナシト云ヘリ

○羊ノ種類

羊ハ其種類甚ダ多クシテ之ヲ牧畜《ボクチク》スルコトハ上古ヨリ早ク発明シタリト見ユ余《ワレ》神典《シンテン》ノ初世書ヲ閲《ケミ》スルニ亜伯勒《アーベル》亜当《アダム》ノ第二子加印《カイン》ノ弟ナリノ羊ヲ牧スルコヲ読メリ此上代ヨリシテ以降神典中ニ屢《シバ〳〵》牧羊ノコヲ見ルナリ

伯烈顛《ブリトン》人英国古代ノ民ハ羅馬《ローマ》人侵入《シンニウ》ノ以前ヨリ羊ヲ牧《カ》ヘリ其後伯烈顛《ブリテイン》英国古名ハ其毛革及ビ毛《ケ》織物《オリモノ》ニ名アリ此毛織ハ羅馬人ノ貴《キ》重《テウ》セシモノニテ之

ヲ牧セシハ只其毛ヲ得ルガ爲ニシテ敢テ食用ニ供《キヤウ》セシヿナシ今ニ至リテハ其肉ヲ求ムルヿ最《モツヽ》モ甚ダシク農民モ穀物《コクモツ》ヲ鬻《ヒサ》グヨリハ寧《ムシ》ロ牧羊スルニ利アリトスルニ至レリ又此羊タルヤ食用ニハ最モ好《ヨ》クシテ其毛モ外國ヨリ輸入スル者トハ少シク劣《オト》ルトハ雖モ稍《ヤヽ》之ヲ以テ其不足《ソク》ヲ補《オギナ》フニ足ルベシ

羊ノ牧《ボク》艸《ソウ》及ビ羊肉ノ善悪《ゼンアク》《ヨシアシ》

夫レ羊ヲ牧《カフ》ヤ天然生スル所ノ牧艸ノミヲ以テ之ヲ畜トキハ唯夏《ナツ》一季《キ》間《カン》ノ食ヲ以テ畜《ヤシナ》フノミ

ナルヲ以テ四五年ノ長キヲ供スルヿ能ハザル
ナリ故ニ今ノ屠羊《トヤウ》ハ多ク二歳ノ羊ヲ屠レルモ
ノニシテ其食スル所ハ蕪菁《ムブラナ》、油槽《アブラカス》苣萵《チサ》及ビオル
チル等ヲ以テ其足ラザルヲ補《オギナ》フノミ蓋シ他
ニ蓄フベキ艸自國ニ無レバナリ

○羊肉ハ世上通用食ノ其一ニシテ其性質タル
至リテ消化シ易シ禮支斯得塞《レイシストルサール》株尾島《チユドオット》、双道《サウスダウン》ヨリ
来レル者ハ上等ノ品トス蓋シ双道《サウスタウン》トハ英吉利
南方平原ノ義ニシテ之ヨリ出ル者ヲ双道羊ト
號ス今ハ英吉利及ビ蘇格蘭島《スカットランド》ニ繁植《ハンシヨク》シテ之シ

カラズ其龍頓《ロンドン》及ビ他ノ市街《マチ》ニ販賣《ハンバイ》スルモノハ
半符伯犂奴《ハーフブリツト》ト称シテ真《シン》ノ双、道羊ヨリハ形チ稍《ヤ》ヽ
大イナリ此片足《ヘンソク》《カタアシ》ノ肉七磅ノ量ヨリ十一磅ニ至
ル又肩頸腰《カタクビコシ》ノ肉ノ量ハ六磅乃至《ナイシ》九磅ノ重キニ
至ル

○豚肉《トンニク》《ブタ》

抑《ソモ》ヽ家猪《カチヨ》《ブタ》ノ肉ハ諸國ニ多ク用フル所ニシテ元来
其流行《リウカウ》《ハヤル》スル所以アリ是レ肉ノ滋《ジ》養《ヤウ》質《シツ》多キガ故
ニ非ズ他獸ノ肉ニ比スレバ塩《シホ》ニ積《ツカ》リ易クシテ
且ツ久シク貯《タクハ》ヘテ變《カハ》ルヿナキガ故ナリ其理《リ》如《イ》

何ン是レ他ナシ他獸ニ踰《コヘ》テ脂肪《シバウ》《アブラミ》甚ハダ多キガ故ナリ是ヲ以テ微《ビ》称又ハ嚴《ゲン》寒《カン》ノ氣《キ》候《カウ》ニハ食フテ以テ生暖食《セイダン》《カラダヲアタヽメルモノ》ト爲ベシ英國ニ於テハ之ヲ多ク乾《ホシ》燥《カハ》カシテ干《ヒ》物《モノ》ト爲ス然レドモ米國ヨリ輸《ユ》入《ニウ》スルヿモ亦タ甚ダ多シ一千八百六十二年ニ合衆國ヨリ輸入セシ豚肉ハ塩積《シホヅケ》五十萬《ヤン》桶《ヤウ》バコン（腹及ビ腋下ノ肉ヲ塩乾ニセシ者）ヘム（股肉ノ塩ニ積シ者）二百四十七万七千零五磅《ボンドステルリング》丈ナリ次ニ記スル所ハ米國新《シン》聞《ブン》紙《シ》ヨリ拔萃《バツスイ》《ヌキガキ》セシ者ニテ交易ノ盛大ナルヲ知ニ足レリ

○米國ヨリ英國ニ輸入セル豚肉ノ說

米國ニ於テ三重ニ積ミタル豚《トン》桶《ヤウ》ノ地ヲ充《ミタ》スヿ四方五六ヱクルノ間ダナリ又一重ニ積《ツ》ミタルモノモ之ニ下ラズ又他ノ方六ヱクルノ地ニハ屠《ト》牛《ギウ》ニテ充《ジウ》滿《マン》セリト云フ合セテ凡ソ方十八ヱクルノ地ナリ其廣大ナル实ニ驚《ケウ》愕《ガク》ニ堪《タヘ》ズ

○豚肉ハ不《フ》潔《ケツ》物《ブツ》ナルヲ論ズ

附說上代僧摩西《モセス》、豚肉ヲ禁セシ辨《ベン》

上代ノ名僧摩西《モセス》耶宇《シユウス》ノ民ニ豚肉ヲ食フヿヲ禁

ゼリ蓋シ豚ハ不潔《フケツ》ナル動物ノ一種ナルヲ以テナリ其後摩波米《マホメット》宗ニテモ亦此法ヲ採用《トリモチ》ヒテ之ヲ禁ゼリ近世ニ至リテハ人智大ニ上進シ此肉ヲ以テ不消化ノ甚ダシキ者トシ加フルニツリチナト稱スル小虫《セウチウ》ノ肉中ニ蠢《ウゴメキ》在テ豚ノ一種ノ病ヲ成ガ故ニ之ヲ食フ時ハ人体ニ傳染《デンセン》シテ或ハ死ニ至ルノ恐レアリ故ニ之ヲ食フ者ハ豚ノ無病《ムビヤウ》ナルヤ否ヤヲ實驗《ジッケン》シテ而フシテ後ニ之ヲ食ハザル可ラズ

○豚肉中悪虫ノ人身ニ害アル論

一千八百六十年ドレスデンノ旅店ニ於テ一少女此病ニ觸《フレ》テ死ニ至レリ其死体ヲ驗《ケミ》スルニ筋《キン》肉《ニク》中無數ノツリチナアルヲ見ル一座ノ者是ヨリ先キ此少女三周日前ニ武人ト共ニ豚ヲ屠《ホフ》リテサウセージ（豚ノ腸ヲトリ之ヲ能ク洗ヒテ製スル法ナリ）ヲ製シ其肉ヲ食ヒシト聞キ速ニ其豚トサウセージヲ驗スルニ其肉中ニ亦彼小虫ノ充滿セシヲ見タリ是ニ於テ屠者及ビ此少女ノ家族皆ナ之ヲ分食セシモノ一様ノ病ニ觸《フ》レタリトヅ是ニ於テバノーブルニ於テ豚ヲ驗セシニ二万五千四匹ノ中ニ僅《ワヅ》カ

十一足ノミ此ツリチナアルヲ見タリトゾ伯蘭《ラン》西王地《スウヲイケ》ニ於テハ一万四千ノ内十六足此病アリ伯蘭紀堡《ブランゲルボルク》ニ於テハ七百ノ内ニ四アルヲ見ルト云フ

佛蘭西國《フランスコク》目代《モクダイ》ノ曰ヘルハ此小虫ハ温度《ヨンド》ヲ用フレバ殺スベシ且又十分ニ塩《シホ》ニ積《ツケ》タル肉ハ何ノ患《ウレウ》ル所ロナシ又曰ク豚肉中ツリチナノ充満《ヂウマン》セルハオッツアル鼠其外ノ動物ノ死体ヲ食スルニ依レリ故ニ農夫ハ殊ニ其食用ニ注意シ煮ザル肉ヲ与フルヿナカレ又總テ不潔《キタナキ》食物ヲ遠《トホ》サクベシト示

サレタリツリチナハ其初メ英國ニ於テ見ラレタリト雖モ豚体ニ此虫ノ充満シテ病ヲ起ヒシヲ真ニ実《ジツ》驗《ケン》セシモノナシ是ヲ以テ之ヲ見レバ此説ハ英國中ノ豚ヲ畜フ者ヲシテ之ヲ益々清《セイ》潔《ケツ》ニセシメント欲スルノ謀《ハカリゴト》ヨリ出タル者ナルベシト思ハル

○第九編畢

○第十編

○家禽《カキン》《カヒトリ》及ビ魚類《ギヨルイ》ヲ論ズ

家禽《プールトリー》ノ名ハ佛蘭西ニ鶏ヲプールト唱フルヨリ呼習ハセシ字ニシテ家禽ニ種類二アリ一ヲ爪《サウ》《スクレツ》搔《く》ト云ヒ一ヲ泳浮《エイフ》《ナタトールス》ト云フ爪搔トハ爪ニテ食ヲ搔《カキ》《チユル》探《サグ》ル鳥ノ名ニシテ泳浮ハ食ヲ水ニ獵《アサ》ル鳥ノ名ナリ尋常《ジンゼウ》ノ鳥《トリ》又ハ孔《ク》雀《ジヤク》白露《カラクン》國鳥《テウ》七面《シチメン》鳥等ハ乃《ハ》チ爪搔ニシテ鴨《カツ》鵞《ガ》鵠《コク》ハ泳浮スル者ナリ

鶏《ニハ》鳥《トリ》ハ古昔《イニシヘ》ヨリ英國ニ畜《カ》フ所ニシテ其《ソノ》價《アタヒ》常《ツネ》ニ貴《タカ》シ是レ蓋シ肉ト卵トニ滋《ジ》養《ヤウ》多クアリテ加《クハ》フ

ルニ味《アジハヒ》ノ美ナル故ナリ
鳥ニハ種類《シユルイ》甚ダ多ク枚挙《マイキヨ》スルニ遑《イトマ》アラザレバ殊《コト》ニホーランドドルキングバンタムマレーゲームフール等價常ニ貴シバルンドールハ亦タ格《カク》別美《ベツビ》ニシテ其上等ナル者ハ爾勒寧《サルニー》ノドルキン街《マチ》ニ畜《カ》フナリ故ニ之ヲドルキント名ク茲《コヽ》ニ圖《ヅ》スル者是ナリ又其牝鷄《メトリ》ヲバ生シテ四月間ヲ雛《ヒヨコ》トシ之ヲ越《コヘ》テ成長《セイテウ》スレバプルレットト唱ヘ卵ヲ産《ウ》ムノ月ヨリ之ヲ牝《ヘン》ト名《ナ》ヅクト云フ今英國中ニ多ク人ノ畜《カ》フ所ハ爾勒寧《サルニー》薩漆孔《サツセツク》ノルフォルク

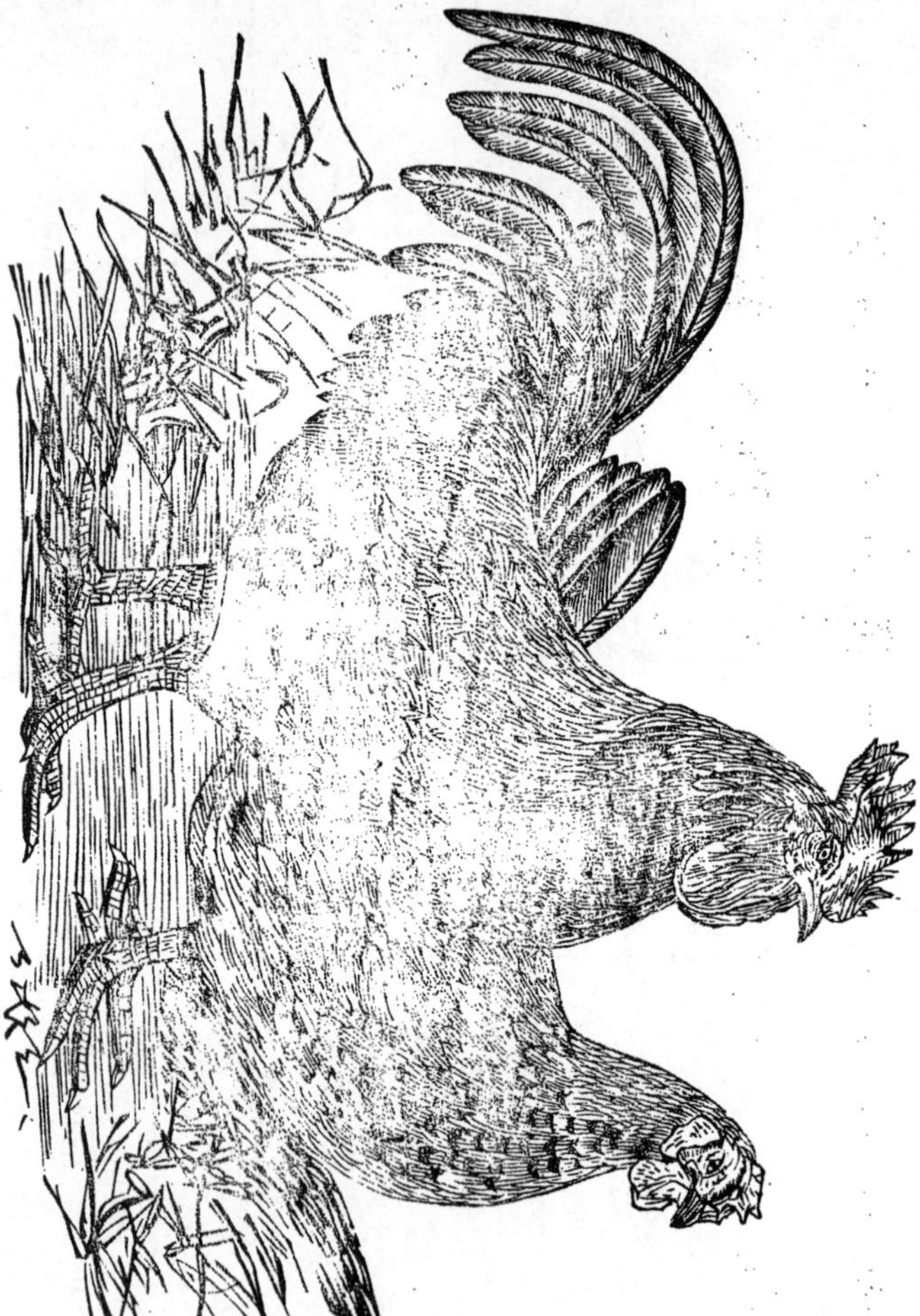

ヘルツデボンソメルセットノ數《スウ》種《シユ》ナリ
鷄《ヒヨ》雛《コ》ノ肉ハ軟《ナン》粘《ネン》《ヤハラカ》ニシテ其消化《コナレ》ノ速《スミヤ》カナルハ肉食中第一ニシテ其味《ヒ》モ亦タ至テ美シ故ニ病人又ハ損《ソン》胃《イ》ノ者ニ與《アタ》ヘテ甚ダ便《タヨリ》アリ凡テ鷄《ケイ》肉《ニク》ハ若《ワカ》キヲ以テ貴《タツト》シトス年老タル者ハ其肉《ニク》硬《コハ》クナリテ消化惡《アシ》キ故ナリ故ニ老《ロウ》鷄《ケイ》ノ肉ハ之ヲ羹《コウ》汁《シユウ》トシテ用フルハ善《ヨシ》ト雖モ他《タ》ニ調《テウ》理《リ》スルハ宜《ヨロ》シカラズ

○魚類ハ食ノ一品タルヲ論ズ

魚肉ハ獸《ジウ》肉《ニク》鳥肉ノ如ク滋《ジ》養《ヤウ》アル者ニハ非レド

之ヲ食スルモ亦タ害ナシ歐洲人モ之ヲ食用スル者多シ然レ𪜈此肉ハ節《セツ》ニ從ツテ用フル者ナレバ常ニ之ヲ用フルトキハ却《カヘツ》テ十分ナル滋《ジ》養《ヤウ》食《シヨク》ニアラズ而フシテ他國中ニハ間《マヽ》魚肉ノミヲ食フテ他ノ動物ヲバ食トセザル風《フウ》アリ蓋シ魚ノ

膠《ニカハ》ハ食フテ人ノ健《ケン》康《カウ》力ヲ增《マス》ヿ亦タ多シ

案ズルニ魚《ギヨ》膠《カウ》ハ多ク骨《コツ》辺《ペン》ノ肉ニアルベシ骨亦タ膠質ヲ多ク含メル者ナルヨシ先《セン》哲《テツ》ノ書ニ參見スル所ナリ我日本國ハ多ク魚類ヲ以テ滋養食トスルノ當時ハ大ニ開化シテ諸獸

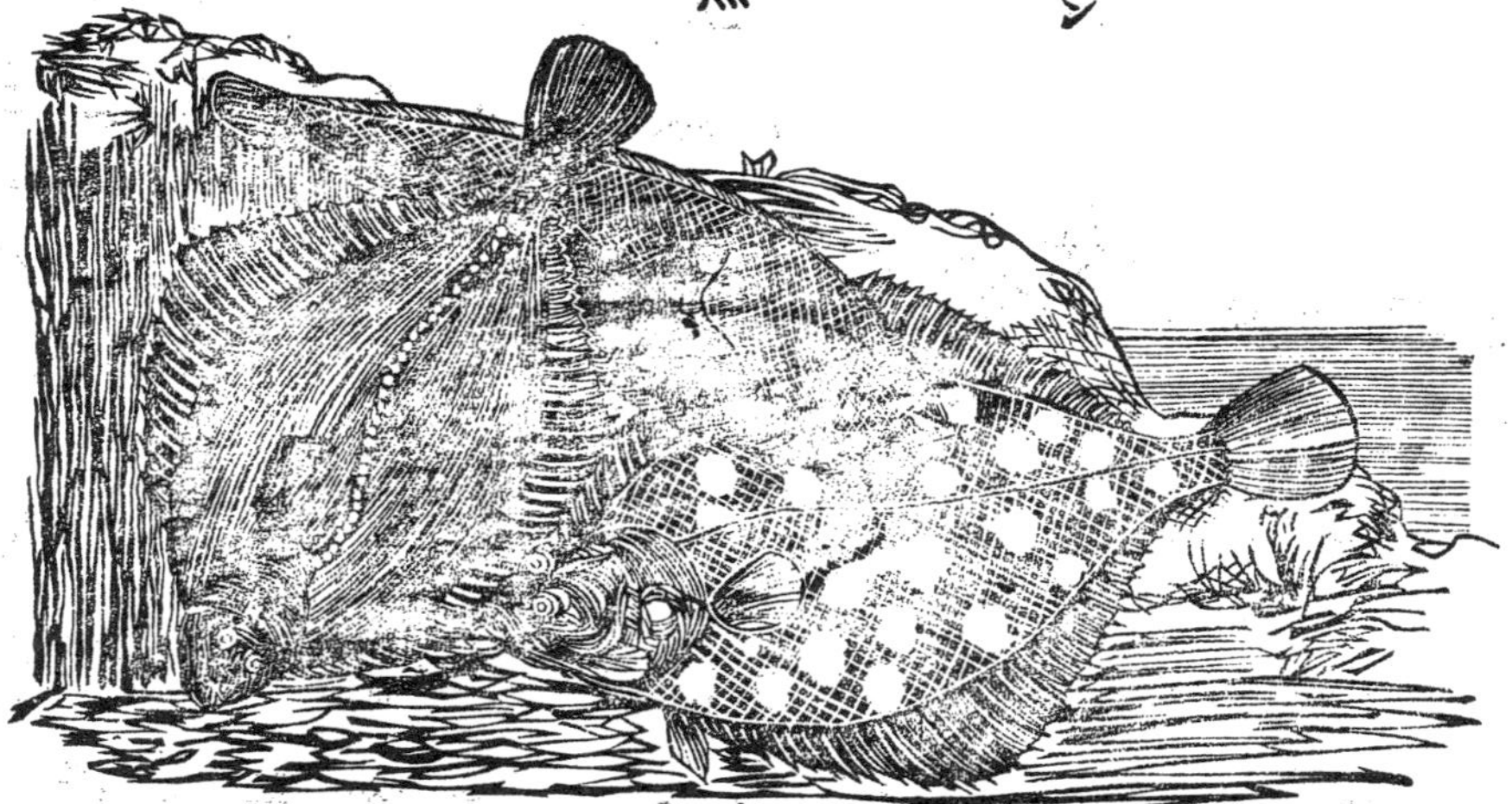
プレイン
平目魚《ヒラメ》
比目魚

ヲ屠殺《トサツ》シテ食フニ至レリ世ニ魚肉ヲ食スル者ヲ哂《ワラ》フ徒《ト》多ケレバ此説ヲ見ルニ至ラバ始メテ身ノ半生知識《ナマモノジリ》ナルヲ悔悟《クハイゴ》スベシ

○大伯烈顛《ダイブリテイン》ノ地ニ産スル食用ノ魚類

附説魚肉《ギヨニク》成分《セイブン》ヲ分析《ブンセキ》セシ表《ヘウ》

大伯烈顛國ニ獵《レウ》スル魚ハ大低《タイテイ》、松魚、青魚《ニシン》、介魚《カイルイ》、鰔《ア》魚《ラ》、比目魚《カレイ》、鯖魚《サバ》等ナリ茲ニ圖スルモノハ英國中ニ多ク食用スル者ナリ

下條ニ記ス所ハ龍頓《ロンドン》一府ニテ費《ツイヤ》ス所ノ量《レウ》ニシテ之ヲ看《ミ》ル者何ゾ驚嘆《リウタン》セザル可ンヤ

此表ハ南《ミナミ》堅《ケン》津《シン》頓《トン》ノ博覧《ハクラン》會中ニ見ル所ノ食類《ショクルイ》表《ヘウ》ヨリ抜萃《バツスイ》セシ者ナリ

松魚、魣魚、平目《ヒラメ》魚、海鰻《ハモ》、パイク、青魚各〻一磅ノ肉ヲ分析セシ表

	肉（纖緯蛋白 膠ニ質ヲ含メル）		脂肪	
鮭魚	二ヲ	三呂		三百零一呂
魣魚	三ヲ	三百八十七呂	一ヲ	五十六呂
平目魚	一ヲ	三百五十呂		十四呂
海鰻	三ヲ	二百廿三呂		三百五十呂
パイク	三ヲ	二十二呂		四十二呂
青魚	一ヲ	二百七十呂	一ヲ	六十呂

	塩素	水分
	三百八十七呂	十二丂百四十三呂
	五十七呂	十丂三百七十四呂
	三十六呂	十三丂三百七十四呂
	八十四呂	十一丂二百〇八呂
	九十一呂	十二丂二百八十二呂
	百四十五呂	十二丂四百呂

○松魚

松魚ノ性タルヤ其味至テ好シ軟鰭魚類《ソイトフアイント》ノ類属《タグヒ》ニシテ春ノ頃《コロ》川ヲ溯《サカボ》ルニ十足《ヒート》又ハ十二足ノ高サヲ越テ升《ノボ》ルニ其徃ヿ甚ダ速シ又鮞《コ》ヲ砂中ニ産シ終レバ乃《ハ》チ海ニ皈《カヘ》ルナリ其長サ十インチ又ハ十二インチニ至ル而フシテ其砂中ニ生セ

シ鰣《じ》モ成長スレバ亦タ海ニ入ル之ヲ捕《トラ》フルハ川ニ泝《サカノボ》ル時ニアリ其故ハ魚類ハ凡テ鰣《じ》ヲ産《サン》スレバ肉《ニク》痩《ヤ》セ脂《アブラ》衰《オトロ》フルモノナリ故ニ之ヲ其産セザル前ニ捕ヘテ食スベシ

龍《ロン》頓《ドン》府ニ於テ一年中ニ食スル鮭魚ノ數五十一万ニシテ其量凡ソ一千五百五十五タレ（タレハ英量ノ二千三百斤ニシテ其價《ヒ》十二万四千磅《ポンドステルリング》丈ナリト云フ）ニ方ル

○青魚

青魚ハ多刺《スピニー》鰭《ハコアイント》魚ノ類《ルイ》ニシテ此魚亦タ多ク之ヲ英國ニ獵《レウ》ス其居《キヨ》處《シヨ》時候ト共ニ一定ナラズ或ハ

歐羅巴《エウロツパ》亜米利加ノ海岸ニ長ク留《トド》マル春三月頃ヨリ大英國ノ海ニ來リ四月太孟塞《デボンソル》ノ湾《イリウミ》ニ入リ五月ノ初メニ伯烈頓《ブリトン》ニ徒《ウツ》リ六月ノ初メニ薩福《サツフヲルク》ノ海岸ニ遊《アソ》ビ八月ニハ烏勒内《ヨルクネー》ニ見ユ此ノ如ク各地ニ轉移《テンイ》スル者ナレバ鐵道《テツダウ》ノ便利《ベンリ》ナルヲ以テ龍頓府ニハ常ニ絶《タユ》ルコトアルコトナシ

青魚ハ大抵身材《ミノタケ》十二インチヨリ十八インチニシテ一尾ノ重量《オモサ》凡ソ一磅ヨリ二磅ニ至ル

龍頓一府ニテ食スル所ロノ青魚ハ數凡ソ二千四百万ニシテ其重量一万零五百タレ價ヒ十三万

磅丈ニ至ルト云

○平目魚《ヒラメ》

平目魚ハ味ヒ至テ美ナル故ニ人殊《コト》ニ好ンデ之ヲ食フ者多シ此魚多ク英國ニ獲《ウ》ルモノニシテ其西辺ノ海ニ捕フルモノハ此辺ノ魚ヨリモ稍《ヤヽ》大イナリ龍頓府ニテ独《ヒト》リ食フ所ロノ數九千八百万ニシテ其重量一万二千タンニ至リ價ヒ凡ソ二万磅ナリト云フ

○鯱魚

鯱魚ハ惟《オモ》フニ是レ食用魚ノ中ノ最第一ナル者

ナルベシ其獵《レツ》獲《クハク》スル所ロモ亦タ甚ダ多クシテ一鮏魚ノ孕《ハラ》メル所ロ大抵六万八千鮞《ジ》ニ至ル此魚多ク和蘭《オランダ》地方ニ得ト雖モ蘇格蘭《スコットランド》ノ多キニ如ズ世人蘇ノ鮏獵ヲ以テ世界第一トスルヲ見ルベシ其英國ニ於テ捕フル所ノ數ノ如キ精密《セイミツ》ニバ之ヲ算《サン》スルヿ能ハズト雖モ龍頓人ノ年々食用スル所ロ大抵十三万一千二百五十クンノ多ニシテ其價百六十七万五千三百磅ニ至ルト謂フ之ヲ聞モノ未ダ必ズシモ驚嘆《ケウタン》セザルヿナシト云フ

鰵《ビン》魚《ギヨ》

鰵魚ハコッドサヨンドト唱ヘテ味ヒ甚ハダ美ナリ之レヲ塩《シホ》ニ漬《ツ》ケ或ヒハ乾《ホシ》物《モノ》トシ或ヒハ生肉ノ代ニ用ユ此ノ乾物ハ多ク新《ニウ》波《ハウ》雲《ンド》蘭《ランド》ヨリ東印度ニ輸《ユ》ス送来此ノ脂《アブラ》ヲ製《セイ》シテ醫《イ》薬《ヤク》ニ用ユルノ發明アリシヨリ其價ヒ大ニ沸《フツ》騰《トウ》《アガル》ス即チ(レ一フルダラン)ニ製ス龍頓一府ノミニシテ費ス所ノ數凡ソ五十万ニ至ル

以上記スル所ノ魚ノ外ニ比《カ》目《レ》魚《イ》、鯉《コヒ》、鰻《ウナギ》、星《ブチ》比《カ》目《レ》魚《イ》大口魚、鯔《ボ》魚《ラ》、鯆《ハリ》魚《エイ》、香《ア》魚《イ》、鱒《マス》等アリ又介《カイ》類《ルイ》ニ至リテ

ハ海蝦《エビ》、蛄蛎《カキ》等数多アリ然レ𪜈此小冊子ノ能ク及ブ所ニ非レバ箇々之ヲ掲《カヽ》ゲズ

此次章ニハ魚ノ善悪《ヨシアシ》ヲ鑑定《カンテイ》スル方ト之ヲ調理スルノ方ヲ示スモノナリ

○魚ヲ鑑定《カンテイ》スル方

魚ノ既ニ卵ヲ落セシモノハ食フベキ時ニ後《オク》レタリト知ベシ其肉《ニク》薄《ウス》クシテ不健康《フケンカウ》ナル故ニ之ヲ食物トス可ラズ

食時《クヒジキ》ヲ過《スギ》タル魚ハ藍色《ランシヨク》《アイノイロ》ニテ透明《スキトホ》リテ見ユ之ナバ永ク烹《ニ》ル𪜈肉軟柔《ジウ》ニシテ硬《コハ》クナルヿナシ又

食時ノ魚ハ白色ニシテ肉ニカラアリ体ノ弛弱《チジヤク》《ユルミヨハル》ナル人ニハ平目魚、大口魚ノ如キ者ノ白色ナル肉ヲ食フベシ松魚ノ如キモノハ甚ダ宜シカラズ

松魚、鯡魚、青魚《ニシン》、ハ腐敗《フハイ》《クサレル》シ易キモノナレバ之ヲ得ルトキハ速カニ調理スベシ

○魚ヲ調理スル方

抑魚ヲ調理スルニ鱗《ウロコ》ヲ去リ能ク之ヲ水ニ洗《アラ》フベシ然レドモ之ヲ洗フヿ久シケレバ其肉中ノ甘味ヲ洗ヒ去ルガ故ニ此理ヲ能ク分別《フンベツ》スベシ之

ヲ烹ルニハ酎《チウ》酒《シユ》ト塩《エン》類《ルイ》トヲ少々水ニ加フベシ」既ニ烹《ニ》終《ヲハ》レバ之ヲ鉢《ハチ》ニ盛《モ》リ香料物（胡椒ノ類ヲ云）ト酎《チウ》酒《シユ》トヲ蒔《フリ》懸《カケ》置《オカ》バ數日腐《フ》敗《ハイ》ノ患《ウレイ》ナカルベシ總《スベ》テ魚ハ冷水ヨリ徐《ジヨ》々ニ之ヲ烹ルベシ殊《コト》ニ内《ウチ》部《カタ》ヲ烹《ニ》サル際ニ久シク外部ヲ烹ル可ラス若シ初メニ外部ヲ烹ルヿ久シキ片ハ之ヲ膳《ゼン》ニ供《ソナ》フルニ方リテ甚ダ醜《ミニク》シキノミナラズ水肉中ニ浸《シミ》入リテ爲ニ甚ダ軟《ナン》柔《ジウ》ニシテ監《モロ》キモノトナレバナリ

○魚ヲ炙《アブ》リ又燒《ヤ》ク方

魚肉ヲ鐵《テツ》版《バン》ニテ炙ルニハ初メニ能ク之ヲ燥《カハ》カシ稀《ケ》薄《ハク》ナル攪《カク》捜《ソウ》物《ブツ》即チ麦粉、鶏卵、乳汁塩類ヲ混合セシ物ニ浸《シタ》スカ又ハ鶏卵ノミヲ塗《ヌ》リ後《ノチ》ニ蒸《セウ》餅《ベイ》心《シン》麺麭ヲ破リ肉ノ柔カキ所ヲ揩テ云フヲ摩《スリ》落《オト》シテ之ニ蒔《フリ》着《カク》ベシ其方モ亦タ人ニ依テ種々《サマ〻》ナレバ或ハ牛酪ニ浸《ヒタ》シテ肉ヲ焼《ヤク》モノアリ或ハ豚ノ脂ヲ用フルモノアリ然レドモ橄欖油ヲ以テ之ヲ焼キシ者ニハ如ズ

○伯《ビ》臨《リン》斯《ス》豪《ゲー》土《ト》ノ魚市《サカナイチ》

龍頓府ノ大市場ナル伯《ビ》臨《リン》斯《ス》豪《ゲー》土《ト》ニ於テ毎早朝ヨリ魚市ヲ開クニ其繁《ハン》榮《エイ》ナルヿ口《ク》筆《ヒツ》ノ及ブ處

ニ非ズ此市場ハ一千五百五十八年ニ始メテ水揚《アゲ》場《バ》ト唱ヘテ開キシガ一千六百九十九年ニ至リテ始メテ官許ヲ得テ専《モツパ》ラ魚類ヲ鬻《ヒサ》グ市トハナリヌ其法ハ魚ノ輸《ユ》入《ニウ》《ツミイレ》輸出《シユツ》ニ関《カヽ》ラズ又生魚乾魚ニ拘《カヽ》ハラズ並ニ税《ゼイ》ヲ拂《ハラ》フヿヲ命ゼラレタリ松魚及ビ鰻ノ如キハ其重量《オモサ》ヲ以テ價ヲ定ム又蚍《ボ》蛎《レイ》等ハ斗《マ》升《ス》ヲ以テ之ヲ定ム此外ノ魚ハ大概《タイガイ》皆ナ數《カズ》ヲ以テ鬻《ヒサ》グナリ

○閣龍伯亜《コロンビヤ》ノ魚市

一千八百六十九年マデハ龍頓府ノ大市場ト云

ルハ只一ヶノ伯臨斯《ビリッス》豪土アルニ過ズ後互市ノ便ヲ得ニ從ガヒ同七十年ノ初メニ至リテショーアルヂックノ遊迦《ホトリ》ニ一大市場ヲ開キテ之ヲ閣龍伯亜《コロンビヤ》ト號ス此市場モ是ヨリ先キニ既《ステ》ニ開業《カイゲウ》セシナレドモ只平常ノ賣買《バイ〱》アルニ過ザリシニ是ニ至リテ密西《ミッシ》斯《ス》、伯勒《ブル》太利《デリー》牛土《ーッ》ト云ル者官ニ請《コフ》テ龍頓第二ノ魚場ト成シナリ其盛ナルハ第一市場伯臨斯豪土ニ耻ズト云フ

獨都児廢《ドクトルレ》是貝《ゼバイ》ノ日ク方今我大首府龍頓《ロンドン》ニ於ルヤ人民益繁殖《マス〱ハンショク》シテ三百万以上ニ至レリ其人民

ノ多キ皆ナ毎日食セザル丁ヲ得ズ其食スル民ノ許多ナル此ノ如シト雖モ食ノ供《ケウ》給《キウ》整《セイ》頓《トン》シテ一人モ其乏シキニ憂《ウレ》フル者ナク又人ノ要ムルヨリ多キ丁モナク能ク其首府ヲ潤《ウルホ》スノミナラズ戸《コ》々家《カ》々ニ分《フン》配《パイ》スルニ至ルハ抑《ソモ〱》容《ヤウ》易《イ》ノ丁ニ非ズ況ヤ之ヲ算《サン》スル誠《マコト》ニ難《カタ》シ然レ氏今其大數ヲ考《カウ》推《スイ》シテ毎日府内ニ輸《ユ》入《ニウ》スル所ノ食量ヲ推《スイ》算《サン》ス之ヲ見ルモノ誰《タレ》カ其大《オホ》裝《ミ》置《カケ》ナルヲ感《カン》嘆《タン》セザル可ンヤ

○龍《ロン》頓《ドン》府ノ人民日用食量ノ表

魚類 凡ソ四千二百タン一タン二千四百斤ニ方ル

羊 凡ソ四百頭餘

牛 凡ソ七百頭餘

犢《コウシ》 凡ソ九十頭

豚《ブタ》 凡ソ四千頭バンコン及ビヘムヲ合シタル數ナリ

家禽 凡ソ五千羽

牝蛎《(ボ)レイ》 凡ソ一百万

鶏卵 不レ可レ數《カゾフ》

麦粉 凡ソ一百万コールタール一コールタール我三貫四百四匁八分ニ方ル

萊《リー》蔬《ツ》乾酪及ビ麦酒右ニ準ズ

○第十編畢

○第十一編

○生《セイ》暖《ダン》食《シヨク》《アタヽカナルクヒモノ》ノ論一

○身体ニ暖《ダン》度《ド》ヲ生ズル理《リ》

夫レ人ノ食スル所ノモノハ只我体ヲシテ肥《ヒ》太《ダイ》ナラシムル而已ニハ非ズ亦タ身体樞《スウ》要《ヤウ》《ナクテナラス》ノ暖《ダン》度《ド》ヲ與《アタ》フル者ナリ然リ而フシテ人体ノ血《ケツ》温《オン》敢《アヘ》テ熱《ネツ》帶《タイ》寒《カン》帶《タイ》ノ國ニ從《シタカ》フテ差《サガヒ》アルコトナク何レノ地ト雖モ其暖度ニ於ル差ナシ之ヲ測《ハカ》ルニハ驗《ケン》温《オン》器ト称《トナ》フル器械ヲ以テスベシ此器械亦タ一様《ヤウ》ナラズト雖モ大抵ハ法《フア》蘭《レン》喜《ヒー》怒《ド》氏ノ發明セシ者

ヲ善トス其度ハ凍點ヲ三十二度ニ極メ血温ヲ
九十八度ト定ム
人モシ沍寒《ゴカン》ノ地ニ在《アル》トキハ必ラズシモ火ヲ以テ
我血液《エキ》ノ温度ヲ扶助《フジョ》セズンバアラズ是レ外物
ノ凍冷《コヾヘル》所以《ユヘン》ナリ
案ズルニ外物凍冷スレバ人体ノ温度移《ウツ》リテ
外物ノ熱ト齊シカランコトヲ以テ之ガ爲ニ終
ニ熱ヲ奪《ウバ》ヒ去ル、ニ至レバナリ蓋シ熱ハ物
ニ在テ常ニ性ニ従テ度ヲ齊シフセンコトヲ欲
スル者ナレバく詳《クハ》シキコトハ窮理書ヲ看ルベシ

然レﾄﾞ能ク我皮膚《ヒフ》ノ働作《ドウサ》アリテ之ヲ適宜《テキギ》ニズルニ非レバ熱《ネツ》ヲ度外《トグヮイ》ニ受《ウク》ルノ害《カイ》アルベシ是ヲ以テ皮膚ハ蒸發《ゼウハツ》面《メン》ト成テ全体ヲ纏包《テンハウ》《マトヒツヽム》シ過分《クハブン》ノ温度ヲ受レバ之ヲシテ蒸發シ去ラシム

人体皮膚之圖

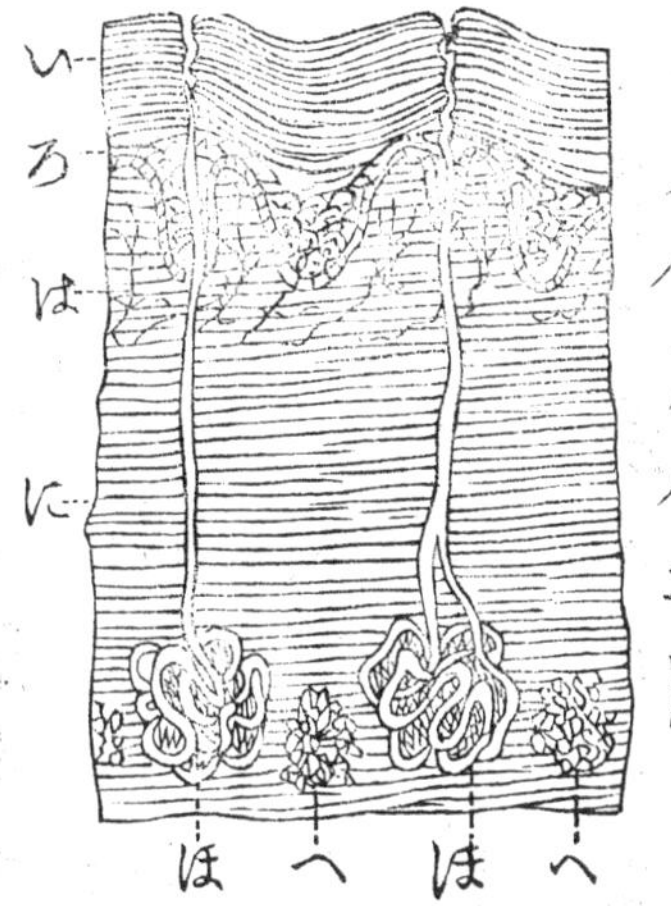

へ	ほ	に	は	ろ	い

表皮《ヘウヒ》
粘液《ネンエキ》綱《カウ》
血管《ケツクハン》神經《シンケイ》、乳嘴《ニウシ》
真皮《シンピ》
蒸發管《ゼウハツクハン》
脂肪《シバウ》

○澱《デン》粉《フン》《ハリノゴトキモノ》、砂《サ》糖《トウ》、脂《シ》肪《バウ》附説木纖緯ノ説

生暖食中ノ実体ヲ分《ブン》析《セキ》シテ澱《デン》粉《フン》、砂糖脂肪、ノ三トス余嚮《サキ》ニ小麦中ノ膠質ヨリ澱粉ヲ出スノ方法ヲ説ケリ今又之ヲ賛セン若シ人馬鈴薯《ジヤガタライモ》ヲ殺《ソ》ギテ水中ニ浸ス片ハ澱粉ノ一部下底《シタソコ》ニ沈《シヅ》ミ残《ノコ》リハ溶《ヤウ》解《カイ》セベシテ水ニ混《コン》ジ浮《ウカ》ブ其水ヲ取リ去レバ小《コ》粒《ツブ》ナル物器《ウツハ》ノ底ニ沈ミテ在ベシ之ヲ取テ乾《カン》燥《ソウ》セシ粉ヲ之ヲ馬鈴薯澱粉ト號ス其小粒ナル者ハ甚ダ薄《ウス》キ室《シツ》ニテ包《ツヽ》メル者ニテ此室ハ人ノ家作ニ用フル材《ザイ》木《モク》ト同質ナリ之ヲ

木《モク》纖《セン》緯《イ》第一卷ニ未ダ考ヘズシテ記セシ者乃チセリユローヿスナリト名ク木樹ノ堅《カタ》キハ渾《スベ》テ此木纖緯ヨリ成ル故ナリ然リ而フシテ木纖緯ハ独《ヒト》リ木ニノミアルニ非ズ亦タ菜蔬《サイソ》ニモ有ヿニテ蕪菁《カブラナ》ノ凋萎《テウイ》《シホム》スル片ニ枯《カレ》幹《ミキ》ノミヲ見ルハ是レ亦タ纖緯ノミ殘レル故ナリ他ノ諸菜皆此物アリ就中《ナカンヅク》馬鈴薯ニハ一磅中ニ凡ソ八匁ノ木纖緯アル之此纖緯ハ頗《スコブ》ル消化《セウクハ》セザル物ナレバ他ノ食物ヲ扶《タス》クルニモ亦タ要用ナルモノ之

○食中ノ蛋白纖緯乾酪ノ三質機《キ》械《カイ》力《リヨク》生發

力アルヲ論ス

舎密《セイミ》ノ作用ニ於テ食物ノ体中ニ在ヤ二ノ力ラアルヲ知ル一ヲ機械力ト云ヒ一ヲ生温力ト云フ此ノ変化ハ乃ハチ筋肉《キンニク》ニ力ラヲ与ヘ或ハ血液ニ温度ヲ与ヘ以テ全食物中ニ存在スル所ノ全力ヲシテ随意《ズイイ》ニ運動《ウントウ》セシムル者之蛋白質繊維質乾酪質ノ三ノモノヲ指《サ》シテ生肉生力質ト称ス蓋シ此三質ハ機械力ト生温力トヲ与フル者ナレバナリ彼ノ澱粉砂糖、脂肪ノ如キハ生肉ノ力ラハナク只温度ヲ与フル耳ナリ

○澱粉ハ木炭ト水分ノ抱合物ナルヲ論ズ

附説木炭ノ不消化ナル辨

獨《トク》都《ト》兒《ル》蘭《ラン》紀《ケ》太《ストル》ノ曰ク澱粉ハ木炭ト水トノ抱合物ナリ而フシテ炭ハ動物植物ニ實体ニ有ル所ノ者ニシテ燃《ネン》燒《セウ》スル後ハ之ヲ木炭ト號スル之今澱粉中ノ炭ト水トヲ量ルニ百六十二磅ノ中ニ炭七十二磅アリ是レ其暖《ダン》度《ド》ヲ與《アタ》フルノ根《コン》元《ゲン》ナリ故ニ人ノ澱粉ヲ食フヿハ猶《ナホ》火中ニ木炭ヲ投《トウ》ズルカ如ク我体ノ温《オン》度《ド》ヲ維《イ》持《ヂ》スル所以ニシテ炭《タン》酸《サン》瓦《ガ》斯《ス》ハ是ヨリ生ズト云ヿ

然レ𪜈之ヲ見ルモノ誤《アヤマ》ッテ人ハ木炭ニテ生活スベクレバ朝《アサ》昼《ヒル》ノ飯《ハン》ニ之ヲ食スルヿ甚ダ善《ヨシ》ト思フ可ラズ夫レ澱粉ノ炭ハ能ク消化スト雖モ純《シユン》粋《スイ》ノ炭ノミニテハ消化スルヿ能ハザルモノゝ故ニ胃中ニ入ラザル前ニ必ズ先ヅ之ヲ消化セシメテ食ハズンバアラズ身体ノ血液ニ炭ヲ運ブノ働《ドウ》作《サ》ヲ知ルハ枢《スウ》要《エウ》ノヿナリトハ是ヲ謂ナリ

○澱粉砂糖ニ変ス

独《ヒト》リ炭ノミナラズ澱粉モ同一ノ論ニシテ水ニ

溶解《ヤウカイ》セザルヲ以テ血液ニ混ズルコトナシ故ニ血液ニ混ズル前ニ豫《アラカ》ジメ糖ト変ズルナリ是ヲ以テ麺麭《パン》等ノ澱粉《デンフン》質《シツ》モ糖ニ変ズルニ非ンバ毫《スコシ》モ血ニハ混ラヌ者ナルヲ知ベシ

糖ハ澱粉ヨリ製《セイ》スベシ故ニ澱粉質ヲ備《ソナ》ヘタル菜蔬《サイソ》ヨリ糖ヲ製スルコト甚《ハナ》ダ多シ馬鈴薯《ジヤガタライモ》、甘藷《カンシヨ》、胡《ニン》羅《ジ》蔔《ン》蕪菁《カブラナ》ハ殊ニ之ヲ含《フク》メルコト多シ

人体中ニモ亦タ自カラ澱粉ヨリシテ糖ニ変セシムル者アリ下《シタ》顎《アゴ》ノ唾腋《エキ》腺《セン》《ツバキノテルアナ》第一巻ヲ見ルベシハ即チ澱粉ヲシテ糖ニ変ゼシムルノ力ラアリ、サレハ此唾《ツ》

液《ハキ》澱粉ニ混合シテ最《イト》モ溶《トケ》易《ヤス》キ糖ト変ゼシメ而
フシテ後ニ体ヲ徹《テツ》シテ血液中ニ混ズルニ至ル

○植物ニ澱粉アルノ理

附説艸木ノ緑色アル理ヲ辨《ベン》ス

余既ニ澱粉ノ作用ヲ説リト雖モ尚《ナホ》又別ニ一種
ノ類アルコトヲ記《シル》サヾル可ラズ乃《ハ》チ澱粉ノ熱《ネツ》湯《タウ》
ト抱合シテ厚キゲニーチンノ塊《カタマリ》ヲ為スノ力ラ
ヲ謂フ又是力ヲ生ズルモ本ト澱粉小室ノ破《ハ》烈《レツ》
シテ熱湯ト舎密作用トヲ起スニ因レリ然リ而
フシテ此質アルニ非レバ澱粉水ノ混合物ヲ烹《ニ》

又ハ焼キテフッヂンヲ製スル丁能ハジ（プッヂンハ種々ノ物ヲ集メテ製シタル食ノ名ニ）植物ハ此澱粉質ヲ含蓄《ガンチク》《フクミタクハウ》スルモノナレドモ亦タ是レ何等ノ用ヲ作モノナルヤヲ知ラザル可ラズ厳《ゲン》冬ノ節ニ方《アタ》リ植物ヲ養フテ枯《カレ》シメザルハ此澱粉質アル所以ナリ

太陽《タイヤウ》又タ光線《クワウセン》ノ力ラヲ以テ此澱粉ヲ変ジテクロヽフヒールトシ以テ植物ヲシテ緑色《ミドリイロ》トナラシム

故ニ冬ノ間ダハ常ニ之ヲシテ太陽光線ノ至ル所ニ置《オカ》ズ之ヲ地中ノ樹根《ジユコン》ニ集メ以テ太陽ノ

刺射《シゲキ》ヲ避《サ》ケシム春候稍《ヤヽ》近《チカ》ヅキ微《ビ》暖《ダン》ヲ生ズルニ至リテクロヽフヒール漸ク変ジテ糖トナル糖ニ変ズレバ溶《トケ》テ水トナリ易キヲ以テ直《タヾチ》ニ木ノ繊《セン》維《イ》ヲ傳《ツタ》ハリテ植物ノ全部ヲ周《メグ》リ養フニ至ル是ニ於テ葉生ジ蔭《カゲ》茂《シゲ》リ花《ハナ》披《ヒラ》キ花謝《シヤ》シ実ヲ結《ムス》ビ実落ルニ至リテ始メテ熟シ秋風一度至レバ早ク樹根ニ集リ去ヲ以テ艸木黄落《クワウラク》凋萎《テウイ》スルニ至ル此書ノ著述人太《ダ》閤《ビ》孫《ソン》氏ノ植物用論ニ見ヘタリ

クロヽフヒールハ着色物素ト訳ス

○米《コメ》ノ辨《ベン》附《ツケ》説米ヲ耕作スル國

米ト唱フル者ハ穀艸《コクサウ》ノ其一ニシテ生暖質及ビ脂肪質甚ダ多キヲ以テ爰ニ生肉質植物ニ代《カ》ヘテ之ヲ記セザル可ラズ

米ハ穀物中ノ最モ緊要《キンエウ》ナルモノニシテ世上ニ廣《ヒロ》ク耕作ス其食用ノ重量《オモサ》ハ人間ノ殆ド三分一ニ至ルト云フ

米耕作ノ説ハ植物用法ニ詳カナレバ爰ニ贅セズ

米ノ耕作第一トスル國ハ印度ヲ先トシ支那日本、埃及《エジプト》、南迦羅罷奈《カロライナ》、日爾寿亜《ゼヲルジヤ》及ビ北亜米利加ノ南部地方等ナリ英國ニ於テ印度ヨリ収納《シユナウ》ヲ受

ル所ロ凡ソ三百五十万カルターニシテ其價ヒ凡ソ二百六十七万磅丈ナリト云フ

英國ニ輸入スル米穀ノ中《ウチ》迦《カ》羅《ロ》麗《ライ》奈《ナ》ノ米ヲ以テ最上トス美國ニ於テ米ヲ耕耘《タガヤ》セシハ一千八百年代ニ獨《ヒト》リ迦羅麗奈ノミナリシト云ヘリ

○粟《バ》米《デイ》

未ダ穀《カラ》ヲ去ラザル米ヲサシテ粟《ハ》米《デイ》ト称《トナ》フ米ハ小児ニ用フレバ甚ダ健《ケン》康《カウ》物《ブツ》トナル其故ハ小児ハ過《クハ》分《ブン》ニ果《クワ》物《ブツ》ヲ食フテ胃ヲ損《ソン》スル者ナリ米ハ其害ヲ止ムル質アレバナリ

○米ノ澱粉《ノリ》ヲ以テ洗濯《センタク》所及ビ織布《オリヌノ》場《バ》ニ用フルノ辨《ベン》

英國ニ於テハ米ノ澱粉ヲ多ク製シテ洗濯所及ビ西洋布《カナキン》ノ製造《セイゾウ》所ニ用フ又常ノ米ヲ以テ他ノ食物ニ合セテ用フルヿアリ然レ圧内ニ膠質《カウシツ》多キヲ以テ麵麭ニハ製セズ之ヲ獸肉《ジウニク》及ビ肉羹《ニクカウ》ト共ニ食用スルヿ多シ又之ヲ乳汁ニ混ゼシ者ハ小児ノ嗜《タシ》ミ愛《アヒ》スル者ナリ

○米一磅中ニ含メル成分ノ表

爰ニ記スル所ハ南堅津頓《ミナミケンシントン》ノ博覧會ニ見ル所ノ

者ニシテ米一磅中ニ含有セル成分ヲ示ス
殻《カラ》ヲ去リタル米一磅ノ量及ビ殻ヲ去《サラ》ザル米一
磅ノ量ヲ表ス

米一磅ノ水分	二ヲ七十呂
米一磅ノ膠質	一ヲ十七呂
米一磅ノ澱粉	十一ヲ三百八十呂
米一磅ノ糖	二十七呂
米一磅ノ護《ゴ》謨《ム》	六十八呂
米一磅ノ脂	四十八呂
米一磅ノ木纖維	二百三十呂

米一磅ノ灰　三十四呂

以上ハ実物中各々

一磅量中ニ含メル　炭六匁

○米ヲ調理《テツリ》スル方

米ヲ調理スルニ能ク其方ヲ得ルトキハ食物ノ最モ上等ナル者タルベシ而シテ近年ニハ之ヲ以テ麦粉ニ代ルヿアリ夫レ米ノ性タルヤ之ヲ烹レバ軟和《ヤハラカ》ニナリ又之ヲ燥《カハカ》ストキハ以テ固《カタマ》ルヿヲ得之ヲ烹ルノ方ハ首《ハジメ》ヨリ僅《ワヅカ》ノ水ニテ徐《シヅカ》ニ之之ヲ烹米ノ水ヲ吸収《スヒツク》スヲ見テ毎《ツネ》ニ水ヲ加フベ

シ斯クスルヿ數次《シバ〳〵》ナレバ米粉ノ如クニ湯《トロ》ケテ軟柔ノモノトナル之粥ノ如キ物ナラン

○燒米《ヤキコメ》ヲ以テプッヂンヲ製スル方

茶碗《チヤワン》一盃ノ米ヲ取テ之ヲ半パインド余一合ノ牛乳ノ中ニ漬《ツク》ルヿ凡ツ三字間ニシテ又砂糖一匕《サジ》ヲ加ヘ之ヲ皿鉢《サラハチ》ニ移《ウツ》シ入レ又半パインドノ牛乳ヲ混《マゼ》ヘ又牛酪《ラク》半斤ヲ加ヘ之ヲ攪《カキマハ》シ乾橙皮《ケントウヒ》又ハ香《カウ》櫞《エン》皮又ハ肉桂ヲ卸《オロ》シ蒔《フリカケ》テモ可《ヨ》シ或ハ又此ノ如ク香物ヲ蒔ク前ニ鷄卵ヲ破リテ之ヲ其上ニ鋪《シヒ》テ可シ此ノ如クシテ一字半或ハ二字間之ヲ燒

キ以テプッチンヲ製スル之又初メヨリ烹タル米ヲ以テ製《セイ》スルモ甚ダ可シ是レ他ナシ焼《ヤク》ニ多ク時ヲ費《ツイヤ》サヾレバナリ

上米一磅ノ價ハ三ペニーニシテ牛乳一パイントノ價ハ二ペニー牛酪一磅ハ一弗四ペニー二方ル今此ノ量《メトタ》ヲ以テプッヂンヲ製スル時ハ五六人ノ小児ニ供ズベク其價モ七ペニーニ過《スギ》ザルベシ

○烹米ヲ以テプッチンヲ製スル方

米ヲ炊《カシ》キ布《スノ》ノ片《キレ》ニ之ヲ包《ツヽ》ミ綫《ユル》ク絞《シボ》リテ之ヲ冷

水ニ浸潤《ヒタ》スヿ二時間計《バカ》リニシテ又之ヲ烹《ニ》ルベシ其際《アヒダ》ニ布片《スノキレ》ノ餘《アマ》リ多ク滲《ユル》ムヿアレバ引揚《ヒキアゲ》テ固《カタ》ク絞《シボ》ルベシ烹ルヿ凡ツ二時間ノ後チ乾《ホシ》葡萄《ブドウ》一ッ二ッ之ニ入ルヿアリ其後チ半パインドノ牛乳ヲ取リ麦粉ヲ些《スコ》シ加ヘテ之ヲ濃《コ》クシ橙《トウ》皮《ヒ》又ハ杏《カウ》櫞《エン》皮ニテ香料《カウレウ》ヲ成シタル汁ヲ其上ニ灌ギ之ヲ鉢《ハチ》ニ盛《モ》ルベシ或ハ之ヲ菓子ト共ニ食スルヿアリ之ヲ嗜《タシナ》マザル者ハ其味ヒノ甘味ヲ知ルヿナカラン

○乳米食

米ヲ水ニ浴《ヨク》スルヿ三度ニシテ後チ懇《ネンゴ》ロニ之ヲ炊《カシ》キ二時間計リ之ヲ水ニ浸《ヒタ》シ匕《サジ》ヲ以テ虫《ムシ》食《クヒ》ノ粃米《シイナゴメ》ノ上面ニ浮《ウカ》ブモノヲ掠《スク》ヒ去ルベシ其後大ナル鍋ニ之ヲ投ジ水ヲ八分ニ漲《ミナギ》ラシ之ヲ煮《ニ》ルハ米ノ軟《ナン》柔《ジウ》ナルヲ度トス之ヲ試《コヽロミ》ルノ方ハ指《ユビ》モテ之ヲ潰《ツブ》シテ知ルベシ必ズ軽《カロ》忽《ソコ》ニス可ラズ其故ハ小児等ハ全《マツタ》ク軟柔トナリタル米ニ非ルヲ食ヘバ米胃《イ》中《チウ》ニ膨《フク》脹《レ》テ腹《フク》痛《ツウ》ヲ起《オコ》セバナリ謹《ツヽシ》ムベシ既ニ米ノ全ク軟《ヤハラ》カニ成ルヲ見バ乃《ハ》チ水ヲ去テ別ニ砂糖ヲ以テ烹《ニ》タル乳汁ヲ之ニ混《コン》ジ

又之ニ肉桂粉《ニクケイフン》ヲ加フル片ハ甚ダ宜《ヨ》ロシ其之ヲ製スル量ハ左ノ如シ

米一磅　牛乳三ピント　砂糖二斤

○亜留羅留《アルロールート》

此他ニ緊要《キンエウ》ナル澱粉ハ人ノ屢々食フ所ノ亜留羅留《アルロールート》ナリ此種類甚ダ多シト雖モ其最モ善《ヨ》キ者ハ東西両印度ニ産スル者ナリ

西印度ノ亜留羅留ハ甚ダ細《サイ》密《ミツ》ナル澱粉ニシテ是ハ亜美利加州ニ至規間地方ニ産スル馬蘭太《マランタ》木ヨリ製スルモノ之此木ノ根ヲ取テ木製《モウセイ》ノ臼《ウス》

ニテ打潰《ウチツブ》スﾄｷハ恰《アタ》カモ乳汁ノ如キ液《エキ》アリテ流《ナガ》レ出ス其液ノ下底ニ沈メル者即チ亜留羅留ナリ此澱粉ハ英領ナル伯《ベ》勒《ル》密《ミユ》太《ダ》嶋大西洋中ヨリ来ルモノヲ最上トス又東印度ノモノハチユルメリツク樹名ノヨリ製スルモノニテ此木ハ染物ニ用フル黄色ノ物ヲ得ル木ナリ又フイグム又樹名ノ茎《クキ》ニハ嚢《フクロ》アリテ其中ニ澱粉ヲ蔵《ザウ》セリ之ヲ製スル法ハ西印度ノ亜留羅留ト同ジ

英国ニ亜留羅留ヲ輸入スルヿ毎年凡ソ四十万磅ニ下ラズ之ヲ病人或ハ小児ニ食用セシムル

コト屡《シバ〳〵》ナリ其法初メ之ヲ僅カノ冷水ヲ以テ煉《ネ》リ攪《マハ》シ其後之ニ沸《フツ》騰《トウ》水《スイ》ヲ加フルトキハ其細《サイ》粒《リウ》膨《バウ》脹《テウ》シテ次第ニ軟柔トナル是ニ於テ香《カウ》櫞《エン》水葡《ブ》萄《ドウ》酒或ハ白酎《ブランデー》等ニテ香ヲ與《アタ》フ

初メハ欧洲一番《バン》ニ亜畱羅畱ヲ以テ大滋養質アリト思ヘリ然レドモ方今ニ至リテハ醫《イ》家《カ》之ヲ論ジテ非ナリトセリ

案スルニ亜畱羅畱ハ日本ニ所謂ル葛《クズ》粉《コ》ニ類ス

○多《タ》比《ピ》阿《オ》迦《カ》

多比阿迦ハマニホッドト唱フル樹《キ》ヨリ製スル所ノ一種ノ澱粉ナリ其性甚ダ消化シ易キモノナルガ故ニ生肉質アル者ニハアラズト雖モ屢《しばく》胃《イ》弱《ジャク》ノ人ノ用ヲ成リ

○西《サ》穀《ゴ》米《マイ》

西穀米ハ椶《シユウ》木《ボク》中ニ多ク在ル所ノモノニシテ是レ亦一種ノ澱粉ナリ蓋シ欧羅巴人ノ用ユル西穀米ハ印度ノ亜地《アーキ》邉刺《ペラゴ》諸島ニ生ズル西穀米ヨリ製スルモノ之

此他小麦等ノ穀艸中ニモ各〻澱粉質ヲ含メリト

虽モ既ニ第四編第五編生肉食ノ部ニ悉《クハシ》ク説《トク》ルヲ以テ爰ニ記セズ

○馬《バ》鈴《レイ》薯《チヨ》及ビ其紀《キ》事《ジ》

馬鈴薯《ジヤガタライモ》ノ記ハ備《ツブサ》ニ余ガ著《アラ》ハセル植物用論ニ見ヘタレバ爰ニハ其大略ヲ掲《カヽ》グルモノナリ此薯《イモ》ハ米國ニ至規間ニ産シ歐州ニテ未ダ之ヲ發明セザリシ前ヨリ久シク之ヲ食フヿヲ知レリト云フ一千六百年代ノ初メニ是斑牙人《スペイン》始メテ之ヲ歐州ニ持来リシヨリ是斑牙ヲ始メトシミセランド、拂銀地《ブルゴンデー》及ビ以太利等ニ移シ植《ウエ》ルニ至レ

リ蓋シ馬鈴薯ヲポテートト唱フルハ東印度ノ
地又米利堅ニテ食用スル甘藷《サツマイモ》バタヽスト云フ
語ヨリ出タリ
一千五百六十五年匹八商《クツハヤ》奴隷ヲ買賣スル商人浩京斯《ハウトンス》初
メテ義勒蘭《アイルランド》ニ携《タヅサ》ヘ来リ同ジク十五年ニ土雷機《トレキ》
ト云フ人之ヲ英國ニ傳《ツタ》ヘタリケレ𪜈人ノ之ヲ
知ルモノ少シ其後阿爾得羅瓛《オルテルラレ》ト云ヘル人モ之
ヲ携ヘ来リテ植《ウヘ》シカ𪜈國中一般ノ食用トナル
ニ至リシハ遥カニ後年ノ事ナリ
此艸ノ食用トスル部分ハ地中ニアル根ニシテ

此根枝《エダ》ノ上ニ芽《メ》ヲ萌《キザ》ス之ヲ切リ取テ植ユベシ

○馬鈴薯ノ成分

馬鈴薯四分ノ三ハ皆ナ水分ナルヲ以テ此ノ如キ量《カ》層《サ》ヲ成《ナセ》リサレバ一磅ノ量中ニ含ム所ノ水十二ヲニ至ル若シ之ヲ実《ジッ》験《ケン》セント欲サバ一磅ノ馬鈴薯ヲ焼キ又之ヲ量《ハカ》リテ見バ容易《タヤス》ク之ヲ知ルベシ

馬鈴薯ハ滋養甚ダ鮮《スクナ》キモノニテ百磅ノ中ニ僅《ワツ》カ一磅半ノ生肉質アルノミナリ故ニ之ヲ一箇《コ》ノ食物トシテ用フルヿ甚ダ不適《テキ》當《トウ》ナルヲ以テ

獣肉ト共ニ食フカ否ザレバ歐《オウ》州《シウ》列《レツ》國《コク》ノ如ク乾酪牛酪等ニ合セテ用フベシ次ニ記スル者ハ亦南堅《ケン》津《シン》頓《トン》ノ博《ハク》覧《ラン》會《クハイ》ニ見ル所ナリ

馬《バ》鈴《レイ》薯《チヨ》成分ノ表

生《ナマ》薯《イモ》一磅中ノ水	毎レ百、七十五、四分ノ三
乾《ホシ》薯《イモ》一磅中ノ水	十二℥
乾薯一磅中ノ蛋白質	一百呂
同量中ノ澱粉	二百十九呂
同量中ノ糖	二百二十三呂

同量中ノ護膜《ゴム》　三十呂

同量中ノ脂　十五呂

同量中ノ木繊緯　二十二呂

同量中ノ礦物素　六十四呂

同量中ノ炭素　二弓

○馬鈴薯中ニ含メル咘吠斯《ポッタース》ノ辨

上文ノ表中ニ一磅ノ馬鈴薯ニ六十四呂ノ礦物素アルヿヲ説《ト》ケリ之ヲ省ルモノ或ハ何等ノ礦物素此ノ如ク多分ニ薯中ニ在《アル》ヤト疑《ウタガ》フ者アランカ抑此物素ノ主《シユ》トスル者ハ乃《ハ》チ咘吠斯《ポッタース》塩類《エンルイ》

ニテ食物ニ於テハ殊《コト》ニ必《ヒツ》需《ジユ》ノ者ナリ故ニ看《ミル》官《ヒト》ニ示ス馬鈴薯ハ他食物ノ如ク許多ノ滋《ジ》養《ヤウ》質《シツ》アルヿ能ハズト雖モ此物素ヲ多分ニ含《ガン》有《ユウ》スルヲ以テ他ノ用ヲ成スニ足レルヲ知ベシ而フシテ此物元来他國産ノ者ナリシヲ方今此國ニ之ヲ用フルヿ盛《サカ》ンニナリシモ亦此理アレバナリ此塩類ノ人身ニ功ヲ効ス所以ハ暫《シバラ》ク後篇礦物食ノ論ニ讓《ユヅ》ル

○馬《バ》鈴《レイ》薯《チヨ》澱《デン》粉《フン》及ビ馬鈴《ジヤガタラ》酒《シユ》ノ辨

馬鈴薯ハ獨《タダ》食シテ功アルノミナラズ亦タ交易

ニ利アリ蓋シ澱粉多クシテ之ヲ製スルヿモ亦タ甚ダ容易《タヤス》キガ故ニ其價ヒモ他ニ比スレバ至テ廉《レン》《ヤスシ》ナリ歐洲一般ニ多ク之ヲ製シ出シ殊ニ主トシテ織戸《ショクコ》《ハタヲオルイヘ》ニ用フ又和蘭《オランダ》魯西亜《ロシヤ》ノ地ハ冬ノ間ダ之ヲ貯畜《タクハ》フルヿハ甚ハダ難《カタ》キヲ以テ多クハ之ヲ澱粉ニ製シ又ハ砂糖又ハ舎利別《セーロップ》ニ製ス其滓《ヲリ》ハ尽ク之ヲ豚《ブタ》ニ食ハシメ或ハ肥艸《コヤシ》トシテ之ヲ用フ又歐羅巴洲ノ北地方ニテハ之ヲ以テ酒ヲ製シ之ヲ馬鈴酒《ジヤガタラザケ》ト唱フ

馬鈴薯ノ種類中ニ素性《スゼウ》悪《アシ》ク甚ハダ害毒《ガイドク》ナル草ア

リ是ハ植物要論ニ詳《ツマビラ》カナレバ就《ツイ》テ之ヲ訂《タダ》スベシ

○馬鈴薯ヲ割烹《カツパウ》《リヨウリ》スル方

馬鈴薯ヲ割烹スル法別ニアリト雖モ先ヅ看《ミル》官《ヒト》ニ示ス之ヲ煮タル水ハ甚《ハ》ダ不《フ》健《ケン》康《カウ》ナル液《エキ》ヲ含《フク》メル故ニ決シテ之ヲ食フ可ラズ

我大英三洲ニテ英蘇義《ノ三嶋》食用スル所ノ馬鈴薯ハ年々凡ソ一千万タンノ量ニ至ル

馬鈴薯ヲ烹ルノ方ハ初メ之ヲ冷水ニ投《トウ》ジ其後水ヲ去テ十分ニ乾《カワ》カシ再ビ之ヲ鍋《ナベ》ノ上ニ上セ

清潔《セイケツ》ナル布片《スノギレ》或ハ弗蘭寧勒《フランネル》布ヲ以テ之ヲ覆《オホ》ヒ葢《フタ》ヲ細目《ホソメ》ニ明《アケ》テ緊《キビ》シク閉《トヂ》ズ夫ヨリ鍋下《ナベシタ》ニ火ヲ點《ウツ》スベシ此ノ如クスル片ハ水分尽ク蒸發《ゼウハツ》シ去ルベシ乃ハチ之ヲ収《トリア》ゲテ葢《フタ》ニ蓮孔《ハスアナ》ノ多ク明《アキ》タル葢器《フタモノ》ニ盛《モ》リ以テ蒸氣ヲシテ散《サン》ジ去ラシム是ハ前ニ蒸氣ヲ取テ十分ナレ圧復《マ》タ之ヲ葢器ニ入バ蒸發氣ノ凝固《コウカタマ》リテ再ビ馬鈴薯ヲ潤《ウルホ》サンヿヲ恐レテナリ此外ニ猶焼キ又ハ蒸ノ法アレ圧其皮ヲ去ラズシテ烹タルモ最モ愛《アイ》スベシ其割烹《カツパウ》ノ法悉《クハ》シクハ迦塞勒《カツセル》氏刊行《カンカウ》ノ家事《カジ》教導《ケウダウ》編《ヘン》ニ説《トキ》

タレバ其詳細ヲ窺《ウカヾ》フベシ
余《ワレ》今看官《ミルヒト》四方ニ告グ割烹ノ法ハ唯《タヾ》諸《モロ〳〵》ノ食物ヲ清麗《セイレイ》《キレイ》ニ調《トヽ》ノヘ之ヲ膳《ゼン》ニ供ズルヲ以テ足レリトスル勿レ割烹ノ法ハ能ク其物ノ滋養質ヲシテ失ハシメズ之ヲ調《トヽ》フルニ関《クワン》節《セツ》ヲ去リ肉《ニク》ヲ割《サ》ク自カラ法アリテ費《ツヒヘ》アラザラシム故ニ之ヲ為ス者ハ宜シク注意シテ之ヲ軽《ケイ》忽《コツ》ニスル勿レ其手ヲ下スニ方《アタ》リテ其法ヲ知ズンバ婦女子或ハ人ニ恥《ハヅ》ルヿアリ徐《ジヨ》々《〳〵》漸《ゼン》々《〳〵》之ヲ学ビバ労セズシテ其域《ヰキ》ニ至リ進《カク》退《ヒキ》不順《フテマハシ》ノ憂《ウレヒ》ヲ免《マヌカ》ルベシ嗚《ア》呼《ヽ》反《ハン》

覆《ブク》シテ汝ニ示ス食ハ人命ノ本之之ヲ猥《ミダリ》ニスル
ハ命ヲ猥ニスルニ異ナラズ慎《ツヽシ》マザル可ンヤ

◎第十一編畢

飲食養生新書巻之三畢

飲食養生新書

四

山本義俊譯述

飲食養生新書巻之四目次

○第十三編

血病ヲ患ヒシ辨及ビ壽爾伯勒伯林《ジルベルトブレン》其
療法ヲ發明セシ辨
○燐酸塩石灰ハ人身樞要ノ礦物ナル論
○炭酸塩石灰ハ人身ニ樞要ナル論
附説鐵素珪素等作用ノ辨
以上畢

山本氏譯飲食養生新書巻之四

山本義俊　譯述
秋吉省吾　校正

○第十二編

○生《セイ》熯《ダン》食《シヨク》ノ論下

砂《サー》糖《トウ》ノ性《セイ》質《シツ》ト成《セイ》長《テウ》スル由《ユ》来《ライ》

砂糖ハ斯《ス》牙《ガー》里《ル》蒹《ケン》ヨリ製スル者ナルハ世ノ人ノ能ク知ル所ニシテ其性一種ノ大ナル艸ナリ其最モ大《イ》ナル者ニ至テハ二十足ノ長サアリテ葉《ハ》ノ大《イ》ナルコ人ノ掌《タナゴヽロ》ニ倍《バイ》シ長キコ亦《タ》人ノ手ニ倍

ス世ニ此植物ヲ指《サ》シテ蒹《ケン》ト呼ビ来レドモ名実甚ハダ正シカラズ夫レ蒹ハ葭《アシ》ノ属《タグヒ》ニシテ艸トハ素ヨリ性ヲ異《コト》ニス蒹ノ纎《セン》緯《イ》タル直《ナホ》ヿシテ木ノ全《ゼン》幅《フク》ニ充《ミテ》リ艸ノ纎緯タル木ノ周圍《シウヰ》《マハリ》ニ在テ中ヲ虚《ムナシ》クシ節《フシ》ニ至リテ相《アヒ》離《ハナ》ル其相違《サウイ》アル見ツベシ余尚植物要論ニ砂糖ノ製法ト其成長スル来由《ライユ》ヲ悉《クハシ》クセリ蒹ト艸トノ相異《コト》ナルヿモ亦《タ》之ヲ詳《ツマビラ》カニセリ此書ヲ読《ヨム》モノ必ラズ就《ツイ》テ見ザル可ラズ

此書植物要論ヲ引ヿ至テ多シ蓋シ此書ハ飲食ノ養生ヲ説シ者ナレドモ筆順《ヒツジユン》ノ然《シカラ》シムル所ロ

植物ノ性来美悪ヲモ説ザルヿヲ得ズ之ヲ説ニ其詳カナルハ小冊子ニシテ能ハザルヲ以テ只其大要ヲ掲テ割烹ノ一助トス尚其細詳ナルヲバ之ヲ植物要論ニ譲《ユヅ》ルヲ以テ譯者亦不日ニシテ之ヲ訳述スヘシ

○砂糖ニ数《スウ》種《シユ》アルヲ論ズ

附説　獨《ドク》都《ト》児《ル》蘭《ラン》紀太《キストル》ノ説

砂糖ニ数種アリ一ヲ乳《ニウ》糖《トウ》ト称シテ牛乳ヨリ製スルモノ是ナリ又動物ノ肝《カン》臓《ザウ》中ニ在ルモノアリ又菓物ヨリ製スルモノアリ澱《デン》粉《フン》ヨリ製スル

者アリ其種類多キ視ツベシ然レ𪜈通常《ツウセウ》食物ニ甘味ヲ與フルモノハ乃ハチ斯牙里蘘《スーガルケン》ヨリ製セシ者ナリ又植物ノ根ヨリ之ヲ製スルヿアリ乃ハチ蓁菜《タウチリ》糖ノ如キハ蓁菜ノ根ヨリ製セシ砂糖ナリ化學者其砂糖ヲ部《フ》署《チヨ》シテ各ク名ヲ分テリ蔗ヨリ製セシ砂糖《スーガル》ヲ薩《サ》路《ル》龍《ワー》斯《ス》ト云ヒ果物ヨリ製セシモノヲ弗剌克刀斯《フラクトース》ト云ヒ牛乳ヨリ製セシヲ剌克刀斯《ラクトース》ト云ヒ澱粉ヨリ製セシヲ具《グ》剌《ラ》麻《マ》斯《ス》ト云フ

獨都《ドクー》児《ル》蘭《ラン》紀太《キストル》ノ曰ク砂糖種類多シト虽モ之ヲ

食スル片ハ其功皆ナ全ク我レ澱粉ノ砂糖ニ変ズル所以ハ血液ニ吸《スイ》収《オサ》メラル丶故ナルヲ知ル故ニ澱粉ヲ食用シテ糖ニ及バザルハ此物元来血《ケツ》液《エキ》ニ吸収メラル丶コ難《カタ》キ故ナリ總《スベ》テ母ノ手ニアル小児ニハ乳《ニウ》汁《ジウ》ノ甘《アマ》味《ミ》甚ダ善《ヨ》シ然レ𪜈小児ニ善キ者ハ必ズ大人ニモ善シトス可ラズ是レ其量ノ異アレバナリ大人ハ胃《イ》ノ消《セウ》化《クワ》必ズ小児ヨリ強《ツヨ》シ故ニ此ノ如キ者ヲ食フ片ハ溶《ヤウ》解《カイ》甚ダ速《スミヤ》カニシテ一種ノ苛《カ》烈《レツ》酸《サン》ト云ヘル混合物トナリテ食物ニ変化ヲ起シ体ヲ危フスルノ恐レ

アレバナリ是ヲ以テ胃《イ》弱《ジヤク》ノ人又ゴードド病ノ人又僂《レ》麻《ウマ》質《チ》病ノ人及ビ肥《ヒ》太《ダイ》ナル人ハ之ヲ食スルヿ勿レ

ゴード病ハ関節《クハンセツ》《ホネフシ》ニ在ル病ニシテ其痛《イタ》ミ時ニ止ミ時ニ起ル恰カモ痛風《ツウフウ》症《セウ》ノ如レ僂《レウ》麻《マ》質《チ》病ハ世ニ知ル如ク神藍ノ病ナリ

○砂糖ノ互市《ゴシ》《アキナヒ》及ビ砂糖蜜《ミツ》ノ辨

附説大英國砂糖ノ輸《ユ》入《ニウ》多《タ》寡《クハ》

砂糖互市ノ昌ンナルヤ日ヲ追《ヲツ》テ益《マスマス》繁《ハン》栄《エイ》シ西印度ヨリハホグフベッドド唱《トナ》フル桶《オケ》ニ盛《モリ》テ輸入シ

東印度ヨリ、カンニーバクト称スル麻製ノ嚢ニ盛テ輸シ来ル

砂《サ》糖《トウ》密《ミツ》ハ斯《スー》牙《カ》里《ル》蕿《ケレ》ヨリ製セシ液《エキ》ニシテ小サキ結《ケツ》晶《セツ》トナルーアリ之ヲ麪《パ》麭《ン》ニ塗《ヌ》リテ小児ニ用フル甚ダ好ク諸物ニ用ヒテ甚ダ便ナリ

一千八百六十四年大英國ニ輸入スル所。蔗《ツ》製《セイ》ノ砂糖五十三萬六千二百二十六タン精《セイ》製《セイ》ノ者一万四千八百七十九タンナリ又舎利別ト蕿《ケレ》液《エキ》糖《トウ》蜜《ミツ》ト合シテ四万零百六十五タン其價ヒ總計合シテ一億二千四百万磅《ポンド》丈《ステルリング》ニ至ル

○脂油《シユウ》《アブラ》ト脂肪《シバウ》《アブラミ》トノ辨及ビ鯨魚《ケイギヨ》《クジラ》ノ油

生燐食ノ中砂糖ニ次グ者ハ脂油ト脂肪トナリ此者動植ニ物ノ中ニ在ヲ以テ動物《ドウブツ》脂肪《シバウ》植物《シヨクブツ》脂肪ノ名分《メイブン》アリ

脂肪ハ動物体ニ在テ多ク用ヲナスモノナリ先ヅ第一ニ脂肪ノ全部ハ組織《ソシヨク》ノ壓力《アツリヨク》ヲナスヲ以テ体ノ突衝《トツセウ》ヲ防ギ第二ハ脂肪ハ元来熱《ネツ》ニ誘《サソ》ハレザル不導体《フダウタイ》ナルヲ以テ体ノ温度ノ消散《セウサン》ヲ防《フセ》ギテ之ヲ護《マモ》ルノ具トナレリ此作用ヲバ鯨《ケイ》魚ノ脂肪ヲ見テ明カニ知ベシ抑《ソモ〳〵》鯨《クジラ》ノ脂肪ノ巨《コ》大《ダイ》ナ

ル殆ド量《ハカ》ル可カラザルノ量《レウ》ヲ以テ太《イタ》ク其皮《カハ》ニ滲《シミ》入《イ》リ彼ノ無量ナル水ノ壓《アツ》力《リヨク》ニ抵《テイ》抗《カウ》セシムルノミナラズ北海嚴《ゲン》寒《カン》ノ節《セツ》モ魏《ギ》然《ゼン》トシテ恙《ツヽガ》ナキハ蓋《ケダ》シ脂肪ノ体中温度ヲ貯《タクハ》フル故ナリ又眼《ガン》窠《クハ》ノ如クニシテ運《ウン》動《ドウ》關《クワン》節《セツ》ノ枕《マクラ》トナリテ諸《シヨ》骨《コツ》ノ脆《モロ》キ質《シツ》ヲ扶《タス》ケル者アリ之ヲ取テ食スルトキハ生燃食トナル之其故ハ我呼《コ》吸《キウ》スル所ロ空《クウ》氣《キ》中ノ酸《サン》素《ソ》ト混《コン》合《ガウ》シテ以テ体中ヲ出入スル故ニ体ニ温度ヲ發スルヿ誠ニ自由ナリ然リ而フシテ之ニ加フルニ脂肪ヲ食フテ之ヲ体中ニ集《アツム》ルトキハ

其温度ヲ護《ゴ》シテ洩《モラ》サヾルヿ勿論ニテ恰《アタ》カヒ薪《タキヾ》ヲ体ノ温度ニ加フルガ如クナルベシ彼ノ熊《クマ》又ハ土撥鼠《ムグラモチ》ノ如キ冬時土中ニ蟄《チツ》伏《フク》スル動物ハ三《フユ》冬《ミツキ》ノ間ダ寒《カン》ヲ堪《タ》ユルニ身ニ集メタル所ロノ脂肪ヲ以テ体ノ温度ヲ貯《タクハ》ヘ給スルガ故ニ春ニ至テ洞《ドウ》穴《ケツ》ヲ出ルトキハ其体ノ痩タルヲ見テ此理ヲ知ベシ

脂肪ハ身体ノ煖度ヲ守ル樞《スウ》要《エウ》ノ具ナリト雖モ之ヲ過分ニ聚《アツム》ルトキハ却《カヘツ》テ大ニ健《ケン》康《カウ》ニ害ヲ生ズベシ故ニ之ヲ食フモノ過分ニ食セザルヿヲ勉《ツト》

ムベシ
油壜《アブラトクリ》ノ寒節《カンセツ》ニ逢《ア》フ片ハ此油必ズ凝《ゲウ》流《リウ》ノ二体ニ分ルヽ者ナリ其凝《コゞ》ルヽ者ヲスチーリント云ヒ流《ナガ》ルヽ者ヲヲレイント云フヲレインハ常ニ流動スル体ナレバスチーリンハ温度《オンド》ニ逢《アハ》ザレバ体ヲ変ズルヿナシ脂油ト脂肪ニモ亦《マタ》此両体アリテ流ルヽ者ヲ脂油ト云ヒ硬《カタ》ク凝レル者ヲ脂肪ト云フ

○植物脂油

脂油ハ亦タ植物ノ中ニモ含メル者ニテ何レノ

艸木モ脂油ナキ者ナシ然レ𪜈殊ニ種ニ多クアリテ亜麻仁《フマジン》ノ如キハ毎百《マイヒヤク》ニ二十ノ油ヲ有テリ又橄欖子ノ油ハ大ニ食用トナレル者ニテ椰子《ヤス》ノ油ト同一ナリ

植物ニ脂油アル本ヨリ論ヲ待ズ我日本ニ於テモ古ヨリ菜種《ナタネ》ノ油胡麻《ゴマ》ノ油椿《ツバキ》ノ油等アリテ枚挙《マイキヨ》スルニ遑《イトマ》アラズ殊《コト》ニ松《マツ》ノ秀《ヒデ》ノ如キ民家ノ手燭《シユシヨク》ニ代ル地アリ越後ノ不知火《シラヌヒ》ノ如キ地中ニ出ス所ノ油ノ如キ類諸邦ニ在テ箇々《イチ〳〵》小冊子ニ載ス可ラズ尚欧州ノ油ヲ植物ヨリ

製スルヿ無慮《ムリヨ》數百種アレドモ太闘孫《ダビソン》氏ノ爰ニ悉《クハ》シクセザルハ此ノ旨ニ要ナキヲ以テナリ

○動物脂肪

動物凝脂《ゲウシ》ノ主トスル者ハ豕脂《ブタノアブラ》、鵞脂《ガノアブラ》ト乾酪トナリ又流動スル油ハ牛脚《ギウキヤク》油、鰍魚肝油、鯨魚油、マッコ蘇油等ナリ之ヲ碇油《デウユウ》ト云フ是ハ蒸發《ゼウハツ》シ易カラザル故ナリ肉豆蔻油、肉桂油等ヲ揮發《キハツ》油ト云フ是ハ容易《タヤス》ク蒸散《ゼウサン》スルガ故ナリ

○脂油人体ニ入ル辨

夫レ人脂肪ヲ食シ之ヲシテ体中ニ已レノ用ヲ為サシムル前ニハ再三変化セザル丁ヲ得ズ余ガ著《アラハ》セル窮《キウ》理《リ》人身論ヲ見《ミ》乳《ニウ》糜《ビ》膜《マツ》ノ乳糜ヲ吸収シ胸《ケウ》管《クハン》ニ運《ウン》輸《ユ》スルノ理ヲ見テ之ヲ理《リ》解《カイ》スベシ夫レ人ノ食用スル所ノ脂肪ハ血液ニ之ヲ運《ハコ》ブ丁能ハズ是ハ脂肪球ナルモノ乳糜管ニ入ル丁能ハザレバナリ又水ニ溶解セザル者ハ乳《ニウ》糜《ビ》膜《マク》ニ入ル丁能ハザルヲ以テ推《オシ》テ知ルベシ故ニ脂肪ヲ血ニ運ブニハ初ノニ脂肪ノ酸ヲシテ胄中ニ在ル諸物ト抱合セシメ変ジテ溶解スベキ物ト

ナリテ始メテ血ニ混《コン》ジ又再ビ凝体《ギョウタイ》ト変ズル之
是之ヲ体ノ脂肪ト云フ

○滋養質生煖質ヲ含メル植物ヲ論ズ

○甘藍《ハボタン》《カベーヂ》又ビ其成分ヲ分拆セシ表

甘藍《ハボタン》ハ滋養質アル者ナレバ之ヲ食フニハ脂肪
又ハ膠臓《カウジ》《ニカハ》アル食物ト共ニ用フルヲ善《ヨ》シトス是
レ菜蔬《サイソ》ハ脂肪ニテ煎《イ》メタル肉ト共ニ食フベキ
所以ナリ之ヲ煮ルノ法ハ嫌《キラ》フベキ味ヲ去リ又
臭《クサ》キ香《ケ》ヲ除《ノゾ》キ其滋養《ジヤウ》ヲ减《オト》サヌヤウニ之ヲ用フ
ルトキハ其味ヒ甚ダ美ニシテ人ノ好ム所ナリ

甘藍一磅ノ成分左ノ如シ

水　十四弖四百四十呂

澱粉　四十二呂

蛋白質　百二十六呂

テキストリン（人工護膜澱粉ヲ煮テ稀硫酸ヲ注グモノ）　二百零三呂

木繊維　三十五呂

灰　五十六呂

以上

花《ハナ》椰菜《バボクン》、蕪菁《カブラナ》等ハ皆《ミ》ナ甘藍ノ属《タグヒ》ナリ

○葱《ネギ》《ヲニヨン》　附説是斑牙《イスパニヤ》、葡萄牙《ホルトガル》貧民《ヒンミン》ノ辨我英國ニ於テ葱《ネギ》ヲ食フ𛂀甚ダ多シ歐州ノ中其右ニ出ルモノナシ我本國ニ於テ之ヲ耕作《カウサク》スル𛂀甚ダ巨大ナリト雖モ是斑牙《イスパニヤ》ト葡萄牙《ホルトガル》ヨリ輸《ユ》入スル所ロ七百タン或ハ八百タンニ至ル最モ此両國ニ於ルヤ此葱ヲ以テ十分一箇ノ食物トシ貧人ノ生活ヲ支《サヽ》フル者トナレリ教頭戎斯頓《ジヨンストン》ノ解《カイ》部《ボウ》書《シヨ》ノ見シニ乾《ホシ》燥《カハ》カセシ葱根《サウコン》ハ毎百膠《カウ》質《シツ》ヲ含ム𛂀二十五ヨリ三十ニ至ルト云々故ニ之ヲ麺麭ト共ニ食スル片ハ是斑牙人ノ救助《キウジヨ》ト十ルノミニ非ズ実ニ麭ノ滋養質ヲ増加スルニ足《タ》

レリトス

○胡羅蔔《ニンジン》及《ビ》成分ノ表

附説英國査烈《チャルレス》第二世ノ時貴女胡羅蔔《ニンジン》ノ葉《ハ》ヲ鳥羽ニ代ヘテ髪《カミ》飾《カザリ》トセシ辨

此艸ハ歐羅巴州一般ニ用ユル食品ニシテ本國ハ勿論各所ノ殖民《ショクミン》地ニ至ルマデ之ヲ植ヘ耕ヤシテ以テ其根ヲ取ル支那ノ地ニモ亦タ多ク之ヲ耕作セリ日尓曼《セルマニー》、弗蘭太《ブランデル》ノ如キハ古ヘヨリ之ヲ耕作セシ國ニテ一千六百年代ニ至リテ始メテ英蘭土《インゲランド》ノ園圃《エンイウ》ニ移《ウツ》シ植《ウヘ》シナリ査烈《チャーレス》王第一世ノ時ニ貴女等《タチ》皆ナ此葉《ハ》ヲ以テ髪《カミ》ヲ飾《カザ》リ花蔓《マン》トセシヨシ蓋シ胡羅蔔《ニンジン》ノ葉ノ光沢アルコ恰《アタカ》モ鳥ノ美毛ノ如ク美《ウツク》シカリシ故ナリ此葉美ナレ𪜈至テ萎《シボ》ミ易キ者故ヘ之ヲ斬《キ》ル時葉《ハ》茎《クキ》ヨリ一インチ或《ヒシ》クハ二インチヲ隔《ヘダ》テヽ之ヲ切《キ》リ其根ヲ附《ツケ》ヲキ之ヲ水鉢ニ浸《ヒタ》スベシ數日ニシテ胡羅蔔色ヲ変ゼズ緑《ミドリ》ノ色美シキコ名《メイ》状スベカラズ胡羅蔔ハ多ク生暖質ヲ含《フク》ミ生肉質ヲ含ムコ至テ尠《スクナ》シ次ニ示セル表ハ胡羅蔔一磅中ノ成分之

胡羅蔔一磅中ノ成分

水	十四ヲ
蛋白質	四十二呂
砂糖	一ヲ十一呂
脂肪	十四呂
護膜	七十呂
木纖緯	二百卌一呂
礦物素	七十呂

以上

○胡羅蔔ヲ割烹《カツポウ》スル法

胡羅蔔ハ熟烹《ニル》トキハ甚ク消化ヨキ物トナルナリ

表中ニ見ル如ク砂糖ヲ有《タモ》ツヿ甚ダ多《タ》量《レウ》ナル者ナレバ牛肉羹《カウ》汁《ジウ》又ハ蒸《ムシ》肉《ニク》ト共ニ之ヲ食ヿ𪜈ハ甚ハダ身体ニ効《カウ》アリ今之ヲ汝ニ示サン

人羹汁ヲ製セント欲シテ肉ヲ煮ル𪜈ハ必ズ肉ノ脂油上面ニ浮《ウカ》ミ出ベシ庖人《ハウニン》《リヤウリニン》ハ此脂油ヲ酌《クミ》取《トツ》テ之ヲ棄《スツ》ト雖トモ多少ハ必ズ残《ノコ》ラザルヿヲ得ズ脂油ヲ酌去ル所以ハ前ニ示ス如ク此物元来水ニ混合セザルモノニテ血ニ運《ハコ》ブヿ能ハザレバナリ故ニ胡羅蔔ヲ取テ之ヲ此羹汁ニ入ルレバ胡羅蔔中ノ砂糖流出スルヲ以テ之ガ為ニ脂

肪ヲ除テ水ニ混ゼシムルヿヲ得ナリ故ニ羹汁ト合食スレバ功ヲ奏《ソウ》ストハ之ヲ謂《イフ》ナリ

○亜防風《アマリカボウフウ》《パルステニープ》及ビ成分ノ表

亜防風ハ胡羅蔔同等ノ者ナレ𪜈木纖緯ノ多キヲ以テ胡羅蔔ヨリハ消化シ難シ

亜防風一磅中ノ成分

水	十三ヲ五十三呂
蛋白質及乾酪質	八十七呂
砂糖	二百十呂
澱粉	二百四十五呂

脂肪	三十五呂
護膜	五十二呂
木纖緯	一百二十三呂
灰	七十呂
以上	

此表ヲ見ル者世ニ塩牛肉ト胡羅蔔トヲ合食シ塩《シホ》豕《ブタ》肉《ニク》ト亜防風トヲ合食スル所以ヲ始メテ知ルベシ

○蕪菁《カブラナ》及ビ其滋養

蕪菁ハ欧羅巴及ビ亜細亜ノ温帯《オンタイ》地方ニ産スル

菜《サイ》蔬《ソ》ニシテ大英國ニ之ヲ耕作スルヿ既ニ久シ此者水分ハ至テ多シト雖モ滋養質ハ胡羅蔔ニ勝《マサ》レリ加フルニ胡羅蔔ト亜防風ヨリハ木纖維少ナキ故ニ自《シ》然《ゼン》両物ニ比スレバ消化シ易シ其乾《ホシ》燥《カハ》カセシモノハ印度穀《インジヤンコルン》《トヲモロコシ》ト滋養ヲ同フス然レドモ一ノ脂肪ヲモ備《ソナ》ヘザル者ナレバ甚ダ脂肪多キ豚肉ト共ニ食フ片ハ大ニ功アリ此菜《ナ》ノ若《ワカ》葉《バ》ハ味ヒ至ツテ美ニシテ殊ニ端《スエ》典《デン》國ニ産スル者ヲ上等トス其根ハ大抵《テイ》家《カ》畜《チク》ノ食トスル者ナレドモ人亦タ得テ之ヲ食トス

○英國凶年ニ蕪菁ヲ以テ麺麭ヲ製セシ辨
及ビ成分ノ表

知識《チシキ》自在《ジザイ》《リゾレリー、オス、イーレンヂノ》ト云ヘル書ニ曰ク一千六百二十九年及ビ三十年我ガ大英國連年《レンネン》ノ饑《キ》饉《キン》ニ苦《ク》ルシミシ時ニ蕪菁ヲ烹《ニ》テ之ヲ絞《シボ》リ小麦ノ粉ヲオナジ量《メカ》タニ交ゼ以テ麺麭ヲ製セリ其ノ色白クシテ蓄《タク》ハフベシ之ヲ蕪菁麺麭ト称セリ又一千六百九十三年ニ穀《コク》物《モツ》凶《ケウ》乏《ボウ》ノ時モ埃《エツ》克《ク》斯《ス》ノ貧《ヒン》民《ミン》再ビ此ノ食ヲ製セザル能ハザルノ勢ニ至リシト云ヘリ

蕪菁一磅中ノ成分

水	十四ヲ二百十三呂
蛋白質及乾酪質	七十七呂
砂糖	二百八十呂
護謨	百零七呂
木纖維	百六十八呂
礦物素	三十五呂

以上

○菜蔬《サイソ》ノ總論《ソウロン》及ビ割烹スルノ法

余別ニ植物要論ニ於テ許多ノ菜蔬ヲ說ルヲ以

テ今爰ニ其一二ヲ掲《ア》ゲテ筆ヲ閣《サシオ》ク次ニ先《セン》哲《テツ》ノ言ヲ載《ノセ》テ以テ童《ドウ》蒙《モウ》ニ告グ

敎頭戎斯頓《ジヨンストン》氏ノ曰ク方今廣ク割烹ノ法行ハレ之ヲ変易シテ人ノ食トスルヤ其最モ廣ク用フル所ハ菜蔬ナリ

我レ全菜蔬中ヨリ發明セシヿアリ其數三アリ

第一ニ菜蔬中ニハ三ノ緊要ナル質アルヲ見ル即チ植《シヨク》膠《カウ》質澱《デン》粉《フン》質及ビ脂肪是ナリ

第二ニハ余化《クハ》學《ガク》上及ビ實《ジツ》驗《ケン》上ニテ之ヲ知ル曰ク右三質ノ中其一ノ質他ノ二質ヨリ餘《アマ》リ

少《スク》ナケレバ之ヲ割烹スルニ方リテ其不足ヲ補ナフベシ

是ノ故ニ麺麭ト共ニ牛酪ヲ食シ又タ揑粉《ネリコ》ニモ混《コン》ジテ食フナリ是レ他ナラズ小麦粉ニハ脂肪ナキ故ナリ或ハ麺麭《パン》ト共ニ乾酪《カンラク》及ビ葱《ネギ》ヲ食フ是レ膠質《カウシツ》ヲ補フガ為ナリ此他ニモ馬鈴薯或ハ米ヲ食スルニハ滋養物ヲ加ヘ甘藍及脂肪ヲ加ヘ又菜蔬ノ油ヲ以テ萵苣《チサ》ノ不足ヲ補ヒ溶《トケ》タル牛酪ト共ニ花椰菜《ハナハボタン》ヲ食フハ皆其足ラザルヲ補フ理ナリ

第三ニハ尋常《ジンジヤウ》ニ食ハルベキ菜蔬ニハ水分ノ量甚ダ多キ者ナルヲ知ル故ニ我レ庖厨《レウリバ》ニ於テ食ヲ調《トヽナ》フルヤ必ズ天然ノ質ニ倣《ナラ》ハザル可ラズ乃チ小麦ヲ用ヒテ以テ麺麭ヲ製スルニモ多ク水量ヲ之ニ加フルヲ以テ知ルベシ

○食物ハ諸質ノ尽《コト〳〵》ク備《ソナハ》レルヲ主トスル論

總《スベ》テ人ノ生命ヲ支《サ》フル所ノ食物種類ハ此ノ如ク諸質ヨリ成ルヲ以テ小麦麺麭ノ成分中ノ其一ツ計リヨリ成レル菜蔬ハ之ヲ常食シテ以テ永久滋養ノ食品ナリト思フ可ラザル而已ナラズ

実験《ジツケン》上ニモ見ル所ナリ脂油又ハ脂肪一物ニテ生命ヲ支フルヿ能ハズ又澱粉又ハ砂糖一物ニテ生命ヲ支フルヿ能ハザル寔《マコト》ニ其理ナリ故ニ植物菓物皆ナ植膠質《シヨクカウシツ》アリテ此等ノ質ニ交《マジ》ハルニ至ル是レ自然ノ作用ト云フベシ

此《コノ》道理《ダウリ》ヲ以テ澱粉ノミナル亜尓番尓土《アルロールート》ノ如キハ膠質《カウシツ》アル者ヲ混合《コンガウ》スルニ非ンバ何ノ功ヲモ奏スルヿナク結句《ケツク》身体ニ害《ガイ》ヲ為ニ過《スギ》ズ是ノ故ニ囚虜《レウリヨ》ヲ罰《バツ》スルハ亜尓番尓土ノミヲ食ハシムルハ身体ノ次第ニ衰弱《スイジヤク》シテ死ニ至ルヲ

待ナリ
又西穀《サゴ》米《マイ》等《ナド》モ膠質甚ダ少ナクシテ澱粉ヨリ成ルモノナレバ右ト同一ノ論ナリ
又膠質ノミヲ犬ニ食ハシムルニ二周間ニシテ仆ル是ヲ以テ膠質及ビ澱粉ハ相混合セシ者ニ非ザレバ天造ト人造トヲ言ズ之ヲ食フモ生命ヲ支フ可ラザルコヲ知ル又此二質モ脂肪ヲ含ムコ多少ナル時ハ其消化益〻速カナルベシ之ニ加フルニ此物自然ニ幾分ノ水分ヲ含メルカ然ラズンバ人工ヲ以テ之ニ水分ヲ與フル𪜈ハ益〻

消化ノ速カナル食トナリ以テ動物ノ生命ヲ支フルニハ十分ノ働《ドウ》作《サ》力《リヨク》ヲ生ゼンヿ必セリ

第十二編畢

○第十三編

○礦物《クワウブツ》食ノ論

○水　附説人体中ノ水分

夫レ水ハ自己ニ礦物アルニ非ズト雖モ其溶解《ヤウカイ》力[即チ他ノ実体ノ極微《キヨクビ》ヲ別ツ力《チカラ》]甚ダ大ニシテ人ノ食フヿ能ハザル所ノ諸固形《シヨコケイ》《モロモロノカタキモノ》ノ礦物ヲ溶解シテ食フヿヲ得シムル者ナリ

水ノ人体ニ必需《ヒツシユ》ナル所以ハ下ニ説ク所ヲ見テ知ベシ人体一百五十四磅ノ量ナレバ其中百十一磅ハ尽《コト〲》ク水ヨリ成ル者ナリ他動物ニハ水量

人ヨリモ大ナリトス理學大先生阿《オー》圓《エン》氏嘗《カツ》テヿセリヿ魚ヲ権《ハカ》リシニ初メ水ヨリ引上ル時《トキ》ニハ二磅ノ量アリシナリ後之ヲ太陽ニ乾《ホシ》燥《カハ》カシテ再ビ権ルニ僅《ワヅ》カニ十六呂アルヲ見ルト是レ魚ノ固形物ハ只ヽ十六呂ニシテ残《ノコ》リノ量《レウ》ハ皆《ミ》ナ水分ナリシナリ

○水ノ植物ヲ養フ論

植物ハ水ナケレハ必ズ枯《カ》ル是レ他ナシ植物吸《ス》ウ所ノ食物水ニ逢《アフ》テ溶解セシムルニ非レバ纖《セン》緯ヲ貫《ツラヌ》ヒテ全体ヲ周《メグ》ルヿ能ハザレバナリ夫レ

水ハ此ノ如ク植物ノ根ノ為ニ地ヨリ繊緯中ニ吸《スヒ》揭《アゲ》ラレ幾《イク》許《バク》ノ滋《ジ》養《ヤウ》物《ブツ》ニ伴《トモナ》ッテ其全部ヲ周流《シウリウ》《メクリナカレ》ニシテ其贅《アマ》レル量ヲハ葉ノ面ヨリ空氣ノ為ニ蒸散《セウサン》スルナリ

○諸食物ニ含《カン》有《ユウ》セル水分

人ノ喝《ノドカハ》クハ是レ喰《クラ》ヒシ者ノ水分ヲ含ムヿ甚タ少ナキカ故ニシテ茲ニ一證アリ以テ水ノ人体ニ必需ナルヲ示スニ足レリ

一千八百四十七年義勒蘭土《アイルラント》ニ於テ馬鈴薯《ジヤガタライモ》ノ乏シカリシ昄國中ニ用フル所ノ茶椥排《コヒー》砂糖ヲ用

フル丁他日ニ踰タリ人異シデ以爲ク方今馬鈴薯乏シク人ノ闕《ケツ》乏《ハウ》スル聡ナルニ此ノ如ク愉快ニ用フル者ヲ世ニ多ク費《ツイ》ヤス丁他日ニ踰タルハ如何ト愽《バク》物《フツ》者《シヤ》之ヲ考《カウ》究《キウ》シテ曰ク馬鈴薯ノ乏キ時ニハ人各玉蜀黍《キヨクシヨクシユ》《トウモロコシ》米《コメ》等ノ如キ水分ノ少キ物ヲ食スルガ故ニ茶糊棑ヲ多ク用フル者ナリ

諸食物中ノ水分

余既ニ屢《シバ〳〵》成分ノ量ヲ示シヌレドモ今ヤ諸物中ノ水分ヲ尽ク爰《コヽ》ニ集《アツ》メテ比《ヒ》較《カウ》ニ備フ

諸物一磅ノ中ニ含メル水分ノ表

小麦粉 一磅以下倣之	二オ	百零六呂
燕麦粉	二	七十六
大麦粉	二	百〇六
裸麦	二	三十五
豌豆	二	百十二
莙薘《ノヱンドウ》	二	百〇五
牛肉	八	〇
豚肉	七	十六
鳥	十二	百〇七
魚 平目魚ノ類	十三	三百七十四

米	二	七十
玉蜀黍	二	百〇五
胡羅蔔	十四	〇
亜防風	十三	五十三
馬鈴薯	十二	〇
蕪菁	十四	二百十三

以上

○水ノ溶解力

此表ヲ見ルモノ凡ソ固形体ト思フ所ノ者モ皆ナ水分ヲ含メルヿヲ始メテ悟《サト》リ其働作ノ甚ダ

緊要《キンエウ》ナルヿヲ感《カン》ズルニ至ルベシ蓋《ケダ》シ水ノ溶解《ヤウカイ》カアルハ如何ン総《スベ》テ滋養物素《ソ》ノ溶解セザル者ハ血中ニ混合セサルヲ以テ水乃《ハ》チ此力ヲ発《ハツ》シテ之ヲ溶《トカ》スノミ又澱粉ノ如キハ水ニ溶解スル者ニハ非ズト虽モ砂糖ニ変ジテ後ハ水ニ混ズルヿヲ得ルハ既ニ前ニ反《ハン》覆《フク》セリ

○水純粋《シユンスイ》ナレバ溶解力益《マス〳〵》強《ツヨ》キ論

水純粋ナレバ溶解力之ニ従ッテ益強クナル者ナリ故ニ毎日適《テキ》當《トウ》ニ純粋ノ水ヲ用フルヿ甚《ハナハ》ダ宜《ヨロ》シ殊ニ之ヲ食後ニ用フルヲ善《ヨシ》トス其故ハ凡

ソ食物ヲ溶解スル力ラアルモノ水ニ及クモノナケレバナリ蓋シ他ノ飲物ト云フモ皆ナ各〻溶解力ナキニハ非ズ然レドモ未ダ之ヲ飲《マ》ザル前《マヘ》ヨリ既ニ他物ニ混合シテ其力ラヲ失ヘバナリ

案ルニ他飲物トハ茶又ハ楜棑ノ如キモノヲ云フナリ此ノ如キ者モ本トミナ溶解力アル者ナレドモ其水既ニ茶又ハ楜棑ヲ溶解スルガ為ニ其力ヲ用ヒ尽《ツク》シタレバ再ビ他物ヲ溶解スベキ力ラナキヲ云フ

案ルニ純粋ノ水ハ溶解力強シト云フモ亦タ

此理ナリ水純粋ナラザレバ外物必ズ多ク混合スベシ混合物入ルトキハ本然ノ水之ヲ溶解センコトヲ勉ムル故ニ其力デ必ズ弱ル故ニ純粋ノ水ノ未ダカラヲ用ヒザル者ヲ飲ム時ハ胃中ニ溶解力ヲ大ニ發センコト必セリ是ヲ以テ汚《ヲ》穢《アイ》混濁《コンダク》ノ水ヲ飲バ大ニ身体ニ害アルコト次章ニ詳カ之

礦物水

夫レ外物ノ混合セシ水ハ其外物ヲ溶解シテ其カヲ費《ツイヤ》スガ故ニ水必ズ不純粋トナリ加フルニ

不健康《ケンコウ》ヲ醸《カモ》スニ至ルヽ其故ハ水岩石《ガンセキ》ヲ踰《コ》ヘ又地ヲ經過《ケイクワ》スル𪜈ハ必ズ混合物素《コンカウブツソ》ト垢《アカ》トヲ集《アツ》メ共ニ井或ハ川ニ入リ是我ガ飲《ノ》ム所ノ水ナリ故ニ積層《セキソウ》《ツモリ〱》シテ遂ニ病根《ヘウコン》ヲ醸《カモ》スニ至ル都府所在《シヨサイ》ニ雨《アメ》降《フル》𪜈ハ穢《ケガ》レタル物及ビ溶解シ易キ物素ヲ洗《アラ》フテ地中ニ浸入《シミイ》リ遂《ツヒ》ニ井或ハ川ニ集ルナリ

蛋白質アル水及ビ之ヲ純粹《ジユンスイ》《キイツホン》ニスル法

水ヲ純粹ニスル法ハ之ヲ煮《ニ》ルヲ以テ第一トス又菜蔬《サイソ》ノ凋委《テウイ》セシ者ヨリ蛋白質ヲ含ミタル水

アレド蛋白質ハ熱《ネツ》ニ遇《ア》ヘバ必ズ凝固《ケウコ》スル者ナルハ此書ニ再々教諭《ケウユ》シテ人ノ知ル如クナレバ水ヲ煎《ニ》ルトキハ蛋白質下低ニ凝《コゴ》リテ沈澱《チンテン》スル故ニ純粋ノ水ノミ上面ニ残ルナリ之ヲ酌取ルトキハ是レ純粋ノ水ノミナリ

○槲樹《カシハノキ》蛋白質ヲ凝固《ゲウコ》シテ水ヲ純粋《ジユンスイ》ニスル辨《ベン》附説試験《シケン》ノ方

蛋白質ハ煎ルノミナラズ又(タンニツク)酸《サン》ニテモ凝固スベシ之ヲ試験スルニ甚ダ容易《タヤス》キ法アリ大《イ》ナル水呑《ノミ》茶椀《チヤハン》ニ水ヲ一盃《ハイ》ニ湛《タヽ》ヘ鶏卵《ケイラン》ノ蛋白《シロミ》

ヲ少シ取テ之ニ混シ新《アタラ》シキ槲樹《カシハノキ》ノ切屑《クヅ》ヲ之ニ投《ズ》レハ蛋白忽《タチマ》チ凝固ス凝固スル片ハ必ズ他ノ不潔物《ケツブツ》ヲ誘《イザナ》フテ共ニ下底ニ沈淪《チンリン》スベシ是レ其證據《セウコ》ナリ世ニ蛋白ヲ以テ酒其外ノ飲物ヲ清潔《ケツ》ニスルハ皆此法ナリ

タンニックハ乃チ槲樹ヨリ得ル者ナリ

川或ハ沼多キ國ノ水ハ大低《テイ》皆ナ蛋白物素ヲ含ムモノナリ巴勒《バリ》川セイン河ノ水ハ明礬《メウバン》ヲ少シ放《ハナ》チ入テ以テ之ヲ純粋《ジユンスイ》ニスルヿヲ得又印度地方ニ旅行《リヨカウ》スル人ハ胡桃《クルミ》ヲ蓄《タクハ》ヘ置キ水ヲ飲《ノマ》ント

欲スルヿハ之ヲ水ニ劃《ス》リ落シ汚物ヲ沈《ヒヅ》メテ後ニ呑ム埃及《エジット》ノ那義畨《ナイル》河ノ泥水《ドロミヅ》モ亦タ此法ヲ用ヒテ飲用ストヿ云フ

○泥水《ディスイ》ヲ漉過《ツクハ》《コス》シテ純粋《ジユンスイ》トスル法

附説水漉《コシ》桶《オケ》ノ圖《ヅ》

次ニ記スル所ノ泥水ヲ漉過《ツクハ》《コス》シテ以テ之ヲ純粋ニスルノ法ニシテ此手段《シユダン》ハ甚ダ廉《レン》ニ事ヲ爲《ナ》ス法ナリ

清潔《セイケツ》ナル樽《タル》ノ上面ニ大サ凡ソ半ペニーノ一孔ヲ穿《ウガ》チ又底《ソコ》ヨリ上ニ升ルヿ三インチニシテ樽《タル》

ノ側面《ソクメン》ニ一孔ヲ穿《ウガ》チ小注管《チウクワン》《ノミクチ》ヲ差込《サシコ》ミ樽《タル》ノ底《ソコ》ニ
ハ栟櫚樹ノ木片《キレ》ニツ三ツヲ投《トウ》ズベシ又別ニ大《イ》サ十二
インチノ植木鉢ヲトリ一片ノ海綿《カイメン》ヲ以テ底ナ
ル孔ヲ塞《フサ》ギ上ニハ動物灰ヲ鋪《シク》ヿ凡ソ二インチ
ニシテ其上ニハ又細《コマ》カナル砂石《ジヤリ》ト粗《アラ》キ沙《スナ》トヲ
鋪《シク》ヿ又各二インチニシテ之ヲ能々押《オシ》迫《ツ》メサテ
此鉢《ハチ》ヲ樽《タル》ノ上ニ上《アガ》セ其孔ヲ樽ノ孔ニ緊《ミツクリ》ト合セ
置《ヲ》キ其後水ヲ一度ニ上ヨリ灌《ソヽ》ギ込《コ》ムベシ若シ
人水ヲ呑ント欲スル𪜈ハ彼ノ注《ノミ》管《グチ》ヲ捻《ネジ》テ水ヲ
硝子《セウシ》盃ニ移《ウツ》サバ初《ハジ》メ濁《ニゴ》リテ在タル水モ忽マチ

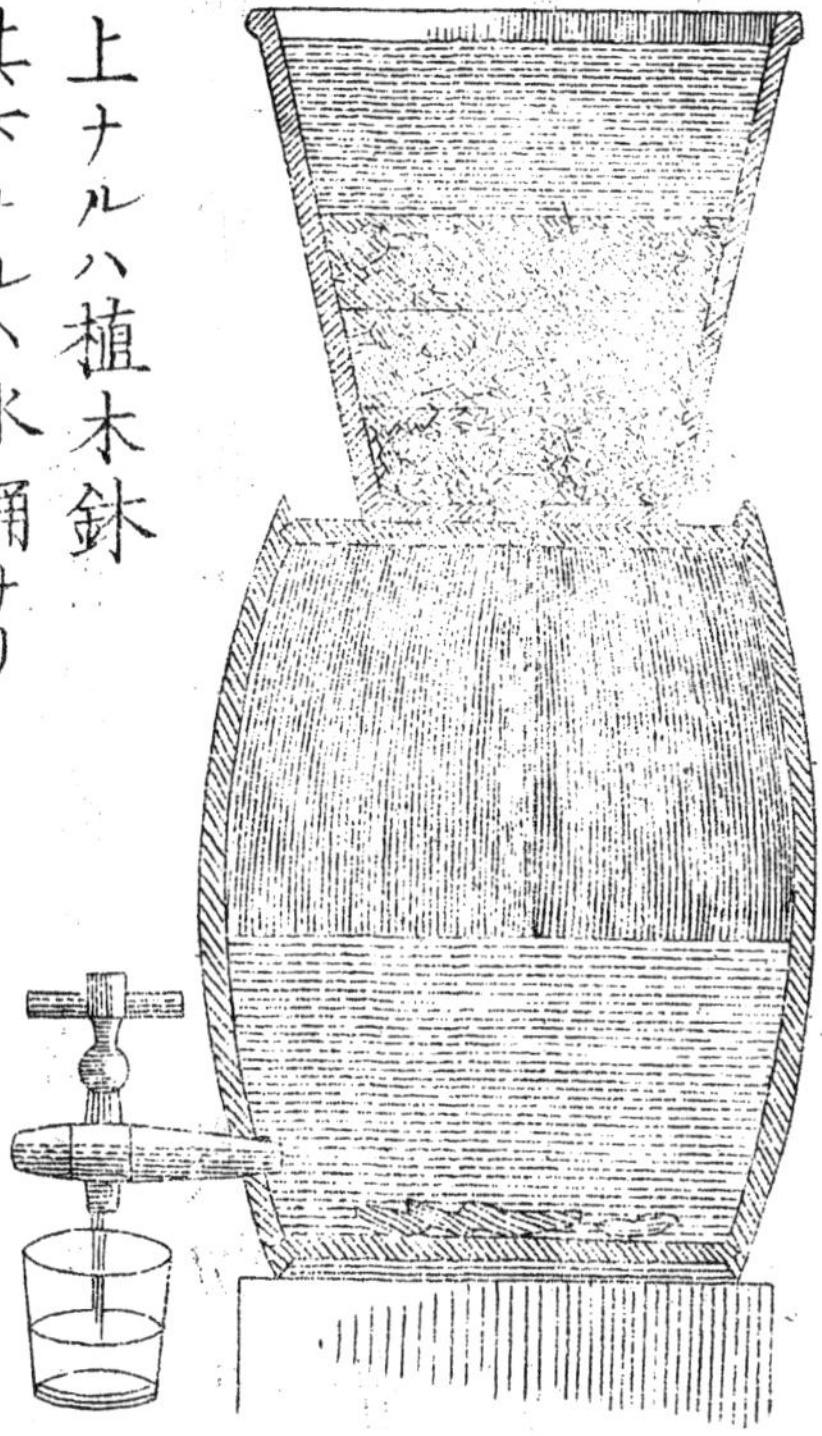

上面ハ水
其次ハ粗《アラ》キ沙《スナ》
其次ハ細《コマカ》キ沙
其次ハ動《ドウ》物《ブツ》灰《クハイ》
各二インチ
樽ノ底ニ見ユル
ハ檞ノ木《キ》片《レ》ナリ

清水トナリテ迸《ホドバ》シルヲ見ルベシ

○塩《シホ》及ビ塩ノ原由《ゲンユ》

附説塩類ハ消化ヲ扶クルカアル辨

血液中ニ在ル所ノ塩ハ礦物ヨリ直チニ得ル所ノ實質ニテ其用ハ血ヲシテ胄中ノ諸液ヲバ厚《カウ》《アツク》濃《コシ》ナラシメ以テ血ヲシテ其稀薄《チハク》ナル液ヲ吸收セシムル者ナリ故ニ人塩《シホ》鹹《カラ》キ食ヲ用フレバ喝《カハ》キヲ覺ユルハ是レ胄中ノ水血液ノ爲ニ吸《スヒ》尽《ツク》サレテ補フモノナキ故之

塩類ハ亦タ消化カヲ扶《タスク》ルヿ大《イ》ナリ其感動《カンドウ》如何ン

トナレバ全ク塩類ヲ食ハザル者ノ遂ニハ死ニ
至ルヲ見ルベシ

○塩類ノ人身ニ能アリ又害アル説

英海軍ノ水夫塩《シホ》漬《ヅケ》食ヲ専《セン》食《シヨク》シテ壊《クワイ》血《ケツ》
病ヲ患《ウレ》ヒシ辨
及ビ寿《ジ》爾《ル》伯《ベ》勒《ルド》伯《ブ》林《リン》其療《レウ》法《ホウ》ヲ発《ハツ》明《メイ》セシ辨

塩類ハ此ノ如ク人身ニ必《ヒツ》需《ジゴ》ノ者ナレバ他礦物
ニ交ヘズシテ多ク之ヲ服《フク》食《シヨク》スル丁ハ亦タ宜シ
カラザル丁之故ニ哺《ポツ》吠《タ》砂《ース》塩ヲ食スルヲ要ス此
哺吠砂塩ハ海岸ノ陲辺ニ生ズル植物中ニ在テ

余既ニ馬鈴薯ニモ此塩ヲ含ムコヲ解《トキ》タリ故ニ歐人ノ風習《フウシウ》ニテ毎日萵苣《チサ》ノ如キ新《アラ》タナル菜蔬《サイソ》ヲ食フハ皆ナ此理ナリ

塩《シホ》漬《ヅケ》物ノミヲ主《シユ》トシテ食フ人ハ壞《クイ》血《ケツ》病ノ患《ウレ》ヒアリ一時英國ノ水夫之ヲ患フルモノ屢《しば〳〵》ナリシガ皆ナ多ク塩《シホ》漬《ヅケ》食《シヨク》ヲノミ食フテ菜蔬ヲ用フルコ少ナキヨリ起《オコ》レリ

一千七百八十年ノ頃《コロ》ニ寿《ジ》爾《ル》伯《ベル》勃《ト》伯林《ブリン》ナルモノ此病ノ療治《レウヂ》ニ香櫞《カウエン》《レモン》水ヲ用フルコヲ始メテ發明シタリ是ヨリ後ハ尽ク船中ニ香櫞水或ハ石灰

水ヲ貯ヘテ以テ其藥餌《ヤクジ》ニ備《ソナ》ヘタリ方今ニ至リテハ馬鈴薯、燕菁、胡羅蔔、甘藍、等ノモノナキ國アルコトナク世界一般ニ乏シカラザルハ抑《ソモ〱》何ノ恵《メグミ》ヅヤ蓋シ天ノ仁アル所以ニシテ一ハ學文ノ德《トク》力《リヨク》宇《ウ》内《タイ》ノ億《オク》兆《テウ》ヲ開《カイ》化《クハ》セシ扶助《タスケ》アルニ因《ヨ》レリ我人間ノ生命健《ケン》康《カウ》ヲ護《ゴ》スルノ方ヲ知レルモ皆ナ學文ノ力ラナリ

○燐《リン》酸《サン》塩《エン》石灰ハ人身樞要《スウエウ》ノ礦物ナルヲ論ズ

右ノ外ニ身体ニ緊《キン》要《エウ》ナル礦物食ハ燐酸塩石灰ニシテ此石灰ハ動物体ノ組《ソ》織《シヨク》ニ在テ人ノ見ル

如ク其主トスル所ハ骨《ホネ》ニシテ実《ジツ》ニ全骨百分ノ中五十九分ハ此燐《リン》酸《サン》塩《エン》石灰ヨリ成ル所ニシテ人ノ此物質ヲ体ニ得ル所以ハ總《スベ》テ生肉食ヲ食スルニ因ト雖モ主トスル所ハ穀《コク》類《ルイ》ト乾酪質トヲ食フニ因レリ

此處只其大要ヲ述《ノベ》タル而已《ノミ》ニシテ恐《オソラ》クハ看《ミル》官《ヒト》尽ク之ヲ解《カイ》スル了能ハザランカ宜《ヨロ》シク窮理人身論ニ就《ツイ》テ其詳カナルヲ知ルベシ人身論ノ最初ニ此事ヲ悉《クハ》シク説テ曰ク人体ハ一百九十八或ハ二百五十或ハ二百何ト皆ナ各自已説アリノ骸《ガイ》骨《コツ》ヲ礎《ドダイ》

トシテ建《タ》ツ骸《ガイ》骨《コツ》ハ乃ハチ桁《タ》ノ如シ其物タル何ゾヤ燐《リン》酸《サン》塩石灰炭酸塩石灰ノ数種ヨリ成ル此二種如何シテ人ノ体中ニ在ヤ蓋シ此礦物人ノ食スル物ノ中ニアリテ消化溶解シテ血《ケツ》液《エキ》ニ混《コン》合《ガウ》シ以テ肉トナリ骨トナル本ヨリ怪《アヤシ》シムベキニ非ズ我ガ飲《ノ》ム所ノ水モ亦タ一種ノ礦物ノミ彼両石灰質ノ如キモ人ノ見ル所ノ岩《イハ》ト同種類ニシテ人間畜類トモ其骨ニハ至リテハ皆ナ此両質ト膠《カウ》膩《ジ》質ヨリ成ルノミ

云々

○炭酸塩石灰ノ人身ニ樞要ナル説

附説鐵素珪素等作用ノ辨

炭酸塩石灰即チ加《カ》尓《ル》其《キ》ハ亦タ是レ我骨ヲ造《ツク》ルニ要用ナル品ナレバ燐《リン》酸《サン》ト同量ナルヿヲ要セズ珊《サン》瑚《ゴ》樹《ジユ》及ビ蚍《ボ》蛎《レイ》ノ殻《カラ》ハ此加尓其ヨリ成レルヲ以テ水ノ此質ヲ含メルヿ知ルベシ而フシテ蚕《ソラ》豆《マメ》豌《エン》豆《ドウ》ノ類ノ如キモ亦タ此質アリ是レ乃チ豆類ハ加《カ》尓《ル》其《キ》多キ地ニ生長スル所以ナリ

此外ニ尚《ナホ》種々《サマ〴〵》ノ礦物素我体中ニ在ルハ勿論《モチロン》其体中ニ在ハ食物ヨリ得ル所ニシテ就中《ナカンヅク》鐵《テツ》素《ソ》ハ

血液胃液《イエキ》毛髪等ニアル者ニテフラヲリードヲフカルシウムハ体ノ組織ニハ少ナクシテ骨及ビ歯ニ多キアリ珪素《ケイソ》ハ琺瑯《ハウラウ》質ト毛髪中ニ見ルモノナリ

余一歐人ノ許ニ在シ日一日余ニ語テ曰ク葡萄酒ハ鐵素ヲ含ムヿ多キガ故ニ胃ノ運動ヲ能クシ血氣ヲシテ盛ンナラシムレドモ髭鬚《シシユ》《ヒゲ》之ガ為ニ繁茂《ハンモ》シ頗ル我ヲシテ困却《コンキヤク》セシムト言ヒキ其時余未ダ其説ヲ聞テ之ヲ信ズルノミニシテ篤《アツ》ク其理ヲ証スヿナカリキ今既ニ海

外ニ去シヲ以テ亦タ親《シタシ》ミ問フベキ者ナシ其後書ヲ見ル毎ニ常ニ注意シテ葡萄酒ノ髭《シ》鬚《シュ》ヲ繁《ハンゲ》クスルノ理ヲ尋ヌレ圧未ダ邂《カイ》逅《カウ》スルヿ能ハズ鐵素ハ毛髮ニ利アル者ナレバ此言アリシ者ナルベシ今年ニ往《ワウ》時《ジ》ヲ追思スル侭《マヽ》本文鐵素ノ條下ニ附シ以テ參《サン》考《カウ》ニ備フ

此外尚《ホ》多ケレ圧暫《シバラ》ク之ヲ放《ヲ》キ又下條ニ好《カウ》機《キ》會《クワイ》《ヨキオリアヒ》ヲ見テ宜シク之ヲ辨《ベン》明《メイ》スベシ然レ圧爰《コ》ニ一學士ノ述ベタル一確《カク》說《セツ》ヲ掲ザルヲ得ズ其言ニ曰ク「人各ゝ日ニ烹《ニ》ザル所ノ菓《クハ》物《ブツ》菜蔬ヲ食フベシト蓋

シ之ヲ烹ル時ハ其含《ガン》有《ユウ》スル所ノ礦物質ヲ失フガ故ナルベシ尚ホ塩味物《サレツド》トシテ萵苣《チサ》及ド其他ノ植物ヲ用フルコハ植物要論ニ就《ツヒ》テ見ルベシ菓物ハ本ヨリ此書ノ関《アヅカ》ル所ニアラザルコ以テ之ヲ贅《ゼイ》セズ

塩味物ハハ塩脂油等ニテ味ヲ着《ツ》ケタル菜蔬ノ總名ニシテ英ニ之ヲサレツドト唱フ

○第十三編畢

飲食養生新書卷之四畢

山本義俊譯述 飲食養生新書 五

山本氏譯飲食養生新書卷第五目錄

山本氏譯飲食養生新書巻第五

山本義俊　譯述
秋吉省吾　校正

○第十四編

○副味食ノ論　特立シテ功ヲ奏スルヿナク他滋養物ト合味スレバ大ニ人身ニ功アル者ヲ云フ

○膠《カウ》臟《ジ》質《レツ》

膠質ハ筋《キン》骨《コツ》組《ソ》織《シヨク》ノ中ニ存スル者ナリト雖モ蛋白質ヲ含メル物ヨリ出ル者ナルヿ明ケシ其故ハ蛋白物ヲ食スル動物ニハ殊ニ膠質ノ多ク組

纖ニ見ユレバナリ然レ𪜈膠膩元ヨリ蛋白質多キ組織ヲ養ヒ得モノニ非レバ一ノ膠膩質ノミヲ以テ人ノ生命ヲ支《シ》維《ユイ》《サヽヘタモツ》スル〆能ハザルヲ知ルベシ

獨《ドク》都《ト》児《ル》迦《カ》勒《ル》邊《ペン》太《ドル》ノ曰ク骨ヲ打潰《ウチツブ》シテ製セル膠膩質羹汁ノ人體ヲ支維スルニ足レル者ナルヤ否ヤヲ試《シ》驗《ケン》《タメシミル》セシニ上ニ論ズル所ト同ジク膠膩質ハ蛋白《ハク》質、木纖《セン》緯《ヰ》、植膠《シヨクカウ》質、又ハ獸肉又ハ麵麭《パン》中ノ成分ト混《コン》用《ヨウ》《マゼモチフ》スル𪜈ハ益アリト雖モ此一物ノミヲ以テ砂糖及ビ澱《デン》粉《フン》ニ比スレバ僅《ワヅカ》ニ人命ヲ

支フルア力ラ二物ニ稍《ヤヽ》勝《マサレ》ルヲ見ルノミ
又曰ク人或ハ思ハン膠質多キ組織ヲ養フニハ
膠質ヲ食用スルニ及《シカ》ズト是レ大ナル誤リナリ
膠質ハ血中ノ蛋白物素ヲ費シテ生ズル者ニテ
恰《アタカ》モ蛋白質ノ如ク然リ而シテ右ノ食用セシモ
ノハ速ニ第二複体ヲ作ス者ナルガ故ニ膠膩質
ニ滋養質アリトノ論ハ全ク浮《フ》説《セツ》《ウキタルヿ》ニシテ確《カク》乎《コ》《タシカ》ノ
證據アルニ非ズト云々

木《モク》纖《セン》緯《ヰ》

余既ニ之ヲ前編ニ說ケリ曰ク此物ハ植物ノ体

ヲ作ル者ナルガ故ニ菜蔬《サイソ》ノ中ニ幾許《イクバク》ノ纎緯《ホツスヂ》アルヲ見ルベシ木纎緯ノ性タルヤ之ヲ烹《ニ》テ軟柔《ナンジウ》《ヤハラカ》トナスニ非ンバ甚ダ消化ヲ妨タグ熟セザルモノヲ食ヒ或ハ食フヿ多キ片ハ必ズ害アリ之ヲ適宜《テキギ》《ホドヨク》ニ用フレバ却テ他ニ食セシ物ノ消化ヲ扶《タス》クルヿアリ是レ人身論《アワボデー》ニ説ク所ニシテ消化ノ機関《キクハン》《カラクリハグリ》タル冑中《イチウ》ニ固形物《コケイブツ》《カタキモノ》アル片ハ蠕動機《ジユドウキ》《ビタ〳〵ウゴクカラクリ》ノ働作《ドウサ》ヲ励マス故ニ必ズ消化力ヲ増スナリ

○護膜《ゴマク》

護膜トハ何ゾヤ植物ノ皮肉ニアル液ヲ云フナ

リ木ノ護膜液多キ者ニ至リテハ皮ノ烈口《ワレメ》ヨリモ迸《ホドバシ》リ出ス而フシテ世ニ普《アマネ》ク知ル所ハ亜刺比《アラビ》亜《ヤ》護《コ》膜《ム》ニシテ此護膜ハ亜刺比亜ヨリ多ク出ルヲ以テ名ヲ作シノミ我英國ニ輸入《ユニウ》《ツミイレ》スル所ノ護膜ハ綿布《メンプ》ニ花形《ハナガタ》ヲ押《オ》ス場《バ》所《シヨ》及ビ製造所《セイゾウシヨ》ニテ多ク用フルナリ

嚮《サキ》ニハ護膜ヲ以テ甚《ハナハ》ダ滋養質アル者トナセシガ今ヤ大ニ其《ソノ》謬誤《アヤマリ》ナルヲ知テ人皆以テ此物暫《シバラ》クモ生命ヲ支フルニ足ル者ニ非サルヲ悟《サト》レリ故ニ之ヲ食フニハ宜《ヨロシ》ク他物ト混《コン》合シテ用フベ

キナリ
亜《マ》麻《マ》仁《シン》、榲桲《マルメロ》ノ實ハバッソリント唱フル一種ノ護膜アリテ水ニ溶解《ヤウカイ》スルヿナク只〳〵軟柔《ナンシウ》トノミナル者ナリ

○香料物《カフレウブツ》及ビ灌汁《カケシル》

香料物ハ大抵《タイライ》砂糖《サトウ》ト共ニ用ヒ灌汁《カケシル》ハ塩類《エンルイ》ト共ニ食スト雖モ亦用ヒ方各般《イロ〳〵》アリ生姜《セウガ》ハ塩類《エンルイ》ト共ニ牛肉《ウシノ》羹汁《スヒモノ》ヲ嗽《スヽ》ル時ニ用ヒ或ハ砂糖ト護膜トニ混合《マセアハ》セ丸藥《グハンヤク》ノ如クニシテ用フルヿアリ
總《スベ》テ香料物ト灌汁トノ香味ハ揮発油《ボラチル》ノ在《ア》ルニ

因レリ之ヲ食スル時《トキ》ハ粘《ネン》液《ユキ》膜《マク》ノ力《ラ》ヲ促《ウナ》ガシ神《シン》茎《ケイ》統《トウ》系《ケイ》ノ作用ヲ励マスノ功アリ

揮発油ハ速《スミヤ》カニ蒸《ゼウ》散《サン》スル油ニテ前編ニ説キシ所ナリ

大抵香料及ビ灌汁トシテ用フル者ハ肉桂、肉豆蔲、丁香、胡《コ》椒《セウ》、芥《カラ》子《シ》、生《セウ》姜《ガ》、茴香、莞茜、胡荽子、麝香艸迷迭香、来路花、巴《バ》尼《ニ》拉《ラ》ナリ植物養法論ニ見ヘタリ又維瓦尓《ウホンガル》ハ麦芽《ムギノメ》又ハ葡《ブ》萄《ドウ》酒《シュ》ヨリ製スルモノニテ是レ亦タ灌汁ノ一ナリ少《セウ》量《レウ》ニ用フレバ大ニ善《ヨシ》ト雖氏屢《シバシバ》之ヲ用フレバ却テ身躰ヲ害シ胃ノ

消食機ヲ損《ソコ》ナヒ血ヲシテ稀《チ》薄《ハク》ナラシムルノ患《ウレヒ》アリ

○飲料《ノミレウ》

飲料ハ水ニ一二物ヲ混合セシ者ナリ其各國ニ用フル所ハ既ニ往々《ワウ〳〵》書中ニ記載セリ今爰ニ世ニ用フル所ロ尋常《ヨノツネ》ノ茶《チヤ》、榔《カ》棑《ヒー》、椰子《ヤス》ノ三品ヲ掲《カヽ》ゲ短簡《テミシカ》ニ之ヲ辨《ベン》ゼントス

○茶及ビ其紀《キ》事《ジ》

茶《サ》樹《シユ》ノ生長及ビ之ヲ製スルノ法ハ植物用法論ニ説《ト》クヲ以テ爰ニ贅《ゼイ》セズ

茶ハ主トシテ支那ニ産スルモノニテ其葉《ハ》ヨリ製スル者ナリ一千六百五十七年始メテ英國ニ販賣セシ時ハ一磅《ポンド》ノ價《アタヒ》金六磅ヨリ十磅ナリシトソ

一千六百六十四年東印度在留ノ英國商社ヨリ茶二磅ヲ得テ之ヲ國王ニ獻《ケン》ゼリ時ニ世未ダ之ヲ用フルノ法ヲ知モノ寡《スク》ナク王ノ庖人《ハウジン》モ亦タ之ヲ知ズ胡椒《コシヤウ》、塩《シホ》及ビ牛酪ト共ニ之ヲ烹《リヨウリニシ》テ膳《ゼン》ニ供《ケウ》セシカバ誰《タレ》アリテ再ビ箸《ハシ》ヲ下ス者ナカリシト云ヘリ然ルニ明年亦十磅ヲ命ジ始メテ其用

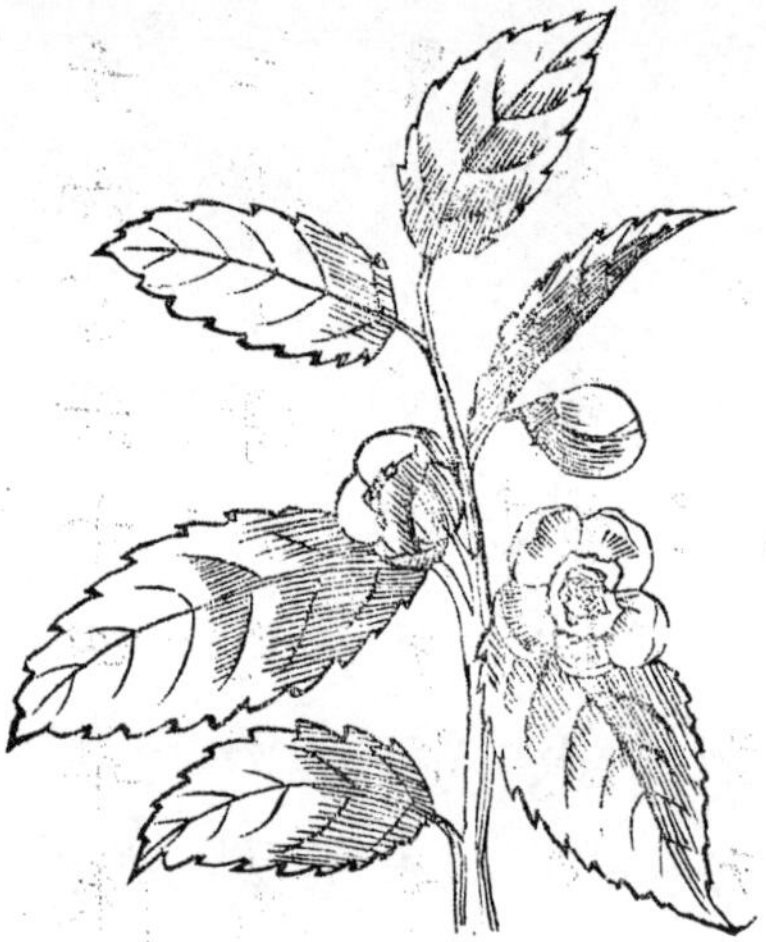

茶樹

THE TEA PLANT.

法ヲ知リ茲後《ジゴ》《コノヽチ》尋《ツヒ》テ之ヲ用フルヿ四千七百十三磅ノ多キニ至レリ

此《コノ》時《トキ》大《オホ》約《ヨソ》五億《オク》萬ノ人茶ヲ用ヒタリ〔即《ハ》チ世界人民ノ半ナリ〕

合衆《ガッシュウ》王國ノミニテ用フル所ロ毎年三萬二千タン〔即《バ》チ七億三千萬磅〕ヲ用フ内國ノ人口ニ比スレバ人毎《ゴト》ニ大約二磅半ニ方ル

○茶ニ黒色《コクシヨク》緑色《リヨク》二種ノ製法アルヲ論ズ

初メハ茶ニ黒色緑色ノ別《ベツ》アルハ木ノ異ナルモノヨリ製セシナラント思ヒシカド是ニ非ズ茶ニ黒緑二種アルハ製法ノ然ラシムル所ニシテ本ヨリ茶葉《チヤノハ》ノミニ非ズ孰《イヅ》レノ樹葉《キノハ》モ皆斯ノ如クナルベシ其法初メ葉ヲ摘《ツミ》テ多ク積疊《ツミカサ》ネ置《ヲカ》バ軟《ナン》柔《ジウ》ニシテ微《ビ》温《ヲン》《スコシノヌクミ》ヲ生ズ之ヲ手ニテ揉《モ》ミ木《モク》炭《タン》火上ニテ焙《アブ》リ篩《フルヒ》ニテ之ヲ振《フル》ヒ再ビ微《ビ》火《クハ》ニ上ス𪜈バ黒色ノ茶トナル

又葉ヲ摘《ツミ》取《トリ》テ直チニ烈火上ニ焙リ其間ダ絶《タヘ》ズ

綟交《ヨリマ》ゼ手ニテ揉《モ》ミ蒸氣ヲ煽《アフ》キ去ルキハ緑色ノ茶トナル之

○茶一磅中成分ノ表及ビ茶ノ効験《カウゲン》《イサオシ》

次ニ載ル所ハ茶ノ量《ヲモサ》一磅ノ中ノ成分ナリ

	叧《ヲヲンス》	呂《グレイン》
水		三百五十
ゼインル分子 茶ノ効ア		二百十
乾酪質	二	一百七十五
香竄油		五十二
護膜	二	三百八十五

砂糖	二百十八
脂肪	二百八十
單寧酸	四十七
木纖維	三十七
礦物素	三百五十

以上

茶ノ人身ニ功アル理《リ》如何ン上文ニ所《イハ》謂《ユル》ゼインン枷棑ニテハ枷《カ》棑《フ》忩ンテト唱フル一種ノ成分アルニ因テナリ抑ゼインノ質タル脳《ナウ》ノ力《ラ》ヲ励《ハゲ》マシ加《フ》ルニ体ノ消耗《セウバウ》ナクナリユクヿト訳ス前文潰失ヲ減ズルノ作用アリテ為《タメ》ニ

食ヲ省《ハブ》キ身体ヲ和《ヤハラ》ゲ精神《セイシン》ヲ爽《サハヤ》カナラシメ業ズルニ消耗減《セウバウゲン》ズレバ之ヲ補フニ樞要《スウヤウ》《ナクテナラヌ》ナル食物ノ量《レウ》自《カ》ラ減ズベシ次ニ所謂《イハユル》消化ノ甚シキ片ニ食後二三字ヲ隔《ヘダ》テヽ茶ヲ喫《キツ》スベシトハ是ヲ謂フナリ

夫レ食ハ多量ニ用フ可ラザルハ勿論《モチロン》又食ヲ食フテ後チ直チニ用フ可ラザル食物アリ茶即ハチ食後ニ呑ム可ラザル者ノ一ナリ

此外ニ動物食ト共ニ濃《コ》キ茶ヲ飲用ス可ラズ其故ハ人ノ知ル如ク單寧《タンニー》酸《サン》ハ元来《グワンライ》動物《ドウブツ》膠質《カウシツ》ト蛋

白質トヲ凝固《ゲウコ》セシムル質アリテ之ガ為ニ大ニ体中消化ノ妨《サマタゲ》ヲ起《オコ》セバナリ欧洲人ノ茶膳ト称シテ肉ト共ニ茶ヲ喫《キツ》スルハ甚ハダ宜シカラズ然レ𪜈消化ノ殊ニ甚ダシキ時《トキ》ニ食後二三時間ヲ隔《ヘダ》テヽ茶ヲ用フルハ善シ然レ𪜈余此説ヲ吐《ハに》テ人ヲシテ茶ヲ呑《ノ》ミ樞要ナル食用ヲ怠《ヲコタ》ラシメ又ハ人躰天然ノ消耗《セウガウ》ヲ妨ゲシムル者ヲ飲《ノマ》シメテ之ヲ善《ヨシ》トスルニハ非ズ猥ニ之ヲ飲用スレバ消食機《セウシヨクキ》ヲ損《ソコ》ナハンヿ必セリ然レ𪜈労動《ロウドウ》《ホネヲリシゴト》セシ後《ノチ》或ハ心思《シンシ》ヲ費《ツイヤ》セシ𪜈適宜《テキギ》ニ之ヲ用フレバ大ニ

可《ヨ》シ
案ズルニ労動セシ後チ又ハ思慮ヲ費ヤセシ後チ之ヲ用フレバ心神ノ爽快《サウクハイ》《サハヤカ》ナルヲ覚《ヲボ》ユルハ即《スナハ》チ茶ハ消耗《セウバウ》ヲ護《マモ》リ脳力《ノウリヨク》ヲ勵《ハゲマ》スノ功ナリ日本ノ俗《ゾク》ニ茶ハ氣根《キコン》ノ良濟《レウザイ》《ヨキクスリ》ナリト云モ是ニ称《カナ》ヘリ然レ𪜈茶蒸《チヤムシ》ナド、唱ヘテ鰻《ウナギ》ノ肉《ニク》ヲ熱《ネツ》茶ニ浸《ヒタ》シ又ハ生魚ノ肉ヲ同法ニテ食フ類《ルイ》甚《ハナハ》ダ悪シ此書ヲ讀者必ズ顧《カヘリ》ミザル可ラズ

○楜《カ》排《フヰ》

枷《カ》排《フヰ》ハ元来亜比西尼亜《アビシニヤ》ニ産《サン》スル木ニシテ一千

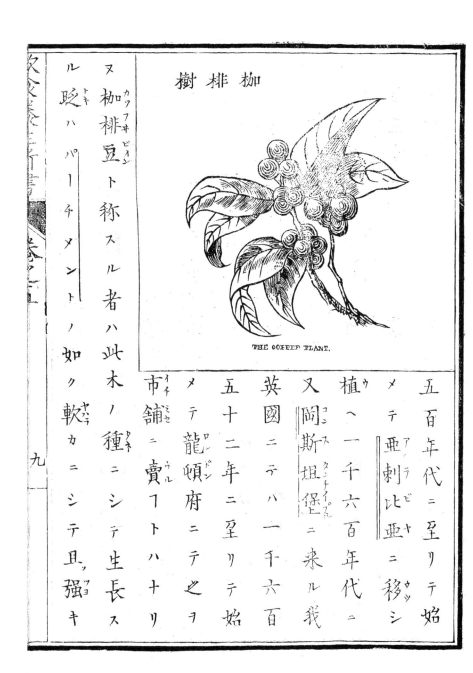

珈琲樹

THE COFFEE PLANT.

五百年代ニ至リテ始メテ亜刺比亜《アラビヤ》ニ移《ウツ》シ植《ウ》ヘ一千六百年代ニ又閤斯担堡《コンスタンチイノプル》ニ来ル我英國ニテハ一千六百五十二年ニ至リテ始メテ龍頓府《ロンドン》ニテ之ヲ市舗《イチミセ》ニ賣《ウル》ヿトハナリヌ珈琲豆《カツフヰビイン》ト称スル者ハ此木ノ種《タネ》ニシテ生長スル時《トキ》ハパーチメントノ如ク軟《ヤハラ》カニシテ且《カツ》強《ツヨ》キ

膜《マク》ノ内ニ包《ツヽ》マレテ見ユ又其表《ヲモテ》ニハ膨《フクレ》タル室《シツ》ア
リテ之ヲ覆《ヲホ》ヒ裹《ツヽ》メリソノ初メハ緑色《リヨクシヨク》ナレドモ
長ズルニ隨《シタカ》ヒ赤色ニ変《ヘン》ズ其實《ミ》ハ初メ灰《ハイ》色《イロ》ニシ
テ之ヲ焙《アブ》レバ正銀紅色《トキイロ》トナリ速散油《ポラチルユ》珈琲奴《カツフヰン》ノ
二物素ヲ発シ出スナリ（パーチメントハ羔皮製ノ紙）

○大英國珈琲ノ輸入多寡《タクワ》及ビ珈琲一磅中
成分ノ表

一千八百五十九年ニ輸入セシ珈琲ノ量ハ六千
五百三十有五萬三千零二十九磅（即チ三千タン
ニ方《アタ》ル）ニ至レリ其中五千一百七十萬零八千九

百有一磅ハ英國殖民地ヨリ輸シ来ルモノニテ價ヒ大約一百九十五萬五千五百四十三磅《ポンドステルリング》ナリ英國中ニ費ス所ノ量ハ三千四百三十二萬八千五百二十六磅ニシテ其餘ハ輸出スル量ニ屬《ゾク》ス次ニ記スル表ハ枷排一磅中ニ含メル成分ヲ示スモノナリ

	水	枷《カッ》排《フヒーン》奴 枷排ノ効アル分子	乾酪質
弓	一		二
呂	四百七十	百二十二	三十五

香竄油		一半
護膜	一	一百九十二
砂糖	一	十七
脂肪	一	四百有二
咘呔斯《ボツタース》塩		二百八十
木纖維	五	二百九十二
礦物素	一	三十一

以上

○枷棑ノ効驗《カウケン》

枷棑ノ功ハ猶《ナホ》茶ニ於ルガ如ク精神ヲ爽快《サウクハイ》ニシ

睡眠《スイミン》ヲ醒《サマ》シ疲労《ヒラウ》ヲ扶《タス》ケ氣力ヲ増《マ》シ加フルニ物素ノ消耗《セウバウ》ヲ怠《オコタ》ラシメ以テ食事ノ望《ノゾミ》ヲシテ減《ゲン》セシム然レ𪜈若シ之ヲ用フルヿ度ニ過《スグ》ルトキハ終夜《ヤ》眠《ネム》ルヿ能ハズシテ心臓《ザウ》ノ鼓《コ》動《ドウ》ヲ烈《ハゲ》シクスルノ患《ウレヒ》アリ

枷排ノ香ノ愛《アイ》スベキ者ハ亜《ア》羅《ロ》馬《マ》窒《チツク》油《ユ》ノ存《ソン》スルニ由レリ此油ハ上文ノ表ニ見ル所ノ如ク枷排量ノ比《ヒ》例《レイ》只五十分ノ一ナレ𪜈戎《ジヨン》斯《ス》頓《トン》氏ノ曰ク若シ此油ヲシテ製スルヿヲ得シタバ一磅ノ價ト百磅ノ位價アラント稱《セウ》セリ蓋《ケダ》シ枷排ノ價トハ種

類ニ依テ種々《サマ〴〵》ニ異《コト》ナルハ此油ヲ含《フク》メルヿノ多少ニ由《ヨ》ルナリ

枷棑ノ効分子《カウブンシ》枷棑奴《カツフヰン》ハ其分量茶ノ効分子ナルゼインニ比スレバ量《レウ》少ナシト雖《ド》モ砂糖及ビ乾酪質ヲ含ムヿハ却ツテ茶ヨリモ多シ爰ヲ以テ相匹敵《アヒヒツテキ》スルヲ知ル

○茶及ビ枷棑ヲ煎用《センヨウ》スル法

茶ト枷棑トハ飲料ノ最上ナル者ナレバ之ヲ飲料トスルニ人ハ屢《シバ〳〵》誤《アヤ》マリ易キヿヲ慮《ヲモンパ》カリ次ニ之ヲ用フル法ヲ掲《カ》ゲテ其知ザル者ニ示ス

初メニ沸《フツ》湯《タウ》ヲ茶《チヤ》椀《ワン》ニ入レ之ヲ温《アタヽ》メ置《ヲク》ベシ茶モ亦タ焙《ホウ》ズルヲ可《ヨ》シトスサテ茶椀ノ中ナル湯《ユ》ヲ覆《コボ》シ茶椀ノ温度《ヌクミ》ノ去ヌ間ダ速《スミヤ》カニ茶ヲ其中ニ入レ藥《ヤ》鑵《クハン》ハ口ノ邊《ホトリ》ニ茶椀ヲ着《ヅ》ケ水ノ沸湯スル片ニ臨《ノゾ》ミ口ヲ傾《カタム》ケ水ヲシテ自《カ》ラ茶ノ上ニ沸《ワキ》迸《ホドバ》シラシムベシ若シ又飯《ハン》臺《ダイ》ノ上ニテ之ヲ爲《ナス》片ニハ水ノ沸騰《アガ》リテ蒸《ゼウ》氣《キ》蓋《フタ》ヲ押《ヲシ》上《アグ》ルマデハ茶ノ上ニ灌グ亅勿レ否《シカ》ラザレバ茶中ノゼイン質ヲ烹《ニ》出ス亅能ハザレバナリ

世ニ知ル如ク我英國ニ輸入スル枷琲ハ生《ナマ》ニシ

テ茶商等ノ焙《アブ》リテ製スル所ナリ故ニ人モシ之ヲ製セント欲サバ小《サ》キ枷《カ》排《フヰ》焙《アブリ》子ヲ買《カ》ヒ躬《ミ》親《ミヅカ》ラ之ヲ焙ルベシ余又焼《ヤ》キ鍋《ナベ》ニテ之ヲ焙ルヲ見タリキ行フテ試《コヽロ》ムベシ

枷排焙《アブ》リ終《ヲハ》レルヤ否《イ》ナ速カニ打《ウチ》潰《ツブ》シテ手《テ》緩《ヌカリ》ナキヲ善《ヨシ》トスレバ蓋シ手早ク打潰サバ其打潰ス臼《ウス》ハ別ニ枷排ハ臼ト定メテ用フベシ必ラズ他物ニ用フル臼ヲ使《ツカ》フ可ラズ是レ枷排ハ他ノ香味ヲ吸《キウ》収《シウ》スル性アレバナリ殊《コト》ニ胡《コ》椒《セウ》等ヲ潰《ツブ》セシ臼ハ必ズ用フ可ラズ

茶モ他物ノ香味ニ觸レ易キ者ナルハ日本人モ能ク知ル所ナリ案ズルニ上文茶ヲ製スル法ニ木炭火上ニ焙《アブ》ルト在テ石炭火上ニ焙ルト云ザルハ其香ノ傳染《デンセン》スルヲ恐レテナルベシ日本茶商ノ說ヲ聞クニ茶ヲ製スル𪜈之ヲ火焙《ホイロ》ノ上ニテ焙《ホウ》ズルニ失《アヤマ》ツテ其茶霞《コボ》レテ炭《スミ》ノ中ニ入リ煙《ケムリ》上レバ其茶必ラズ美香アラズト未ダ知ズ實ニ然リヤ否ヤ然レ𪜈其香ヲ吸フ性アルハ人ノ能ク知ル所ニシテ我東京ノ茶商西《サイ》洋《ヤウ》裝《ヅクリ》ノ家ニ移《イ》住《ヂウ》シ巨《コ》多《タ》ノ茶ヲシテ尽《コト〲》

ク石炭ノ臭氣《シウキ》ヲ感《カン》セシメシ事ハ現《ゲン》ニ人ノ聞《ブン》見スル所ナリ日本博物者ノ說ニ茶ヲ貯《タクハ》ヘテ物ノ臭氣ヲ避《サケ》シムルハ乾《カン》《ホシ》燥《ソウ》《カハク》ナル棚《タナ》ノ上ニ置《ヲ》キ陶器ノ中ニ密《ミツ》閉《ヘイ》シ葱《ニラ》ヲ其上ニ置《ヲク》ニ葱《ニラ》ノ馨《ニホ》ヒ茶ニ移ラズ却ツテ他物ノ香ヲ防《フセ》クト云ヘリ譯者屢《シバ〳〵》之ヲ試シニ果シテ効《シル》シアリ錄シテ參《サン》攷《カウ》ニ備《ソナ》フ

旣ニ枷排ヲ打潰シ終《ヲハ》ラバ及ブホドハ速《スミヤ》カニ用フルヲ善トス其故ハ速《ボラ》散《チル》油《ユ》ノ種《タ》子《ネ》ノ中ニ在シヨリハ必ラズ發《ハツ》散《リン》早《ハヤ》ケレバナリ又之ヲ紙《カミ》ナド

ニ嚢《ツヽ》ミ蓄《タクハ》フルハ甚ダ宜《ヨロ》シカラス錫《スヾ》ノ壺《ツボ》ニ密《ミツ》閉《ヘイ》スルカ否《シカ》ラザレバ硝子《ガラス》壜《ドクリ》ヲ用フベシ

案ズルニ珈琲ハ硝子壜ニ貯《タクハ》フルモ宜シカルベケレバ茶ヲ硝子壜ニ貯フルハ甚ダ不窮理《キウリ》ナラン訳者初メ西洋硝子壷ノ密閉スルニ便《ベン》アルナ喜《ヨロコ》ビ屢《シバ〱》買《カウ》テ物ヲ蓄《タクハ》フルニ甚ダ便アリ獨《ヒト》リ茶ハ色ヲ変ジテ風味ヲ損《ソン》セリ余之ヲ怪《アヤシ》ミ其壷ニ以《ユヘ》アリトシ洗濯《セン タク》乾燥《カン ソウ》シテ蓄フル者數度ニシテ茶遂ニ三旬ヲ保《タモチ》シヿナシ余感悟《カンゴ》スルヿアリテ之ヲ日光ノ及バザル處ト

ニ置シニ始メテ能ク蓄フルヿヲ得タリ始メテ知ル日光硝子《ガラス》ヲ徹《テツ》シテ茶ヲ射《イ》ルガ故ニ茶質為ニ変ジ色モ亦タ変ズルヿヲ色ヲ得ズシテ硝子壷ヲ用フルモ此ノ如キ者ニハ色漆《イロツキノ》硝《ガラ》子ヲ用フベキヲ知レリ然レ𪜈錫《スズ》ノ性熱ヲ受ズシテ且密閉ナルニハ如カズ

枷棑ヲ飲用スルニ二ノ法アリ

一ハ沸《フツ》湯《タウ》ニ之ヲ投《トウ》ジ二三分時間之ヲ烹《ニ》其後火ヲ去テ滓《カス》ヲ沈澱《チンデン》セシメ又ハ蛋白《シヨハク》ヲ投《トウ》ジテ之ヲ清《セイ》潔《ケツ》ニス

其二ハ枷排ヲ西洋布《カナキン》ノ嚢子《フクロ》ニ入レ之ニ沸湯《ニエユ》ヲ灌《リヽ》ギ嚢子ヲ絞《シボ》リ用ユ此法ハ第一ヨリハアロマヲ出スヿ多シ

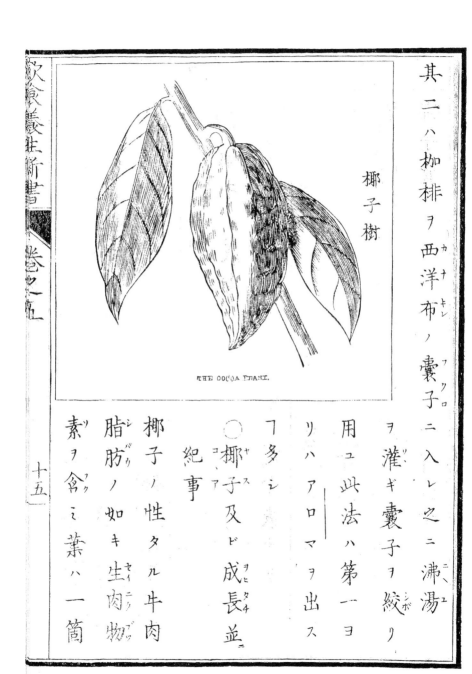

THE COCOA PLANT.

○椰子《ヤス》《コヽア》及ヒ成長《ヲヒタチ》並ニ紀事

椰子ノ性タル牛肉脂肪《シバウ》ノ如キ生肉物《セイニクブツ》素《リ》ヲ含《フク》ミ葉ハ一箇

ツヽ生ジ花モ亦タ別ニ幹《ミキ》ヨリ生ジ尋《ツイ》テ実《ミ》ヲ結《ムス》フ實《ミ》ノ内ニ種子《タネ》アリテ薄《ウス》キ皮之ヲ裹《ツヽ》ム墨是哥《メキシコ》ニ於テハ此種子《タネ》ヲ錢《ゼニ》ニ替《カヘ》テ用ヒ椰子《ヤス》種子《タネ》六枚《ムイ》ヲ以テ半ペニーニ充《アツ》ト云フ

椰子ノ成分

次ニ記スル所ハ椰子一磅中ノ成分表ナリ

	水	蛋白質及植膠質	椰子質
弓		三	
呂	三百五十	八十五	一百四十

乾酪	八	
護膜		四百二十六
澱粉	一	五十三
木纖維		二百八十
着色物素		一百四十
礦物素		二百八十
以上		

椰子質《テオブロミン》ハ椰子ノ効分子ニシテ茶ノゼイン枷琲ノ枷《カ》啡奴《フキン》同様《ドウヤウ》ノ質ナリ

椰子ノ貴《カツト》キ所以ハ獨《ヒト》リ椰子質ノ在ルノミナラ

ズ蛋白質ノ分量他物ヨリ多ク生肉食同等ノ働《ドウ》作《サ》ヲ作セバナリ

○椰子ヲ用フル法

椰子ヲ食品ニ用フルヤ其製法一ナラズ其一ハ初メニ椰子ヲ焙《アブ》リテ之ヲ臼中ニ漬《ツブ》シ多少ノ殼《カラ》ヲ去リテ製シ出セシ麁《アラ》キ捏粉《ネリコ》ヲ之ヲコヽアパストト云フ捏子椰子《ネリヤス》ノ義《ギ》ナリ又之ヲ粒《ツブ》ニ製セシモノヲグラニュレーテッド云フ粒子椰子《ツブギヤス》ノ義ナリ又小片ニナシテ製セシ者ヲフレーキコヽアト称ス片子《コギレ》椰子ノ義ナリ又種子《タネ》ヲ温《アタヽ》メ殼《カラ》ヲ去

リ核仁《サネ》ヲ稍《ヤヽ》割《ワ》リタル者ヲコヽヲニッブト云フ核子椰子ノ義ナリ此製法殊《コト》ニ美《ビ》ニシテ人ノ愛スル所ナリ之ヲ久シク煮《ニ》テ牛ノ乳及ビ砂糖些的《スコシ》ヲ加フレバ其味ヒ甚ハダ美ナルノミナラズ大ニ滋養物トナル

椰子ノ粉ハ水ニテ烹之ニ砂糖ト牛乳トヲ加ヘテ調味スベシ又コヽレートト唱フル食品ハ巴《バ》尼《ニル》拉《レ》等ノ香物ト混《コン》用セシ椰子ノ粉ヲ基《ドダイ》トシテ製セシ者ナリ

合衆王國ニ於テ年々食ヒ費《ツヒ》ヤス所ノ椰子ノ量《リウ》

ハ一百七十五磅ニ下ラズト云其盛大ナル視ツベシ

○食品ノ混合物《コンガウブツ》《マゼモノ》

奸商《カンセウ》《ワルダクミスルアキウド》等不正ノ謀《ハカリゴト》ヲ廻《メグ》ラシ殊格《シユカク》《コトノホカ》ノ利益《リエキ》ヲ網《アミ》《マルドリ》センカ為ニ其ノ鬻《ヒサ》グ所ノ食品中ニ種々《イロ〳〵》般々《サマ〳〵》ノ物ヲ混《マ》ゼ合セ之ヲ実物《ジツブツ》純粋《ジユンスイ》ノ良品ナリト称シテ賣ル者アリ憎《ニク》ムベク亦タ恐《ヲソ》ルベシ我レ知ル之ナ買ウ者亦タ混合物アリヤ否ヤヲ試験《シケン》スルヿ能ハザルヿヲ故ニ我レ之ヲ諭《サト》ス之ヲ買ニ方《アタ》リテ其物ノ善悪ヲ知リ得ンヿハ誠ニ難《カタ》シ宜シク價ノ

貴《タツト》キ者ヲ買バ希《コヒネガ》ハクハ其害《ガイ》少ナカランカ
食品ノ混合物多キハ香料物ヲ販《ヒサ》グ商戸《ミセ》ヨリ多キハナシ其混合物アルハ價ヒ最モ廉《レン》ナリト雖モ其物ニ由テ人身ニ害アルモノアリ況ンヤ毒《ドク》トナルモノアルヲヤ
獨《ドク》都《ト》兒《ル》法《ハツ》塞《ヤ》勒《ガ》氏ノ解《カイ》部《ボウ》書ヲ熟《ジユク》讀《トク》シテ大ニ混交物ヲ発明スルヿヲ得タリ
麦粉ノ混交物ハ明《メウ》礬《バン》、白堊、又タ塀《ヘイ》ニ塗《ヌル》ニ用フル煉《ネリ》石灰、砂、粘土等殊ニ多シ
案ズルニ此書第二巻ノ十葉ニ既ニ麺麹ノ混

交物アルヲ說ケリ照準《セウジユン》《テラシアハセ》シテ見ルベシ實ニ食品ニ混交物アルハ歐羅巴《エウロツパ》開化上進ノ國モ免ル、ヿ能ハズト見ヘ石灰砂粘土《ネリツチ》等ヲ混用スル実ニ甚ダシキヿニテ余レ現ニ輸入セシ砂糖中ニ於テ屢之ヲ見ル慨嘆《ガイタン》ニ堪《タヘ》ザルナリ我日本ニモ醬油《セウユ》、味噌《ミソ》、酒《サケ》、油《アブラ》、絹《キヌ》、綿《ワタ》、等ニ至ルマデ混交物アラザルモノ稀《マレ》ナリ況ンヤ藥品《ヤクヒン》ニモ此物アルヲヤ之ヲ制スルニハ麵麭《パン》ノ混交物ヲ防《フセ》グ如キ法ヲ建《タテ》ズンバ已《ヤム》可ラズ其法ヲ建ルモ亦タ容易《ヤウイ》ニ行ハルベキニ非ズ訳者嘗テ吃洽布喩《ハーコホルレ》氏ノ醫業《イゲウ》七科書《シチクハ》ヲ讀《ヨミ》テ小麦黒酵《コクカウ》ノ圖《ヅ》ヲ得タリ今直チニ爰ニ圖《ヅ》シテ以テ讀者ニ便ニス第二巻ノ十九葉ヲ見ルベシ曰ク小麦ニハ黒酵《コクカウ》アリテ害毒《ガイドク》ヲ作ト雖モ當

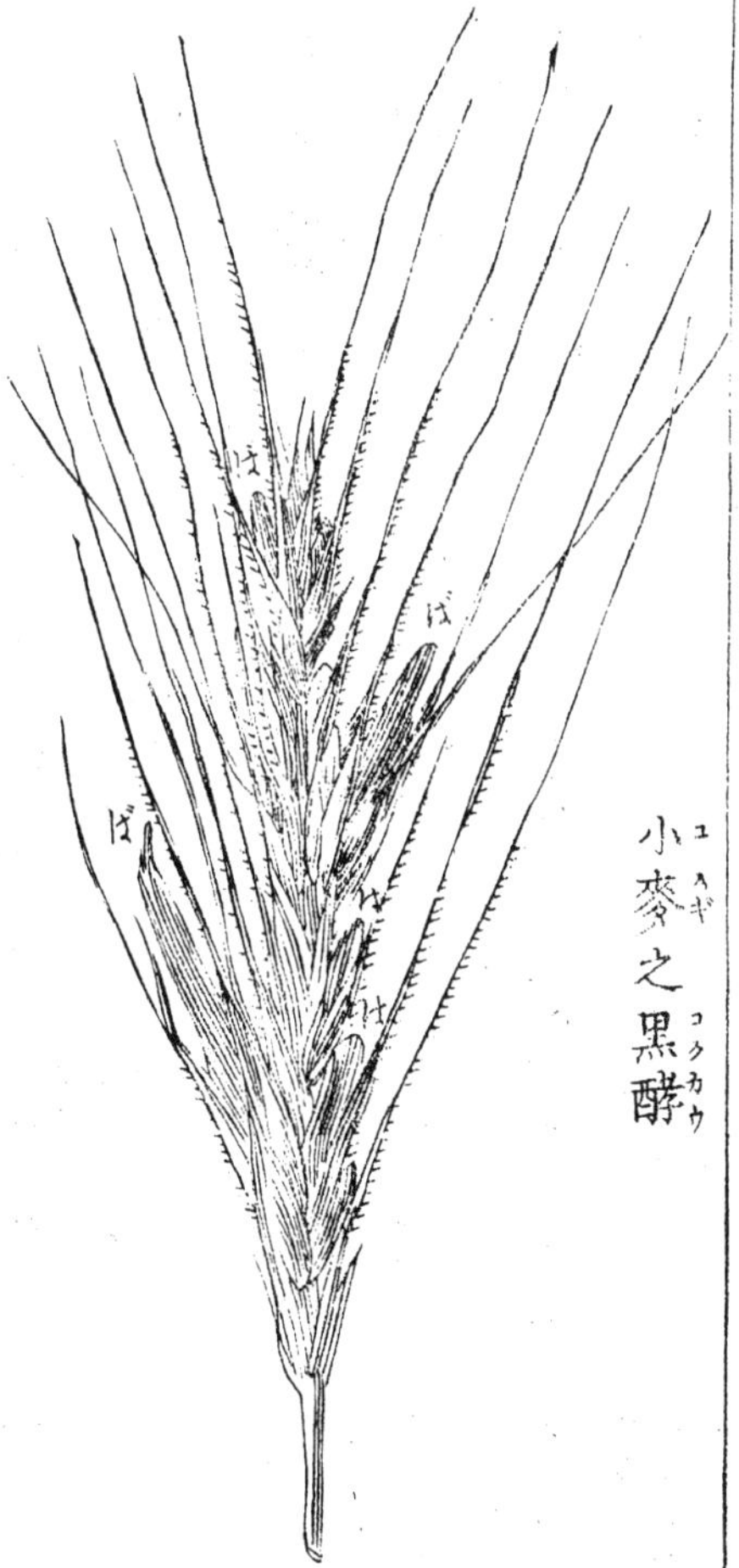

小麥《コムギ》之黒酵《コクカウ》

今ニ至リテハ穀物《コクモツ》ヲ耕作スルニ之ノ清潔《セイケツ》ニスルノ法ヲ用フル故ニ絶《タヘ》テ人民ニ此危難《キナン》ナシト云々《ウンヌン》然レ𪜈余《ワレ》田舎《イナカ》ヲ往《ユク》ニ往《ワウ》々小麦ニ黒《コク》酵《カウ》アルヲ見ル黒酵俗ニオバケト謂フ蓋シ変《ヘン》化ノ義ナリ而フシテ本朝ノ人未ダ之ヲ清潔《セイケツ》ニスルノ法ヲ知スシテ猥《ミダリ》ニ酎《チウ》酒《シユ》或ハ醤油《セウユ》ノ類《ルイ》ヲ造《ツク》ルハ或人ノ所謂《イハユル》之ヲ食フ者ハ自カラ已レヲ毒害《ドクガイ》スルガ如シト云フニ落ツ故ニ余《ワレ》又不日ニ植物用法論ヲ譯出シテ世ノ童蒙ニ示サレトス

亜爾羅爾土《アルロルート》ハ馬鈴薯《ジヤガタライモ》等ヲ交《マジ》ユ法塞勒《ハツセル》氏嘗テ馬
鈴薯《カタクリ》ヲ験《ケミ》セシニ五十ノ内二十二ノ交物アルヲ
知レリ其内十八少シモ絶粋《ジユンスイ》ノモノナカリシト
云フ
砂糖ノ混合物ハ麦粉、護膜、砂、加爾基《カルキ》、其炭酸塩石灰
等ナリ
胡椒ノ混交物ハ芥子《カラシ》、亜麻仁、塵埃《チリホコリ》等ナリ
芥子ニハ麦粉、豌豆粉、亜麻仁粉、姜黄等ヲ混ズ
生姜粉ニハ米粉麦粉等ヲ混用ス
枷琲ハ粉ノ時《トキ》ニハ焙《アブ》リタル穀類《コクルイ》否《シカラ》ザレバ牛馬

ノ肝臓《カンザウ》ヲ焼《ヤキ》テ之ヲ混ジ賣《ウル》ト雖モ其殻《カラ》ニ在ル者ヲバ欺《アザム》ク可ラズ往時《ワウジ》チコリート云フ物ヲ以テ混交物トセシヲ人ニ発見《ハッケン》《ミツケル》セラレシヿアリ然レドモ是トテモ一定《デウ》ニハ確言《カクゲン》シ難《カタ》キヿ之

茶ハ我英國ニ於テ混交物ヲ加フルノミナラズ既ニ支那ヨリ来ルモノヽ中甚ダ害アル者アリ密斯得福番錢《ミストルフオルチユン》氏支那ニ往キ茶ニ着色《ニヤクシヨク》スル法ヲ見シニ普魯西亜《プロシヤ》ノ藍《アヒ》及ビ煉石灰ヲ用ヒシヲ目《モク》撃《ゲキ》セシト云ヘリ余モ亦タ炭酸銅《タンサンドウ》又ハ石筆鉛《セキヒツエン》ヲ用フルヲ知レリ頃日又塵埃又ハ鑪子《ロシ》粉《コ》ヲ之ニ

加フルヿヲ発見セリ
我此小冊子未ダ食品ノ混交物ヲ試験《シケン》スルノ方ヲ尽ク示スニ足ラズ然レ𪜈爰ニ諭《サト》スベキ一事アリ夫レ物ヲ買ニハ必ラズ注意セザル可ラズ
爰ニ憐ムベキハ貧人ノ身ノ上ゾカシ其貧《マヅシ》キ人ニ至リテハ求メテ下直ノ物ヲ買ハザルヿヲ得ザルガ故ニ混交物多キ物ヲ得テ以テ満足シ爵《カサ》ノ大ナルヲ歓《ヨロコ》ブ豈《ア》ニ泣涕《キウテイ》セザランヤ夫レ物ニ上中下ノ差別ハアリト雖モ亦タ殊格《シユカク》《コトノホカ》ノ相違《サウイ》アルベキ理《イハレ》モナシ商人ノ所謂《イハユル》下直物ナリト偽《イツハ》リ

テ貧人ニ賣却《バイキャク》スル者ハ他物ヲ多ク混入《マゼ》レテ層《カサ》ヲ大ニシ以テ筭頭《サンタウ》ニ方リテ純粋物《ジユンスイブツ》ト平均《ヘイキン》シテ之ヲ賣《ウル》ノミ是レ商人ノ罪モ本ヨリ其處ナリト雖モ之ヲ買ハ抑々亦タ貧人ノ過ナリ其故ハ貧人常ニ廉《レン》ニシテ而フンテ多量ナル者ヲ得ント欲ス故ニ商人交物ヲ専ラニシテ一磅ノ物ヲバ二磅ノ量ニシテ賣ニ至ルノミ

余物價表ニ於テ龍頓《ロンドン》ニ輸入《ユニフ》セシ枷《カ》棑《ヒー》四十七品ノ試験ヲ得タリ其純粋ノ者ハ一磅ノ價二文《シリング》ノ者一ツ、一磅九ペンスノ者二アリ餘ハ皆十一磅ノ價五ペンスニテ多少ノ混交物アリ中ニ就テ一磅ノ價ヒ一弗ノモノハ砂其外ニ植物類ノ根《ネ》嘔《アウ》《ハキタク》氣《キ》《ナルキ》ノ催《モヤ》ウス如キ子実又ハ害毒アル者數《スウ》箇《コ》ヲ混ゼシヲ見ル

總《スベ》テ芥子《カラシ》姜黄等ヲ買ニハ粉ニアラズシテ粒《ツブ》ノマヽナル者ヲ求メバ此欺謀《キバウ》《タバカリ》ヲ免ルベシ余先ヅ此編ヲ見ル者ニ告グ總テ物品ヲ買ニハ價ノ卑《ヤス》キ者ヲ以テ廉ナリトス可ラズ若シ夫レ價ノ卑キヲ以テ廉ナリトシテ之ヲ買ガ如キハ病ノ種《タ》子《ネ》ヲ求メテ之ヲ体中ニ蒔《マク》ニ過《スギ》ズ種子早晩《サウバン》《イツカ》体中

ニ生セザルヿヲ得ンヤ故ニ之ヲ求ムルニハ其店ノ正ト不正トヲ糺シ其品物ヲ屢《シバ〻》試《シ》驗《ケン》セシ處ニ到リテ求ムベキノミ

日本ノ呉服屋ノ如キ此說ニ適《カナ》ヘリ西洋各國ノ絹《ケン》布《フ》綿《メン》布《フ》ノ類《タグヒ》ハ淡《アハ》クシテ粘質《ネバリケ》ナク切レ易シ之ヲ世ニ唐糸ト云ヿ人ノ呉服屋ニ行テ衣服ヲ買フニ唐糸ヲ嫌《キラ》フテ日本産ノ布ヲ求メ、兼ルニ價ノ卑キヲ以テス商人之ニ搭ズ唐糸日本糸混合セシ布ヲ以テ日本糸純粋ノ者ナリトシテ之ヲ卑《ヒ》價《カ》ニ賣ル類是レナリ是レ商人ノミ猥《アナガチ》ニ罪アリトノミス可ラザル所以之然レバ老舗《ロウホ》及ビ聲價《セイカ》《ヒヤウバン》ヲ賣ル商戸《マチヤ》ニ至リテハ自ラ家則《カツク》ヲ建《タ》テ定價《テイーカ》ノ外ニ増減《ゾウゲン》スルヿナク純粋物ナリト言テ賣ル所ハ必ラズ純粋ニシテ混交物ナリト言テ賣ル者ハ必ラズ混交物ナルハ商家ノ正シキ所以ニシテ大家ニ非ンバ此家則ヲ永ク推《ヨス》ヿ能ハズ其知ラザル者ニ至リテハ之ヲ目《モク》シテ高賣《タカウリ》ト称《トナ》フ笑フベキノ甚シキノミ

余此小冊子ニ於テ食用品ヲ説クヿ短簡《タンカン》《テミジカ》ナリト

虽モ既ニ無《ム》數《スウ》ナリ故ニ之ヲ熟讀セバ其大旨ニ通《ツウ》ゼンヿ必セリ嗚《ア》呼《ヽ》天ノ德タル人ニ食ノ幸福ヲ降シ求ムル所ノ者ヲシテ一モ備《ソナハ》ラザルヿナカラシム豈ニ其靈《レイ》智《チ》ヲ感《カン》ゼザル可ンヤ故ニ人其賜《タマ》フ所ノ物ヲ受《ウケ》テ之ヲ適《テキ》當《トウ》ニ用フルハ即《ハ》チ人生ノ職《ショク》務《ム》ナリ之ヲ如何ゾ過《クハ》分《ブン》ニ之ヲ貪リテ天ノ命ニ逆《サカ》フ可ンヤ

英吉利龍頓府下之學士

埃利西太關孫 謹誌

飲食養生新書巻第五大尾

皇漢
西洋
飜譯
書籍賣弘所

東京
本石町貳丁目
椀屋喜兵衛
江島萬笈閣

蘭版斯氏　衛生食品化学一覧表

衛生 食品化學一覽表

蘭版斯氏

衛生食品化學一覽表

堀　誠太郎譯解

此表タルヤ獨逸國之學士ランハンス氏ノ著ス所ニシテ余米國マサチューセッツ農黌在學中同黌化學大博士ゲスマン氏ノ周旋ニヨリテ遠ニ獨逸ヨリ購求セシ所ノモノニテリ世ノ化學者醫學者タル人ハ云フニ及バズ總テ衛生ニ注意スルノ君子常ニ坐右ニ掲ケ置クベキモノトス又學校ノ教場ニ備ヘ生徒ヲシテ我々日々食スル所之物質ト人體ノ日々消耗スル所ヲ補充スルニ必用ナル食物ノ分量トヲ知ラシムルニ最モ便覧ナルモノトス

凡例

表中緑色ハ水分藍色ハ窒素質赤色ハ酸炭水素抱合黄色ハ礦質ヲ顕ス水分トハ水素酸素ノ二元素化學親和ノ法ニテ既ニ水ノ形チトナリタルモノ窒素質トハ一ニ蛋白質トモ云ヒテ窒素其他ノ數元素ノ抱合物ニシテ植物ノ實動物ノ血液赤肉ニ見ラル、モノニシテ人體第一ノ滋養物ナリ酸炭水素抱合トハ酸素炭素水素ノ三元素ノ抱合物ニシテ脂肪砂糖等ノ如キハ之レヨリ成立ツ其功用タルヤ呼吸ヲ起シ人體ニ温氣ヲ與フルモノナリ礦質トハ石灰苦土、鐵等ヲ云フ礦質物ハ人間成長スル間ハ骨ヲ造ルニ要用ナルモノト雖モ充分生長ノ後ハ強テ人體ニ要スルモノニ非ス

表中數字ハ洋法ニ倣フガ故ニ左ヨリ右ニ讀ムベシ又分數モ洋算ノ書法ニ從フ例ヘバ十四$\frac{1}{三}$トアルハ十四ト三分ノ一ナリ

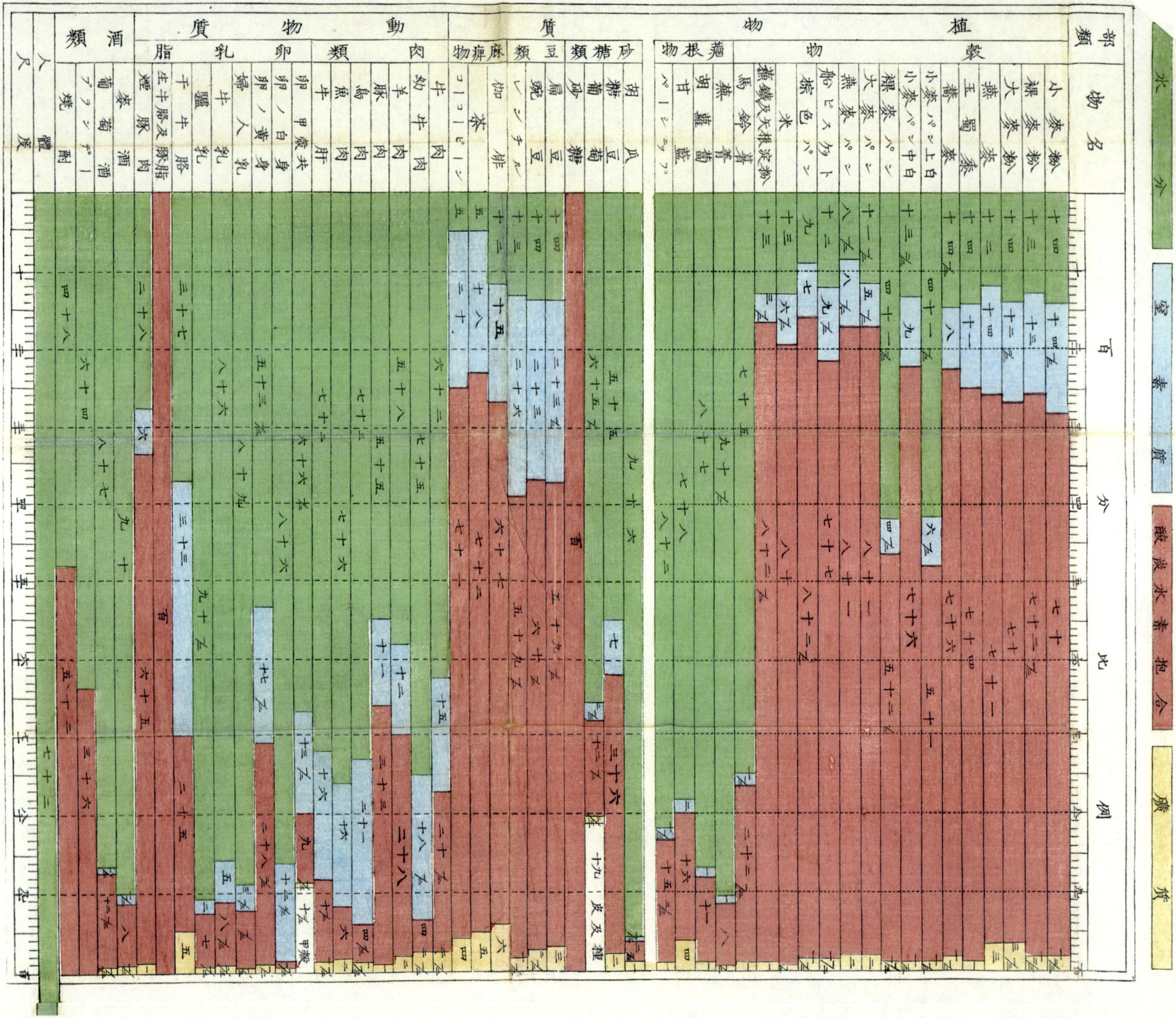

部類
物名
植物質
穀物
小麥麪
裸大麥麪
燕麥麪
玉蜀黍
蕎麥
小麥パン上白
小麥パン中白
裸麥パン
大麥パン
燕麥パン
船ビスケット
棕色パン
米
蘿藦及天根澱粉
藷根物
馬鈴薯
蕪菁
胡蘿蔔
甘藍
パーシニップ
砂糖類
胡瓜
糖豆
葡萄
砂糖
豆類
扁豆
豌豆
レンチル
麻痺物
珈琲
茶
コーコー
ビーン
動物質
肉類
牛肉
幼牛肉
羊肉
豚肉
鳥肉
魚肉
牛肝
卵乳脂
卵甲殼共
卵ノ白身
卵ノ黄身
婦人乳
牛乳
鹽乳
干牛酪
生牛豚及豚脂
煙豚肉
酒類
麥酒
葡萄酒
ブランデー
燒酎
人體
尺度
百分比例
水分
窒素質
酸炭水素抱合
礦質

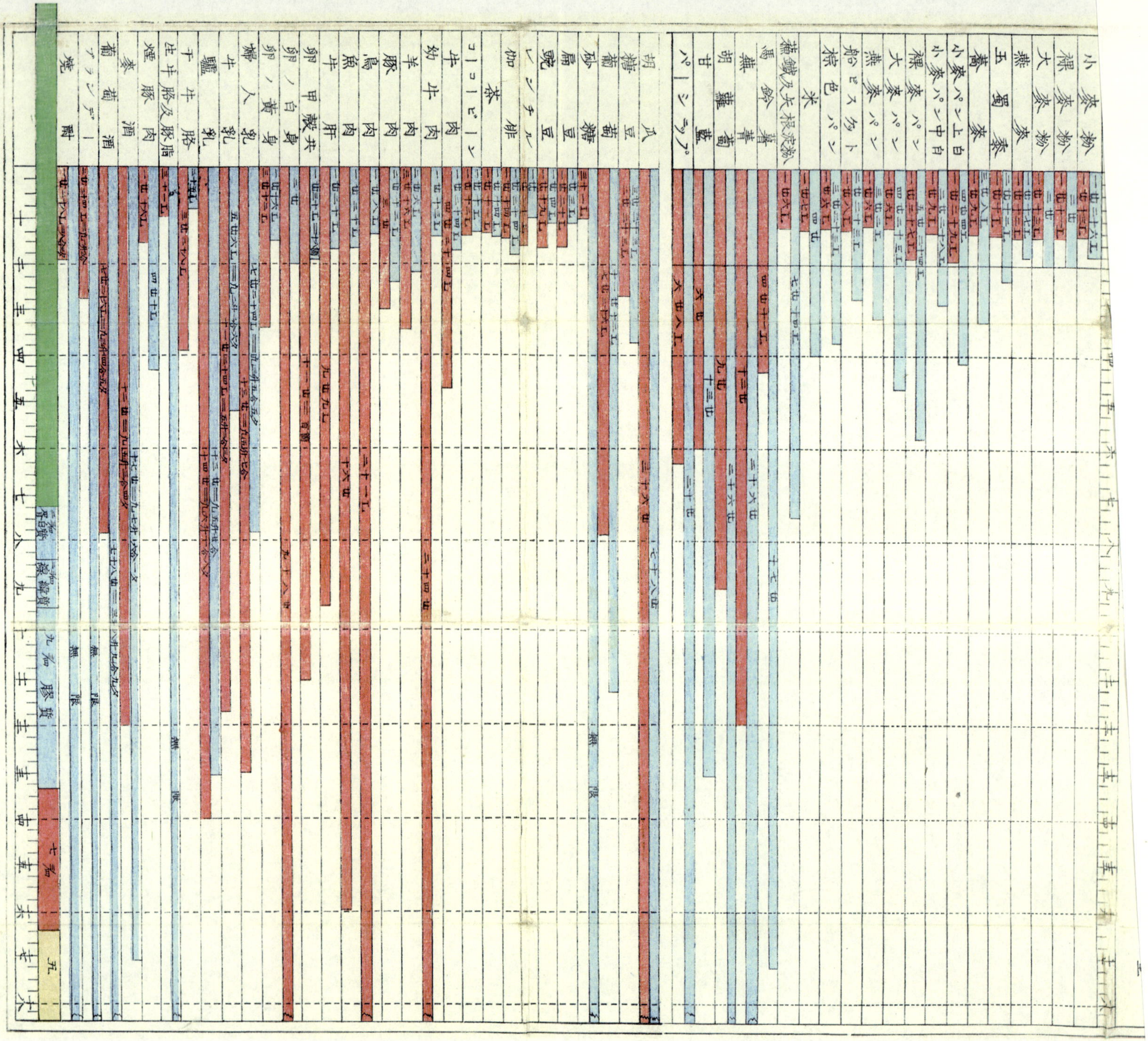

小麦粉
裸麦粉
大麦粉
燕麦粉
玉蜀黍
蕎麦
小麦パン上白
小麦パン中白
裸麦パン
大麦パン
燕麦パン
船ビスケット
粽色パン
米
蕎麦麪及木根澱粉
馬鈴薯
蕪菁
胡蘿蔔
甘藍
パーシニップ
胡瓜
糖豆
葡萄
砂糖
扁豆
豌豆
レンチル
珈琲
茶
コーコービーン
牛肉
幼牛肉
羊肉
豚肉
鳥肉
牛肝
卵ノ甲殻共
卵ノ白身
卵ノ黄身
婦人乳
牛乳
驢乳
牛酪
干牛酪
生牛脂及豚脂
燻豚肉
麦酒
葡萄酒
ブランデー
焼酎

第一表ハ各種ノ食品ヲ分拆シテ其含ム所ノモノヲ顯ス其割合タルヤ百分ノ比例ニシテ例ヘバ目方百匁ノ小麥粉ハ水分十四匁窒素質十四匁ト三分ノ一酸炭水素抱合七十匁礦質一匁ト三分ノ二ヨリ成立ツ

第二表ハ壯年ノ人呼吸ト勞働ノ為メニ日々消耗スル所ヲ補充スルニ必用ナル食物ノ分量ヲ示ス其目方タルヤ日耳曼ノヅルフランドヲ用ユ例ヘバ壯年ノ人一日（二十四時間）ニ要スル所ノ窒素質ノモノヲ得ントスレバ小麥粉ノ一ヅルフランド（我凡百三十二匁二分）二十六ロス（一ロスハ我凡四匁一分二厘）ノ量ヲ要ス然レ𪜈小麥粉ノミ食セラル丶ニ非ス或ハ又牛肉ノミ食セラル丶ニモ非ス食物ハ成丈ケ種々ノ品ヲ交食スルヲ善シトスルガ故ニ各人此表ニヨリテ食品各ノ養分ヲ比較シテ調理セザルヲ得ス

窒素質ノモノハ主トシテ血液赤肉ヲ作リ滋養第一ノモノナレ𪜈其割合ヲ過セバ消化セザルノミナラズ却テ腸胃ヲ害スルモノナリ故ニ扁豆干胳ノ如キ滋養質最モ多キモ他ノ食品ト其比例ヲ過グルトキハ滋養ノ功ヲ成スヿナシ

版權免許　明治十一年三月二十九日
同年五月出板

山口縣士族
譯解出板人　堀　誠太郎
東京第二大區四小區
西久保巴町三十四番寄留

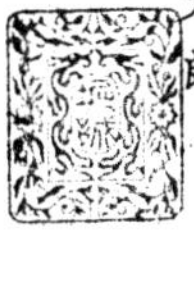

手軽西洋料理法

望月誠編輯

手軽西洋料理法

手《て》輕《かる》西《せい》洋《やう》料《れう》理《り》法《はふ》

望月誠纂述

羹《すゐ》汁《もの》の部《ぶ》

汁種《にだし》の製法《こしらへかた》

新鮮《あたらしき》牛《ぎう》肉《にく》の脂肪《あぶら》を去《さ》り骨《ほね》を除《のぞ》き細《こまか》に刻《きざ》みて同《どう》量《りやう》の冷《ひや》水《みづ》に投《い》れ火《ひ》に上《の》せて漸々《しづかに》沸煮《にたゝ》しめ凡《およ》そ十五分《ふん》時《じ》の間《あひだ》煎《に》たる後《のち》その液汁《じる》を篩子《すいのう》にて漉《こ》過そときはその牛《ぎう》肉《にく》の効分《よきところ》は悉《ことごと》く肉汁《そのしる》の中《うち》に遺《のこ》りて最良《けつこう》の汁種《にだし》を製《せい》し得《う》べし

魚羹《うをじる》の製法《こしらへかた》

魚肉《うを》の骨《ほね》を去《さ》りしものを二寸《すん》ほどに切《き》り薄《うす》く刻《きざ》みたる葱《ねぎ》、人参《にんじん》と共《とも》に湯煮《ゆに》をなして汁種《にだし》の中《なか》へ入《い》れ之《これ》に柚子《ゆもの》皮《かわ》及《と》桂《けい》子末《しのこ》、醤油《しやうゆ》を加《くわ》へて又《また》煮《に》るへし又《また》格蘇蘭《すこつとらんど》にて行《おこな》はれる良好《けつかう》二の魚羹《うをじる》ハ新鮮《あたらし》き小魚《こざかな》をよく洗《あら》ひその頭《かしら》を切離《きりはな》してその躰《うな》に三條《みすぢ》切目《きりめ》を入《い》れ更《べつ》に花粉《うどんのこ》に細《こまか》く刻《きざ》みたる葱《ねぎ》、旱芹菜《おらんだせり》、胡椒《こせうの》末《こ》、醬油《しやうゆ》等《など》を適宜《ほどよ》く捏和《こねま》ぜて糊状《ねりもの》となし而《そ》して之《これ》をその魚《う》躰《を》の上部《じやうぶ》に塡充《つめこ》み糸《いと》にてその上《うへ》を結紮《むす》び緩火《ぬるび》にて湯煮《ゆに》をなし煮熟《よくにえ》たるとき之《これ》を湯《ゆ》より匕《さく》ひとりて汁種《にだし》の中《なか》へ入《い》れ暫《しばら》く煮《に》るべし

鰻羹《うなぎじる》の製法《こしらへかた》

鰻《うなぎ》をよく洗《あら》ひて二寸《すん》ほどに切《き》り牛酪《ばた》と共《とも》に十分時間《ぷんじかん》湯煮《ゆに》をなして後《から》汁種《にだし》に入《い》れこれに細《こまか》に切《き》りたる葱《ねぎ》及《と》桂子《けいしの》末《こ》、肉《にく》豆蔲《つく》、胡椒《こせう》、麦粉《うどんのこ》、醬油《しやうゆ》等《など》をほどよく混合《まぜあは》せてよく煮《に》るべし

鰕羹《えびじる》の製法《こしらへかた》

伊勢《いせ》鰕《えび》或《また》ハ車鰕《くるまえび》の皮《かわ》を去《さ》り桂子《けいし》と共《とも》に湯煮《ゆに》すること凡《およ》そ

半《はん》時《じ》間《かん》にして能《よ》くその水《みづ》をきり擂《すり》盆《ばち》にて擣《つ》き碎《くだ》き汁《にだ》種《し》に投《い》れこれに醤《しやう》油《ゆ》酸《す》等《など》を加《くわ》へ緩《ぬる》火《び》にて煮《に》るべし

牡《か》蠣《き》羹《じる》の製法《こしらへかた》

牡《か》蠣《き》の殼《から》を去《さ》りその液《し》汁《る》に清《よき》水《みづ》を加《くは》へてよくこれを攪《かき》動《まは》しこの汁《しる》を鍋《なべ》に移《うつ》し火《ひ》に上《の》せて醤《しやう》油《ゆ》と胡《こ》椒《せう》末《のこ》を入《い》れ沸《に》騰《た》てたる後《のち》その牡《か》蠣《き》を投《い》れてまたこれを沸《に》騰《た》ゝしめ牛《ば》酪《た》少《す》許《こし》を加《くわ》へて用《もち》ふべし

鳥肝《とりのきも》汁《じる》の製法《こしらへかた》

雁《がん》或《また》は家《か》鴨《も》の肝《きも》に沸《にえ》湯《ゆ》を灌《そゝ》ぎて拇《おや》指《ゆび》ほどの大《おほき》さに切《き》りこれに牛《ぎう》肉《にく》、牛《ご》房《ばう》、葱《ねぎ》、人《にん》參《じん》を混《ま》合《あは》せ尚《な》ほこれに桂《けい》子《し》肉《にく》豆《つ》蔻《く》醤《しやう》油《ゆ》胡《こ》椒《せう》水《みづ》を適《ほど》宜《よ》く加《くは》へ肝《きも》の煮《に》熟《え》るまでともゝ煮《に》て雲《き》母《ら》を去《さ》りこれを篩《すゐ》子《のう》に陶《こ》してその汁《しる》に牛《ば》酪《た》と麥《うどん》粉《のこ》を投《い》れまたよ

四く煮《に》てこの汁《しる》を前《まへ》の煮《に》たる品《しな》に灌《そゝ》ぎかくべし用《もち》ふるときに赤《あか》葡《ぶ》萄《だう》酒《しゆ》を少許《すこし》加《くは》ふるをよしとす

素麵《さうめん》羹《にる》の製法《こしらへかた》

素麵《さうめん》を長《なが》さ二寸《すん》ぐらゐに切《き》りて湯煮《ゆに》をなし牛酪《ばた》と食塩《しほ》を適宜《ほどよ》く投《い》れてまた煎《に》たる後《のち》ろの汁《しる》を去《さ》り素麵《さうめん》のみを汁種《にだし》へ投《い》れ醤油《しやうゆ》を加《くは》へてよく煎《に》るべし

米羹《こめしる》の製法《こしらへかた》

沸湯《にえゆ》の中《なか》へよく洗《あら》ひたる米《こめ》を投《い》れ煮《い》ること凡《およ》そ五《ご》分《ふん》時《じ》にして篩子《すいのう》に陶《と》し取《と》り沸騰《にた》てたる汁種《にだし》の中《なか》へその米《こめ》と共《とも》に胡《こ》椒《せう》、桂子《けいし》、肉豆蔻《にくづく》各少許《いづれもすこしづゝ》を混《ま》ぜ入《い》れこれに醤油《しやうゆ》をほどよく加《くは》へ緩火《ぬるび》にてよく煮《に》るべし

米乳《ちゝ》羹《じる》の製法《こしらへかた》

白《こ》米《め》を水《みづ》の濁《にご》らざるやうに清《よ》く洗《あら》ひてその米《こめ》の殖《ふ》へるまで水《みつ》に浸《ひだ》し置《お》き而《そ》してこれに食《し》塩《ほ》少《すこ》許《し》を投《い》れその器《なべ》の蓋《ふた》を緊《かた》密《く》して少《すこ》しも攪《かき》拌《まは》することなく徐《しつ》々《か》に煮《に》てその全《まつた》く煮《に》熟《え》たるとき白《こ》米《め》の分《ぶん》量《りやう》に應《おほ》じ牛乳《うしのち》、及《と》牛《ば》酪《た》を加《くは》へ再《ふた》び沸《に》騰《た》たしめ尚《な》ほてれに砂《さ》糖《たう》を混《ま》ぜ用《もち》ふべし

菠《はう》薐《れん》草《さう》羹《しる》の製《こしらへ》法《かた》

菠《はう》薐《れん》草《そう》を湯《ゆ》煮《に》してよくその水《みつ》をきりこれを卵《たまご》の大《おほき》さほどに絞《しぼ》りかためて沸《に》騰《た》てたる汁《に》種《だし》の中《なか》へ入《い》れ醤《しやう》油《ゆ》を加《くは》へ緩《ぬる》火《び》にて煮《に》るべし

蕪《かぶ》菁《ら》羹《じる》の製《こしらへ》法《かた》

蕪《かぶ》菁《ら》に少《すこ》許《し》の葱《ねぎ》を刻《きざ》み混《ま》ぜて沸《に》騰《た》てたる汁《に》種《だし》の中《なか》へ投《い》れこれに牛《ば》酪《た》、胡《こ》椒《せうのこ》末、醤《しやう》油《ゆ》を加《くは》へ緩《ぬる》火《び》にてよく煮《に》るべし

人参羹《にんじんじる》の製法《こしらへかた》

薄《うす》く切《き》りたる人参《にんじん》を前羹《かぶらじる》の如《ごと》く沸騰《にた》てたる汁種《にだし》の中《なか》へ投《い》れ牛酪《ばた》、胡椒末《こせうのこ》、醤油《しやうゆ》を加《くは》へ緩火《ぬるび》にて煮《に》るべし

韮羹《にらしる》の製法《こしらへかた》

汁種《にだし》に醤油《しやうゆ》及《と》胡椒末《こせうのこ》、砂糖《さたう》をほどよく加《くは》へ除々《しづか》に沸騰《にた》てたる後《のち》よく洗《あら》ひて細《こまか》に切《き》りたる韮《にら》を入《い》れてまたよく煮《に》るべし

煮焼《にやき》の部《ぶ》

生鮭《なまさけ》を煮《に》る法《はふ》

鮭《さけ》の鱗《うろこ》を去《さ》り血《ち》の少《すこ》しものこらざるやう能《よ》く洗《あら》ひてその水《みづ》を拭《ふ》きとり而《そ》してこれを鍋《なべ》に入《い》れその魚《うを》の没《かくれ》るほどに水《みづ》を灌《そゝ》ぎざつと煮揚《にあ》げて皮《かは》を去《さ》り再《ふたゝ》び緩火《ぬるび》に煮《に》て時々《ときぐ》雲《き》

母《ら》を匕《すく》ひ去《さ》るべし

鮭《さけ》の切肉《きりみ》を煮《に》る法《はふ》

鮭《さけ》の肉《み》を厚《あつ》さ一《いつ》寸《すん》程《ほど》に切《き》りて胡椒《こせう》の末《こ》をふりかけ白紙《しらかみ》一《いつ》面《ぱい》に牛酪《ばた》を布《し》きてこの紙《かみ》を切身《きりみ》の大《おほい》さに切《き》り切身《きりみ》一片《ひときれ》づゝをこの紙《かみ》に上《の》せその四《よ》隅《すみ》を撚《ひね》りて船《ふね》の如《ごと》くしこれを熾《つよ》火《び》にて凡《およ》そ十分《じつぷん》時間《じかん》焙《あぶ》るべし

生鱒《なまます》を煮《に》る法《はふ》

先《ま》づ鱗《うろこ》を剥《は》せ臈《はらわた》を去《さ》り腹中《はらのなか》をよく洗《あら》ひてその水氣《みづけ》を拭《よ》き取《と》り麪包《ぱん》と牛酪《ばた》にて其《その》腹《はら》を充《み》たしめ尚《なほ》これに水《みづ》に解《と》きたる塩《しほ》と胡椒《こしやう》の粉《こ》を加《くは》へ水《みづ》にて煮《に》るべし

塩鱒《しほます》を煮《に》る法《はふ》

塩鱒《しほます》を煮《に》るには先《ま》づこれを冷水《ひやみづ》に漬《つ》け置《お》き一度《いちど》水《みづ》を更《か》へ

たる後《のち》鱗《うろこ》を剝《は》ぎて煮《に》るべし煮《に》上《あが》りたらばこれを熱《あた》ゝめたる鉢《はち》に入《い》れ牛酪《ばた》をそゝぎかくべし

鹽松魚《しほかつを》を煮《に》る法《はふ》

一夜《いちや》ほど冷水《ひやみづ》に浸《ひた》しよく洗《あら》ひ緩火《ぬるび》にて徐々《しづか》に煮《に》たる後《のち》味《あぢ》を附《つ》け用《もち》ふべし

牛舌魚《したがれい》を煮《に》る法《はふ》

牛舌魚《したがれい》を暫《しばら》く水《みづ》に浸《つ》けたる後《のち》これを鍋《なべ》に移《うつ》しその魚《うを》の沒《かくれ》る程《ほど》に水《みづ》を入《い》れこれに食鹽《しほ》と酢《す》をほどよく加《くは》へ四時《じ》半《はん》程《ほど》煮《に》て溶解《とか》したる牛酪《ばた》等《など》を添《そ》へ用《もち》ふべし

梭魚《かます》を煮《に》る法《はふ》

牛舌魚《したがれい》の煮方《にかた》に同じ

黄貂魚《あかえい》を煮《に》る法《はふ》

黄《あか》貂《え》魚《い》を鹽《しほ》水《みづ》に四《よ》時《じ》間《かん》程《ほど》浸《つ》け置《お》きて後《のち》よく洗《あら》ひ脊《せ》を割《わ》りて擦《おろ》したる柚《ゆ》子《ず》の皮《かわ》を塡《つ》め而《そ》してこれを鍋《なべ》に入《い》れその魚《うを》の充《じう》分《ぶん》に沒《かくれ》るほど水《みづ》に灌《そゝ》ぎこれに鹽《しほ》を加《くは》へて煮《に》るべし上《うへ》に浮《う》きたる雲《き》母《ら》をば悉《ことごと》く匕《すく》ひ去《さ》り熟《よく》煮《に》たる後《のち》これを引《ひき》揚《あ》げて水《みづ》氣《け》を去《さ》り味《あぢ》を添《そ》へて用《もち》ふべし

鱸《すゞき》の切《きり》肉《み》を煮《に》る法《はふ》

先《ま》づその魚《う》肉《を》を能《よ》く洗《あら》ひ少《すこ》許《し》の食《し》鹽《ほ》を和《ま》ぜたる清《み》水《づ》にて半《はん》時《じ》間《かん》ほど煮《に》てこれよ醬《しやう》油《ゆ》或《また》は溶《とかし》解《たる》牛《ば》酪《た》等《など》を添《そ》へ食《しよく》すべし

大《た》口魚《ら》を煮《に》る法《はふ》

先《ま》づその腹《はら》の中《なか》の物《もの》を悉《ことごと》く洗《あら》ひ去《さ》り鹽《しほ》を腹《はら》にぬりてその儘《まゝ》水《みづ》に一《いち》時《じ》間《かん》許《ばかり》浸《ひた》し置《お》きそして鍋《なべ》に水《みづ》を十《じう》分《ぶん》入《い》れ緩《ぬる》火《ひ》に

十

て半《はん》時《じ》間《かん》ほど煮《に》るべし

粉《こな》にて魚《ぎよ》類《るゐ》を煮《に》る法《はふ》

葱《ねぎ》少許《すこし》を細《こまか》く切《き》りて牛酪《ばた》とまぜあはせ鍋《なべ》に入《い》れ焙《あぶ》りて葱《ねぎ》の色《いろ》の薄黒《うすぐろ》くなるを度《ほど》となしこれに煮《に》たる魚《うを》(鮭《さけ》、黄貂魚《あかえい》伊《い》勢《せ》蝦《えび》、蝦蛄《しやこ》、牡蠣《かき》の類《るゐ》)を投《い》れ汁種《にだし》及《と》醤油《しやうゆ》、柚子《ゆず》の絞《しぼ》り汁《しる》、胡椒《こせう》等《など》を適宜《ほどよ》く加《くは》へ緩火《ぬるび》にて凡《およ》そ半《はん》時《じ》間《かん》煮《に》たる後《のち》花粉《うどんこ》を少許《すこし》散《ふり》點《か》くべし尤《もつとも》蠣《かき》汁《じる》は四《よ》時《じ》間《かん》ほど煮《に》るをよろしとす

蝦《えび》及《およ》び蟹《かに》類《るゐ》を煮《に》る法《はふ》

塩《しほ》を加《くわ》へたる水《みづ》にて凡《およ》そ一《いち》時《じ》間《かん》ほど煮《に》熟《ぬい》て味《あぢ》を附《つ》け用《もち》ふべし

豕《ぶた》の切肉《きりみ》を煮《に》る法《はふ》

豕《よた》肉《にく》の脂肪《あぶらにく》を去《さ》りて五《ご》分《ぶ》切《ぎり》になし刻《きざ》みたる葱《ねぎ》及《と》牛酪《ばた》と共《とも》

に鍋《なべ》に入《い》れ火《ひ》に上《の》せその葱《ねぎ》の薄《うす》鳶《とび》色《いろ》に變《へん》ずるを度《ほど》として小《こ》麥《むぎ》粉《こ》、燒《やき》肉《にく》に用《もち》ふる醬《つ》汁《ゆ》、鹽《しほ》、胡《こ》椒《せう》、酸《す》、芥《から》子《し》等《など》を混《ませ》合《あは》せ緩《ゆる》〳〵と煑《に》るべし

隱《いん》元《げん》豆《まめ》を煑《に》る法《はふ》

莢《さや》の兩《りやう》端《たん》及《およ》び兩《りやう》脇《わき》のすぢを去《さ》り一《いつ》本《ぽん》を大《おほ》凡《よそ》五本《ほん》位《ぐらい》に細《ほそ》く切《き》りて鹽《しほ》水《みづ》に漬《つ》け置《お》き而《そ》して別《べつ》に鹽《しほ》水《みづ》を鍋《なべ》に入《い》れて沸《にた》騰《ち》たる所《ところ》へまへの豆《まめ》を入《い》れ蓋《ふた》をせずして急《きふ》に煑《に》るべし

蠶《そら》豆《まめ》を煑《に》る法《はふ》

小《こ》粒《つぶ》なる白《しろ》蠶《そら》豆《まめ》を撰《えら》びて清《きよき》水《みづ》に一《いち》夜《や》ほど漬《つ》け置《お》き而《そ》して之《これ》を堅固《ちやうぶ》の布袋《ふくろ》に入《い》れそのまゝ鍋《なべ》にて煑《に》るべし煑《に》上《あが》りたらば袋《ふくろ》のまゝ引《ひき》揚《あ》げて水《みづ》をきりたる後《のち》牛《ば》酪《た》、胡《こ》椒末《せうのこ》。食《し》鹽《ほ》などにて按《あん》排《ばい》し用《もち》ふべし

二十

白葱《しろねぎ》を煮《に》る法《はふ》

葱《ねぎ》の太《ふと》さの揃《そろひ》たるを撰《えら》らみ其《その》外皮《うはかは》を剝《む》きて一時間《いちじかん》ほど塩《しほ》水《みづ》に漬《つ》けおきそして柔《やはら》かになるまで牛乳《うしのちゝ》を混《ま》ぜたる水《みづ》に煮《に》て深《ふか》き皿《さら》へ入《い》れ上《うへ》より溶《とか》したる牛酪《ばた》を灌《そゝ》ぎかくべし

蕪菁《かぶら》を煮《に》る法《はふ》

先《ま》づ蕪菁《かぶら》を小四角塊《さいのめ》に切《き》り鍋《なべ》にて牛酪《ばた》を溶《とか》したる中《なか》へ投《い》れ攪和《かきまは》しながら煮《に》たる後《のち》汁種《にだし》、胡椒《こせう》、塩《しほ》及《およ》び饂飩粉《うどんこ》を投《い》れて又《また》徐々《しづか》に煮《に》るべし

菠薐草《はうれんそう》を煮《に》る法《はふ》

菠薐草《はうれんそう》を能《よ》く洗《あら》ひ塩水《しほみづ》に煮《に》てその水《みづ》を去《さ》りこれに牛酪《ばた》及《と》汁種《にだし》、醬油《しやうゆ》を加《くわ》へ徐々《しづか》に煮《に》たる後《のち》擦《おろ》したる肉豆蔲《にくづく》をふりかくべし

馬鈴薯《じやがたらいも》を煮《に》る法《はふ》

先《ま》づこれを清潔《きれい》に洗《あら》ひて冷水《ひやみづ》に入《い》れその壞《くづ》れざるやう徐々《しづか》に煮《に》るなり但《たゞ》しろの煮《に》加減《かげん》を試《こゝろ》みるには時々《とき〴〵》その中《なか》の大《おほい》なるものを匙《さぢ》にて刺《さ》し試《こゝろ》むべしその容易《ようい》に突通《つきとほ》るやうなりたらば火《ひ》より下《おろ》し直《すぐ》に皮《かわ》を剝《む》きてその冷《ひ》えざる爲《た》めに蒸籠《せいろう》へ入《い》れおくべし熬《やき》たる肉《にく》或《また》は煮《に》たる肉《にく》などの附合《つけあはせ》によきものなり

魚《うを》を炙《や》く法《はふ》

炙魚《やきうを》は何魚《なにうを》に限《かぎ》らず先《ま》づ魚《うを》を水《みづ》にて洗《あら》ひ布巾《ふきん》にてその水氣《みづけ》をよく拭《ふ》き取《と》り而《そ》して燒鍋《やきなべ》に牛酪《ばた》或《また》い豕油《ぶたのあぶら》を入《い》れ沸騰《にたゝ》しめてこれにろの魚肉《うを》を投《い》れ燒上《やきあが》りたらばこれを篩子《すいのう》に取《と》り揚《あ》げてその油《あぶら》をしたむべし

又《べつ》法《はふ》

先《ま》づ魚《うを》を適宜《ほどよ》き大《おほき》さに切《き》りこれを粉《こ》にしたる麺包《ぱん》と鶏卵《たまご》を混合《まぜあは》せたるものに浸《ひた》し胡椒《こせう》と鹽《しほ》にて味《あぢ》を着《つ》け香味《かうばし》くなるまで徐々《しづか》に焼《や》くべし

鯖《さば》を炙《や》く法《はふ》

鯖《さば》の腸《はらわた》を去《さ》りてよく洗《あら》ひ布巾《ふきん》にてその水《みづ》を拭《ふ》きとり脊《せ》を割《さ》きて胡椒末《こせうのこ》、鹽《しほ》、油《あぶら》等《など》を入《い》れ凡《およ》そ十《じふ》分《ぶん》時《に》間《かん》數々《しば／＼》反覆《くりかへ》して炙《あぶ》り而《そ》して旱芹菜《おらんだせり》を細斬《こまかぎり》になし牛酪《ばた》と混《ま》ぜこれに柚《ゆ》子《ずの》汁《つゆ》、醤《しやう》油《ゆ》等《など》を加《くは》へ再《ふた》び脊《せ》に入《い》れて焙《あぶ》るべし又《また》食《しよく》するときには溶《とか》したる牛酪《ばた》を添《そ》ふべし

大口魚《たら》を炙《や》く法《はふ》

その腸《はらわた》と骨《ほね》を丁寧《ていねい》に取《と》り去《さ》りて薄《うす》く切《き》りこれを牡蠣《かき》と馬《じやが》

鈴《たら》薯《いも》と順《だん》次《く》に焼《やき》鍋《なべ》に詰《つ》め合《あは》せて炙《や》きたる後《のち》味《あぢ》を附《つ》け食《しよく》すべし

壯《か》蠣《き》を炙《や》く法《はふ》

殼《から》のまゝにて火《ひ》に上《の》せその殼《から》の少《すこ》し口《くち》を開《あ》くを度《ほど》として火《ひ》より下《おろ》しろの殼《から》を去《さ》りて鹽《しほ》及《と》胡《こ》椒《せう》にて味《あぢ》を着《つ》くべし

又《べつ》法《はふ》

先《ま》づ壯《か》蠣《き》をその固《もち》有《まへ》の液《し》汁《る》に淪《ゆ》でゝこれを磁《さ》皿《ら》に擧《あ》げ麵《ぱ》包《んの》屑《くづ》、胡《こ》椒《せう》、食《し》鹽《は》と互《たがひ》に疊《つみ》積《かさ》ね最《もつと》も上《う》層《へ》は麵《ぱん》包《の》屑《くづ》を用《もち》ひこれに壯《か》蠣《き》の淪《ゆで》汁《しる》を注《そゝ》ぎ牛《ば》酪《た》を塗《ぬ》り火《ひの》前《まへ》にて蒸《むし》炙《やき》にすべし時《じ》間《かん》いろの多《た》少《せう》に應《おう》じて十《じつ》分《ぷん》時《じ》より二《に》十《じつ》分《ぷん》時《じ》までとす

鱸《すゞき》を蒸《むし》炙《やき》にする法《はふ》

先《ま》づ臟《ざう》腑《ふ》を除《のぞ》き能《よ》く清《あ》洗《ら》ひて食《し》鹽《は》に一《いち》夜《や》漬《つ》け置《お》き而《そ》して

皮《かわ》を剝《む》き頭尾《かしらを》反鰭《およびひれ》を切斷《きりはな》し麵包《ぱん》の屑粉《くづ》又《と》細《こまか》に剉《きざ》みたる葱《ね》根《ぎ》旱芹菜《おらんだせり》、牛酪《ばた》等《など》をその魚腹《はら》に塡充《つめ》て腹皮《これ》を縫《ぬ》ひ合《あは》せその上《うへ》を牛酪《ばた》にて塗《ぬ》り麵包《ぱん》屑《くづ》を散布《ふりかけ》て蒸炙《むしやき》にすべし

鴟鵠《しこ》を炙《や》く法《はふ》

羽毛《はね》及《およ》び臟腑《ざうふ》を去《さ》り殘毛《のこりげ》を燒《や》きて牛酪《ばた》を塗《ぬ》り活火《つよび》よて燒《や》きその半熟《あまやけ》の頃《ころ》に麵包《ぱん》の屑粉《くづ》少許《すこし》を撒布《ふりか》け褐色《ちやいろ》にあるを度《はゞ》としてこれを焙《あぶ》りたる麵包《ぱん》片《ぎれ》を敷《し》きたる器《うつは》に盛《も》り肉汁《にくじる》を注《か》けて食《しよく》すべし

鷸《しぎ》を燒《や》く法《はふ》

前法《まへのはふ》と同《おな》じ但《たゞ》臟腑《ざうふ》を脫《ぬか》ずして調理《れうり》すべし

鵞《が》を燒《や》く法《はふ》

羽毛《はね》を去《さ》り臟腑《ざうふ》を除《のぞ》き殘毛《のこりげ》を燒《や》くこと前法《まへのはふ》に異《こと》ならずし

てたゞその頭《かしら》と頸《くび》とを截《き》斷り兩脚《りやうあし》及《およ》び兩翅《りやうつばさ》は共《とも》に第《だい》一節《いちのふし》より切《きり》離《はな》してその存《のこ》りたる部分《ところ》は躰《からだ》の兩側《りやうがは》に串《くし》定《ざし》にし內《う》部《ち》に細《こまか》に剉《きざ》みたる葱《ねぎ》、麵《ぱ》包《ん》の屑《く》粉《づ》及《およ》び食《し》鹽《ほ》を混《ませ》和《あは》せたるものを塡《つ》め頸《くび》の斷《きり》口《くち》を液《し》汁《る》の溢《い》出《で》ざるやう緊《かた》く閉《む》結《す》び又《また》その胸《む》間《ね》をば牛《は》酪《た》を布《し》きたる紙《かみ》にて暫《しば》時《らく》包《つゝ》むべしこの鳥《とり》は他《ほか》の家《と》禽《り》と異《かは》り脂《あぶ》油《ら》多《おほ》きゆゑ牛《は》酪《た》を塗《ぬ》るに及《およ》ばず但《たゞ》二《に》時《じ》乃《か》至二《に》時《じ》半《はん》の間《あひだ》に充《じう》分《ぶん》火《ひ》氣の徹《とほ》るを肝《かな》要《め》とすこれを喫《しよく》するには肉《にく》汁《じる》を添《そ》ふべし

家《あ》鴨《ひる》を燒《や》く法《はふ》

羽《は》毛《ね》、臟《ざう》腑《ふ》、殘《のこ》毛《りげ》はこれまた前《まへ》の如《ごと》くしてその頭《かしら》を切《きり》斷《はな》し足《あし》は沸《に》湯《えゆ》に入《い》れてその皮《かわ》を剝《お》除《と》りこれを背《せ》上《なか》に束《く》縛《ゝりつ》けて鵞《が》と同《おな》じき塡《つめ》料《もの》を內《う》部《ち》に塡《つ》め燒《やき》熟《あがり》たる後《のち》肉《にく》汁《じる》を注《そゝ》きて食《しよく》す

八十

べし

鳩《はと》を焼《や》く法《はふ》

羽毛《はね》を去《さ》り臓腑《ざうふ》を除《のぞ》き足《あし》を存《のこ》し全躰《からだ》を束締《しば》りてその内部《うち》に細《こまか》に剉《きざ》みたる肝《きも》及《およ》び麵包《ぱん》の屑粉《くづ》、旱芹菜《おらんだせりこ》、胡椒《せう》、食鹽《しほ》、牛酪《ばた》等《なぞ》を混合《まぜあは》したるものを塡充《つめこ》み又一脚《またいつぽんのあし》に一孔《あな》を穿《あ》けて他《ほか》の脚《あし》をこれに通《とほ》し又《また》別《べつ》に串《くし》を刺《さ》し牛酪《ばた》を塗《ぬ》り半時間《はんじかん》ほど焼《や》きてこれを焙《あぶ》りたる麵包《ぱん》の片《きれ》を敷《し》きたる小羹皿《こざら》に盛《も》り肉汁《にくじる》を注《そゝ》ぎて食《しよく》すべし

雉《きぢ》を焼《や》く法《はふ》

先《ま》づ羽《はね》を剃《むし》り膓《はらわた》を除《のぞ》きて腹《はら》をよく洗《あら》ひこれに粉《こ》にしたる麵包《ぱん》を充《みた》し胡椒末《こせうのこ》、食鹽《しほ》、牛酪《ばた》を按排《あんばい》して裂《さ》きたる腹《はら》を縫《ぬ》ひ合《あは》せ煖火《ぬるび》にてその全身《み》に火《ひ》の徹《とほ》るまで焙《あぶ》るべし但《たゞ》し焙る

時《じ》間《かん》は老《おい》鳥《どり》なれバ四《し》十《じつ》分《ぷん》時《じ》より五《ご》十《じつ》分《ぷん》時《じ》迄《まで》を適《ほ》度《ど》とす

七《しち》面《めん》鳥《てう》を燒《や》く法《はふ》

先《ま》づその羽《は》毛《ね》を去《さ》り臓《ざう》腑《ふ》を除《のぞ》き殘《のこり》毛《げ》を燒《や》却き膽《きも》囊《ぶくろ》を破《やぶ》らざるやうよ注《き》意《つけ》て出《いだ》すべし若《も》し誤《あやま》りてこれを破《やぶ》り膽《たん》汁《じふ》を溢《い》出《だ》すに於《おい》てはその觸《ふ》るゝ處《ところ》皆《みな》苦《にが》味《み》を帶《お》びて少《すこ》しも食《くら》ふべからざるに至《いた》ること諸《しよ》鳥《てう》皆《みな》同《おな》じとす而《そ》して胸《むね》骨《ほね》を壓《お》下《さ》げ脚《あし》は第《だい》一《いち》節《のふし》の中《なか》部《ほど》より折《を》り腱《すぢ》を出《だ》して後《のち》その胸《む》部《ね》に麵《ぱ》包《ん》の屑《くづ》粉、細《こまか》に刻《きざ》みたる凝脂《あぶら》或《また》は髓《ずゐ》、同《おな》じく旱芹菜《おらんだぜり》、少《すこ》許《し》の肉《にく》豆《づ》蔻《く》、胡《こ》椒《せう》、食《し》鹽《ほ》及《およ》び牛乳《うしのちゝ》、雞《たま》卵《ご》等《など》を混《まぜ》合《あは》せたるものを塡《つめ》充《こ》み頸《くび》及《およ》び諸《しよ》孔《あな》を悉《ことごと》く縫《ぬ》ひて後《のち》その火《ひ》氣に接《せつ》するも容《よう》易《い》に燒《こ》焦《げ》ざる爲《ため》に牛《ば》酪《た》を塗《ぬ》りたる紙《か》片《み》に胸《む》部《ね》を包《つゝ》みて燒《や》くべしその全《まつた》く燒《やき》熟《あが》りたらバ此《この》紙《かみ》を去《さ》りこれに肉《にく》汁《じる》を加《くは》へて喫《しよく》

すべし

兎《うさぎ》を焼《や》く法《はふ》

兎《うさぎ》は冬日《ふゆのひ》にはその臟腑《ざうふ》のみを除《のぞ》きその皮《かわ》を存《のこ》して大約《おほよそ》二三《さん》週間《しゆうかん》貯藏《かこひ》たる後《のち》にあらざれは焼《や》調《く》に適《てき》すべからず而《そ》して後《のち》に先《ま》づその脚《あし》を截斷《き》り後脚《あとあし》より皮《かわ》を剝《む》き水《みづ》に漬《つ》けし〲水《みづ》を換《か》へてよく洗《あら》ひ布巾《ふきん》にて拭《ぬぐ》ひ乾《かはか》しその内部《はら》に麵包《ぱん》屑《くづ》粉、細剉《きざみたる》旱芹菜《おらんだせり》、牛脂《うしのあぶら》、檸檬《れもん》皮末《ひのこ》、肉豆蔻《にくづく》、肝臟《きも》、胡椒《こせう》、食塩《しほ》、雞《たま》卵《ご》、牛乳《うしのちゝ》及《およ》び醬油《しやうゆ》等《など》を先《ま》づ煮《に》て後《のち》塡充《つめこ》み腹皮《はらのかわ》を縫合《ぬひあは》せ牛酪《ばた》を塗擦《ぬ》りて焼《や》くべし

牛肉《ぎうにく》を焼《や》く法《はふ》

牛肉《ぎうにく》を塩《しほ》水《みづ》にて洗《あら》ひ布巾《ふきん》にてろの水氣《け》を拭《ふ》き乾《かはか》して十五《じうご》分時間《ふんじかん》ほど一様《いちやう》に火氣《ひ》の透徹《とほる》やう炭火《すみび》を熾盛《さかん》にして焼《や》く

べし又《また》これを焼《や》く時《とき》に出《で》る固有《もちまへ》の滴瀝《あぶら》は肉《にく》に塗擦《ぬる》を要《かなめ》とす而《そ》してこれを皿《さら》に盛《も》りて沸湯《にえゆ》を注《そゝ》き醤油《しやうゆ》を加《くわ》ふれバ肉羹《すひもの》とあるべし

犢肉《とうしのにく》を焼《や》く法《はふ》

犢肉《とうしのにく》はその股《また》、胸《むね》、腰《こし》及《およ》び肩《かた》の肉《にく》等《など》を宜《よう》しとすされどもその最《もつと》も良《よ》き部分《ところ》は股《もゝ》及《およ》び胸《むね》なりとすこれに麺包《ぱん》の屑粉《くづ》及《およ》び細《こまか》に剉《きざ》みたる凝脂《あぶら》、旱芹菜《おらんだせり》、檸檬《れもん》皮《ひ》、胡椒《こせう》、食塩《しほ》、鶏卵《たまご》、牛乳《うしのちゝ》等《など》を混《ませ》合《あは》せて焼鍋《やきなべ》に入《い》れその固有《もちまへ》の滴瀝《あぶら》乏《とぼ》しき時《とき》よハ牛酪《ばた》を塗《ぬ》擦《り》て前《まへ》と同《おな》じく焼《や》くべし又《また》前《まへ》の如《ごと》くこれに沸湯《にえゆ》を注《そゝ》ぎ醤油《しやうゆ》を加《くわ》ふれば肉羹《すひもの》を製《せい》し得《う》べし

綿羊《らしやめん》の肉《にく》を炙《や》く法《はふ》

綿羊《らしやめん》の肉《にく》の焼方《やきかた》ハ前《まへ》の牛肉《ぎうにく》に同《おな》じ

野獸《じう》の肉《にく》を燒《や》く法《はふ》

野《や》獸《じう》の燒方《やきかた》も牛肉《ぎうにく》と同《おな》じく但《たゞ》その時間《じかん》を稍長《すこしなが》くすべし殊《こと》にその肉《にく》は乾燥《かはく》質《たち》にて脂肪《あぶら》は甚《はなは》だ熔《と》解け易《やす》きものなれば牛酪《ばた》を布《し》きたる紙《かみ》にてこれを掩《おほ》ひ且《か》つこれを塗擦《ぬること》を怠《おこた》るべからず燒熟《やきあがり》たらば良好《けつこう》の肉汁《つゆ》及《およ》び覆盆子《いちご》、條列乙《グレー》を加《くは》へて用《もち》ふべし

家肉《ぶたのにく》を燒《や》く法《はふ》

前數《まへの》法《はふ》の燒方《やきかた》よりは尙《なほ》少《すこし》く時間《じかん》を長《なが》くして肉上《にくのうへ》に阿列襪《おれーふの》油《あぶら》を塗《ぬ》りその泡《あは》の起《おこ》るを豫《あらかじ》め防《ふせ》ぎて火《ひ》に上《の》せるべし又《また》その固有《もちまへ》の滴瀝《あぶら》充分《じうぶん》あらざる時《とき》は綿布袋《もめんのふくろ》に牛酪《ばた》を入《い》れこれにてその肉《にく》を塗《と》擦《す》るべし肉汁《にくじる》の製法《こしらへかた》は前《まへ》に同《おな》じ

椎茸《しひたけ》を燒《や》く法《はふ》

先《ま》ずその茎《くき》を去《さ》り布《ふ》巾《きん》にて鹽《しほ》みがきして燒《やき》鍋《なべ》の中《なか》に別《べつ》〳〵に入《い》れその頭《う》上《へ》へ牛《ば》酪《た》を點《たら》し胡《こ》椒《せう》を散《ふり》布《かけ》て燒《や》くべし

油煎《あぶらに》の部《ぶ》

鱸《すゞき》を油煎《あぶらに》する法《はふ》

鱸《すゞき》の大《おほい》なるを能《よ》く洗《あ》滌《ら》ひて終《ひと》夜《ばん》食《し》鹽《は》に漬《つ》け置《お》きまたその鹽《しほ》を洗《あら》ひ去《さ》り乾《かは》かして後《のち》頭《かしら》尾《を》及《および》鰭《ひれ》を切《きり》斷《はな》し皮《かわ》を剝《む》きて骨《はね》を去《さ》り肉《にく》を兩《ふた》片《つ》に割《わ》りて花《うどん》粉《こ》を散《ふり》點《か》けそしてこれを熔《と》解きたる鷄《たま》卵《ご》の中《なか》に投《い》れ又《また》これに麵《ぱ》包《ん》の屑《く》粉《づ》を散《ふり》布《かけ》て沸《に》騰《たち》たる家油《ぶたのあぶら》の鍋《なべ》に投《い》入れ油《あ》煎《げ》るべし但《たゞ》しその肉《にく》の兩《りやう》面《めん》の棕《すゝ》色《いろ》よあるを度《ほど》としてこれを鍋《なべ》より取《とり》揚《あ》げ篩《する》子《のう》に載《の》せ數《さ》分《ん》時《じ》火《ひの》前《まへ》に置《お》きて油《あぶら》を滴《し》下《た》みこれに旱《おら》芹《んだ》菜《せり》を添《そ》へ蠔《かき》醬《じる》或《また》い熔《とかし》解《たる》牛《ば》酪《た》等《など》にて味《あぢ》をつけ食《しよく》すべし

鯆《に》魚《い》を油煎《あぶらに》する法《はふ》

鯆《え》魚《い》ハ鱸《すゞき》と同《どう》法《はふ》にて製《せい》すべし

鞋《せき》底《だか》魚《れい》を油煎《あぶらに》する法《はふ》

これも亦《また》同《どう》法《はふ》なれど但《たゞ》肉《にく》を切《き》らずして全《まる》形《る》にて油《あ》煎《げ》るべし

比《ひ》目《ら》魚《め》を油煮《あぶらに》する法《はふ》

これハ皮《かわ》を剝《む》脱《か》ずして前《まへ》の如《ごと》く油《あ》煎《げ》るべし

石《む》斑魚《つ》を油煮《あぶらに》する法《はふ》

石《む》斑魚《つ》の小《せう》あるものハ全《まる》形《る》にて清《よ》く洗《あら》ひ鱗《うろこ》を去《さ》り花粉《うどんこ》を散《ふり》點《かけ》てこれを沸騰《にたち》たる豕油《ぶたのあぶら》の中《なか》に投《い》れその兩片《りやうかは》の棕色《すゝいろ》にあるを度《ほど》としてこれを布《ふ》巾《きん》を敷《し》きたる皿《さら》に取《とり》揚《あ》げこれにこの油《あぶら》を吸收《すひと》らしむべし

牛舌魚《じたがれい》を油煎《あぶらに》する法《はふ》

牛舌魚《したがれい》の腸《はらはた》を去《さ》り腹中《はらのなか》に鹽《しほ》を布《し》き冷水《ひやみづ》にて洗《あら》ひその水《みづ》を布巾《ふきん》にてよく拭《ふ》きて後《のち》これを解《と》きたる雞卵中《たまごのうち》にころがして衣《ころも》をつけ尚《なほ》之《これ》に麪包《ぱん》の粉《こ》を散點《ふりかけ》て沸騰《にたち》たる豕油《ぶたのあぶら》の中《なか》へ投《い》れ大約《おほよそ》十分時間《じつぷんじかん》間斷《たへま》なく鍋《なべ》の中《なか》にて腹背《はらせ》をくりかへし焙《あぶ》るべし

炙鳥《やきとり》を油煎《あぶらに》する法《はふ》

焼《や》きたる家鴨《あひる》の肉《にく》に食鹽《しほ》、胡椒《こせう》及《と》刻《きざ》みたる葱《ねぎ》を加《くは》へて共《とも》に酸《す》に浸《ひた》し置《お》き沸騰《にたち》たる白湯《さゆ》に麪粉《うどんこ》を溶《と》きし牛酪《ばた》を點滴《たら》し又《また》これに鎔化《とか》したる白蛋《たまごのしろみ》をかきまぜ而《そ》してこの中《なか》へ酸《す》に浸《ひた》したる肉《し》及《な》諸品《ぐ》を入《い》れ直《すぐ》に引揚《ひきあ》げてまた沸騰《にたち》たる油鍋《あぶらなべ》の中《なか》へ投《い》れその鳶色《とびいろ》に變《かは》るを度《ほど》として揚《あげ》るべし

牛《ぎう》肉《にく》を油煎《あぶらに》する法《はふ》

牛《ぎう》肉《にく》を細《こまか》に切《き》りこれを菜刀《はうちやう》の背《せ》にてよく〳〵打《うち》撃《た》ゝき油煎《あぶら》鍋《なべ》にて牛酪《ばた》少許《すこし》を溶《とか》しこれにその肉片《にく》及《および》薄《うす》く刻《きざ》みたる葱《ねぎ》、胡《こ》椒《せう》、食《し》鹽《ほ》等《など》を適宜《ほどよ》く投《い》れ火《ひ》に上《の》せて共《とも》に褐色《ちやいろ》になりたるときその牛《ぎう》肉《にく》及葱《およびねぎ》を磁皿《さら》に取《とり》揚《あ》げその跡《あと》へ麪粉《うどんこ》を少許《すこし》投《い》れまたろの褐色《ちやいろ》になりたる時《とき》食《し》鹽《は》を加《くは》へたる冷水《ひやみづ》若干量《そこばく》をろの上《うへ》に注《そゝ》き沸騰《にたゝ》しめて後《のち》その液汁《しる》を篩子《すいのう》にて漉《こ》し肉《にく》に注《そゝ》ぎ用《もち》ふべし

胡瓜《きうり》を油煎《あげ》る法《はふ》

皮《かわ》を去《さ》りて斜切《はすぎり》にしたる胡瓜《きうり》に饂飩粉《うどんこ》を黙《つ》けて油《あぶら》にいため黄《ち》赤《や》色《いろ》になりたるを度《ほど》として取《と》りあぐべし

白瓜《しろうり》を油煎《あげ》る法《はふ》

皮《かわ》を去《さ》りたる白《しろ》瓜《うり》を湯《ゆ》煮《に》して種《たね》を去《さ》りこれに鷄《たま》卵《ごの》肉《にく》を塗《ぬ》りその上《うへ》へ麵《ぱ》包《ん》の中《なか》肉《にく》の柔《やはらか》なる所《ところ》を粉《こ》にしてふりかけ沸《に》騰《たち》たる油《あぶら》の中《なか》へ投《い》れあげるなり

蒸《むし》物《もの》の部《ぶ》

白《しろ》豌《ゑん》豆《どう》を蒸《む》す法《はふ》

莢《さや》を去《さ》りたる豌《ゑん》豆《どう》と細切《こまかぎりに》したる葱《ねぎ》を蒸《むし》鍋《なべ》に入《い》れこれに牛《ば》酪《た》、胡《こ》椒《せう》、鹽《しほ》及《および》水《みづ》を投《い》れて徐《し》々《か》に煮《に》熟《あげ》たるところへ鷄《たま》卵《ご》を砂《さ》糖《とう》に和《な》せたるものを混《まぜ》合《あは》すべし

人《にん》參《じん》を蒸《む》す法《はふ》

皮《かわ》を去《さ》りて細《ほそ》切《ぎり》にしたる人《にん》參《じん》を蒸《むし》鍋《なべ》に入《い》れこれに汁《にだ》種《し》、胡《こ》椒《せう》、鹽《しほ》を混《まぜ》合《あは》して徐《し》々《か》に煮《に》たる後《のち》またこれに饂《うど》飩《ん》粉《こ》、及《および》牛《ば》酪《た》を入《い》れて再《ふた》び煮《に》るべし

胡瓜《きうり》並《ならび》に葱《ねぎ》を蒸《む》す法《はふ》

皮《かわ》を除《のぞ》き種《たね》を去《さ》りたる胡瓜《きうり》を斜切《はすぎり》になしこれに細切《こまかぎり》したる葱《ねぎ》と汁種《にだし》を加《くは》へて共《とも》ゝ蒸鍋《むしなべ》に入《い》れ煮《に》たる後《のち》鶏卵《たまご》の黄肉《きみ》唐《たう》がらしの粉末《こな》肉《にく》豆蔻《づく》のおろしたる者《もの》を投《い》れて攪和《かきまは》し又《また》少分時《すこし》煮《に》るべし

赤茄子《あかなす》を蒸《む》す法《はふ》

赤茄子《あかなす》を細切《こまかぎり》にして蒸鍋《むしなべ》に入《い》れろの上《うへ》へ胡椒《こせう》及《および》食鹽《しほ》を散布《ちら》し煮《に》たる後《のち》又《また》酸《す》を入《い》れて煮《に》るべし

醤汁《つゆ》の部《ぶ》

葱《ねぎ》醤汁《つゆ》の製法《こしらへかた》

薄《うす》き塩《しほ》水《みづ》ゝ皮《かわ》を剝《む》きたる葱《ねぎ》を半時間《はんじかん》ほど浸《ひた》したる後《のち》その水《みづ》にて柔軟《やはらか》になるまでこれを煮《に》てその汁《しる》を去《さ》りその葱《ねぎ》を

小《ち》さく切《き》りて別《べつ》の鍋《なべ》にて煮《に》立《たて》たる溶《み》解《つ》牛《ば》酪《た》の中《なか》へ入《い》れ塩《しほ》加《か》減《げん》してよく攪《かき》轉《まは》し煮《に》るべし

菌《きの》醤《こ》汁《つゆ》の製法《こしらへかた》

先《ま》づろの菌《きのこ》の皮《かわ》を剝《む》きこれを小《こ》片《ぎれ》に切《き》りよく洗《あら》ひて鍋《なべ》に入《い》れその沒《かく》るゝまでこれに水《みづ》を充《みた》しめ而《そ》してその柔《やは》軟《らか》にあるまで凡《およ》そ半《はん》時《じ》間《かん》これを蒸《むし》煮《に》し尚《なほ》ほこれに小《すこ》許《し》の花粉《うどんこ》と牛《ば》酪《た》と捏《た》ね合《な》せたるものを投《い》れて攪《かき》動《まは》し鹽《しほ》胡《こ》椒《せう》にて調《あん》味《ばい》すべし

溶《み》解《つ》牛《ば》酪《た》の製法《こしらへかた》

牛《ば》酪《た》を鍋《なべ》に投《い》れこれに花粉《うどんこ》鹽《しほ》水《みづ》各《いづれ》少《すこ》許《し》をいれ始《たえ》終《ず》攪《かき》動《まは》してこれをよく混《まぜ》合《あは》せ煮《にる》べし

卵醤《たまごつ》汁《ゆ》の製法《こしらへかた》

三十

鷄卵《たまご》を堅硬《かた》くなるまで煮《に》熟てその皮《かわ》を剝《む》き糸《いと》にてこれを切《き》りたる後《のち》これに溶《と》解《か》したる牛《ば》酪《た》を入《い》れて攪《かき》動《まは》し胡《こ》椒《せう》、鹽《しほ》を和《ま》ぜるべし

蝦《えび》及《およ》び蟹《かに》醬《つ》汁《ゆ》の製法《こしらへかた》

先《ま》づ牛《ば》酪《た》を溶《と》解《か》し置《お》きて煮《に》たる蝦《えび》及《およ》び蟹《かに》の肉《にく》を糸《いと》にて切《き》りその牛《ば》酪《た》の中《なか》へ投《い》れて番椒鹽《とうがらしとしほ》とを調和《あんばい》すべし若《も》しその蝦《えび》生鮮《あたらし》くして外部《ぐわいぶ》に卵《たまご》を持《も》つときは煮《に》る前《まへ》にこの卵《たまご》を取り少《すこ》量《し》の冷水《ひやみづ》中に混《まぜ》碎《くだ》きろの蝦《えび》を入《い》れたる後《のち》に之《これ》を投入《いれ》るべし

薄荷《はつか》醬《つ》汁《ゆ》の製法《こしらへかた》

新鮮《あたらし》き緑色《まつさを》の薄荷《はつか》の葉《は》を湯《ゆ》に入《い》れて洗《あら》ひこれを乾燥《かはか》したる後《のち》糸《いと》にてごく細《こまか》に切《き》りこれに酢《す》を混合《まぜあは》して砂糖《さたう》を加《くは》ふ

べし

牛肉《ぎうにく》醤汁《つゆ》の製法《こしらへかた》

先《ま》づ牛酪《ばた》を鍋《なべ》に投《い》れ火《ひ》にかけて細《こまか》に剉《きざ》みたる葱《ねぎ》を入《い》れその鳶色《とびいろ》にあるまで煮《に》たる後《のち》これに牛肉《うし》を入《い》れ鹽《しほ》、胡椒《こせう》等《など》を調和《あんばい》してこれに水《みづ》を加《くわ》へ緩火《ぬるび》にて凡《およ》そ四時半《しはんとき》煮《に》たらバ又《また》水《みづ》を加《くは》へ再《ふた》び一時半《じはん》ほど煮《に》て雲母《きら》を去《さ》りその汁《しる》を篩子《すいのう》にて陶《と》すべし

林檎汁《りんごつゆ》の製法《こしらへかた》

林檎《りんご》十二個《じふに》ほどを皮《かわ》を剝《む》きて四割《よつわり》にあし冷水《ひやみづ》に浸《ひた》し直《すぐ》に引揚《ひきあ》げて鍋《なべ》に投《い》れこの林檎《りんご》を水《みづ》二合《がふ》にてくずれるほど煮《に》て牛酪《ばた》及《と》砂糖《さたう》胡椒《こせう》各《いづれも》少許《すこし》を入《い》れまた煖火《ぬるび》よて半時間《はんじかん》ほど煮《に》るべしこの汁《しる》ハ豚《ぶた》又《また》ハ雁《がん》の炙肉《やきにく》に最《もつと》も入用《いりよう》のものあり

三十二

西洋《せいやう》食事《しよくじ》の心得《こゝろえ》

この章はヒルス氏の交際雑誌中より譯出せしとて農業雑誌に記載しあれば未た洋食になれざる諸君のお心得にまでそのまゝ茲に載す

西洋《せいやう》食事《しよくじ》三十五勿《きん》

第一食卓《テーブル》に就《つ》きたる時《とき》あまり急《いそ》いで食《しよく》する勿《なか》れ

第二食物《しよくもつ》を口《くち》一《いつ》ぱいに含《ほうば》る勿《なか》れ

第三食物《しよくもつ》を噛《か》みながら口《くち》を開《あ》く勿《なか》れ

第四食《しよく》する時《とき》口《くち》又《また》は喉《のど》にて音《おと》をさせる勿《なか》れ

第五食物《しよくもつ》の口中《くちのうち》に在《あ》る時《とき》に談話《はなし》する勿《なか》れ

第六食卓《テーブル》を穢《よご》す勿《なか》れ

第七食卓《テーブル》上の菓物《くだもの》を他所《よそ》に持《もち》去《さ》る勿《なか》れ

第八食事《しよくじ》しながら犬《いぬ》猫《ねこ》に戯《たはむ》るゝ勿《なか》れ

第九食《たべ》ながら口中《くちのなか》に指《ゆび》を入《い》れ又《また》は歯《は》などほじくる勿《なか》れ

第十麺包《パン》は手《て》にて裂《さ》き其《その》截口《きりくち》にバタを附《つ》けて食《くら》へ決《けつ》して庖刀《ナイフ》にて截《き》る勿《なか》れ

第十一手《て》を汚《よご》し髪《かみ》を亂《みだ》して食卓《テーブル》に就《つ》く勿《なか》れ

第十二自分《じぶん》より彼是《あれこれ》と品《しな》好《この》みをする勿《なか》れ

第十三麺包《パン》又《また》は菓物《くだもの》の只一《たつたひと》つ殘《のこ》りたる時《とき》は夫《それ》を取《と》りて食《しよく》する勿《なか》れ

第十四自分《じぶん》の庖刀《ナイフ》にて牛乳油《バタ》をとる勿《なか》れ

第十五食事中《しよくじちう》牛乳油《バタ》または肉漿《つゆ》にて指背《ゆび》を汚《よご》す勿《なか》れ

第十六縦令《たと》ひ汚《よご》すも口《くち》にて甞《な》め又《また》は食卓氈《テーブルのしきもの》にて拭《ぬぐ》ふ勿《なか》れ

第十七魚《うを》の如《ごと》きやはらかなる物《もの》は三股《ホーク》《にくさし》にて食《くら》ふべし庖刀《ナイフ》

を用《もち》ふる勿《なか》れ但し硬き物は勿論庖刀を用ひざる可らず

第十八指《ゆび》に腫物《はれもの》又《また》は汚穢《よごれ》たる故障《わけ》あるに非《あら》ざれバ手袋《てぶくろ》をはめて食《しよく》に就《つ》く勿《なか》れ

第十九皿《さら》を裏《うら》がへして他《ほか》の事《こと》に用《もち》ふる勿《なか》れ

第二十食卓《テーブル》上に自分《じぶん》の好《この》まざる品《しな》あるも之《これ》を口《くち》に出《いだ》し顔《かほ》に見《あら》はさゞるは勿論《もちろん》の事《こと》他《ほか》の嫌《きら》ひなる物《もの》の話《はなし》をも爲《な》す勿《なか》れ

第二十一食品《たべもの》の替《かは》りを望《のぞ》む時《とき》は庖刀《はうてう》又《また》は三股《ホーク》をば麵包《ぱん》の上《うへ》に置《お》くべし皿《さら》の上《うへ》に載《の》せて出《いだ》す勿《なか》れ

第二十二食物《しよくもつ》の中《うち》より蟲《むし》又《また》は髮《かみ》の毛《け》など出《いづ》るときは之《これ》を取出《とりいだ》して竊《ひそか》に皿《さら》の緣《ふち》に置《お》き敢《あへ》て口外《こうぐわい》する勿《なか》れ

第二十三殘骨《はね》を舐《しやぶ》り殘漿《のこりたるしる》を啜《すゝ》りなどして餘《あま》り饕《た》餮《べ》盡《つく》す。勿《なか》

れ

第二十四椅子《いす》に憑《より》掛《かゝ》り食卓《テーブル》に據《もた》れなどする勿《なか》れ

第二十五食事《しよくじ》中《ちう》恣《ほしひまゝ》に起《た》座《ちい》する勿《なか》れ

第二十六他人《ひと》の笑柄《わらひ》を殘《のこ》す樣《やう》に餘《あま》り一物《ひとつもの》のみを多《おほ》く貪《むさぼ》る勿《なか》れ

第二十七食事《しよくじ》中《ちう》熱心《むちう》になりて談話《はな》し刀《ナイフ》三股《ホーク》等《など》を揮《ふるひ》て手《て》まね物《もの》まねを爲《な》す勿《なか》れ

第二十八自《じ》分《ぶん》の席《せき》に差《すゝ》められたる食物《しよくもつ》を次席《じせき》の人《ひと》に贈《おく》るは禮讓《れいじやう》あるに似《に》たれども主人《しゆじん》に對《たい》して却《かへつ》て失禮《しつれい》なれば之《これ》を讓《ゆづ》り之《これ》を辭《じたい》しなどする勿《なか》れ

第二十九對《たい》食《しよく》する人《ひと》の脚《あし》に我《わが》足《あし》の觸《ふ》るゝ恐《おそれ》あれば縱《た》令《と》ひ食卓《テーブル》の下《した》なりとも餘《あま》り恣《き》まゝに脚《あし》を伸《のば》す勿《なか》れ

第三十品《しな》ごとに譽《は》むる時《とき》ハ眞實《しんじつ》に美味《びみ》ある物《もの》を譽《はむ》るの差《さし》支《つかへ》となれバ稱贊《しやうさん》ハ過度《くわど》に渉《わた》る勿《なか》れ

第三十一湯《ゆ》瀹《で》たる玉蜀黍《たうもろこし》ハ横《よこ》かじりに爲《す》る方《はう》が甜味《あまみ》多《おほ》き者《もの》ゆゑ強《あながち》ニ庖刀《ナイフ》にて實《み》を切落《けづりおと》す勿《なか》れ

第三十二食事《しよくじ》中《ちう》に咳嚔《せきくしやみ》などする勿《なか》れ已むを得ざれバ默して別席に避け發すべし猶迫りて此事を爲す暇なけれバ手を以て口を蔽ふ可し

第三十三食事《しよくじ》中《ちう》已《や》むを得《え》ざる事《こと》故《から》出來《しゆつらい》して其《その》席《せき》を去《さ》るも公然《あらわに》之《これ》を衆《ひと》に告《つ》ぐる勿《なか》れ但し竊に隣席の人に話し置き去りたる後に傳言し貰ふもよし

第三十四傍人《ばうじん》の胸《むね》をわろくする様《やう》な汚穢《きたなき》話《はなし》ハする勿《なか》れ

第三十五食堂《しよくだう》に在《あ》るとき滑稽《こつけい》洒落《しやれ》などの根《ね》なし談話《はなし》ハ妨《さまたげ》なけれども理窟《りくつ》めきたる六《むつ》かしき話《はなし》ハ爲《す》る勿《なか》れ

手輕西洋料理法

明治十八年十月六日飜刻出版御屆
同　十九年二月發行

原版人　望月誠

滋賀縣士族
飜刻出版人　石原干城
淺草區聖天横町廿五番地

東京南鍋町一丁目
發兌元　兎屋誠

大阪心齋橋通順慶町三丁目
同文店

東京秀英舍印行

西洋礼式作法料理法食事法

源綱紀先生序

内山亀太郎編輯

西洋禮式作法
料理法食事法
完

改進堂蔵梓

夫禮式作法ハ方案

夫禮式作法ハ方案より存する者にして其実本く古今を問はず遠近を論せず毫も異同なし雖とも其式法に至つては逐次其状を

變易すれば故に文化
開明の今日に於ては
尚舊説の禮法を
改修して以て日新の
儀式に適するものと
撰ばざる可らずと爾云

明治十九年十月十日
平安俱樂部に於て
源經紀

目錄

右

第拾貳章　製法秘傳之部　百二丁
右

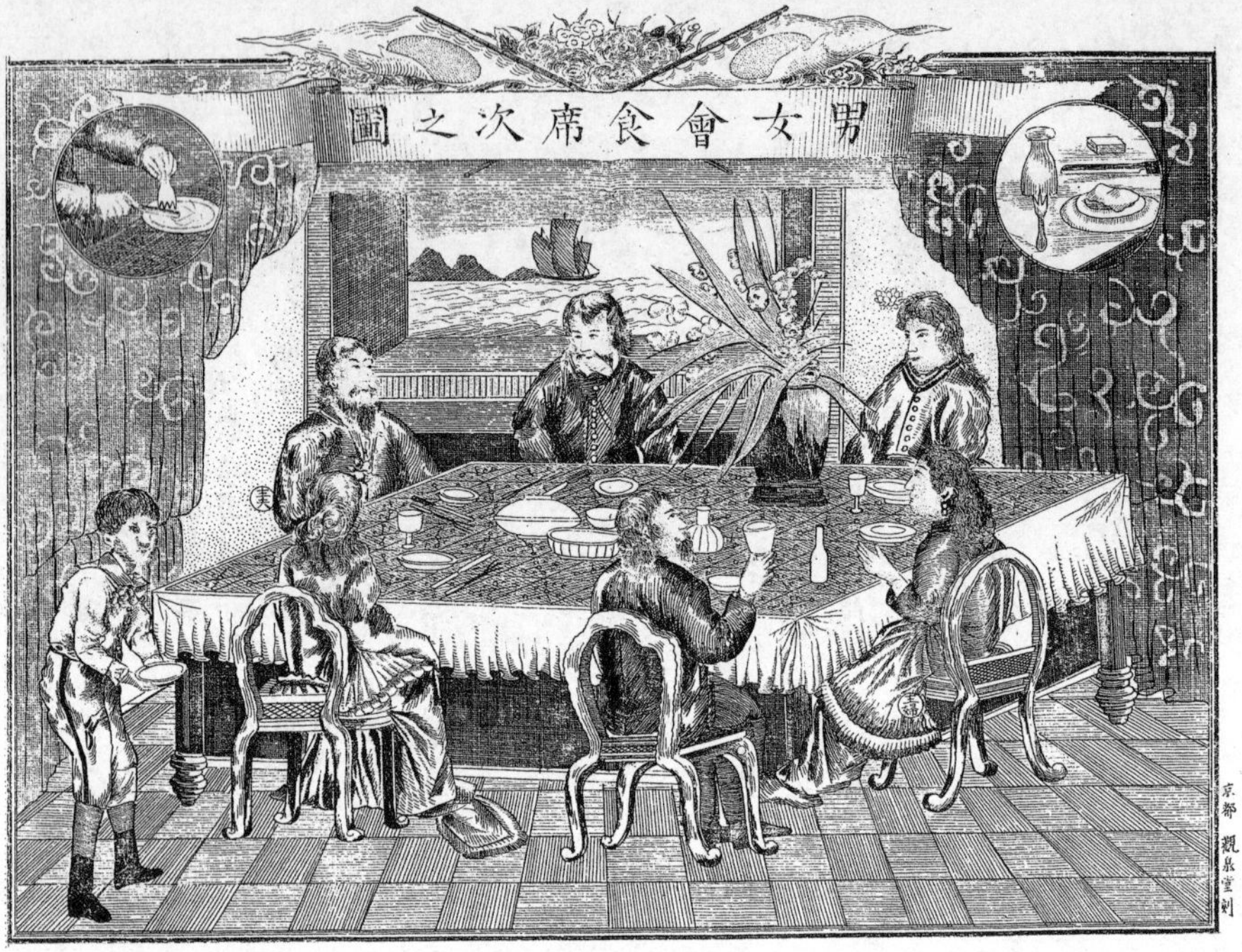

西洋禮式作法

改進書樓 編纂

○第一章 訪問之事

一 西洋《せいやう》禮儀《れいぎ》の定法として日出より日没までの時《じ》間《かん》をモーニングと稱《とな》へ日没後は總てイブニングと稱ふ又朝の訪問《はうもん》と稱ふるもの或いは上等社會《しやくわい》の訪問の時《ち》限《かん》は冬季《とうき》には午後二時より三時までの間《あいだ》夏季《かき》には同二時より五時までの間とす又夜《や》間《かん》の訪問は遅《おそ》くも午後九時より十時を逾《をこ》すべからず

二 晝飯《ひるめし》時分又ハ食事《しよくじ》時分には訪問を爲《な》さゞるものとす

三 儀式《ぎしき》の訪問みは決《けつ》して永く留《とゞま》るべからず其《その》時間は凡《およそ》十分より廿分までを度《ど》とし常に主人《あるじ》をして去《さ》るとを欲《ほつ》せしむるよりも自《みづか》ら去て之を惜《をし》ましむるを良《よし》とす

四 儀式の訪問に酬《むく》ゆるは家に入らず名刺《めいし》を通《つう》して去るも缺禮《けつれい》にあらず然《しか》れども家《か》内《ない》の安否《あんぴ》を尋《たづ》ぬることを忘るゝ勿《なか》れ

五 訪問を爲《な》すべき家に孃子《むすめ》或は婦人《ふじん》在《あ》れば名《めい》

刺《し》の片隅《かたすみ》を折《を》りて一統《とう》を訪問するの意《い》を表《へう》すべし然《しか》れども各人ゟ名刺と呈《てい》するの勝《まさ》れるに如《しか》ず

六　告別《こくべつ》の名刺《めいし》には其一隅にP.P.Cの文字《もじ》を記すべし是れ佛語《ふつご》フールプランドル、コンゼ(辭別《じべつ》の爲め)と云《い》ふ義なり

七　少婦訪問の名刺ハ姓名《せいめい》ともに記《しる》すへし(西洋にてハ通常《つうじやう》姓のみを記し名《な》は其綴字《つゞりじ》の最初《さいしよ》の一字のみを記するの慣習《くわんしふ》あれば此に斯くハ掲《かゝ》げしものなり)例《たと》へハ山内まさ又はヤーレージ

ユブレイの如し男子《だんし》に於けるも又是《これ》に同じ名刺には「ミストル」或ハ「ヘル」(何《いづ》れも君の義)等の文字を以て姓名に冠《かむら》すことハ歐洲《あうしう》大陸《たいりく》に於ては流行《りうこう》せず

八　男子の訪問《はうもん》名刺ハ婦人《ふじん》の用《もち》ゐる名刺よりも其形《かたち》余程《よほど》小なる可し

九　自筆を印刷《いんさつ》したる訪問名刺は自分免許の嫌《きらへ》あると云ふ尤も才藝抜群の人か或ハ公廨《こうかい》公社等の有名なる人は格別《かくべつ》とす

十　吊喪《ふくも》の訪問は凶事《きようじ》後一週間の内になすへし

是は豫《かね》ての入魂《じゆつこん》か或は格別懇親《こんしん》なる朋友《ほういう》のなすことなり一般《はん》の知己《ちき》なれハ唯《たゞ》名刺のみを差出すへし此名刺にハ黒き細線《さいせん》を周圍に施《ほどこ》したるものを屢々《しよく》用ゐることあり

十一　雨傘《あまがさ》ハ必す玄關《げんくわん》に置くへし

十二　訪問の時にハ引具《いんぐ》しきる飼犬を決して客《きやく》室《しつ》に入るゝ可らす訪問者ハ朋友をして犬の影伴《はん》たらしむへき權利なければなり

十三　男子訪問をなしたるときハ帽《ぼう》鞭杖《つゑ》ハ之を玄關に置かずして座敷《ざしき》まで携《たづさ》ふべし

十四　帽は決して卓上或は洋琴《やうきん》の上など凡て器《き》具《ぐ》の上に置かず輕《かる》く手に持へし若し余義なく置かざるを得ざれハ下《した》に置くへし

十五　能《よ》く作法を敎《をし》へ柔順なるにあらざれハ訪問のときに小兒を作《とも》ふへからず

十六　他客の來《きた》りしとき自分ハ既《すで》に禮義に必要なる間其席に在りしならば他客の座に就《つ》きたると旋《ま》ち座より起《たつ》て主人に別を告《つ》げ新に來りたる客に叮嚀《ていねい》に會釋《ゑしやく》すべし

十七　男子訪問をなせしとき婦人の客其席《そのせき》に在

りて去らんとせしときハ起て車或ハ馬車まで婦人を伴《ともな》ひ夫より座敷へ歸《かへ》りて暫時《ざんじ》留て後別を告ぐへし本文に云ふ所の小兒の從順《じゆうじゆん》疎暴《そばう》に關係《くわんけい》ハなきながら爰に一言を要する事あり我國にても訪問或ハ招待《せうだい》を請けたるとき小兒を伴ふハ敢《あへ》て人の怪《あやし》まざることなるが格別《かくべつ》懇意なるか或ハ親戚《しんせき》の間にて互《たがひ》に小兒を携ひて相往來するが如きハ固《もと》より例外の事なれども往々宴會《えんくわい》等の招待に應《おう》するときに別に主人より小兒の同伴を請ハざるに於ても之を携ふるもの

あり蓋《けだ》し主人家に於てハ豫《あらかじ》め人數の準備《じゆんび》もありて來賓《らいひん》參着の期に際し俄《にはか》に人數を增《ま》すが如きハ甚た迷惑《めいわく》なることなり去とて小兒なりとして之を度外《どぐわい》に置くハ之を伴ふたる賓客に對《たい》し忍びざる情《じやう》もあり遂に奔走《ほんそう》狼狽《らうばい》して之が準備をなさゝるを得す且又小兒に附屬《ふぞく》する從者の增すことあれハ是等の手筈《てはず》も齟齬《そご》を來たし主人方の煩勞《はんらう》をなすこと一方ならざるへし元來小兒ハ交際《かうさい》に參するの資格《しかく》なきものなれは之を携へざるも其席の成立《なりたち》に依て取捨すへき

ことなり是等ハ甚た瑣末《さまつ》の事に似《に》たれども往來送迎の繁なる今日に於てハ豫め注意《ちうい》すへきことにこそ

十八　訪問の間に自分の懷中《くわいちう》時計の見んと欲せば主婦の許可を乞《こ》ひ他に行べき約束ありといふを以て之を謝《しや》し然る后ちに見るべし決して自儘《じまゝ》に見るべからず

十九　訪問を受けたるときは座を起ち握手《あくしゆ》の禮を行ふために一歩《ほ》前に進みて來客の座に就くまでは起つべし

二十　特《とく》に尊敬《そんけい》を表せんと欲する人にあらざれば一歩前へ進むに及はす

廿一　客の別を告ぐる時は自分も座を起ち客が全《まつた》く室を出終るまでは起ち居るべし戸口まで之を送《おく》るに及バず然れども家僕を玄關に待しめ客の案内をなさしむる事を忘《わす》るべからず

廿二　婦人朝の訪問を爲すときは好《よ》き衣裳《いしやう》を被《き》るべし去れども餘り華美になすべからず若し馬車にて行けば少しく美麗《びれい》に裝《よそ》ふも妨《さまた》げ無し

廿三　訪問中他に又訪問人ある時は其新來客の

席定まり主客落付《おちつき》たるを見て靜《しづか》に立ち主婦に別を告げ又來客にも挨拶して退《しりぞ》くべし併《しか》しながら餘り廉立《かどだ》ぬ樣に注意すべし是は主婦をして訪問人二組に待遇なさしむるの煩勞を省《はぶ》かんが爲なり

又訪問を受たる時若し婦人稍美なる針仕事《はりしごと》をなせしときは客を待遇《たいぐう》そる間も是をなそ事を得べし

廿四　訪問の談話《だんわ》ハ何事にも差支へなき靜穩《せいおん》なる美しき言語を用ゐるを可とみ政治、法律、宗敎、

等に關する主義其外議論に渉《わた》り易き說話は總て忌むべき事なり

廿五　左の各項ハ尤も忌むべき事柄《ことがら》なれば訪問の節厚く注意そべきなり

正式の場合に於て婦人其帽《ぼう》を脫《だつ》する事

小兒或は犬と伴ふ事

室內《しつない》を見廻す事

雨天に正式の訪問を爲す事

去《さ》らんとして一旦席を起ち格別の用事も無きに復《また》席に着《つく》事

主婦の來るを待間に室內を逍遙《せうよう》し或ハ器物を見廻る等の事

零落《れいらく》したる人に富豪を示し或は衣服の花美を現そ事

主婦は來客の席にある間は其室を立去るべからず

食事の時限なるに猶躊躇《ちうちよ》そる事

自儘に窓戶《まど》を開閉《かいへい》する事

第二章　談話之事

一　談話の上手なるは歐米《おうべい》に於て婦人の一美質

とそるなり之を善《よ》くせんと欲そるには學識、記憶、頓智、適當の敎育、正しき文章の組織を知了《ちりよ》そること、泰然自若の狀態を有そる等の事尤も必要なりとそ

二　談話の趣意《しゆい》は人を待遇し又慰むるにあれば假令《たとへ》已れに對話する人の談話中過失《くわしつ》の言語又は忌むべき事柄ありとも決して之を咎《とが》むべからず思想《しさう》ハ我々の作爲するものヽ非ず皆時機によりて生するものなれば能く此邊《へん》に注意そべきなり

三　人常に自分に關する事件を談話するを好み他に關する事件よりも自分の事を多《おほ》く言はんと欲する癖《へき》ある事を忘るべからず此故に談話をして充分《じゆうぶん》に適意《てきい》快樂《くわいらく》ならしめんには母たる人は其小兒のこと年少の婦人なれば前回出席したる踏舞會《たうぶくわい》又は夜會の事或は其尤も愛《あい》する處の課業遊戲等の事著述《ちよじゆつ》家なれば其著書、畫工なれば繪畫の事を談話すべし若し是等の談柄の端緒《たんちよ》を開《ひら》きたれば其後は唯耳を欹《そばだ》て聽くを以て足《た》れりとす然る時は快適《くわいてき》、機敏《へん》且つ事理よ

通曉する人なりとの好評を博《はく》し永く友人の親愛を得べし能く此に意を留むべきなり然れども常に其職業の事のみを其人に言べからず何となれば他事に至りては迂遠なりとの評を受くべければなり

四　人に對し談話の機會を得せしむる事尤も緊要なり然る時は已れ心に思量せざる他の事物に就て亦貴《き》重《ちよう》なる教を得る事あり去れども他人の事件に我《わが》心配《しんぱい》の意を表するは諂諛《てうゆ》に類するの嫌あり

五　温和《をんくわ》にして靜なる聲は婦人に重《おも》んぜらるゝも調子《てうし》高き聲は野鄙《やひ》にして人に不快を與《あた》ふるの恐ありと知るべし又粗《そ》暴《ばう》野鄙《やひ》なる言語は決して用ゆべからず凡《すべ》て野鄙なる言語は自巳《じこ》の品格を低《ひく》ふし徒《いたづら》に人に賤《いやし》まるゝの媒介《ばいかい》となるものなり且つ又言語は勉《つとめ》て眞實にして戲《たわむれ》にも虚言《きよげん》を吐《は》く勿れ

六　人の談話の腰を折るべからず若し談話をなす人の言語の腰を折れば其失禮なる事は人と共に行歩し突然《とつぜん》其人の前に立て途《みち》を塞《ふさ》ぐに同

じと知るべし

七　自分より身分の高き人に對しては決して俚《り》言《げん》を用ゆべからず

八　席に連《つら》ならざる人の噂《うはさ》出るとも成べく其人の非を擧《あ》げざる樣になすべし然《しか》する時は早晩《いつしか》已《おの》れの噂《うわさ》出る時に當り友人其心して已れを保《ほ》護《ご》するの日あり凡て人の不行狀《ふぎやうじやう》に關《くわん》する談話はなす事勿れ

九　人の前にて二人相私語《あいじご》するは失敬なりとす又他の人々の知らざる事柄を一人に對《たい》し永々

談話なすべからず是又密談《みつだん》と一般不敬なりとす

十 人の談話となし居る時は常に其人に眼《め》を注《そゝ》ぎて他を顧《かへり》みるべからず併し餘り是を見詰《みつめ》るも不可《ふか》なり又之に反して談話の際《さい》心を他に轉じ容易《ようい》に理會《りくわい》し得べき說話を反復《はんぷく》聽直《きゝなほ》す事勿れ

十一 夜食などの時來客中に言語の通せざる外國人在れば叮嚀《ていねい》にするには可成《なるべく》其人の國語《こくご》にて談話するを良《よし》とす

十二 自分の知らざる事は之を質問せんと思ふにあらざれば決して語るべからず

十三 他人の誹《ひ》謗《ばう》はなすべからず且最も賤《いやし》むべき事として之を退くべし

十四 談話中に他客其席に來り尙前の談話を續《つゞけ》んと思はゞ其客の來りたる迄に語りたる談話の大畧《たいりやく》を采摘《かいつまみ》反復《はんぷく》すべし

十五 男子が敎育を受けたる婦人と談話する時は其婦人の得意なる事に話柄と向て當人の才藝を顯《あら》はす樣になすべし其れ程善《よ》き待遇《たいぐう》はな

きものなり

十六 男子が中等の敎育ある婦人と談話する時は決して學問《がくもん》上の事政治《せいじ》上の事又は文學《ぶんがく》上の事を語るべからず唯其婦人の機嫌《きげん》を取るべき事を選《えら》ぶべし

十七 人の前にて永き議論又は說明などをなすは假令《たとへ》互に之をなす當人は如何《いか》程《ほど》興《きよう》に入るも之に與《あづか》らざる人には退屈《たいくつ》をなさしむるものなり其外一事件を餘《あま》り永く談話せぬ樣注意すべし

十八 男子の集會なり婦人の集會なり始終學問上の事のみ提出するときは識者《しきしや》振りたる人と思はるゝなり注意すべし

十九 談話の中に古事《こじ》來歷《らいれき》を插入《さうにふ》する時は簡短《かんたん》にして興味《きようみ》ありて能く其事に適合《てきがふ》する樣に勉《つと》めざるべからず

二十 談話を聽て居るときは其談話をなす人に對し始終《しじう》興《きよう》ある樣子を示すべし

二十一 自分は其談話の相手にあらずして傍にて笑ふが如きは殊に若き婦人などには愼むべ

き事あり

二十二　談話中に他人に勝《すぐ》れんと思はゞ何人にても其日の内に起りたる奇事《きじ》異聞《いぶん》又は近年の歴史上の事蹟《じせき》などを熟知《じゆくち》して機《き》に觸《ふれ》て之を言《い》出すにあり

二十三　常に勉て頓知《とんち》らしくせざるを良《よ》しとす集會などにて何時《いつ》も此《かく》の如くなすときは却《かへつ》て不《ふ》人望《にんばう》を來すの媒介《なかだち》となるべし

二十四　身分《みぶん》貴《たつと》き男子又は婦人と談話する時屢《しば》〳〵其人の爵位《しやくい》を言ふべからず然《しか》し若し婢僕《ひぼく》が

身分貴き人に對《たい》するときは必ず其談話の初《はじめ》に尊敬《そんけう》の語《ご》を用ゐるを常とす又否《しか》らざるも言語《げんご》の間《あいだ》に時々其爵位《しやくゐ》を附《ふ》するは可なり例《たと》へば尊《そん》公《こう》(YourLorq.Iiif.)又は貴孃(YourLadyship.)又は伯《はく》爵《しやく》夫人(Countess.)よ等の類是れなり然れども一般の規則は假令《たとへ》爵位《しやくゐ》ある人に對する時にても普通《ふつう》の人に對するが如く言懸《いひかく》るを例《れい》とす故に談話のときには英國の皇太子に對しても唯《たゞ》君(Sir.)と謂《い》ひ皇后宮《くわうかうぐう》に對しても夫人(Ma-dane.)と謂ふへし

二十五　親《した》しきも度《ど》に過《す》ぐべからず餘り馴々《なれ〳〵》數《しく》は人の輕蔑《けいべつ》を受るものなり

二十六　談話の節は決して人の恥辱《ちじよく》に涉《わた》る言語を出すべからず又人に諂諛《へつらひ》すへからず諂諛と溢美《ほめすぎ》とは人の心を迷惑《めいわく》せしむるのみならず不敬を加ふるに均《ひと》しきものなれば能く注意して工事《こうじ》等の眞成《しんせい》に造作《ざうさく》せるものは之を賞讃《しようさん》し否《しか》らざるものは餘り過賞《くわしよう》する勿《なか》れ

二十七　左の各項は尤も忌《いむ》むべき事柄《ことがら》なり
獨《ひと》り席の一隅《かたすみ》に座を占《し》め他人の來るを待《まつ》て之

と談話する事
餘り遠慮《ゑんりよ》して主の好意に背《そむ》く事
談話議論に涉《わた》る事
目前にある人の癖《くせ》を取りて已《おの》れ之に比擬《ひぎ》する事

第三章　席次の事

一　普通《ふつう》の席次は左の如し卽ち同等の華族《くわぞく》なれば敍爵《じよしやく》の前後に依る

二　外國公使は之を派遣《はけん》したる帝王の代人たるを以て華族の上席に列《れつ》せしむ

三　醫者の爲め別段に定めたる座席はあらざれども王宮などにては之を貴《き》族《ぞく》の次席に列す

第四章　途上禮儀之事

一　禮儀ある人は必ず帽《ばう》を揚《あげ》て他人の禮に答ふへし頷《ぐ》首《か》又は帽に手を觸《ふ》るゝのみにては眞《まこと》の禮にあらず英皇チャールス第二世及ジョージ第三世は當時最《もつと》も優《みや》雅《ひ》成《なる》人なりしが其臣民の極《きわめ》て下《げ》賤《せん》なる者までに必《かなら》ず帽を脱《ぬ》ぎて禮となせり

二　若し男子が途《と》中《ちう》にて格別懇《こん》意《い》ならざる婦人

に會《あ》ふときは婦人より見《み》分《わく》るを俟《まつ》て禮をなすへし

三　婦人に禮をなすとき之と語を交《まじ》へざるに於ては其婦人に最も遠《とほざか》りたる手を以て帽を揚《あ》ぐへし例《たと》へば婦人我右を通《つう》過《くわ》せば左手を以てし左なれば右手を以てすへし

四　握《あく》手《しゆ》の禮をなすへき友人に逢《あ》はゞ左《さ》手《しゆ》を以て帽《ばう》を脱《ぬ》ぎ右手を空《むな》しくして待《まつ》つへし

五　握手は圖《づ》の如く互《たがい》に確《しか》と握《にぎ》り二三分間相《あい》搖《ゆ》りて後《のち》全《まつた》く手を離《はな》すを可《か》とす然れども妄《みだ》りに

堅《かた》く振《ふ》り廻《まわ》し又餘り久しく握《にぎ》るも禮を欠くなり握手の際《さい》は先づ婦人より手を出《いだ》すは常の事にて隨《ずい》意《ゐ》なれども男子は先づ斯くさるゝに非《あら》ざれば手を出すべからず

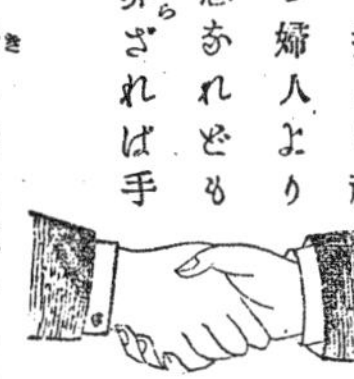

六　握手の時双《さう》方《ほう》互に手《て》套《ぶくろ》を着《き》る時は脱するに及ばざれども若し一方にて手套を着ざる時は此《こ》方《かた》も手套を脱《だつ》して握《あく》手《しゆ》するを禮とす

七　握手の時は必ず右《う》手《しゆ》を以てす若し差《さし》支《つか》へある時は宥《ゆう》恕《じよ》を乞《こ》ひ而《しか》して左手を以てすへし

八　相《あい》識《し》る婦人に逢《あ》ひ言《げん》語《ご》を交《まじ》ゆるも差支なきほど入《にゆう》魂《こん》なるに於いては之を止《と》めて佇《た》立《ち》ながら談話をなすべからず其の傍《そば》に附《つき》從《したが》ひ婦人の向ふ方に行《あゆ》歩《み》すべし又言はんと欲することを話《はなし》終《をは》りされば別を告ぐべし

九　英《えい》國《こく》に於ては婦人が同《どう》行《こう》する男子の腕《うで》に携《たづさ》へらるゝも敢《あへ》て不可なし米《べい》國《こく》或は歐《おう》洲《しう》大陸に於ては然《しか》らず良《おつと》人許《いい》婚《なづけ》の夫《おつと》又は近き親《しん》屬《ぞく》にあらざれば男子の腕《うで》を取ることなし

十　若し婦人が知《ち》巳《き》の男子に逢《あ》はゞ先づ婦人の

方より禮儀をなすべし

十一　途中にて朋友又は知己《ちき》に會《あ》ふも他人の注意を惹《ひ》くべき程の高聲《かうせい》を發して其名を呼《よ》ぶ可らず

十二　婦人と同行せば男子は婦人の携《たづさ》ふる小包《つゝみ》物《もの》又は書籍などを自《みづか》ら代《かは》つて携ふべし

十三　途上にて吸煙《きうえん》するは風采《ふうさい》を損《そこな》ふものなれども若し誤《あやまつ》て之をなさば婦人と談話するときには煙草《たばこ》を投棄《とうき》すること決して忘《わす》るゝべからず

第五章　男子一般禮儀の事

一　博覽會或は公館《こうくわん》に入たるとき婦人在れば男《だん》子《し》は帽を揚《あ》ぐべし

二　樓階《はしご》を昇《のぼ》るに男子は婦人に先《さきだ》ち降るよは婦人の後に從《したが》ふべし

三　婦人に伴《ともな》ひ劇《し》場《ばい》又は奏樂所《そうがくしよ》に至《いた》らば男子は先《さき》に立《たち》て路《みち》を開《ひら》き座《ざ》すべき場所を占《し》むべし

四　婦人と倶《とも》に歩《ほ》行《かう》し若し群衆《ぐんじう》の中にて相併《ならび》て行くを得《え》ざるときは常に婦人に先《さきだ》つべし

五　婦人は常に墻《かき》壁《かべ》に沿《そ》ふて歩《ほ》せしめ自分《じぶん》は他

の通行《つうこう》人と婦人との間《あいだ》に立て之を庇護《ひご》すべし

六　其席に在《あ》らざる人の名を呼《よぶ》に決して其名ばかりを言ふべからず必ず Mr.《ミストル》(君)某 Mrs.《ミッセス》(夫人)某と呼ぶべし

七　煙草《えんさう》を喫《きつ》するときに言語を交《まじ》へんと思ふ婦人に會《あ》はゞ直《じき》に煙草(紙《シ》煙《ガー》草なり)を投棄《とうき》すべし

八　婦人の前に到《いた》らんとせば其前暫時《ざんじ》は喫煙を癈《はい》すべし

九　男子婦人に向《むか》ひ時宜《じぎ》をなす時は帽《ぼう》を脫《だつ》し頭《かしら》より之を揚るを禮とす若し戶前を通過する折《おり》

あれば其人に相接《あいせつ》せざるも帽を脫し頭上に揚げ起居《ききよ》を問ふべし

十　男子乘馬《じようば》の際婦人に遇ふ時は左《さ》手《しゆ》に鞭《むち》と手《た》綱《づな》とを持《も》ち右手《めて》を用《もちい》て帽を揚ぐべし

十一　總《すべ》て公務《こうむ》に服《ふく》する人の目《め》前《さき》にては最《もつと》も尊《そん》敬《けい》を表《へう》すべし

十二　少年《せうねん》男子が夫《ふ》妻《さい》ある友人の家《いへ》に屢々出入《しよくしゆつにう》するときは耶蘇《クリスト》祭《マス》日或は新年に其家に物《もの》を贈《おく》りて平生《へいじよう》受くる所の懇誼《こんぎ》を謝《しや》するの意《い》を表《へう》するを良《よし》とす著述家《ちよじゆつか》なれば其著述畫工《ぐわこう》なれば其

書を贈《おく》るも妨《さまたげ》なし花《は》卉《な》又は漁獵《ぎよりやう》の獲《え》物《もの》などを贈るも亦然《しか》るべく是等《これら》は我より地《ち》位《い》上《かみ》なる人に贈《おく》るを得べきものなり

十三　書《しよ》籍《せき》を友《いう》人《じん》に贈《おく》るときは別《べつ》段《だん》友人が請《こ》ふにあらざれど其《その》書籍に友人の名《な》を記《しる》すべからず西《せい》洋《やう》にては書《しよ》物《もつ》を人に贈るに某《ぼう》君《くん》に呈《てい》す某《それがし》よりなどの語《ご》を記《しる》すことあり故《ゆゑ》に本《ほん》文《もん》此《こゝ》に及《およ》ぶ

十四　特《とく》別《べつ》の事《こと》情《じやう》あるに非《あら》ざれど決《けつ》して贈《ぞう》物《ぶつ》を辭《じ》すべからず之《これ》を贈りたるは如《い》何《か》に賤《いやし》き人な

るも其物は如何に麁《そ》末《まつ》なるも唯《たゞ》其厚《こう》意《い》を重《おもん》じ懇《こん》切《せつ》に謝《しや》辭《じ》を鳴《なら》らして之《これ》を受《う》くべし

十五　人に物を贈るに猥《みだり》に卑《ひ》下《げ》して之を贈るべからず是《これ》は自《じ》分《ぶん》には不《ふ》要《よう》なりとか又は受《じゆ》納《なふ》なきに於《おい》ては止《や》む事《こと》を得《え》ず之《これ》を投《とう》棄《き》すべしなどの言《ご》を假《かり》初《そめ》にも云《い》ふ可らず

十六　人の前にて欠《あく》伸《び》し或《あるひ》は倦《あ》厭《く》の容《よう》體《たい》をなし或は足《あし》を椅《い》子《し》の上《うへ》に置《お》き或は暖《だん》爐《ろ》に背《そむ》ひて立ち或は室《しつ》中《ちう》にて最《もつと》も工《ぐ》合《あい》好《よ》き席《せき》を占《し》むるなど―無《む》頓《とん》着《ぢやく》自分勝《かつ》手《て》の不《ふ》敬《けい》なる擧《きよ》動《どう》をなすは大に

愼むべきことなり

十七　我《われ》よりも年《ねん》長《ちやう》の人又は地《ち》位《い》高《たか》き人が先《さき》へ馬《ば》車《しや》に乘《の》り或は戸口を先へ通《とほ》るべしと勸《すゝ》むることあれば之を辭《じ》せず揖《じ》禮《ぎ》して之に從《したが》ふを良《よ》しとす

十八　凡《すべ》て人の請《こひ》に應《おう》し且《かつ》之《これ》を重《おも》んずるは最《もつと》も宜《よ》き禮《れい》儀《ぎ》なりと心得べし

十九　自分の素《す》姓《じやう》財《ざい》産《さん》又は貴《き》顯《けん》の朋《ほう》友《いう》など總《そ》べて我が身に屬《ぞく》するものを誇《ほこ》るべからず若し遠《とを》く旅《りよ》行《かう》をなしたることあるも再《さい》三《さん》これを言《い》出《だ》

すべからず何人にても財《かね》と暇《ひま》とあれば旅行遊《ゆう》覽《らん》をなすを得べければなり

第六章　男子身姿之事

一　細《こまか》に心《こゝろ》を清《せい》潔《けつ》に用《もち》ゐるは最も大《たい》切《せつ》なることなり浮《うわ》華《き》なる服《ふく》裝《さう》をなさずして其衣裳身《しん》體《たい》の清潔なるに深《ふか》く注《ちう》意《い》すべし

二　能《よ》く梳《くしけづ》りたる髮《かみ》。清《せい》潔《けつ》なる手《て》。汚《けが》れざる爪《つめ》。美《うつく》しき齒《は》。黑《くろ》く磨《みが》きたる靴《くつ》は紳《しん》士《し》たる人の當《たう》然《ぜん》の外《すが》貌《た》なりとす

三　常《つね》に手《て》袋《ふくろ》を着《つく》るを良《よ》しとす殊に知《ち》己《き》を訪《と》ふ

ときなどは決して之を離《はな》すへからず握手《あくしゆ》の禮をなすときハ右の手袋《てふくろ》を脱《ぬ》ぐへし且朋友《はうゆう》或ハ知己《ちき》の家《いへ》に入るときにハ右の手袋《てふくろ》を脱《ぬ》ぐを好《よ》しとす

四　饗應蹈舞會《きやうおうたふぶくわい》夜會抔席《せき》に臨《のぞ》むときは燕尾服《えんびふく》白《しろ》き襟飾《えりかざり》白き山羊《やぎ》の皮の手袋《てふくろ》を着《つく》るを例とす又冠婚喪祭《くわんこんそうさい》等の儀式の訪問《はうもん》をなすときも此服裝《なり》を用ゐるを良《よし》とす園會《ガーデン、パーチー》晝食及朝の宴會にハ「フロックコート」用ゐ是《これ》當今《たうこん》の流行なり

五　招待《せうたい》の性質《せいしつ》は特別《とくべつ》に簡易を主として禮儀を

問《と》はざるものなるか又ハ主人家より特に禮服を用ひざるの請あるにあらざれは饗應に臨むには必ず燕尾服《えんびふく》を着《き》るを規則《きそく》とす

六　華美《くわび》なる色《いろ》ハ用ゐへからず鼠色《ねづみ》褐色《ちやいろ》も良けれども就中《なかんづく》黒色を恰當《てきたう》とす

七　黒き被衣《うわぎ》を着《き》たるときハ「ヅボン」は如何なる色にても差支《さしつかへ》なし黒き「ヅボン」を穿きたれば被衣ハ常に黒きを要《よう》す

八　金銀珠玉《きんぎんしゆぎよく》等の裝飾《かざり》餘り多く用ゐるハ浮華《はで》に過《す》き眼《め》に立《たつ》て宜《よろ》しからず指環《ゆびわ》を多く箝《は》めたる

ハ手ハ清潔にして注意行屆《ゆきとゞき》たる手に如《し》かず襟飾の留針《とめばり》ハ小きを良《よし》とす且《かつ》「チヤート」の胸鈕《ぼたん》と其袖口《そでぐち》の鈕《ぼたん》とハ同一ならざるへからず

九　香料《かうりやう》を餘り多く用ゐるは厭《いと》ふへきことなり

第六章　食事の禮　一般の注意

一　凡《すべ》て家事《かじ》の負擔者《ふたんしや》ハ饗應《きやうおう》の手續及食卓上《テーブルぜう》の禮儀を辨へざるべからず自《みづか》ら料理の事を執《と》るに及ばずと雖も其獻立《こんだて》を指圖《さしづ》し盃盤を裝置《さうち》し如何《いか》にして之を客《きやく》に供《けう》する等の方法《はうほう》をも又指揮《しき》を要するなり

二　我力《わがちから》の及《およ》ふ限《かぎ》りハ善美《ぜんび》を盡《つく》すハ客《きやく》を饗應するに就《つき》ての義務《ぎむ》なることを忘《わす》るべからず客《きやく》を招待《せうたい》するに於ては客が我屋内に止《とゞ》まる間ハ其幸福《かうふく》不快に關して主人其責《せめ》に任《にん》ぜざるべからず

三　饗應の良善《りやうぜん》なるハ皿の數《かず》の多きを以て主とせず唯好《よ》からざるものハなく且料理方《りやうりはう》の完全《くわんぜん》なるに在《あ》り冷なるを要するものは其冷なること氷《こほり》の如く熱《ねつ》を要するものハ餘烟《けむり》の立つを好しとす給仕《きうじ》人は速捷《てふやく》にして靜に客ハ能く其配《はい》

置《ち》の順序を撰《えら》びて談話の便宜《べんぎ》を與へ主人は能《よ》く心を用ひて叮嚀《ていねい》なるを要し時間は嚴正《げんせい》ならざるを得《え》ず

四 凡て饗應は羹汁《スープ》を初とし魚《フウシ》を次とし又野禽《やきん》獸《じう》の料理もあるべし

五 客の前に於ては給仕を叱《しか》り又は指圖《さしづ》をなすべからず瑣末の過失《くわしつ》は知らざるものゝ如くなすべし然るときは客も大抵《たいてい》は之に心付ざるなり

六 若《も》し幼兒《こども》あれば饗應の間は其席《そのせき》に出さゞる

を冝しとす客の之を咎《とが》めざるは恭敬《きようけい》の意より然るなり

七 饗應の席に於て主人の細君《さいくん》が心得《こゝろえ》べきは左れみ困難《こんなん》なる事にあらず熟練《じゆくれん》と教育《けういく》と擧止《きよし》の温和《おんくわ》なると心志の落付《おちつき》たるとを要す凡て客をして心を易《や》すからしめ臆《おく》したる人を勵《はげ》まし默《もく》する人に言はしめ人々の爲《た》めに各其要する所に從《したが》ふて心を配り注意の周到《しうとう》なるを肝要《かんにう》とす如何なる事起るも周章すべからず如何なる失《しつ》望《ばう》あるも面《おもて》に之を現はすべからず貴重《きじやう》の磁器《やきもの》

破碎《はさい》するも愁歎《うれい》の色あるべからず最愛《さいあい》の玻璃盃徽塵となるも莞爾《につこ》として默過《もごを》すべし擧止は容易《ようい》にして開豁に心意は鎭靜《ちんせい》にして其情の懇切なるは殆《ほと》んど限りなき程なるべし

八 主人は泰然《たいぜん》安意の容貌《ようばう》を以て談話をなすに前後を斟酌《しんしやく》し臨機の威儀《いぎ》を整《とゝの》ふべし其職務は朋友を優待《もてな》するに在るを以て迎へさるときは我を忘《わす》るゝの喜色なかる可らず客の前にて自分の方に注意を惹《ひか》んとするの望を斷《た》ち客をして互《たがひ》に談話を交換《かうくわん》せしむるに意を用ひ勉《つと》めて

客の心を歡ばしむべきなり或は煩悶《はんもん》し或は自ら氣取《きどり》たる擧動《きよどう》あるべからず細君《さいくん》と同じく臆《おく》したる人を勵《はげ》まし默する人を言《い》はしめ談話の端緒《いとぐち》を開くも自ら之を奪ふことなかるべし最《さい》大《だい》要務《にうむ》とする所は人々の心を安《やすん》じ總《すべ》て皆之を滿足《まんぞく》せしむるに在り尤も主人たるものは禮式を遵守《じゆんしゆ》せざるべからずと雖も之を行ふには禮式を行《をこ》ふ者の擧動をなさず人の目《め》に立ざるを冝しとす

第七章 食事一般之事

一　饗應《きやうおう》の招待《せうだい》を受けたるときハ直《たゞち》ニ返事をなし判然諾否《だくひ》を云ふ可し一《ひと》たび之を諾したらば重大《ぢうだい》なる事件の外は決して其約束《やくそく》を換ふ可らず

二　時間を違へざるとは最も大切なる禮儀《れいぎ》なり若《も》し早《はや》きに失すれば主人家の妨害《ばうがい》をなし晩《おそ》きに失《しつ》すれば饗饌を無用にし主人の心を痛《いた》めしめ他客をして不《ふ》愉《ゆ》快《くわい》の念あらしむべし

三　來客集《あつま》りたれば男客ニ其各誘ふて食卓に到るべき女客と通告《つうこく》するは主人の役目《やくめ》なり

四　若《も》し來客の身分《みぶん》の高下を立てざるを得ざれば主人が前後の順序を整ふべし

五　身分《みぶん》を問はざるときにても前後を要《よ》するとあり最も珍客《ちんきやく》たる婦人は主人自《みづか》ら之を食卓《しくたく》に誘《いざな》ひ最も珍客たる男子は主人の細君を誘ふべし良人《あつと》ある婦人は之なき婦人よりも年長《ねんちやう》の婦人は年少《ねんしやう》の婦人よりも前に立《た》つものとす

六　饗應の支度整《とゝの》ひたる報知《ほうち》あれば主人ハ最も尊重すべき女客に腕《わん》を貸して之を食堂に誘《いざな》ひ其時他客にハ言葉を懸《か》け或ハ目禮《もくれい》して後に續

て來らしむべし

七　主人の細君は最も尊重《そんちやう》すべき男客と共に其次に從《したが》ひ他客ハ豫て定めたる順序に依て又其後に從ひ行くべし主人の細君ハ其伴ふべき男客と共に後に留りて凡て他客の不都合《ふつがふ》なく行くを見送《みおく》ると屢々あり去れども大抵《たいてい》ハ前《さき》に食堂に入りて客の來るに從ふて座席《ざせき》を定むるを良しとし然《しか》らざれば客ハ座席に惑ふて相集《あいあつ》るが如き不都合あればなり

八　二三の婦夫《ふうふ》會食する時ハ食案右側の第一座《ざ》

に甲の細君を座せしめ左側の第一座に其良人を座せしめ左側の第二座に乙の細君を右側《みぎかわ》の第二座に乙の良人《あつと》を座せしむ以下順次《じゆんじ》如斯婦夫對座《たいざ》するものとす若單身の人あらば婦夫對座の後其下座に着《ちやく》せしむ且つ會主の細君ハ食卓の上座(頭部)に就き其主人は同下座(後部)に就《つ》くを法《はう》とす

九　尋常《じんじやう》家族の團欒には家長は食案《しよくあん》の右手中央《ちうわう》に食物を容れたる器皿《きさら》を置《お》ける脇《わき》に座《さ》するを通例《つうれい》とす而して家族一同席に着《つ》く時ハ家長先

づ臨席の客次に家族の内年長の婦人夫《それ》より順を追て食物を薦むへし主婦は主人《あるじ》と對座し食物を來客《らいきやく》に薦むるなり

十　麵麥《パン》は手にて裂《さ》き牛酪《バタ》を其裂口《さきぐち》につけて食《くら》ふべし決して肉刀《ナイフ》にて截ことなかれ

十一　食卓に就かば直に食卓布巾《テイブルナプキン》を膝に敷《し》くべし但し布巾ハ各自の方にありて多分其内に麵《パ》包《ン》を裹《つゝ》みあるべきに依り之を取除て然る後布巾を膝に置くなり若此用意なき時は手拭《ハンケチ》を用ゆべし

十二　第一に出るものは羹汁《スープ》あり羹汁《スープ》を終りされば次ハ魚類なるべし是れ饗應の常則なり

十三　羹汁あり魚菜あり決して之を換《か》へて喰《くら》ふ可らず

十四　食物を受けたれば直に之を喰ふべし若し食物熱《あつき》に過ぐれば手に刀叉《ナイフ、フヲーク》を持ち將《まさ》に始めんとするの形容《ようい》をなすべし他人の始むるを待つハ古風の禮儀なりとして現今ハ行はれざるのみならず禮儀に疎《うと》しとの批評を受くべし

十五　自分の受けたる食物を決して他人に讓《ゆづ》る

べからず食物を配るの前後ハ主人家の細君之を定むるこそ適當《てきたう》の役目あるべし

十六　羹汁魚菜其外何に依らず料理《りやうり》を受け之を皿に取るとき餘り澤山《たくさん》に盛《も》るハ良《よろ》しからず左れども餘り少きも亦惡《あし》し

十七　飲食《いんしよく》を給せらるゝまでは卓子より手を遠《とほ》ざけ正しく座して待《まつ》べし其間に肉刀《ナイフ》肉叉《フヲク》等を把《と》りて食案を敲き又屢々席を離るゝこと抔《など》は至て不作法の甚たしきものあり

十八　牛酪《バタ》は自分の肉刀《ナイフ》にて取るべからず必ず

別《べつ》に之を取るべき器あるなり

十九　爈肉《コース》燒肉《ビステキ》抔を食するには右手に肉刀《ナイフ》を持左手に肉叉《フヲーク》を取り（此圖卷端會食の畫中にあり參觀《さんくわん》あれ）小さく切りて肉叉《フヲーク》にて食すべし又ヲムレットの如きは右に肉叉を持肉刀用ひずして食す又肉汁《スーップ》を吸には匙《スプーン》を右手に持左手を皿《さら》に添《そへ》へ音をさせずに吸べし且つ匙は手前の方より向ふへ使《つか》ふものなり

二十　最初《さいしよ》肉汁の出る時未だ他客の啜り終らざるに已《おの》れ既に足《た》れりとし次の食を待体抔は殊に

見苦しきものなり又皿に殘《のこ》りたる餘瀝《しる》を强てそくふことと勿れ

二十一　一の食品を喫そる間たに暫《しば》らく手を休めることあり此時には肉刀《ナイフ》と肉叉《フヲーク》とを兩方に開らき皿の端《はた》にかけ置くべし（第一圖）而して食し終《をは》りたる時は並《なら》べて皿の上に置なり（第二圖）

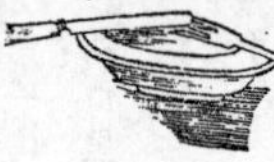

一圖

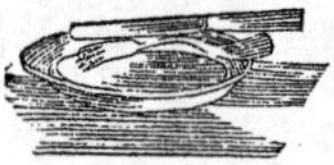

二圖

二十二　如何なるときにても餅刀《ナイフ》を口に觸るゝ可らず豆類なれば肉叉《フヲーク》を用ひ菓子類又ハ黄薑《ライスカ》、飯《レー》なれば食匕《スプーン》を以て喰ふ可し

二十三　西洋獨活《うど》を喰ふには他人の爲す所を見て夫《それ》に倣ふ可し禮儀に充分能く慣《な》れたる人は指を以て之を喰ふあり又其頭《さき》を截り肉叉を以て之を喰ふ人もあり何れにても宜しとす

二十四　櫻實《チエリー》又ハ桃李の如き核《たね》ある果實を喰ひたるときハ口に食匕《スプーン》を當て之に核を受けて皿に置き、或ハ手を以て口を掩《おほ》ひ人に見へさる樣

に核を掌にて受け皿に置く可し何《いづ》れにても妨げなしと雖も手にて受くる方ハ核を吐出《はき》そことを充分に蔽を得べきか故よ此方宜しからん但じ核を斯く處置するは作法上甚た大切《たいせつ》なる事にて核を口より皿に落すは何時にても決してなすべからざることゝ心得べし

二十五　口に食物を含《ふく》む間ハ決して言語を發《はつ》そべからす

二十六　或ハ飲ミ或ハ喰ふときハ耳を以て其爲す所を闔知《ぞんち》せしむるが如き音をなす可らす總

て飲食に音聲あるハ忌むべし

二十七　若し不幸にして器皿《うつわ》を覆《くつがへ》し或ハ之を碎《くだ》くが如きことあるも疎《そ》忽《こう》の罪を謝そべからす唯其面に悔慚の色を現はすべきも之を口に發そるは恭敬《そんけい》の禮にあらす

二十八　主人の細君ハ客の喰ひ終るまでハ決して皿《さら》を撤去《たちさら》せしめ又ハ喰終りたる形容をなすべからす

二十九　咖啡《コツフヒー》は「デザート」（菓子菓物等の類にて食事の最後よ出るものを云ふ）か卓上に出さる後

十五分時間も經《へ》たれば出すべし珈琲の出たる後に婦人客ハ客室に歸るを常とす

三十　或時ハ客室に於て女客に珈琲を供《きやう》することあり其間に男客は食堂にて珈琲と吸煙《きうえん》とを終るなり

三十一　男客が女客と共《とも》に酒を飲《の》むハ現今殆ど全く行はれざる事となりたり從前ハ男客が最初食卓に誘ふたる女客に向て俱に飲を取らんことを請ひたれども此古《このこ》風儀《ふうぎ》ハ即今全廢するに至れり

三十二　全く廢酒の人にあらざれば之を勸められざるときに辭《いな》むハ禮にあらず其勸に應するにハ新に少許の酒を盃に注《そゝ》ぎ勸めたる人ふ向ひ少しく頭《かしら》を下げ然る後口に盃を當つべし

三十三　此の如きときに盃酒を飲盡《のみつく》すハ作法に疎き所爲なり

三十四　出たる食物の何たるを知らずして之を取るは甚だ愚《おろか》なり之を持來りたる給仕人に品質を問ふて取捨すべし後に至り之を遺置《のこしを》き或ハ之を好まざる樣子を主人に示《しめ》すに及ばず是

れ不敬なればなり

三十五　「リウス」を取りざれば皿の片偶《わき》に之を注くべし

三十六　通常の作法にてハ主人より豫《あらかじ》め客に食物の適否を問はざるを宜《よ》しとす給仕人をして之を持廻《もちまわ》らしめ之を取ると取らざるとは客の適意に任《まか》すべし

三十七　婦人が起《たつ》て食堂を去るときにハ男子は各其座を起て禮をなし悉《ことごと》く婦人の去るまでは座に就く可らず

三十八　給仕人は「テザート」（解前號に見ゆ）が食卓に出たるときに食堂を去《さ》るべし

三十九　婦人の去るとき給仕人其席に在らざれば戸《と》口《くち》に近く座したる男客ハ婦人の爲めに戸を開《ひら》き婦人の通る間之を押《おさ》ゆべし

四十　婦人の去りさる後に男客が永《なが》く食堂に止るハ主人の細君及其他の婦人客ふ對《たい》し薄待の所爲と心得べし又醉《よ》ひたる色亂れたる心を以婦人の席に到るハ更に甚しき不敬とす眞成《しんせい》の紳士ハ常に飲酒を節《せつ》す

四十一 食事に臨《のぞ》みてハ左の各項は甚だ忌むへき事なり

満口ニ食物を含む勿れ

給仕《ボーイ》に對ひ粗暴の言語を吐《は》く勿れ

口咽喉を鳴《なら》す勿れ

食物の口中《かうちう》にある間は言語を吐く勿れ

食案にある菓物を他へ持去《もちさ》る勿れ

食しながら口中に指《ゆび》を入れ又齒などをはじくる勿れ

口中に食物を含《ふく》みながら席を離るゝ勿れ

食案の傍《かたわら》へ犬猫を近付る勿れ

食品を品評《ひんぺう》する勿れ

テーブル掛を汚す勿れ

西洋料理法

第八章 獸肉之部

○ソツプ

牛肉の助身《あばらみ》十斤に付水七舛の割にて入れ鹽、人參、葱、を少し斗り加へ弱火《とろび》にて凡十時間程煮詰め浮たるギラを去り篩子《すいのう》にてこすなり

○ビステーキ

肉を薄く截《きり》胡椒及び鹽を振りけ油煮鍋《フライパン》にてセイシ油を少し入れ炒焼《いりやき》にいるなり

○カツレツ

肉に温飩粉《うどんこ》麪包《パン》の屑及び解きたる鶏卵《たまご》を付けセイシ油にて煎焼にするなり

○コロツケ

燒肉を小さく截り胡椒と細かく刻みたる葱と馬《じや》鈴芋《がたらいも》のつぶしたるを交せ合れせ適宜にまろめて油にて揚るなり

○フーカレ

牛肉と家肉を鹽、胡椒、鶏卵、及び水に浸して小さく割たる麪包を交合《まぜあわ》して臼にて搗き適宜の形にして蒸焼にするなり

○ロース

肉に醤油をぬり家の油にて四時間斗り蒸なり

○家肉煮方

家の身油を除《のぞ》きて凡そ五分程に切り牛酪と刻葱《きざみねぎ》と共に之を鍋に入れ火に掛けて其の葱の薄鳶色《うすとびいろ》になるを待て燒肉ニ遣《つか》ふつゆ温飩粉芥子《からし》、胡椒《こしやう》及び鹽、酢等を交《ま》せ合れせてゆつくりと煮るなり

○全燒方

豕肉を燒くには其の肉の上に阿列襪油を塗《ぬ》り其の泡《あわ》の立つを豫《あらかじ》め防禦《ふせ》ぎて火に載せべし又其の固有《ちうまへ》の脂《あぶら》少きときは綿布袋の牛酪《ばた》を入れて其の肉をこそなり而して燒き上りたらば最《もつと》も善き肉牛覆盆子《いちご》及び傑列乙《けれし》を加へて遣《つか》ふなり

○子牛肉

子牛の肉は胸肢《むねさき》、及び肩腰《かたこし》を宜《よろ》しとそ然し其の最も善き所は胸と股なり故に之れに鹽鷄卵《たまご》牛乳胡《こ》椒《しやう》或は檸檬《れもん》皮《かは》、旱芹菜《からんだぜり》及ひ細かに刻《きざ》みたる凝脂《あぶら》、麪《は》

包《ん》の屑粉《くづ》などを交《ま》ぜ合せて鍋に入れて燒くなり若し固有《ちうまい》の油少なき時は牛酪《ばた》を塗りて燒くなり而して之を皿に盛りて熱湯《にゆ》を掛け醬油を注《そゝ》げば肉羹《すいもの》となるべし

○牛肉及ひ綿羊

先づ牛の肉を鹽水にて洗《あら》ひ布巾《ふきん》を以て能く其の水氣を拭き取り十五分計《ばか》り一樣に火の通る樣に火を强《つよ》くして燒くなり而して其の燒く時に出づる油は肉に塗《ぬ》り付けるなり而して之を皿に盛《も》りて熱湯《にゆ》を掛け醬油を注《そゝ》げば脹羹《すいもの》となるなり

○牛肉油煮

先づ牛肉を細かに斷《き》り庖丁の脊《せ》にて能く〳〵叩《たゝ》き油煮鍋にて少しく牛酪《ばた》を解《と》かし之れに右の肉と鹽、胡椒《こしやう》及び薄《うす》切りの葱《ねぎ》などを程能く入れ火に載《の》せて共に茶色になるまで之を煮其の茶色になるを待て牛酪《ばた》と葱《ねぎ》を皿に取り揚げて其の跡《あと》へ溫飩粉を少し入れ又其茶色になりたる頃ろ鹽を投《い》れ水を少し注《そゝ》ぎ沸騰《にたゝ》て後ち汁を水嚢《すいのう》にてこし肉にかけて遣《つか》ふなり

○牛肉汁

牛酪《ばた》を鍋に入れ火に載《か》せ細かに切りし葱《ねぎ》を入れて其の薦色《さくいろ》になるを待て牛肉を投《い》れ胡椒《こしやう》と鹽を鹽梅《あんばい》して水を入れ弱火にて五十分計《ばか》り煮たらば又水と入れて再び一時三十分計《ばか》り煮てさらと取りて後ち其の汁と篩子《すいのう》にてこそなり

○汁種《だし》

最も新鮮《あたら》しき牛肉の油を去り骨《ほね》を取り細かに切りて同じ分量の水に入れ火に載《か》せて靜《しづ》かに沸騰《にた》、しめ十五分程の間煮たる後ち其の液汁《しる》と水嚢《すいのう》に掛けて之をこすべし然れば其牛肉の善き所は皆

な其の汁の中に残《のこ》りて最とも善き汁種が出來るなり

第九章　魚肉の部

○鱈

鱈《たら》の腸《はらわた》と能く〳〵洗《あら》ひ除《のぞ》きて後ち塩を腹の中に塗《ぬ》り其の儘《まゝ》水に凡そ一時間程も漬《つ》け置きてより鍋に水を十分に入れのろき火にて凡ろ三十分計《ばか》り煮るなり

○生鮭

先づ鮭《さけ》の鱗を能く取り血の少しも残《のこ》らぬ様に能

く洗《あらひ》て後ち其の鮭の体に付きし水を能く拭《ふ》き取りて之と鍋に投《い》れ其の鮭の上までたつぷりと水を加へざつと煮あげて皮を取り又ゟろき火にて之を煮て其きらの浮《う》くを時々すくい取るなり

○鮭《さけ》切《きり》身《み》

先づ鮭の身を厚《あつ》さ一寸計《ばか》りに之を切りて胡椒《こしやう》の粉を散《ち》りかけ一枚の西洋紙一面に牛酪《ばた》をしきて其の紙ゟ鮭は切身は大きさに切り其の鮭の切身一片《ひときれ》つゝ其の紙は上に載《の》せ紙の四隅《よすみ》を一寸ひねりて船の形ちふして之を強《つよ》き火にて十分計《ばか》りな

ふるなり

○生《なま》鱒《ます》煮《に》方

鱒は鱗を能く取り腸《わた》を除き腹ゟ中を能く〳〵洗《あら》ひて後ち其は水氣を能く拭《ふ》き去りたる上牛酪《ばた》と麪包《ぱん》を其の腹に十分入れ又之れに胡椒《こしやう》の粉と解《と》きざる塩を加へ水にて煮るなり

○塩鰹《しほかつを》

先づ一日計《ばか》り水に漬《つ》けて後ち能く洗《あら》ひ弱火にて静《しづ》かに煮たる上にて味を付けるなり

○黄貂魚《あかい》

先づ黄貂魚《あかい》を凡そ半日程も塩水に漬《つ》け置きて後ち能く〳〵洗《あら》ひ脊《せ》を割《わ》りてをろせし抽の皮をつめて之を鍋に投《い》れ其の魚ゟ上まで水を加へ塩を入れて煮るなり左すれば其は上にきらの浮《う》くもゟあれば能くすくひ取り能く煮たる後之を引き揚げて水氣を取り味を付けるなり

○鱸切身

鱸《すゞき》を能く洗《あら》ひ少し塩を入れ水にて凡ぞ三十分程煮ふる上バダと醤油添《そ》へて遣《つか》ふなり

○ゑた鰈《かれい》及び鯑《かます》

した鰈にても又ハ鮃にても孰《いづ》れも先づ其の魚を水に漬けたる後ち之を鍋に移《うつ》し其の魚の上まで水を入れて酢と鹽をよき加減に入れ凡そ半日程も煮てバタの解かしたるを添へて遣ふなり

○魚類温飩粉

少計《すこしばかり》の葱《ねぎ》を細《こま》かに切りてバタと交せ合せ鍋に投れあぶりて葱《ねぎ》の薄黒《うすぐろ》くなるを待て何魚にても宜《よろ》しき魚の煮たるものを入れ醬油胡椒《こしやう》及び煮出し抽《ゆず》のしぼり汁等を能き程に加へのろき火にて聴《やや》て三十分程も煮たる後ち温飩粉を少し散りかけ

るなり但だし蠣汁《かきしる》ハ凡そ半日程煮るべし

○鱸蒸燒

先づ腸《わた》を去り洗《あら》ひて鹽に一日程も投れ置きて後ち皮を取り頭と尾と鰭《ひれ》を切り離しバタ、旱芹菜《おらんだせり》及び細かに刻《きざ》みたる葱麵包《はん》の屑《くづ》粉などを其の腹《はら》に詰め之れを縫《ぬ》ひ合せ其の上をバタを以て塗《ぬ》り麵包の屑粉を散《ふ》りかけて蒸し燒きにするなり

○鱈

先づ臟《わ》腑《た》と骨《ほね》を能く去りて薄《うす》く切り之を牡《か》蠣《き》と馬鈴芋《じやがたらいも》と順次《じゆんじ》に鍋に入れ燒きたる上にて味を付

けるなり

○鯖

鯖《さば》の臟《わ》腑《た》を取り能く洗《あら》ひ布《ふ》巾《きん》にて其の水氣を能《よ》く拭《ふ》き去り脊《せ》を割《わ》りて鹽、油或ハ胡椒《こしやう》の粉などを入れ十分程の間度々かへして燒き而して旱芹菜《おらんだせり》を細かに切りバタと交《ま》ぜ之れに醬油と抽《ゆず》と汁を加へ再び背《せ》に入れて燒くなり而して其の食するときハ解《と》きしバタを添《そ》ゆるなり

○牡蠣

殼《から》の儘《まま》にて之れ火に載《の》せ其の殼の少し口を開く

を待て火よりおろして其殼を取り胡椒《こしやう》と鹽にて味を付けるなり又一の法ハ牡蠣を其固有《もちまへ》の液汁《しる》にて湯て、之を皿に揚げ鹽と胡椒《こしやう》と麵包《はん》の屑粉を互に積《つ》み重ね其の最も上ハ麵包のくづを用ひ之れに牡蠣の湯て汁を掛けバタを塗《ぬ》り火の前にて蒸《む》し燒きにするなり但し時間ハ其の多少に應じて十五分より二十分までの間とす

○石斑魚《むつ》油煮

小さき石斑魚を丸にて能く洗《あら》ひ鱗《うろこ》を取り之れに温飩粉を散《ふ》り掛けて沸騰《にたち》たる豕《ぶた》の油の中に入れ

其の石班魚の両面の棕色《すゝいろ》になるを待て巾布《ふきん》をしきたる皿の上に取りあげて其の油を吸ひ取らしむべし

○牛舌魚

牛舌魚の臓腑《わた》を取り其の腹の中に塩を布《し》き水にて洗《あら》ひ其の後《あと》を布巾《ふきん》を以て能く水氣を拭《ふ》き取りて解《と》きたる鶏卵《たまご》の中に投《い》れて其の鶏卵の衣《ころも》を付け又麺包《ぱん》の粉を散《ふ》りかけて沸騰《にたち》たる豕《ぶた》の油の中へ入れ十分計り休ます腹と脊《せ》をくりかへし煮るなり

○鱸平目《ひらめ》魚及び雪蹈鰈

右は何れも能く其の魚を洗《あら》ひて一日程も塩に漬《つ》け置き又其の塩を洗ひ落し乾《かわ》かしてより頭や尾や鰭を取り皮を剝《む》き骨《ほね》を取り其の肉を両つ割《わ》りにして之れに温飩粉を散《ふ》り掛けて解《と》きたる鶏卵《たまご》の中に入れ又之れにくつ麺包《ぱん》を散《ふ》りかけ沸騰《にたち》たる豕の油の鍋に入れて之を揚げるなり而して其の両面の棕色《すゝいろ》になるを待て之を鍋より出し篩子に載《の》せ暫《しば》らく火の前よ置きて油をしたみ之をに荷蘭芹《おらんだぜり》を添《そ》へ解きたるバタと蠣汁にて味を付け

るなり但し雪蹈鰈丸る煮儘て油にて揚げるなり又平目《ひらめ》は皮《かわ》を剝かずして前の如く油よて揚げるなり

○杜蠣汁

杜蠣《かき》の殻《から》を取除く其の液汁《しる》を水に入れてよくかき廻《まわ》し其の汁を鍋に移《うつ》し火に載《の》せて胡椒《こしやう》の粉と醬油を入れ沸騰《にたち》たる後ち前の杜蠣を入れて又之を沸騰しめ少しバタを入れるなり

○鰻汁

鰻《うなぎ》をよく洗《あら》ひ二寸計《ばか》りに切りバタを投《いれ》て十分程

湯煮《ゆに》をして之を汁種《しる》に入れて醬油、胡椒《こしやう》或は温飩粉、肉豆蔻《にくづく》及び桂子《けいし》の粉細まかに切りし葱《ねぎ》などを程よく投れて煮るなり

○蟹《かに》及び老海《えび》汁《づゆ》

先づバタを解《とか》し置き煮たる蟹又は海老の身を糸にて切りて彼のバタの中に入れて塩と蕃椒《とうがらし》をよく塩梅《あんばい》して加ふるなり若し海老の新たらしくして外部に卵を持つ時は其煮るの前に當て其卵を取り少しの水の中に交せ砕きて其の海老を投《い》れたる後《のち》に之を入るなり又海老《えび》の漿《しる》を製するは

車海老なり伊勢海老なり先づ皮を剝《む》き杙子と共に之を湯煮《ゆに》すること三十分計《ばか》りにしてよく其の水をさり擂《すり》盆《ばち》にて擂り砕《つぶ》し汁種《にだし》に入れ酢と醤油を投れのろき火にてにるなり

第十章　鳥肉の部

○鵐《し》鵠《こ》及び鷸《しぎ》

羽《はね》と腸《はらわた》を取り殘《のこ》り毛を燒きて牛酪《ばた》を塗《ぬ》り強《つよ》き火にてやき其の生燒《なまやき》の時分《じぶん》麪包《はん》の屑《く》粉《づ》を少し散《ふ》りかけ茶色になるを待《まつ》て焙《あぶ》りたる麪包の片《きれ》をしきたる器《うつわ》に盛《も》り肉汁をかけるなり

○鵝《あひる》

先《ま》づ羽と腸《はらわた》を取り殘り毛を燒きて其の頭を切り離《はな》し足は熱湯《にえゆ》に投れて皮をむしり取り之を背中《せなか》に縫《く》ゝり付けて其の内に鹽及び麪包《はん》の屑《く》粉《づ》と微細《こまか》に刻《きざ》みたる葱《ねぎ》を交《ま》せ合せたるものと詰《つ》めやき焙《あ》ぶりたる上にて肉汁を掛けるなり

○鳩《はと》

羽を取り腸《はらわた》を去り足を付けて全身《ぜんしん》を縛《しば》りて其内に鹽、牛酪《ばた》、胡椒《こしやう》、旱芹菜《おらんだぜり》及び麪包《はん》の屑《く》粉《づ》微細《こまか》に刻《きざ》みたる肝《きも》等の交せ合せたるものと詰《つ》めて一本の足

に一ッの孔《あな》をあけて外の一本の足を其の孔に通《とほ》し又別に串《くし》を刺《さ》しバタを塗《ぬ》り凡そ三十分計《ばか》りも燒きて之を焙《あぶ》りたる麪包の片《きれ》をしきたる小皿よ盛《も》り肉汁をかけて用ゆるなり

○雉《きじ》

先づ能く羽をむしり腸《はらわた》を取り腹の中と能く〵洗《あら》ひ粉にしたる麪包《はん》を充分入れバタ胡椒《こしやう》の粉及び鹽をよく塩梅《あんばい》してつめ其の割《さ》きたる腹を縫《ぬ》ひのろき火にて全身に火の通るまで燒くなり而して其の燒くの時間は老鳥なれば凡そ四十分より

五十分までとするなり

○鵝《あひる》油煮

鵝鴨《あひる》の燒き肉を細かに刻《きざ》みたる葱胡椒《ねぎこしやう》及び鹽を入れて共に酢に漬け置き温飩粉を熱《あつ》き湯にて解《と》き牛酪《ばた》をたらし又鷄卵《たまご》の白身を解《と》かして交《ま》せ其の中へ前の肉及び諸《もろもろ》の品を投《い》れ直ちに引きあげて而して之を沸騰《ふつとう》さる油鍋の中へ入れ鳶色《とびいろ》になるを待て之を揚げるなり

○鳥《とり》の膽汁《きもしる》

鴨《かも》又は雁《がん》の膽に熱湯《にえゆ》を掛けて五分程に切りて入

參、牛房、葱《ねぎ》及び牛肉を交《ま》ぜ又之れに醬油、胡椒《こしやう》、水、桂《けい》子《し》及び肉豆蔲《にくづく》など程よき加減に加へて鳥の膸の如く煮ゆるまで共に煮てきらを取りて篩子《すゐのう》にてこし之に温飩粉とバタを入れ《いれ》又よく煮て此の汁《しる》を前の煮たる物にかけるなり而して之を用ゆるときは赤葡萄酒を少し投れべし

第十一章　精進の部

○白豌豆《しろゑんどう》

先づ莢《さや》を取り之に細に刻《きざ》みし葱《ねぎ》を加へて共に鍋に入れ又之に塩、バタ、胡椒《こしやう》及び水を加へて靜《しづ》かな

煮たる後ち鷄卵《たまご》に砂糖《さたう》を交《ま》ぜさるものを投《い》るなり

○人參

皮《かわ》を剝《む》き細に切り鍋に入れ之に塩と胡椒《こしやう》と汁種《だし》を交《ま》せ合せて靜《しづか》に煮たる後ち又之にバタ及び温飩粉を加へて再び煮るなり

○赤茄子

赤茄子《あかなす》を細かに切り鍋にいれ其の上に塩及び胡《こ》椒《しやう》を散《ち》り掛けて又酢と加へて再ひ煮るなり

○胡瓜《きうり》葱《ねぎ》

胡椒《こしやう》の皮と種を取り之と斜《はす》に切りて細かに切りし葱と汁種《にだし》を加へて共な鍋に入れ煮たる上蕃椒《とうがらし》の粉鷄卵《たまご》の黃身《きみ》及び肉豆蔲《にくづく》おろしさるものを入れてかき廻《まわ》して又少し煮なり

○白蠶豈《しろゑんどう》

小さき白蠶豆を撰《え》りて水に一日計《ばか》り入れ置きて之を堅固《けんご》なる袋に入れて其の儘《まゝ》袋に投《い》れて煮るなり而して煮あがりたらバ袋と共に引あげて水を切りたる後ち胡椒《こしやう》の粉バタ、及び塩などにて味を付るなり

○隱元《いんげん》

常《つね》の如く隱元の蔓《つる》を取り一本を凡五本斗《ばかり》に細く割《わ》りて塩水な浸し置き暫時《ざんじ》過ぎて別に塩水を鍋に入れて其の鹽水の沸騰《にたち》たる所へ前の細く割りし隱元を入れ蓋《ふた》なしにて急に煮るなり

○白葱《しろねぎ》

能《よ》く揃《そろ》ひたる葱を撰《えら》み其の上皮と取りて一時間計《ばか》りも塩水にひたし置き後ち之を揚げて和《やわら》かになるまで牛の乳《ちゝ》を交《ま》ぜたる水にて能く煮上げ深き皿へ移《うつ》し上より解かしたるバタを掛けるなり

○蕪《かぶら》

蕪をさいのめに切りて鍋に入え之れよ解《と》きたるバタを注《そゝ》ぎ入れかき廻《まわ》しながら煮よき程と思ふ頃ろ温飩粉、胡椒及び塩とにごしを入れて又静かに煮《に》るなり

○馬鈴芋《じやがたらいも》

馬鈴芋を能《よ》く洗《あら》ひ水に入れて崩《くず》れぬやう静かに煮《に》るなり而して其の煮加《か》減《げん》を試《こゝ》ろみるには我邦の下《か》婢《ひ》が平日煮物を試みるが如く其の最も大きなるものを匙《さじ》にて刺《さ》して之れを試みるなり而し

で能く突《つ》き通るやうになりたらば火よりおろして直ちに其の上皮を剥《む》き取りて其のさめざる爲《た》めに蒸籠《せいろう》へ入れ置くなり焼きたる肉又は煮たる肉などの附け合せには至て宜《よろ》しきものなり

○波薐章《はうれんさう》

先づ能く波薐章を洗《あら》ひ塩水にてにたる後《の》ち其の水を取りて醤油、バタ及びにだしを入れて静かににたる上おろしたる肉豆蔻《にくづく》を散《ふ》り掛けるなり

○椎茸《しいたけ》

先づ其の椎茸の茎《くき》を取り布巾《ふきん》にて塩みがきして

鍋《なべ》の中に別々《べつべつ》に入れて其の上へバタを散《ち》らし胡《こ》椒《しやう》を散《ふ》りかけて焼くなり

○胡瓜油煮

胡《き》瓜《うり》の皮を取り斜《はす》に切り之れに温飩粉を付けて油にていため茶色になるを待《まつ》て之を取り揚げるなり

○白瓜《しろうり》油煮

白瓜の皮を取りて之れを湯《ゆ》煮《に》して種を去《き》り之れに鶏卵《けいらん》を塗《ぬ》りて其の上に麪包《はん》は中程は極く和《やはら》かなる所を粉《こ》にして散りかけ沸騰《にたち》たる油の中へ入

れて揚げるなり

○波薐草汁《はうれんさうしる》

波薐草を湯《ゆ》煮《に》にして其水を去りて波薐草を拳頭《にぎりこぶし》の半分程に絞《しぼ》りて固《かた》めて沸騰《にたて》たる汁種《にだし》の中へ入れ醤油をさしてのろき火にて煮るなり

○韮汁《にらじる》

汁《だ》種《し》に砂糖醤油及ひ胡椒《こしやう》の粉を能き塩梅《あんばい》に交せて静《しづ》かに沸騰《にたて》たる後ち能く洗《あら》ひて細かに斷《き》りたる韮を投《い》れて又能く煮るなり

○蕪汁《かぶらじる》

少しの葱《ねぎ》を鍋の中に交《ま》せ沸騰《にたて》たる汁種《にだし》の中に入れ醤油と胡椒《こしやう》の粉及ひバタを入れてのろき火にて煮るなり

○人参汁《にんじんじる》

人参を薄《うそ》く切《き》り以て沸騰《にたて》たる汁種《にだし》の中に入れ醤油胡椒《こしやう》の粉及ひバタを入れのろき火にて煮るなり

○葱汁《ねぎじる》

先づ葱の皮を剥《む》きて薄塩《うそじほ》の水の中に三十分計《ばか》りも漬《つ》け其の水にて能く和《やわら》かになるまで之を煮て

其の汁を取り葱と小さく断《き》り外の鍋にて煮たてさる解《と》きバタの中へ投《い》れ塩を加へ能く加減してかき廻《まわ》して煮るなり

○薄荷汁《はつかじる》

新鮮《あたら》しき緑《みどり》色の薄荷の葉を湯の中に投《い》れ洗《あら》ひて後ち之を乾《かわ》かし糸を以て微細《こまか》にきり酢と砂糖を入れるなり

○木耳《きのみ》漬

先づ木耳の皮を剥《む》きて小さく切《き》り能く洗《あら》ひて之を鍋に投《い》れ水を其の木耳の上まで加へて三十分

計《ばか》り蒸《む》し煮にして其の和《やわら》かになるを待て少しの温飩粉をバタと交《ま》せたるものを入てかき廻《まわ》し塩と胡椒《こしやう》にて能く塩梅するなり

○林檎汁《りんごじる》

十二三の林檎の皮を剥《む》きとりて一ッを四ッに割り水に漬け直ちに揚げて鍋に入れ二合《がふ》程の水を加へて砕《くう》れぬ頃ろまで煮て砂糖《さとう》胡椒《こしやう》バタの三品を何れも少《すこ》しづゝ投《い》れてのろき火にて三十分計《ばか》り煮るなり而して此の汁は雁《がん》又は豕《ぶた》の焼たる肉には最も要用のものなりとす

○素麪汁《そうめんじる》

素麪の長さ二寸計《ばか》りに切りて之を湯煮にして塩とバタをよき塩梅《あんばい》に入れて又煮たる上にて其の汁を取り素麪ばかりを汁種《にだし》の中へ入れ醤油をさし能く煮るなり

○米乳汁《じる》

よく水の清《す》むまで白米を洗《と》きて後ち其の米の大《ふへ》るまで水に漬け置きてより塩を少し入れて其鍋の蓋をよくして静かに之を煮てよく煮ゑたる時其の白米の分量に応じて牛乳とバタをいれ又沸《にた》

騰しめて之れに砂糖を入れるなり

○米汁《こめしる》

先つ能く洗《あら》ひたる白米を沸騰湯《にたて》の中へ入て五分程も煮て之《これ》を篩子《すいのう》にてこし沸騰たる汁種《にだし》の中へ其米と共に桂子《けいし》、胡椒《こしやう》、肉豆蔻《にくづく》を皆な少しつゝ入て又醤油をよき塩梅《あんばい》に投《い》れ弱火《かろきび》にて煮るなり

平常《へいじやう》用《もち》ゆる處の器皿は大略《たいりやく》左の如くなり

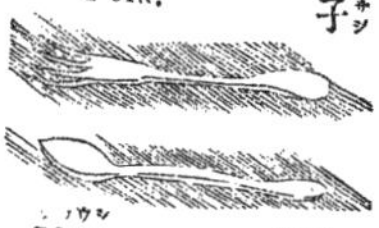
叉子《コクサシ》 Folk.《フオルク》
茶匙《サジ》 Sloon.《スプウン》

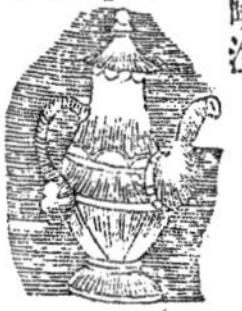
珈琲注《カウヒイダシ》 Coffee-pot.《カフイー ポツト》

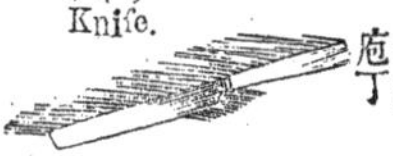
庖丁《ホウテウ》 Knife.《ナイフ》

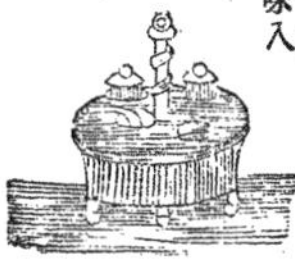
藥味入《ヤクミイレ》 Cas.ers.《カスタアス》

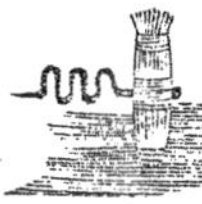
酒鑽《センヌキ》 Cork-serew.《コーク スクリユウ》

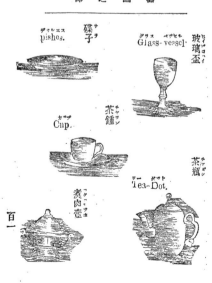

碟子《サラ》 pishes.《デツシエス》

玻璃盃《ヒイドロハイ》 Glass-vessel.《グラス ベツセル》

茶鍾《チヤワン》 Cup.《カツプ》

茶瓶《チヤダシ》 Tea-Dot.《テー ポツト》

煮肉壺《コクニツボ》

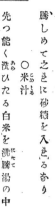

第十二章　製法秘傳之事

○牛酪《バタ》製法

牛乳を平皿に入れ凡十八時間を經《へ》て牛乳の表面に湯婆《ゆば》のときもの浮游《うきあがる》べし是則ち牛酪《バタ》となるべき元質なり(原名(Cream《クリーム》といふ)此(Cream《クリーム》を細孔《こあな》の明《あき》たる武力《ブリキ》製の搊子《しやくし》にて極靜《ごくしづか》に掬《すく》ひ取り他の器物にうつし後《のち》是を壜《びん》に入れ固《かた》く栓をして氣の洩《もれ》ざる樣に爲し而《さう》して二時間斗り縦横《じゆうわう》上下に攪動《ゆりうごかし》すべし然る時は次第〳〵に脂肪質《しぼうしつ》と水分とを分離するに至るべし此時酪分《あぶら》のみを取り出して別

器に清水を盛りて其中に入れて能く之を洗ひ白水の出さるを度として又他器ホ移し凡一日間を經て其酪中へ食塩《しよくゑん》を適宜《てきぎ》に混和して之を鑵詰とあすべし是則ち牛酪《バタ》の手輕製造法あり

○豚燻腿《ラカン》製法

豚肉に硝石《せうせき》を塗抹《とまつ》して砂糖漬《さとうづけ》とするか或ハ塩漬《しほづけ》とするとき凡ろ六七周間にして之を出し烟室《ゑんしつ》に入れて凡ろ二周間程燻《くす》ぶすべし

○麵包《パン》製法

尋常食用の麵包《パン》ハ大麥の粉に水を適宜に加へ蒸

餅母と酵と少し斗り加へ攪拌《かきまぜ》し捏《こね》く餅の形《かたち》を成《な》し炮熟《いりじゆく》して後に放冷《さま》して食料となそあり

○肉桂麵包製法

乾《かわ》きたる麵包《パン》の粉《こ》六十匁に白砂糖百二十匁を混《こん》合《がう》し篩《すいの》にてふるひ其中へ牛脂《ぎうし》百匁と細末《さいまつ》の肉桂《につけい》を加へ燒酎《せうちう》を注《そゝ》ぎ充分によく捏《こね》合《あわ》せて隨意に何なりと形を作り尋常の麵包の如く焙《い》るあり

○麥酒《ビール》釀造法

上等ビールを釀造するにハ玉蜀黍《かんよきび》の乾實《み》四百目水凡五升にて三時間計り烹立凡そ十分の二五を

減じたる時を度《ど》とし(若し此時玉蜀黍《かんよきび》に猶甘味《かんみ》を存そるあきば更に水を加へ全く無味になる迄烹《に》るべし)之を放冷そるあり此外沸騰藥《ふつとうやく》六十匁を凡五升の水にて三時問煮立《にたて》十分の二減するを度として金巾《かなきん》か木綿を以て滓《かす》を漉《こ》し玉蜀黍《かんよきび》の汁《しる》と混合《こんがう》しまだ微温《ぬくみ》のある内に西洋樽に滿《みて》凡七十度位の温室《おんしつ》に入れ置き上面《うへ》に穴を明けおけば忽ち泡醱を催し凡そ一周間にして泡止《あわや》みて酒となるあり夫より滓を取とれ四十日目に一度五十日目に又一度都合二ヶ度にて全く酒となるなり

○牛乳製法

牛乳を擬製そるにハ鷄卵を鉢に破《わ》り入れ其中へ徐々《しづく》に熱湯《ねつとう》を適宜に少しつゝ灌入《そゝぎ》るべし然《しか》そる時ハ其味ひ牛乳と敢《あへ》て異なることあし

○氷製法

桶の中に水を盛《も》り此桶の中に更に又水を入《い》れたる小桶を插《さし》入き其外《そのそと》部の桶へ結晶硝酸諳毋尼亞を投ずんば小桶の水ハ暫しにて忽ち氷となるあり

西洋禮式作法料理法食事法　大尾

明治十九年八月十日出版御届
全
年十月　日出版納本（定價金三拾錢）

編輯兼出版人　京都府平民　内山亀太郎
下京區第拾九組植松町四拾九番戸

發賣書籍問屋
西京寺町松原南入　改進堂
東京日本橋橘町二丁目　鶴聲社
大坂本町四丁目　岡島眞七

携帯糧食審査に関する第一報告

携帯糧食審査に關する第一報告

目次

携帯糧食審査に關する第一報告

我兵の携帯口糧に關する現行の規定は、明治二十七年八月六日の陸軍戰時給與規則細則にして、該則第一表は一人一日分の各食品及び量目を示すこと左の如し。

携帯口糧

糒　三合或は代用品

副食物

一、鳥獸魚肉鑵詰四拾匁或は鹽肉類二十匁或は干乾せる肉類三拾匁

二、食鹽三匁

本員等は此規定の食品及び量目を審査するに當りて、左の學問上の原則及び實驗を應用せり。

一、身體の勞逸に應じて、其一定時間の體質消耗を償ふに足れる食品及び嗜品の總計を食と名づく。例之ば一人一日の食と云ふが如し。

二、食は種種の食品及び嗜品より成り、食品及び嗜品は種種の食素及び嗜素より成る。

三、食素には燃燒すべきものあり。蛋白類、脂肪類、含水炭素類、是なり。又燃燒すべからざるものあり。無機鹽類及び水是れなり。

四、燃焼すべき食素は、之を燃焼するに當りて熱を生ず。故に蛋白、脂肪、含水炭素の量は溫量として計算すること
を得べし。即ち

蛋白一瓦は　四、一大カロリイン
脂肪一瓦は　九、三大カロリイン
含水炭素一瓦は　四、一大カロリイン

の熱を生ず。

五、食品及び嗜品を調理して饌に上すべからしめたるものを、料理品又殺と名づく。

今一例を以て上の五項を説明すべし。米と魚とは食品にして、皆蛋白、脂肪、含水炭素等の燃ゆべき食素を含有せり。
飯と佃煮とは料理品にして、就中佃煮中には嗜品たる醬油を加へたり。而して飯と佃煮との或量目にして以て一人一日
の體質消耗を償ふに足るときは、其料理品の總計を食となす。

六、軍醫學校に於て施行したる兵食檢査の成績に據るに、我兵一人一日の食は平均左の溫量を有す。

蛋白より生ずる溫量　二九一、一八大カロリイン
脂肪より生ずる溫量　一三七、一五大カロリイン
含水炭素より生ずる溫量　二一五一、五二大カロリイン
計　二五七九、八五大カロリイン

本員等は現行規則所定の食品及び量目の範圍内に於て、種種の口糧を組立て、その各種の能く一人一日の食たるや否
を檢定せんとしたり。

七、規定の食品及び量目にて組立て得べき口糧は、凡五種あり。

第一種
糒(白布袋入)　三合
罐詰鳥肉　四〇匁
食鹽　三匁

第二種
糒(同上)　三合
罐詰獸肉　四〇匁
食鹽　三匁

第三種
糒(同上)　三合
罐詰魚肉　四〇匁
食鹽　三匁

第四種
糒(同上)　三合
鹽肉　二〇匁
食鹽　三匁

第五種
糒(同上)　三合
干肉　三〇匁
食鹽　三匁

右の五種中、第一より第三に至る三種は、主として明治二十七八年役の實驗を經たるものなり。鹽肉は携帶の方法詳ならず。干肉は原料の性狀詳ならず。

本員等は賞食品を選みて右の五種を組立てんがために、罐詰鳥肉には鷄肉を取り、罐詰獸肉には牛肉を取り、罐詰魚肉には雜魚肉を取り、鹽肉には鹽漬豚肉を取り、干肉には牛肉を取り、之に糒及び食鹽を幷せて、各食品(糒及び肉類)嗜品(食鹽)の重量及び容積を測定し、次で之を分析し、左の重量容積及び食素量を定め得たり。

第一表

甲、含有食素實量表

番號	品目	容器重量	容量	風袋	原質重量	水量	乾量	蛋白	脂肪其他依的兒浸出物	含水炭素類其他無窒素類	鹽類
	道明寺糒	一四七、〇	一八一、八	七、〇	一四〇、〇	一八、九二八	一二一、〇七二	六、一八四	〇、四四六	一一四、〇七〇	〇、三七一

番號	品目	容器重量	容量	風袋	原質重量	水量	乾量	蛋白	脂肪其他依的兒浸出物	含水炭素類其他無窒素類	鹽類
	罐詰牛肉	二〇四、〇	一八五、七	六〇、〇	一四四、〇	八五、六五六	五八、三四四	四六、五三九	七、〇三三	〇、一四五	四、六二八
	同雞肉	二一〇、〇	一八五、七	五三、〇	一五七、〇	一〇二、五一三	五四、四八七	四二、九七七	四、三〇二	二、五四七	四、六六一
	同雜魚	一六九、〇	一八五、七	六〇、〇	一〇九、〇	四三、一六二	六五、八三八	三六、九八〇	四、〇二四	二、八一五	三、〇一九
	豚肉鹽漬		三九二、一七九		四〇二、〇	二〇、一一五	七九、八八五	九、八二八	五七、三〇〇	〇、七三二	三、〇二六
	干牛肉		八八、四〇七		七三、〇	五〇、三〇八	四九、六九二	三一、四四四	四、一五七	四、六八七	九、四〇四
	食鹽		二〇、九三八		二六、〇	〇、九	九九、一				九九、一

重量は瓦蘭系に依り、容量は立方仙留迷を一位とす。

乙、含有食素百分比例表

品目	水分	固形分	蛋白	脂肪	含水炭素類	鹽類
道明寺糒	一三、五二〇	八六、四八〇	五、一〇八	〇、三六〇	八〇、七四六	〇、二六六
罐詰牛肉	五九、四八三	四〇、五一七	三二、三一九	四、八八三	〇、一〇二	三、二一三
同雞肉	六五、二九五	三四、七〇五	二七、三七四	二、七四〇	一、六二二	二、九六九
同雜魚	三九、五九八	六〇、四〇二	三三、九二七	三、六九二	二、五八二	二〇、二〇一
豚肉鹽漬	二〇、一一五	七九、八八五	九、八二八	五七、三〇〇	〇、七三〇	一二、〇二六
干牛肉	五〇、三〇八	四九、六九二	三一、四四四	四、一五七	四、六八七	九、四〇四

食鹽	〇、九〇〇	ー	ー	ー	ー	九九、一〇〇

今第一表の成績に基きて、五種の口糧の溫量を計算し、兼て其重量及び容積の比例を擧示すること、左の如し。

第二表

（現行法規に定めある一日分携帯口糧中不燃分（食鹽三匁）を除きたるもの。（一合を一八一、八立方仙米に算し、一匁を三、七五瓦に算す。）

種別	規定量	風袋込重量	純重量	容量	水分	固形分	同溫量	脂肪	同溫量	含水炭素	同溫量	鹽分	全固形分	全溫量	百大「カロリイン」風袋込に對する重量	百大「カロリイン」に對する容量
第一種	糒（白布袋入）三合	四六二、〇瓦	四四一、〇瓦	立方仙米 五四五、五	五六、八瓦	一八、五瓦	大カロリイン 七五、八	一、三瓦	大カロリイン 一二、一	三四二、二瓦	大カロリイン 一四〇三、〇	一、一瓦	三六三、二瓦	大カロリイン 一四九〇、九	ー	ー
	罐詰鷄肉四〇匁	二〇三、〇	一五〇、〇	一七六、三	九七、九	四一、一	一六八、五	四、一	三八、一	二、四	九、八	四、四	五二、〇	二一六、四	ー	ー
	食鹽三匁	一一、二	一一、二	九、〇	〇、一	ー	ー	ー	ー	ー	ー	一一、一	一一、一	ー	ー	ー
	計	六七六、二	六〇二、二	七三〇、七	一五四、八	五九、六	二四四、三	五、四	五〇、二	三四四、六	一四一二、八	一六、六	四二六、三	一七〇七、三	三九、六	四二、八
第二種	糒（白布袋入）三合	四六二、〇	四四一、〇	五四五、八	五六、八	一八、五	七五、八	一、三	一二、一	三四二、二	一四〇三、〇	一、一	三六三、二	一四九〇、九	ー	ー
	罐詰牛肉四〇匁	二一〇、〇	一五〇、〇	一九三、四	二九、七	四八、五	一九八、八	七、三	六七、九	〇、一	〇、四	四、八	六〇、八	二六七、一	ー	ー
	食鹽三匁	一一、二	一一、二	九、〇	〇、一	ー	ー	ー	ー	ー	ー	一一、一	一一、一	ー	ー	ー
	計	六八三、二	六〇二、二	七四七、八	八六、六	六七、〇	二七四、六	八、六	八〇、〇	三四二、三	一四〇三、四	一七、〇	四三五、一	一七五八、〇	三八、九	四二、五
種	糒（白布袋入）三合	四六二、〇	四四一、〇	五四五、四	五六、八	一八、五	七五、八	一、三	一二、一	三四二、二	一四〇三、〇	一、一	三六三、二	一四九〇、九	ー	ー
	罐詰雜魚肉四〇匁	二一〇、〇	一五〇、五	二五五、五	五九、四	五〇、九	二〇八、七	五、五	五一、一	三、九	一六、〇	三〇、三	九〇、六	二七五、八	ー	ー

種	規定量	風袋込重量	純重量	容量	水分	固形分	同温量	脂肪	同温量	含水炭素	同温量	鹽分	全固形分	全温量	百大「カロリイン」風袋込に對する重量	百大「カロリイン」に對する容量
第三	食鹽三匁	一一、三瓦	一一、三瓦	立方仙米 九、〇	〇、一瓦	—瓦	—大カロリイン	—瓦	—大カロリイン	—瓦	—大カロリイン	一一、一瓦	一一、一瓦	—大カロリイン	—	—
	計	六八三、三	六〇三、三	八〇九、九	一二六、三	六九、四	二八四、五	六、八	六三、二	三四六、一	一四一九、〇	四二、五	四六四、九	一七六六、七	三八、七	四五、八
第四種	糯（白布袋入）三合	四六二、〇	四四一、〇	五四五、四	五六、八	一八、五	七五、八	一、三	一二、一	三四二、二	一四〇三、〇	一、一	三六三、二	一四九〇、九	—	—
	鹽漬豚肉二〇匁	—	七五、〇	七三、二	一五、一	七、四	三〇、三	四三、〇	三九九、九	〇、五	二、〇	九、〇	五九、九	四三二、二	—	—
	食鹽三匁	一一、三	一一、二	九、〇	〇、一	—	—	—	—	—	—	一一、一	一一、一	—	—	—
	計	—	五二七、二	六二七、六	七二、〇	二五、九	一〇六、一	四四、三	四一二、〇	三四二、七	一四〇五、〇	二一、二	四三四、二	一九二三、一	—	—
第五種	糯（白布袋入）三合	四六二、〇	四四一、〇	五四五、四	五六、八	一八、五	七五、八	一、三	一二、一	三四二、二	一四〇三、〇	一、一	三六三、二	一四九〇、九	—	—
	干牛肉三〇匁	一一三、五	一一三、五	一三八、二	五六、六	三五、三	一四四、七	四、七	四三、七	五、三	二一、七	一〇、六	五五、九	二一〇、一	—	—
	食鹽三匁	一一、二	一一、二	九、〇	〇、一	—	—	—	—	—	—	一一、一	一一、一	—	—	—
	計	五八五、七	五六四、七	六九二、五	一一三、五	五三、八	二二〇、五	六、〇	五五、八	三四七、五	一四二四、七	二二、八	四三〇、二	一七〇一、〇	三四、四	四〇、七
	第一至第三種平均計	六八〇、九	六〇二、二	七六二、八	一一九、二	六五、三	二六七、八	六、九	六四、五	三四四、三	一四一一、七	二五、四	四四二、一	一七四四、〇	三九、一	四三、七

八、規定の食品及び量目にて組立て得べき五種の口糧中、戰役の實驗を經たる第一種乃至第三種の温量及び平均數は左の如し。

第一種　一七〇七、三大カロリイン　——　第三種　一七六六、七大カロリイン
第二種　一七五八、〇大カロリイン　——　平均　一七四四、〇大カロリイン

第四種は鹽肉の携帶方法詳ならず。第五種は干肉の耐久性等詳ならざるを以て玆に省く。

本員等は第六より第八に至る三項に據りて、左の斷定をなすことを得べし。

九、規定の携帶口糧は、未だ體質の消耗を償ふに足れる食たること能はず。

十、規定の携帶口糧をして十分なる食たらしむるには、其各食品に乘ずるに約一、五を以てすることを要す。

第一種より第三種に至る平均に一、五を乘じたるものの溫量　二六一六、〇　大カロリイン

我兵一人一日食の平均溫量　二五七九、八九大カロリイン

右の對比中、第六項の溫量は體內に攝取したる食品及び嗜品中、吸收せられずして出でたる部を控除し、第八項の溫量は此の如き控除をなさず。又戰時の勞動の爲に增加すべき溫量(一人一日二百二十三、二大カロリイン)は姑くここに算入せず。

本員等は、明治二十七八年の役後、諸師團の呈出せる改良意見中に就いて、その携帶口糧に關する要求を調査せしに、其概略左の如し。

第三表

甲、現行品の增加を要求するもの		
糒(主食物)	罐詰、食鹽(副食物)	呈出者
一日分一合五勺增量		步兵第一聯隊
同		步兵第三聯隊谷山、大久保兩少佐
同		步兵第六聯隊

糒（主食物）	罐詰、食鹽（副食物）	呈出者
一日分一合五勺増量		歩兵第七聯隊
同		歩兵第十聯隊
同		歩兵第十五聯隊
同		歩兵第十八聯隊立山軍醫正
同		歩兵第二十二聯隊
同	食鹽一日分を九匁とす	第三師團司令部
同		第四師團司令部
同		同監督部
同		砲兵第三聯隊
同		砲兵第五聯隊
同		工兵第一大隊
同		工兵第五大隊
同		第五師團輜重監視隊
同		輜重兵第五大隊
同		砲兵射的學校
一日分一合増量		第一師團司令部

一日分九勺增量		歩兵第十三聯隊補充大隊
一日分白米六合量に適せしめたし		對島警備隊
增　量		歩兵第十二聯隊

其他十一の呈出者は糒を最良とし、或は糒の他意見無き等の報告あり。

乙、携帯口糧の改良及び增添を要求するもの

主食物	副食物	呈出者
	食鹽を減じ、少量の角砂糖、醤油エキス若干を加ふ	第一師團司令部
	砂糖三十匁を加ふ	歩兵第一聯隊
ビスケットを廢す		歩兵第八聯隊
	牛罐を廢し、鰹節に改む	同大内少佐
	牛罐を廢し、胡麻鹽、鰹節に改む	同國富大尉
糒を廢しビスケットとす		第四師團渡邊軍醫正
糒麪包各一日分	牛罐を廢し、鰹節一個とす	第五師團監督部
	牛罐を廢し、鮮魚佃煮、鯛味噌とす	第五師團彈藥大隊矢野砲兵大尉
	肉罐は不良、梅干、牛截、佃煮を優るとす	歩兵第六聯隊
	醤油エキスを增加す	歩兵第十一聯隊補充大隊
	罐詰を廢す	歩兵第十四聯隊

主食物	副食物	呈出者
	砂糖少量を加ふ	同軍醫
	牛罐不用	歩兵第廿一聯隊第六中隊
糒を廢し、麵包に改む		同原歩兵大尉
糒、ビスケット、煮豆、干栗、のし梅を混ず		盛岡大隊區梶原歩兵少佐
	梅肉を加へ、食鹽を增加す	近衞騎兵大隊
糒、ビスケット混用	食鹽を減じ、醬油エキスを混用するか、醬油エキスに改むるか	騎兵第一大隊
	鰹節を增す	騎兵第三大隊
	鰹節四十七匁、佃煮水分少く鹽分多きを增す	砲兵第三聯隊
	罐詰を梅干三十匁に改む	輜重兵第一大隊和崎輜重兵大尉
	副食物增加を望む	輜重兵第二大隊補充隊加藤輜重兵大尉
	醬油エキス五十匁入一罐を加ふ	輜重兵第六大隊
糒を廢し、ビスケットとす		歩兵第十二聯隊
糒に規定せられたし		第一師團監督部
同		第六師團監督部
精米二日分、ビスケット或は糒一日分に改むること		歩兵第廿三聯隊梅澤中佐
喜多製豆肉粉入パン一日百九十四匁二分（ママ）厘を携へしむ	鰹節四十七匁一分、食鹽九匁	第三師團司令部

以上意見中、糒を最良とし或は之を存置するもの多數を占め、間間糒を廢しビスケット等に改めんとするは、季節に應じ使用の便否を顧慮するより他品の優れるを唱ふる者にして、其中絕對的廢糒案者は只一人にして、之のみならず兵糧一般をも麵麭食に改めんとするものの如し。副食物に至ては主として嫌厭を避け、嗜品に替へ、或は之を增添せんとするにあり。

十一、明治二十七八年の役に於ける實驗より出でたる携帯口糧改良の要求中、其主に居れる糒量增加の程度は、殆全く學理上に增加すべき食品の量と符合せり。

十二、第十項の增加をなしたる携帯口糧は左の重量を有す。（第二表參照）

（一日分）	規定全量	增加後全量
第一種	六七六、二瓦	一〇一四、三瓦
第二種	六八三、二	一〇二四、八
第三種	六八三、二	一〇二四、八
平　均	六八〇、九	一〇二一、三

右の計算にては、假に容器の重量を實品の重量と直比例して增加するものと看做したり。

携帯糧食審査に關する第一報告附錄

携帯口糧調査の問題に入るには、豫め解釋し置かざる可らざる諸點あり。卽ち平時兵糧、戰時通常兵餉の事、是なり。平時兵糧に關しては、明治二十二年中、歩兵第一及び第三聯隊の兵卒に就いて實檢せし

檢食記事

あり。戰時通常兵餉に關しては、明治二十四年八月草する所の

戰時食品區分表に關する意見

あり。前者は今削正を加へず。後者は明治二十七八年役に於ける實驗の一部及び米穀異重測定の結果等に依りて必要なる改算をなし、爰に之を繕寫合綴し、添ふるに陸軍軍醫學校に於て施行せし

炊米試驗成績

を以てし、携帯糧食審査に關する第一報告の附錄となす。

明治二十九年三月　日

携帯糧食特別調査委員　陸軍軍醫監森林太郎

被服裝具陣具携帯糧食改良審査委員長寺內正毅殿

新撰　料理独案内

咬菜庵主人著

新撰料理獨案内

松雲堂發行

序

一塊の蹲鴟、一丁の菽乳、價ハ廉にして寒士の厨にも上り易けれども調理の法よろしきを得なば其の風味ハ山海の珍味にも勝るべし龍の肉、鳳の肝、世にも希なる品なれども炙ること其の道にあらず烹ること其の度を失はゞ之を賞味する人とてハなかるべし、げに風味の佳否は調理の巧拙によるものにて、あながち價の高下によらぬものぞかし今此の書は古き料理の書に就きて其の粋を抜き生魚と精進、本膳と會席、一見して明瞭ならしめむために各々其の類を以て聚め更に四季及び雜部に別ちまた外に種々の珍らしき料理をさへ記したるものにしあればバ家政を掌る所の細君たる者、常に此の書を坐右に置き自ら手を下して其の法に熟しなば客を饗するに俄に人を料理店に走らす煩なく又日々惣菜の趣向に窮して家人の小言を招くことなかるべく山の芋を鰻鱺よりも美ならしめて來客の腹をゑぐり菽乳を鶏卵より旨からしめて家人に舌鼓を打たさすことも亦難きにあらずﾄ一家經濟の本こゝに在りといふべし此の書を看る人幸に編者の微衷を察したまへかし

明治二十八年十二月　楓陰舍主人

凡例

一此の書は魚類精進の二つに大別し且献立と調理とを別ちて記述せり蓋し献立とハ即ち取り合せの謂にして調理は即ち烹炙の加減鹽梅の濃淡を謂ふなり二つの者其の宜しきを得ざれば完美なる料理をなして人の賞味を受くること能はず故に此の書を繙く者は先づ献立の部に就きて其の季節に適應したる献立を擇び、さて此の魚は如何に割くべきか如何に炙くべきか此の野菜は如何に切るべきか如何に煑るべきかは調理の部幷に上欄の即席料理、調理方秘傳の部に就きて之を調べ而る後に庖丁を取るべし如何なる料理も自家の庖厨にて調へ得らるべし。

一料理を手際よくせんと思はゞ一通りの料理道具を庖厨に備へ置かざるべからず、庖丁うす刃、出刃、爼、七りん、鍋などは何れの家にも備ふる品なれど甑、焼鍋、蒸籠、すゐのう、焼火鍋、焼網などは揃ひがたきものなり、道具揃はぬために折角思ひ付きたる料理を調ふこと能はざること多かるべし、好し道具不揃勝にて調理ヿ取り掛るも好き加減のものは出來ざるべし、されば此書には庖厨に欠くべからざる諸器具の圖を載せたり、よろしく豫め之を調へ置きて不時の用に供すべし。

一料理には料理上の用語あり素人にては解しがたきものあり本書献立の部にも間ま其の用語を用ゐたれば左に其の概略を説明せん

一、けん　膾の献立にけんといふことあり、是は膾に添ふるつまの事なりと知るべし、吸物なれば吸口といふなり。

一、どぶの事　極上の酒の粕を水にてどろ／＼にすり沸返し漉してだしの中へ入るゝをどぶをさすといふなり

一、かげの事　かげを落すとは味噌汁にてもすましにても、たまりを少し注すことをいふ。

一、さい　とは骰の如く四角に切ることなり。

一、せん　とは細作りの事なり。

一、はり　とは針の如く極めて細く切りたるをいふ。

一、こま／＼　葱、たうがらしなど小口より極めて細かく刻みたるをいふ。

一、脊ごし　とは魚類の尾の方より小口切に少し庖丁をねさせて作ることなり。

一、たんざく　短冊の形に作ることなり。

此の外に料理詞などは多し、今茲に其の一斑を示そのみ、

一献立の名目にも亦素人には解し難きものあり其の一二を擧ぐべし

一、ありの實　とは梨子の事なり。

一、防風　海邊に生ずる草の名なり多くつまに用ふ。

一、莫筏海　毒消に使ふ藥種なり。

一、梅が枝でんぶ　梅とはいへども梅の製にあらず、するめを薄くへぎたるを重ねて鉋にておろし酒醬油にて煮、ほいろにかけたるものなり。

一、梅が香　是は土佐ぶしの上等なるものにて前の如く製したるものなり。

此の外の名目は各條に就きて知るべし。

一上欄に豆腐百珍を載せたるを以て下段調理の部には豆腐に關する調理は概ね省略したり。

一此の書精進と魚類との區別を設くと雖も汁加減酢加減など何れにも通ずべきものあれば宜しく彼是參考して新案を出すべきなり。

一同一の魚にて初めに之を蒸し次に之をあんかけとなすものあり、或は又燒きたる後、煠

げたる後に吸物になすあり是等は其の一方の部に載すれば一方には之を略す煩しきことを恐るればなり。

一香の物は魚類献立の部には之を略し唯精進の部に載するのみ彼是共に差異なければなり。

明治二十八年十二月　　編者しるす

凡例終

新撰 料理獨案内

目録

第一編 魚類獻立

第一章 四季部類獻立

第七章　酢の物

第八章　あんかけ

第九章　蒸し物

第二章　四季混雜精進獻立

第四編　精進調理法

新撰料理獨案內目錄終

◎魚類即席料理

此《こ》の部《ぶ》には先《ま》づ魚《うを》を得《え》てさて其《そ》の魚《うを》を如何《いか》に調理《てうり》すべきか其《そ》の趣向《しゆかう》を記《しる》す故《ゆゑ》に題《だい》して即席料理《そくせきれうり》とはいふなり。

◎鯛《たひ》

〔はま焼《やき》〕せうがせん。かけしほ〔潮《うしほ》煮《に》〕春《はる》、うど芽《め》。夏《なつ》、木《き》の芽《め》。秋《あき》、ぼうふう。冬《ふゆ》、柚子《ゆず》〔麵鯛《めんたひ》〕三輪《みわ》そうめん。春《はる》、みつば、榎《えのき》たけ。夏《なつ》、竹《たけ》の子。秋《あき》、はつたけ或《あるひ》はさき松茸《まつたけ》。冬《ふゆ》、せり或《あるひ》はつまみ菜《な》。役味《やくみ》ねぎ、大こんおろし、たうがらし、のり〔あんば煮《に》〕鯛《たひ》やきて。春《はる》、ねぜり。夏《なつ》、たきずいき。秋《あき》、はつたけ。冬《ふゆ》、根《ね》かぶら〔鹽燒《しほやき》〕片身《かたみ》おろし、白鹽して。大根しぼり汁《しる》〔あら煮《に》〕骨《ほね》をかけて乱《らん》に切《き》り。大根。唐《たう》の芋《いも》。生姜《しやうが》〔湯鯛《ゆたひ》〕骨《ほね》ぬきて身

新撰料理獨案内

楓陰散士編

第一編《ぺん》　魚類献立《ぎよるゐこんだて》

此編《このへん》、載《の》する所《ところ》の献立《こんだて》は本膳會席《ほんぜんくわいせき》の二《ふた》つに分《わか》ち又春夏秋冬幷《またはるなつあきふゆならび》に四季《しき》混雑等《こんざつとう》の部門《ぶもん》を立《た》てたり時《とき》に臨《のぞ》み客《きやく》に應《おう》じて献立《こんだて》を作《つく》るに一見《けん》して分明《ぶんめい》ならしめむが爲《た》めなり、されども中《なか》には本膳《ほんぜん》にも用《もち》ゐるべく會《くわい》席《せき》にも用《もち》ゐるべく彼《かれ》にも適《てき》し是《これ》にも適《てき》するもの多《おほ》し必《かなら》ず其《そ》の部類《ぶるゐ》に拘泥《かうでい》すべきにあらず、宜《よろ》しく彼是《ひし》應用《おうよう》して一《ひとつ》の献立《こんだて》より十《じふ》の献立《こんだて》を考《かんが》へ出《いだ》すの心得《こゝろえ》あるべきなり。

編述《へんじゆつ》の趣旨《しゆし》此《かく》の如《ごと》くなるを以《もつ》て本膳《ほんぜん》の部《ぶ》に略《りやく》して會席《くわいせき》の部《ぶ》に詳《つまびらか》なるあり、會席《くわいせき》の部《ぶ》に略《りやく》して本膳《ほんぜん》の部《ぶ》に詳《つまびらか》なるあり、其《そ》の何《いづ》れにも通《つう》ずべきものは一方《ぱう》にのみ載《の》せて一方《ぱう》には載《の》せざるあり繁雜《はんざつ》に渉《わた》りて紙數《しすう》の増加《ぞうか》せんことを恐《おそ》るればなり看《み》る者《もの》一方《ぱう》によりて他《た》を類推《るゐすゐ》せよ。

第一章《だいしやう》　四季部類献立《しきぶるゐこんだて》

◎春之部《はるのぶ》

○本膳汁《ほんぜんしる》

をろらし湯出《もで》る。ろばきりしたじ。やくみ麵鯛《めんたひ》に同じ〔紙鹽《かみしほ》〕三枚におろし美濃《みの》紙《かみ》に包《つゝ》み、うすく鹽《しほ》をふりおき、さて出《いだ》す時紙《ときかみ》をとり直《ぢき》にさしみに作《つく》る。付合《つけあはせ》しほ漬《づけ》の青山椒或《あをさんせうあるひ》はうはみづ〔搔鯛〕身どりてよく水氣《みづけ》を去《さ》り庖丁《はうてう》の刃《は》をたて横《よこ》にかく。いり酒。わさび醬油〔卷鯛〕肉《み》をおろしうすくへぎ、葛粉《くぞ》うすくひき、五枚十枚十五枚にても心まかせに、かたく卷き甑《こしき》にて蒸《む》す〔しんじよ〕身をおろし庖丁にてころげ玉子の白みばかり入れよく、そり湯に通すなり、すくひしんじよ、つまみしんじよ皆同じ〔うどん鯛〕すりみにして、うどんの粉《こ》すこし入《い》れ板《いた》にうすく、むらなく塗《ぬ》りて沸湯《にえゆ》かけ、よき程に湯を引くなり〔ぼんぼり〕身《み》どりてよく蒸《む》し楊枝《やうじ》の先《さき》にてずゐぶ

中味噌《ちうみそ》 鹽鶴《しほつる》 葛《くぞ》うち 若菜《わかな》こまく	柳葉《やなぎば》つみ入 しのうど 漬《つけ》しめぢ
白胡麻《しろごま》 若鮎《わかあゆ》火どりて はおうど 淺草海苔《あさくさのり》もみて	米《こめ》つみ入《いれ》 榎茸《えのきたけ》 かいわり菜《な》
赤味噌《あかみそ》 たいらぎ 岩茸《いはたけ》 くこ	松川《まつかは》かまぼこ もやし根芋《ねいも》 つぶ椎茸《しひたけ》
鯛《たひ》けしつみ入《いれ》 嫁菜《よめな》 松露《しようろ》	雁《がん》 結《むす》び芹《せり》 つぶ椎茸《しひたけ》

○同膾《なます》

合せ酢《あはす》 ばら からすみ 白髪大根《しらがだいこん》 くり生姜《しやうが》せん 青三島海苔《あをみしまのり》	けん、ばうふう ひらめ薄作《うすづくり》 みる貝《かひ》せん 白髪《しらが》うど 岩茸《いはたけ》 くり生姜《しやうが》
三盃酢《さんばいす》 鯛《たひ》はり 白《しら》す みるくひ をご うど短冊《たんざく》	けん 鯛《たひ》一夜鹽うす作《つくり》 赤貝《あかゞひ》せん 芽紫蘇《めしそ》 しらが黑慈姑《くろくわゐ》 ふくめ生姜《しやうが》
青酢《あをす》 さより細作《ほそつくり》 糸瓜《へちま》 ばうふう むき胡桃《くるみ》	けん さより一夜鹽細 作 さきたら 茗荷《みやうが》たけ、せん 生《なま》わかめ、せん くり生姜《しやうが》
けん、きんかん 旭《あさひ》ばら たつくり極《ごく》せん （にんじん　大根）白髪《しらが》 海部海苔《かいふのり》 くり生姜《しやうが》	鯛角切《たひかくぎり》 大こん切重《きりかさね》 きくらげ かわちさ 小《と》しろ 生姜酢《しやうがす》

ん細かにむしり、金すいのうにてふるふなり、魚飯《ぎよはん》にも此の如し「そらんだ焼」切身《きりみ》にして串《くし》にさし玉子くだきてかきまぜ、かけながら焼《や》くなり、玉子に味噌すてし付る「白たま焼」しんじよの如くにして土器《かはらけ》に塩をしき此上にすくひ入れ又かはらけを蓋《ふた》にして焼《や》く。

○小鯛

「吸物《すひもの》」みそ又はすまし。吸口前に同じ「油あげ」丸にて。大根おろし醤油。或はねぎ入れて羹る「てんぷら」頭をおとし骨をぬき葛粉《くず》をつけ油にて上《あげ》る「柏鯛《かしはたひ》」脊開《せびら》き骨抜《ほねぬき》。山椒味噌《さんせうみそ》ふくめて蒸《む》す「雲丹焼《うにやき》」うに醤油にてよくとき、つけて焼く「定家羹《ていかに》」焼酎《しやうちう》と焼塩《やきしほ》にて羹《に》る。付合にいゆでばすよし「飯《いひ》なし鮨《すし》」蓼穂《たでほ》。つけ生姜。骨抜《ほねぬ》き頭おとし焼塩《やきしほ》合せ、つ

○同坪《つぼ》

白味噌《しろみそ》
蛸柔か羹《たこやはらかに》
唐の芋角切《たうのいもかくぎり》
岩たけ《いは》

赤味噌《あかみそ》
鯉筒切《こひつゝぎり》
干山椒《ひざんせう》
こくせう
もみて

葛たまり《くず》
くらげ
孟宗竹《まうそうちく》

しきみそ
まき鯛《たひ》
ひじき銀杏《ぎんあん》
きくらげせん

しきみそ
鳴戸鯛《なると》
しのうど
摘《つま》み岩茸《いはたけ》

しきそろ
うす身鯛《みたひ》
そろへつくし

しきみそ
合せ羹鯛《あはせにたひ》
やき百合《ゆり》
かうたけ短冊《たんざく》

あなご白焼《しらやき》
長《なが》いも
山椒《さんせう》みそ

○二《に》の汁《しる》

すまし
白魚《しらうを》
十六島海苔《うつぷるゐのり》
からしの粉

すまし
馬刀《まて》
むしり海老《えび》
みるふさ

すまし
結《むす》びさより
もづく

なほ此《と》の外《ほか》に會《くわい》
席《せき》の部《ぶ》、弁《あらび》に四《し》
季《き》混雑《こんざつ》の部《ぶ》を見《み》
るべし

○二《に》の膳《ぜん》さし身《み》

紅鯛《たひ》
たら、ぽんぽり
岩《いは》たけ
わさび
猪口《ちよく》いり酒《ざけ》

ひらめ、かみ塩《しほ》
紅《べに》くらげ
わさび
猪口《ちよく》いり酒《ざけ》

海鼠《なまこ》たゝみ
しらす
つくし
山椒《さんせう》の芽《め》
あお酢《す》

なほ此《と》の外《ほか》に會《くわい》
席《せき》の部《ぶ》弁《ならび》に四季《しき》
混雑《こんざつ》の部《ぶ》參考《さんかう》す
べし

よくいため、しつかり巻《ま》きて押《お》しつけるなり〔花小だひ〕腹《はら》よりひらきて骨《ほね》をぬき皮《かは》を内《うち》にして頭《かしら》と尾《を》をよせて串をさし湯出《ゆで》て後《のち》に串《くし》をぬく、吸物《すひもの》さしみの相手《あひて》に用ゐる。

◎あま鯛《たひ》

〔味噌漬焼《みそつけやき》〕うま煑の午房《とばう》丸むき。梅《うめ》が香《か》〔鹽焼《しほやき》又はほうろく焼〕〔味噌吸物〕吸《すひ》口《くち》たひに同じ。

◎鏡鯛《かゞみたひ》

〔糟《かす》づけ〕小口切。ともゑ慈姑《くわゐ》或は蜜漬《みつゞけ》の茄子《なす》〔すりながし汁〕丸《まる》むき茄子《なす》或は丸むき冬瓜《とうぐわ》、又は芋《いも》の子。椎茸松露《しひたけしようろ》など。

◎黒鯛《くろたひ》

よろづ鯛《たひ》に代用《だいよう》す但《たゞ》し味《あぢ》いやし。

◎ひらめ

◎本膳平《ほんぜんひら》

魚《うを》すり身《み》 あはび 揚麩《あげふ》 焼長芋《やきながいも》 芹《せり》　わゆず	松《まつ》かさ鯛《だひ》 子《こ》もちくして さわらび 三木長芋《みきながいも》 生椎茸《なましひたけ》
おらんだ焼《やき》 さがら和布《わかめ》 塩松茸《しほまつたけ》 ふきのとう	こがね鯛《たひ》 かもうどん わか葉《ば》
鱈《たら》一しほ 松葉《まつば》こんぶ 大椎茸《おほしひたけ》	まき小鯛《こだひ》 五分《ごぶ》せん玉子《たまご》 かさ松茸《まつたけ》 ちく菜《な》 ちよふ麩《ふ》
鯛切《たひき》り身《み》 ゐびろうめん このは松茸《まつたけ》 三《み》つ葉《ば》 きんかんふ	鯛《たひ》らふやき 雪子椎茸《ゆきこしひたけ》 伊勢《いせ》ゑび 土佐麩《とさふ》 みつば

◎本膳向《ほんぜんむかふ》　焼物《やきもの》

蒸《むし》かれい 色付焼《いろつけやき》 煑山椒《にさんせう》
あま鯛《だひ》みそやき とこぶし、ふく らに　貝《かひ》とも
大《おほ》かまぼこ 車海老《くるまゑび》
沖津《おきつ》だひ片身《かたみ》お ろし、たまり焼《やき》 新《しん》しやうが

◎菓子《くわし》

水羊羹《みづやうかん》 寒紅梅《かんこうばい》 かせいた
ていさかう 初《はつ》むかし
おぼろ腰高饅頭《としだかまんぢう》 ういらう餅《もち》 大《おほ》あるへい
がんせき 落鴈《らくがん》

さみ。紙塩《かみしほ》。しんじよ。あら粪。小串《こぐし》。おらんだ焼。かまぼこ。などすべて鯛にかはる〔皮まき午蒡〕新午蒡《しんごばう》をひらめの皮にて醤油付焼《つけやき》にし小口切《こぐちぎり》にするなり、硯蓋物《すゞりふたもの》に用ゐる。

◎鱸《すゞき》

〔吸物〕味噌又はすまし。春《はる》、ほんだはら○夏《なつ》、榎《えのき》たけ○秋《あき》、はつたけ○冬《ふゆ》、生《なま》のり〔つゝ切〕たらもどき○青こんぶ○胡椒《こせう》の粉《こ》〔切身《きりみ》〕火とりて○平の相手《あひて》に葛《くず》かけ、茶碗物《ちやわんもの》〔あらひ〕うすさしみにし水にて洗《あら》ふ○水晶《すゐしやう》てん又は色《いろ》かんてん或はまき水せん○わさび○いり酒〔脊切《せぎり》〕すまし塩梅《あんばい》○根ぜり或は松たけ又は生椎茸《なましひたけ》又ははさきずいき又は十六島海苔《うつぷるいのり》など。

◎いなだ

〔味噌吸物〕うど○松露豆腐《しようろどうふ》〔すりなが

猪口《ちよく》、茶碗《ちやわん》、臺引物《だいひきもの》、吸物《すひもの》、硯蓋《すゞりぶた》、椀盛《わんもり》などは、後《のち》の會席《くわいせき》の部《ぶ》、幷《ならび》に四季《しき》混雑《こんざつ》の條《でう》を見合《みあは》すべし、夏秋冬《なつあきふゆ》の献立《こんだて》も亦然《またしか》り。

◎夏之部《なつのぶ》

◎本膳汁《ほんぜんしる》

中味噌《ちうみそ》
こはく豆腐《どうふ》
葛《くず》うち
若菜《わかな》こまく

海老《えび》つみ入
小《こ》なすび
しそ、こまく

白味噌《しろみそ》
ふぐほし皮《かは》
竹《たけ》の子《こ》
つまみ麩《ふ》、きのめ

あられ赤鰕《あかえび》
しの冬瓜《とうぐわ》
早《はや》はつたけ

赤味噌《あかみそ》
はぜ、骨《ほね》ぬき、やきで
塩松露《しほしようろ》
冬瓜丸《とうぐわまる》むき

しのかまぼこ
ふき小口切《こぐちぎり》
干《ほし》しめぢ

うら白わんひ
午蒡《ごばう》こぐち
ふき
竹《たけ》の子《こ》
そらまめ
（之を五月汁といふ）

三《みつ》わりみそ
子持《こもち》さより
うど、たんざく
水《すゐ》せんじ海苔《のり》

◎本膳膾《ほんぜんなます》

黒胡麻酢《くろごます》
いか細作《ほそづくり》
糸午蒡《いとごばう》
新生姜《しんしやうが》
めうがだけ

合《あは》せ酢《す》
いとおしうり
あぢ、せごし
木《き》くらげせん
しろ
たで

たで酢《す》
いなだ
蓮根薄《れんこんうす》たゝみ
山葵《わさび》

けん
さゝ打《うち》きうり
さらし麩《ふ》
椎茸《しひたけ》うま煮《に》
つくりかつを
しそせん
はりしやうが

し〕から汁　はつたけ〔切身《きりみ》〕蒸《む》して葛《くず》だまり、生姜《しやうが》〔一夜《いちや》鹽《しほ》〕鹽つよくしてひらき皮つけて細《ほそ》く作る。たで酢《す》〔杉板焼《すぎいたやき》〕さしみに作り杉の板のうらに鹽あつく塗《ぬ》り火鉢《ひばち》へかけ、さしみ煮《に》醤油つけて右《みぎ》の板《いた》の上《うへ》にて焼《や》くなり。柚子《ゆず》小口《こぐち》。

○さば

〔鹽焼〕白鹽にてやき。たで酢。しろ。め、うごの〔つゝ切〕三年みそ、こくせう。胡椒《こせう》の粉《こ》〔一夜ずし〕丸づけ骨《ほね》ぬき。たで穂《ほ》。せうが、煮付酢《につけす》。ゆず小口。

○かつを

〔霜《しも》ふりさしみ〕ゑらも。はすいも。新大根《しんだいこん》たくさん。しそ〔切身〕むして葛かけ。わさび〔雉子焼《きじやき》〕玉子《たまご》醤油《しやうゆ》〔鹽焼〕生酢《きす》〔とろゝ鰹《かつを》〕大さいの目に切。山の芋おろしすりて、大根のしぼり汁と、酢醤油ゑ

	○本膳坪《ほんぜんつぼ》		○二《に》の汁《しる》
けん おろし大根《だいこん》 はじき葡萄《ぶだう》種ぬき すゐせんじ海苔《のり》 紅葛《べにくず》まき きくらげせん ふくめしやうが	牡丹玉子《ぼたんたまご》 白玉《しらたま》もち しきみそ 胡椒《こせう》	しきみそ 巻海老《まきえび》 しのむき冬瓜《とうぐわ》 きくらげせん	すまし 鱸《すゞき》、切り身《み》 むすび昆布《こんぶ》
けん しめうり 二色麩《にしきふ》 きんでん長《なが》せん そろへかいわり ふくめしやうが	白味噌《しろみそ》 赤鱏《あかえひ》 芋《いも》の子《こ》	さんせう敷味噌《しきみそ》 きくたいらぎ めうがの子《こ》旨煮《うまに》 はじき豆《まめ》	すまし もみのし 梅干《うめぼし》 わさび
けん そろへずいき 天《てん》もんどう めうが、せん かうたけ、せん つくり 金玉糖《きんぎよくたう》	葛溜り《くずたまり》 冬瓜丸《とうぐわまる》むき きんて	山椒味噌《さんせうみそ》 よせ赤貝《あかがひ》 はじき芋《いも》	すまし かたくりあん 白玉《しらたま》たまご
けん 葉防風《はばうふう》 すゞき きくらげ しそ、せん わさび、極《ごく》せん	しきみそ 角切柔煮《かくぎりやはらかに》あはび 茶碗《ちやわん》なす 青豆《あをまめ》	まき海老《えび》 きくらげせん めうがの子《こ》 しき味噌《みそ》	そまし すゞき切身《きりみ》 結《むす》びこんぶ

てのばす〔てんぷら〕身をくづし骨とも交《まぜ》て、たゝき丸め油にて上る。大根おろし生醤油〔小串〕柚子《ゆず》と柑子《かうじ》そりて醤油にてとき付焼《つけやき》、青串《あをくし》さしかへ出《だ》す〔傳法《でんぼふ》やき〕さしみに作りて五斗《とと》土器《かはらけ》に葱白《ねぎしろ》根《ね》せんにして敷《しき》てならべて燒き、かけしは〔當座《たうざ》なまりぶし〕赤穂《あかほ》鹽。ふしにとり藁《わら》の火《ひ》にくべてやき水へうつし、よき程に小口切《こぐちぎり》にするなり燒《やき》かげんは口《く》傳《でん》〔蒸しがつを〕小がつを能く洗《あら》ひ丸《まる》にて蒸《む》し冷麥《ひやむぎ》大鉢《はち》よ入れ冷水《ひやみづ》一ぱい入れて出す。そば切したじ。からし「わら酢いり」葉付大根《はつきだいこん》。或はうしは煑《に》。しそまぜ〔はらも〕ねぎ白根ぬた。じそせん〔ほろゝ漬〕とうふのからいりて麻《あさ》の實《み》、生姜のせんまぜる〔三ばいつけ〕白うり。生姜《しやうが》。生栗《なまくり》。慈姑《くわゐ》。しろ。たで青柚子《あをゆず》。ば

○二《に》の膳《ぜん》さし身《み》

あらひ鯉《こひ》
かんてん
わさび
いり酒《さけ》

霜《しも》ふりがつを
しそせん
めうがせん
からし味噌《みそ》

いなだ細作《ほそづくり》
葛《くず》きり
花柚《はなゆ》
いり酒《ざけ》

鯛細作《たひほそつく》り
すゞき、あらひ
もみ茄子《なす》
根《ね》芋《いも》せん
いり酒、わさび醤油《しやうゆ》

○平《ひら》

すゞき脊切《せぎり》
つけせんまい
榎《え》の木《き》たけ
うす葛《くず》

煑《に》ざまし
たけのこ
慈姑《くわゐ》
包玉子《つゝみたまご》
大梅干《おほうめぼし》
いんげんまめ、せん
さんしよのめ

しんじよ
はつたけ
もやし豆《まめ》
葛溜《くずたまり》
わさび

すゞき切身《きりみ》
さらさわび
しの松《まつ》たけ
この葉麩《はふ》
いと三《み》つ葉《は》

うの花鯛《はなたひ》
たまごそうめん
椎茸《しひたけ》、極《ごく》せん
竹《たけ》の子《こ》うすうち
いんげん、せん

えだ山椒《さんせう》しゆんかん
二《に》色《しき》やき鯛《たひ》
まきわび
たけのこ穂《ほ》
さがらめ
大梅干うま煑《に》
かさねまつ

薄葛《うすくず》
はしかれい
むしなす
さつきたけ

海老《えび》はんぺい
芋《いも》の子《こ》
葛《くず》たまり
すり柚《ゆ》

○燒物《やきもの》

うふう。青《あを》とうがらし。

◎鱠余魚《さより》

〔細作〕〔平作〕〔かたみ作〕何れもさしみの相手。いりざけ又は生酢《きす》〔合せさより〕かしら落《おと》し開《ひら》き骨ぬき玉子の白みぬりて身の方を二枚合せておしつけ鹽燒にするなり「壚むし」くての切《きり》わへ。生姜《しやうが》〔たゝみざより〕三枚におろし酢《す》にていたみ四五枚かさねる、押しつよくおき、さて角に切る〔かば燒〕山椒醬油○青ぐし。をぐらいも「花さより」すまし吸物。開きはねぬき尾とかしらと寄《よ》せ串《くし》にさしてゆがき、出すとき串《くし》をぬく〔むすびさより〕すまし吸物。かたみおろして結《むす》びてゆがく。吸口見はからひ。

◎あゆ

〔色つけ燒〕すいり蓋《ぶた》、又は小皿《こざら》ものに

鰺塩焼《あぢしほやき》からし　蓼落《たでおと》して　はたで

いな魚《ぎよ》でん　青《あを》たうがらし

はも骨切《ほねきり》かば燒　羹《に》からかは

鰺《あぢ》たでやき　しのうど甘酢《あます》羹《に》　青山椒《あをさんせう》

○菓子《くわし》

椿《つばき》もち　みぞれ餅《もち》　あさぢあめ

まつかぜ　林檎《りんご》

小倉《をぐら》の　やうせい餅《もち》　かるかん

砂金糖《しやきんたう》　薄雪煎餅《うすゆきせんべい》

◎秋之部《あきのぶ》

○本膳汁《ほんぜんしる》

青豆《あをまめ》でじる　鰈《かれ》はらゝで　つぼみはつたけ

赤《あか》みそ　たいらぎ火《ひ》どり　松露《しようろ》　春《しゆん》きく

中《ちう》みろ　小《こ》ぶな　おろし大根《だいこん》　燒《やき》たうがらし

火《ひ》どりはぜ　つぶはつたけ　ちさ、せん

鴈《がん》つみ入　さゝがし午蒡《ごばう》　つぶ松露《しようろ》

さらさ海老《えび》　山《やま》しめぢ　かたばみ菜《な》

あられ釜鉾《かまぼこ》　皮《かは》むきむかで　椎茸《しひたけ》小たんざく

車《くるま》えびむすびて　岩だけ　すまし

○本膳鱠《ほんぜんなます》

生酢《きす》　かき鯛《たひ》

二盃酢《にはいす》　たゝみさより

同　赤貝《あかがひ》

にん　もやしずいき

用ゐる、わかあゆよし〔なます〕中あゆを三枚におろし、す醤油わりてなます。花かつをたくさん「大あゆ」玉子醤油つけやき。又山椒みそ魚でん「さびあゆ。はしあゆ」いづれも焼きて鰹節《かつをぶし》たくさん入れ酒しほにてうま煮〔糟《かす》づけ。一夜ずし〔三ばい酢。しほやき〕いづれも、かけ生姜、はしうり、鹽漬茄《しほづけな》子《す》。しその實《み》など付合す。

◎あいなめ

「花あいなめ」ひらきて骨をぬき、尾《を》と頭《かしら》とよせて湯がき出す。春《はる》、榎たけ。夏《なつ》、十六さゝげ。秋《あき》、はつたけ。冬《ふゆ》、三月大根《だいこん》〔大あいなめ〕うすくず。かしらつけ三枚におろしかけ骨《ほね》ぬきて。或は醤油つけ焼もよし〔當座味噌漬《たうざみそづけ》〕焼《や》きて。かいわりなうま煮《に》。せんまい。くてのきりあ

あさり
蓮根《れんこん》せん
かいわり菜《な》
わさび

べにくらげ
くり生姜《しやうが》せん
じゆんさい

もみがつを
夕《ゆふ》がは細《ほそ》くむきて
青海苔《あをのり》

二《に》しき葛《くず》まき
ぶしゆかん、せん
いはだけ長《なが》せん
くりしやうが

けん
からくさぼうふう
おろし梨子《なし》
きくらげ、小角《とかく》
うり、小角《とかく》
さはくたう、小角《とかく》
くり、小角《とかく》

けん
しのまき水《すゐ》せん
きくみ
かさねしそ
ぎんなん
くり、せん
ふくめしやうが

けん
白髪大根《しらがだいこん》
かせいたあられ
うき、せん
椎茸極《しひたけごく》せん
はりくり

けん
葉防風《はばうふう》
こち細作《ほそづく》り
なま貝《がひ》せん
すゐせんじ海苔《のり》
ふくめ生姜《しやうが》

◎本膳坪《ほんぜんつぼ》

百合根丸《ゆりねまる》むし
こち筒切《つゝぎり》むして
赤味噌《あかみそ》しき

あんかけ
こもちくして
きんかん胡蘿蔔《にんじん》
丸《まる》しめぢ

葛《くず》たまり
芝海老《しばゑび》かまぼこ
大慈姑《おほくわゐ》
おしひらめて

しきみそ
うら白《じろ》はつたけ
ふうき豆腐《どうふ》

白味噌《しろみそ》
大蠣《おほかき》
慈姑《くわゐ》
きくらげ

合《あは》せきす
茶《ちや》きんくり
椎茸《しひたけ》せん

すまし
うづら
さゝがし牛蒡《ごばう》
さんせう

あんかけ
子《こ》もちくして
丸《まる》むきにんじん
しめぢたけ

◎二《に》の汁《しる》

へ。など付合。

○こち

［味噌吸物］皮《かは》むきふぐもどき。丸むき大根、吸口ねぎ、ちんぴ［つゝ切］うすく切り。胡椒《こせう》みろ、こくせう。

○鯵《あぢ》

［うしほ吸物］吸口たちばな［味噌吸物］吸口小なすうすべき［脊《せ》ごし］づぶく切り酢にていたみ。白うり。めうが。しそ。たで。など取合せ。あはせ酢［鹽《しほ》やき］たですかけ［いろつけやき］もろあお丸《まる》にて。

○鰯《いわし》

［ぬた］みをさきて、たゝき味噌《みそ》。たうがらし。大根うちて［甘鹽《あましほ》］さきて大根おろし、すかけて［赤味噌こくせう］たうの芋るゐ。からしかきて［こぬか漬］小《と》

すまし いりがき うど芽《め》	すまし 鮭《さけ》はらゝご 生椎茸《なましひたけ》	すまし きす頭落《かしらおと》して ばうふう	すまし 焼鮎《やきあゆ》 はつたけ

○二《に》の膳《ぜん》さし身《み》

鮭《さけ》はろづくり いり糀《かうじ》 煮返《にかへ》し醤油《しやうゆ》	麥《むぎ》きり ふりあさり もづく そば切《きり》したぢ	鯉《こひ》はそづくり 岩《いは》たけ わさび みしまのり いり酒《ざけ》	同あらひ 同いり皮《かは》 色寒天《いろかんてん》 かふたけ極《ごく》せん いり酒砂糖《さけさたう》みつ

○平《ひら》

丸《まる》はんぺい ぼたん慈姑《くわゐ》 大椎茸《おほしひたけ》 うす葛《くず》	さけ切身《きりみ》火どり 初《はつ》たけ つまみ菜《な》	鴈《がん》 丸《ま》むきにんじん せり根《ね》ばかり そいり	若狭鯛 きすうどん たばねかいわり 生松茸《なままつたけ》 新慈姑《しんくわゐ》

いけがも もなかかれひ きぬた長芋《ながいも》 はつたけ はすいも、せん	しきみろ 粟蒸鯛《あはむしだひ》 大《おほ》むかご すゑひろ松茸《まつたけ》	はなてち 二色《にしき》しんじよ 大しめぢ このは麸《ふ》 せんなすび	山《やま》の芋《いも》かけ うどん鯛《たひ》 八はいとうふ 椎茸《しひたけ》せん

○焼物《やきもの》

糠《ぬか》と塩《しほ》にてつけ押《お》しつよく置《お》き二三日にして出す。焼《や》きて中皿《ちうざら》長皿《ながさら》などによし。

◎ひしこ

〔ぬた〕いわしに同じ〔たゝみひしこ〕角に切りなます。身をさき能くあらひ何枚もかさね酢にいたみ押つよくおく〔酢煎《すいり》〕よく洗ひかしら骨を去りて、すまし塩梅《あんばい》にてよき程《ほど》に酢入る〔つみ入〕よくあらひ骨かしらとも能くたゝき焼《やき》味噌《みそ》まぜてすり丸《まる》めてゆがくなり。とり合いりな或《あるひ》はさゝがし大根。

◎白魚

〔ろば仕立〕湯煮《ゆに》して。大根長せんゆでて。青菜《あをな》ゆでゝ。かくし醤油。やくみ付〔葛引白魚《くずひきしらうを》〕吸物。葛粉《くず》まぶして湯《ゆ》でる〔かばやき〕青串《あをくし》山椒醤油〔よせ豆腐〕白

きす塩《しほ》やき
へちましぎ焼《やき》

ます切身《きりみ》
一しは焼《やき》
糀《かうじ》すりて醤油《しやうゆ》かけ

海老《えび》
かまくら焼《やき》
しめぢ

鮭醤油《さけじやうゆ》づけ
むかでんがく
笠松《かさまつ》たけ塩《しほ》やき

○菓子《くわし》

黄菊《きぎく》
白菊《しらぎく》
しぐれ餅《もち》

金玉糖《きんぎよくたう》
ぶだう

葛《くず》まんぢゆう
さわらび
紅梅糖《こうばいたう》

最中月《もなかのつき》
枇杷《びは》

◎冬之部《ふゆのぶ》

○本膳汁《ほんぜんしる》

中味噌《ちうみそ》
芝海老《しばえび》すりながし
冬瓜丸《とうぐわまる》むき

かす汁《じる》
しは鳥《どり》
牛蒡《ごばう》さゝがし

赤味噌《あかみそ》
はし菜《な》
花《はな》がつを
たくさん

きすつみ入《いれ》
ふきのどう
にぬき

○本膳膾《ほんぜんなます》

かきどうふ
丸松露《まるしようろ》
生海苔《なまのり》

焼白魚《やきしらうを》
はし大根《だいこん》
つぶ椎茸《しひたけ》

火取《ひどり》たひらぎ
かゞみ蕪《かぶら》
べた煮《に》

三割《みつわり》みそ
かき
火取根芋《ひどりねいも》
かたくり
ふわく

魚いれて、葛たまり、わさび、やへなりもやし。

◎鮒《ふな》

〔すゞめ焼〕ひらきて山椒醤油《さんせうしやうゆ》〔味噌煮〕大ぶな丸《まる》にて焼《や》き、赤味噌よくすり酒にてのばし能くふなを煮るなり〔定家《ていか》煮《に》〕焼酎《しやうちう》と焼塩《やきしほ》にて煮る〔こんぶ巻〕てんぶにてつゝみ酒にて夜一夜煮てよきほどに醤油入る〔たゝき鮒〕すりながし○丸むき大根○ふきのとう〔たゝきなます〕大根おろし○かいわりな○銀杏《ぎんなん》小《と》口《ぐち》、〔子もりなます〕さしみに作り子を添へて盛る〔てつぱうあへ〕さしみに作りたうがらし味噌《みそ》あへ。

◎鯉《こひ》

〔つゝ切〕赤みそこくせう○干山椒〔あらひ鯉《こひ》〕うすく作り冷水《ひやみづ》にてよく洗《あら》ひ○付

三盃酢《さんばいず》 ひらめ さゝがし大根《だいこん》 くりしやうが せん 神馬藻《ほんだはら》	けん なよし作《つく》り 黒《くろ》くらげ うどめ、 たんざく しらも くりしやうが
きもみそ あんかう よくゆがきて 金糸午蒡《きんしごばう》 しらが大根《だいこん》 たうがらしせん	けん しもふり鯛《たひ》 べにかぶら 松藻《まつも》のり 黒《くろ》くわゐ、せん はりわさび
あへなまず ぶり うど きくらげ、せん	けん まなかつを かさね作《づく》り きんしねび にんじん極《ごく》せん 神馬藻《ほんだはら》うま煮《に》 はりわさび
けん 朝日《あさひ》ひらめ いか、せん 新《しん》うど、しらが まき岩《いは》たけ 青海苔《あをのり》 くりしやうが	かき さつと湯煮して 岩《いは》たけ 芹《せり》 しやうが酢《す》

◎坪《つぼ》

大根《だいこん》ふろふき 鴨《かも》みそ	煮《に》こみ 赤貝柔煮《あかがひやはらかに》
白《しろ》みそ 飯《いひ》だて 長芋丸《ながいもまる》むき めんとり 岩《いは》たけ	煮《に》ぬき 梅田《うめだ》午《と》蒡《ばう》
中《ちう》みそ あはび ちよろぎ やへなり きくらげ	しきみそ むしはだ白《しろ》
赤《あか》みそ まき鯉《こひ》 とも子《と》	はも 骨切《ほねきり》 白焼《しらやき》

合は水晶《すゐしやう》てん、岩たけ。鯉のうす皮。同こけ。わさび。いり酒〔ほろづくり〕子づけ。わさび。いり酒〔てつぱうあへ〕ふあに同じ。うす皮油《あぶら》あげ〔鯉味噌〕中鉢《ちうばち》に匕《さぢ》を付て出す。味噌《みそ》を酒にて濃《と》くとき、よく煮《に》て鉢《はお》へとり煮《に》こゞりにする。味噌は何よてもよし。

○うなぎ

〔かはむき〕こくせう。焼豆腐《やきどうふ》取合。三枚におろし細引《ほそひき》。生酢《きず》にてなますにも〔かば焼〕常《つね》の如《ごと》く焼《や》き、きらずいりて付るよく出たるにばなにて煮《に》る。

○ねび

〔すまし吸物〕むしりえび。丸蕪《かぶら》とえび。とり合せ、みるふさ、ほんだはらの類《るゐ》〔ぽんぽり〕こまかにむしりて金水嚢《かなすゐのう》にてふるふ魚飯にも此の如し〔鬼《おに》がら焼〕

やき栗《ぐり》
ぎんなん

かも、みろかけ

しのうど
つぶ松露《しようろ》

白瓜丸むき《しろうりまる》
みそのけ
わりこせう

○二《に》の汁《しる》

すまし
たひらぎ
ばくたい

同
鯛《たひ》ひれ
よめな

同
百合根《ゆりね》
くしがひ

うき
浅草海苔《あさくさのり》
大根《だいこん》おろし
しほ仕立《じたて》

○さし身《み》

すゞきあらひ
かぶらはね
かい割菜《わりな》
わさび醤油《しやうゆ》

ぱらさしみ
葱白根《ねぎしろね》長《なが》せん
をで
すみそ

まき鯛《たひ》
まきけんちん
松円《しようたん》ぐわゐ

たひらぎ
らん切
岩《いは》たけ
みつば

○平《ひら》

鴨《かも》
せり
さき松《まつ》たけ
かは牛蒡《ごばう》
ながいも

尾張大根《をはりだいこん》
やきぶな
茶《ちや》せん松《まつ》たけ

氷《こほり》どうふ
すりみ
長《なが》ひじき
せり

まき、あま鯛《たひ》
かも大身《おほみ》
漬新松《つけしんまつ》たけ
かいこ慈姑《くわゐ》
ぢく芹《せり》

二つに割りかしらより醤油さして焼くなり〔しんじよ〕〔かまぼこ〕〔はんぺい〕〔よせゑび〕〔つみ入〕いづれも身をすりて、うそのくづし少し入れ玉子の白み入れて蒸《む》すなり。茶《ちや》わん。平《ひら》。硯蓋《すゞりぶた》。本《ほん》汁《しる》の子《み》に用ゐてよし。

◎車海老《くるまゑび》

〔味噌引でんがく〕かしら付尾《を》の方皮《はうかは》むきて。又尾の方ばかりむきて色付焼《いろつけやき》にも〔花えび〕かしら落して尾の片かはむき二つにさきかけ湯がく平の相手によし〔むすびゑび〕尾《を》の方二つにさき結《むす》びて湯《ゆ》がく、すまし吸物《すひもの》に用《もち》ゐる。

◎芝海老《しばゑび》

〔吸物本汁〕皮むきて、から汁。或はおろし冬瓜又はすりながし丸むき冬瓜《とうぐわ》〔氷《とほり》の魚《うを》〕夏《かつ》のもの大鉢《おほばち》に用ゐる。かんてん

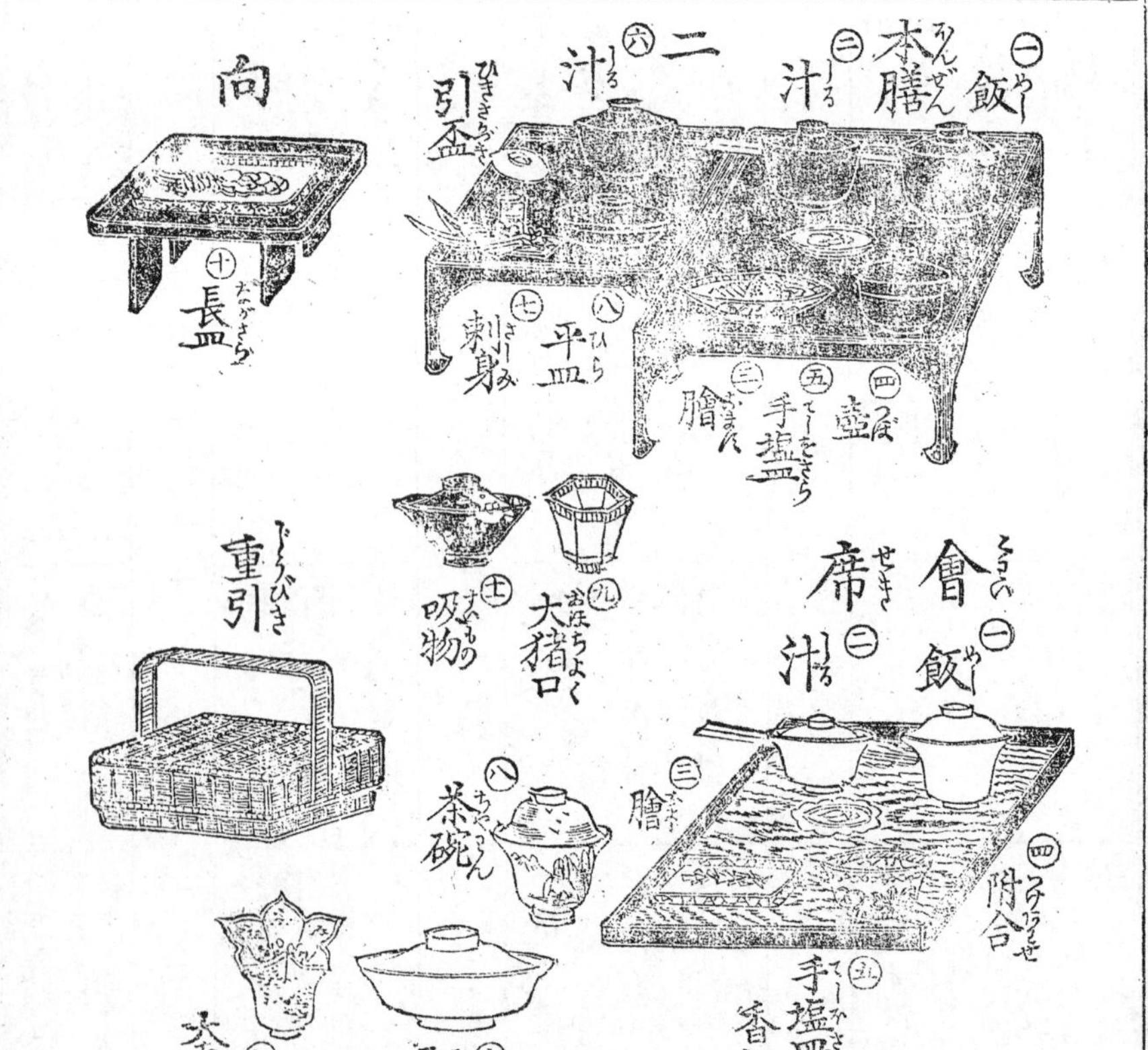

の中へ芝《しば》えびむきて塩《しほ》ゆでにして入れてかため手にて引《ひ》き割《わ》る〔黒でまあへ〕〔梅《うめ》ひしはあへ〕何《いづ》れも皮《かは》むきてあへる〔かまぼこ〕皮をむき甑《こしき》に入れて葛《くず》の粉《こ》少《すこ》しふりて上より押つよくおきて蒸《む》し、さて角《かく》にも拍子木《へうしぎ》にも勝手《かつて》に切《き》り葛《くず》かけ又はしきみる時《とき》に従《したが》ふべし。取り合せも時に應《おう》ずべし。茶碗臺引《ちやわんだいひき》。平《ひら》の子《み》。硯《すゞり》ぶたなどに用《もち》ゐる。

◎烏賊《いか》

〔巻烏賊《まきいか》〕あたまばかり、しつかりと巻《ま》き付けてゆでる〔花烏賊《はないか》〕まきいかに庖《はう》丁目《てうめ》いれて湯出る〔ほそづくり〕頭《かしら》をよくあらひ生にて細《ほそ》く引《ひ》くなり、さしみの相手《あひて》によし。いり酒す味噌何れにてもよし〔木のめあへ〕〔黒でまあへ〕いづれも足ばこのり使《つか》ふなり。

かさねふし　はたしろ
きんこ、たんざく
もやし三《み》つ葉《は》

小鴨子《こがもこ》でもり
ひもかは海老《えひ》
榎《え》の木《き》たけ
大根《だいこん》ながせん
あまのり

たら、しんじよ
やき白魚《しらうを》
うど長《なが》せん
大へぎ松露《しようろ》
昆布《こんぶ》たんざく

鴨《かも》
松露《しようろ》
泡雪《あわゆき》どうふ
やき目つけて

◎焼物《やきもの》

鯛《たひ》ていか煮《に》
ほしな、でまく
いり酒《さけ》

ほうぼう
ひらきて焼《やく》
丹波納豆《たんばなつとう》

海苔《のり》まき
かまぼこ
こはりじは

鯛味噌漬焼《たひみそづけやき》
蜜柑唐《みかんたう》煮

◎菓子《くわし》

胡麻饅頭《ごまゝんぢゆう》
朝《あさ》くら餅《もち》
てうせん飴《あめ》

利休饅頭《りきうまんぢゆう》
佛手柑《ぶしゆかん》

柚《ゆ》もち
かんつばき
やへなりかん

包羊羹《つゝみやうかん》
きぬたまき

◎春之部《はるのぶ》

◎會席汁《くわいせきしる》

中味噌《ちうみそ》
大牡蠣《おほかき》
せん湯葉《ゆは》

白味噌《しろみそ》
芝海老《しばえひ》むきて
かため

田舎味噌《ゐなかみそ》
わらび穂《ほ》ばかり

ふくろ牡蠣《かき》
わさびせん

〇蛸《たこ》

〔和《やはら》か煑《に》〕ゆでたる足のいぼをむき塩にてもみ小豆《あづき》の汁《しる》にて煑、さて酒醬油にて煑る〔いぼ〕ゆでたる足のいぼをむき小口よりうすく引き又沸湯《にえゆ》へ通《とほ》してはせさせ、さしみの相手《あひて》に用ふ。いり酒。

〇あはび

〔江《え》の島煑《しまに》〕生にてひらく\/と切りて煑《に》る、青《あを》わたを庖丁《はうてう》にてこき、よくすりて煑汁《にしる》の中へ入る〔腸《わた》あへ〕あはび湯がきて切り、青わたゆがき味噌にすりませてあへる〔和《やは》らか煑〕ゆでゝ貝《かひ》をはなし切《きり》て大根《だいこん》のしぼり汁にて煑《に》さて味噌と酒醬油にて煑る〔酢貝《すがひ》〕〔水貝《みづがひ》〕白さたう入るれば一しほよし。すり生姜《しやうが》、采《さい》の目《め》に切り冷水《ひやゝみづ》につける〔薄《うす》たゝみ〕中貝《ちうがひ》をたてにとり薄《うす》くいかにも乱《みだ》れぬやう

ふきのとう こまく	さゝがしうど 焼白魚《やきしらうを》	三州《さんしう》みそ ふりしやみ つくゞし やき唐辛子《たうがらし》
粉《こ》たうがらし	大へぎ松露《しようろ》 芝海老《しばゑび》 すりながし	いせみそ あさりみだん 蒲公英《たんぽゝ》 焼《やき》ちんぴ
花《はな》がつを たくさん	伊勢《いせ》みそ 若《わか》うど きり胡麻《ごま》	南部《なんぶ》みそ さより片身《かたみ》おろし わか蕗《ふき》 同とも葉《は》
	佐野《さの》みろ 干大根《ほしだいこん》 よめな 肥後《ひご》豆腐《とうふ》	田舎《ゐなか》みそ 鮟皮《あんぴ》 長《なが》ふき 干大根《ほしだいこん》

〇同膾《なます》

合《あは》せ酢《す》 ごまめやきて引きさく 九年母《くねんぼ》皮《かは》せん うど小口《こぐち》	あま酢《す》 かき鯛《たひ》 つくし 岩《いは》たけうま煑《に》 わさび
三盃酢《さんばいず》 あゆおろし ほんだはら 花《はな》がつを たくさん	さゝがしうど あらひゝして たゝき味噌あへ ふくめしやうが
酢《す》醬油《しやうゆ》まぜ 三月大根《さんぐわつだいこん》 葉まぜて かつを 氷砂糖《こほりさたう》	芳野酢《よしのす》 巻《まき》からすみ いとさより 蝶巣《てふくり》
あま酢 たつくりせん 鯛《たひ》つくり身 わか大根《だいこん》 くりしやうが	白《しろ》ごま酢《す》 さらし鮒《ふな》 椎茸《しひたけ》四半《はん》 まき柿《がき》

に切る○合酢《あはせす》「腸《わた》かまぼこ」魚のくづしに青腸《あをわた》をまぜてすり、板に付けて甑にて蒸す「田楽」角に切り青串、きのめ味噌つけて焼く「のしあはび」すまし吸物○四方の肉をさりて、うすくむき助炭にかける。

◎塩魚調理法《しほうをてうりはふ》

◎塩鯛《しほだひ》

○うす味噌《みそ》吸物《すひもの》　すべて塩鯛《しほだひ》は白水《しろみづ》に二三日つけ、とくと塩の出たる時にあげて水にてよく洗ひ、さて湯煮《ゆに》して遣《つか》ふなり○吸物にするには、よき程《ほど》に角《かく》に取《と》り焼目《やきめ》つけて、取合は、ちよろぎうすくへぎて○長芋すりおろし○玄ろの新芽《しんめ》もみてしぼり○此の外見合《みあはせ》にすべし。

○うすゝまし吸物　是《これ》は塩出しばかり

あられ酢《す》
ひらめ重ね《かさね》小川《をがは》
海《うみ》そうめん
九年母いちご

一としほ鱒《ます》
きりかさね
若大根《わかだいこん》たんざく
しそこまく
三しほ酢《す》

たで酢《す》
若《わか》あゆ
かたみおろし
まりうど

青《あを》さんしやう
鯖《さば》ぎんがは
紙しほ酢
煎卵《いりう》の花《はな》

◎同茶碗盛《ちやわんもり》

塩鶴《しほつる》
小《こ》さと芋《いも》
摘菜《つみな》

御膳《ごぜん》ゆば
早《さ》わらび
花《はな》がつを

鯛切身《たひきりみ》
やきくり
きくらげ
白《しろ》みそ敷《しき》

かすてら玉子《たまご》
やき白魚《しらを》
うす葛《くず》

鯛白玉《たひしらたま》やき
やき梨子《なし》
胡麻《ごま》塩《しほ》かけ

あはび江の島煮
さんしよの芽

蠣豆腐
ぬのきたけ
煮海苔

鯨柔《くぢらやはら》か煮《に》
生椎茸《なましひたけ》せん
三つ葉

鴨《かも》ひりやうづ
漬《つけ》しめぢ
田芹《たせり》

串海鼠《くしこ》長《なが》せん
鯛《たひ》とろゝかけ
いせのり

のしあはび
同わさ豆腐《とうふ》
孟宗竹《まうそうちく》うすく
葛《くず》たまりわさび

ひも皮玉子《かはたまご》
はしうどん
とうたち菜《な》
糸海苔《いとのり》

◎同椀盛《わんもり》

鯛薄切《たひうすぎり》一夜《いちや》塩《しほ》
ぬのきたけ
若菜《わかな》

蠣《かき》ふわく
松露《しようろ》むきおとし
品川海苔《しながはのり》

はたじろ
はねきり
生《なま》わかめ
もやし、めうがたけ

さらし鯨《くぢら》
かこひ茄子《なす》
くしがた
めうがたけ

にて湯煮をせず水氣《みづけ》をふきんにて、とくとふき毛《け》の如くにむしりて使《つか》ふ、取合は大梅干塩を煮出《にだ》して一つ。えのき茸《たけ》此の二品を煮て椀《わん》へもり出す時、右《みぎ》の鯛を上置《うはおき》にするなり。

○鉢肴《はちざかな》　湯煮《ゆに》したるを大きく切身にしよく火どり、みりん酒ばかりにて、とくと煮出《にだ》し花がつをたつぷりとかける、但し煮たる上にて塩け不足《ふそく》ならば焼塩《やきしほ》を入る。

○同別法《べつぽふ》　是《これ》は塩出しばかりにて湯煮《ゆに》せずして、よく洗ひ水氣《みづけ》を去《さ》り、さしみに作り生姜酢《しやうがず》をかける、但し取合《とりあはせ》次第《だい》にて生盛《いけもり》のなますにもよし。

○かけ鯛《だひ》

○汁《しる》　塩出しは前に同じ、さて塩の出たる時よく焼《や》きて焦《こ》げるほどにし皮を

白魚《しらうを》 生椎茸《なましひたけ》せん 山《やま》かけ 伊勢海苔《いせのり》	たら かきわらび 松露《しようろ》
皮引《かはひき》も魚《うを》 布袋《ほてい》しめぢたけ 三《み》つ葉《ば》 五分切《ごぶぎり》	せきり鯛《だひ》 かさ松《まつ》たけ つくし
鯛《たひ》ひれ肉《にく》 木《き》の芽《め》 うしほ	海老《ゑび》しんじよ もやし三《み》つ葉《ば》 火《ひ》どり長芋《ながいも》
小鴨《こがも》 生《なま》ゆば 田《た》ぜり	鰈葛煮《かれひくずに》 青海苔《あをのり》ふりかけ

○同焼物《やきもの》

丹後鰤《たんごぶり》 五島焼《ごたうやき》 水生姜《みづしやうが》	おろし身《み》 蒸《むし》かれひ塩焼《しほやき》 ふきのとう 切合《きりあはせ》	はも骨切《ほねきり》 干《ほし》すいきうま煮《に》 煮《に》さんせう
白魚《しらうを》 めざし 雲丹《うに》やき 蕗《ふき》の薹《たう》 でんがく	わかあゆ たで酢《す》しき	ます味淋漬《みりんづけ》 よめな ほろあへ
魴鮄《はうぼう》 つけやき たゝき 新牛蒡《しんごばう》	あいなめ 木《き》のめづけ焼《やき》 じねんじよ でんがく	ひらめ色付焼《いろつけやき》 こせう
沖津鯛《おきつだひ》 かた身《み》おろし たまり焼《やき》 新生姜《しんしやうが》	星《ほし》がれひ 薄《うす》したぢ煮《に》 おろし大根《だいこん》 すり生姜《しやうが》	さより白焼《しらやき》 酢醤油《すしやうゆ》かけ

もみとり骨ともよく〳〵細《こま》かにたゝき豆腐《とうふ》のから汁へ入る。吸口やきたうがらし。

○やき鯛《だひ》

是《これ》は春三月のころ越後《ゑちご》より來《きた》る所《どころ》の者《もの》なり濱《はま》にて潮《うしほ》にて直《すぐ》に燒《や》くといふ誠《まこと》のはま燒《やき》是なり其の儘《まゝ》使《つか》ひてよし。

○口鹽《くちしほ》の鱈《たら》

水につけ鹽を出す但し鹽出《しほだし》過《す》ぐれば風《ふう》味《み》よからず少《すこ》し鹽氣《しほけ》の殘《のこ》りたるほどよし。

○吸物《すひもの》又《また》は平皿《ひらさら》　すましかつをの出し

筒切《つゝきり》、青てんぶ。松葉《まつは》てんぶ。白髪《しらが》てんぶ。吸口胡椒《こせう》の粉《こ》。

○羹《に》ぬきみそ吸物　皮をむき、うすく筒切《つゝぎり》。取合せ丸むき大根《だいこん》、花かつを。やく味《み》ねぎ。ちんぴ。たうがらしせん。

○同向皿《なかさら》

酢《す》ざし醤油《しやうゆ》
かずのこ短册《たんざく》
ほぐしたら
もしほてんぶ
さらしかや
花《はな》かつを

薄《うす》みそ酢《す》
鮒《ふな》さゝづくり
きぬ栗《くり》
葉防風《はばうふう》
やきたうがらし

ぬたあへ
ひらめ作身《つくり》
湯引《ゆびき》わけぎ
さゝがし獨活《うど》
輪《わ》たうがらし

三鹽酢《みしほす》
あらひ榮螺《さゞゐ》
しらが午蒡《ごばう》
生《あま》わかめ
紅防風《べにばうふう》

利休《りきう》ぬた
さらしひしこ
葉付大根《はつきだいこん》
さゝうち茗荷《みやうが》
花《はな》かつを

三しほ酢《す》
酢《す》ぶり蠣《かき》
すり芋《いも》
青海苔《あをのり》

芳野酢《よしのす》
柳葉《やなぎば》さより
すゐせんじ海苔《のり》
あられ獨活《うど》
葉防風《はばうふう》

合《あは》せ酢《す》
わか鮎《あゆ》
つくむね
小米大根《とよねだいこん》
しらが生姜《しやうが》

○同さし身《み》

ひらめ　一色づくり
さらし鮒《ふな》
さより　いとづくり
千箱草《ちはこぐさ》
かつらにんじん
猪口《ちよく》　丸山酢《まるやます》
同　利休《りきう》みそ

星鰈《ほしがれひ》　薄重《うすかさ》ね
花《はな》みる貝《がひ》
鯖《さば》ぎん皮《がは》　四半
もぐさ紫蘇《しそ》
のびるの玉《たま》
ちやれ獨活《うど》
からしみそ
わさび醤油《しやうゆ》

めぢかかつを　長手作《ながてづく》り
同箔付《はくつき》づくり
さらし星鮫《ほしざめ》
おろし大根《だいこん》
湯引《ゆびき》しろ
羹《に》かへし醤油《しやうゆ》
たう辛子《がらし》酢味噌《すみそ》

しま鯵《あぢ》　うすづくり
赤貝《あかゞひ》長せん
鯛布目《たひぬのめ》小川《をがは》
碇防風《いかりばうふう》
もづく
からしみそ
御前酢《とぜんす》

○どんぶり　鱈《たら》を采《さい》の目《め》に切《き》り酒《さけ》にてよく煑こぼし又酒と醤油にて煑つけ胡《ご》麻《ま》あぶら少《すこ》し落《おと》し干《ひ》山椒《ざんせう》の粉《こ》ふる。

○さしみ　いり酒　毛《け》の如くむしりて盛《も》る、又たらの子ゆがきてもみてとり合すもよし。取合せ岩《いは》たけ。生栗《なまくり》のせん。かんてん。わさび其の外見《ほかみ》あはせ。

◎鱈《たら》の子《こ》

沸湯《にえゆ》に投《とう》じあげて手《て》にて揉《も》みほごして遣《つか》ふ。

○うすゞまし吸物《すいもの》　塩出《しほだ》し湯《ゆ》に投《とう》ぜず丸のまゝにて小口切《こぐちぎり》にうすく切《き》りて椀《わん》へ入れすましかける、取合《とりあはせ》は松葉《まつば》　はんだはら。つくし。とろゝこぶ。など見合すべし。

○手《て》塩皿《しほざら》　塩のまゝ小口より切り花かつをかけ酒しほかける。取合せたで穂《ほ》。

◎同すまし吸物《すひもの》

鶴《つる》 若菜《わかな》	うすぎぬ 藻魚《もうを》 火《ひ》どり みづから 梅《うめ》の花《はな》
うちきす 土筆《つくし》	鯛《たひ》の眼《め》 大蛤《おほはまぐり》　はいろ みるふさ うしほ
たひらぎ すねせんじ海苔《のり》	塩《しほ》さば かきみ 葉《は》附大根《つきだいこん》 えのきたけ 酢《す》おとし
ひめ烏賊《いか》 柚《ゆ》ねり つくばね	寄烏賊《よせいか》 つぶ椎茸《しひたけ》 花《はな》ゆず

◎座《ざ》付《つき》味噌《みそ》吸物《すひもの》

常味噌《つねみそ》 小鯛姿見《だひすがたみ》　しんじよ 葛《くず》しめぢ わかめせん 芽《め》うど	煑《に》こしみそ 若《わか》あゆ やきがらし くこの葉《は》べた煑《に》 松露《しようろ》むきおとし 山椒《さんせう》
上赤《じやうあか》みそ 鯉《こひ》いろぎり 同中ばね 花子 しの大根 粉《こ》山椒《さんせう》	三《みつ》わりみそ 子持《こもち》さより うどたんざく すねせんじ海苔《のり》
田舎《ゐなか》みそ 松皮鯛《まつかはだひ》 つくゝし 花菜《はなな》 柚《ゆ》	並《なみ》みそ 木葉《このは》かれひ はねぬき 新《しん》そら豆《まめ》 干大根《ほしだいこん》 柚《ゆ》
さのみそ 青《あを》わた豆腐《とうふ》 葉《は》付大根《つきだいこん》 ゑのきたけ 割山椒《わりさんせう》	南部味噌《なんぶみそ》 星《ほし》かれひ うすぎぬ 菊《きく》のわか葉《は》 寒心寺粉《かんしんじこ》 小さん木

しろのみ。青山椒《あをさんせう》の類《るゐ》。

◎棒《ぼう》だら

水につけおき小さく切りて、細きさざみ昆布《こんぶ》。短《みじ》かく切り共に交ぜて煮《に》て梅《うめ》が香《か》たくさんにかける、たらでんぶといふ。

◎塩さはら

甘塩にて上品なり、さつと塩出して使へば生《あま》におとらず調理方《てうりかた》によりては生《あま》よりも却《かへつ》て美味《びみ》なり。

◎うすすまし吸物　身《み》どりに花がつをかける。

◎どんぶり　塩すこし出しやきめつけ蒸《む》して胡麻塩《ごましほ》かける。取合せ新生姜《しんしやうが》。漬《つけ》しろの實《み》。小茄子《こなすび》酢漬《すづけ》其他《そのた》見合《みあは》せ。

◎焼物《やきもの》又は向《むかふ》づけ　塩《しほ》のまゝ大《おほ》きく身《み》とり焼きて湯に投《とう》じしぼりてねり酒か

◎丼物《どんぶり》

布目《ぬのめ》いか
若款冬《わかふき》
銀杏《ぎんなん》
さわく煮《に》

白魚《しらうを》　玉子衣《たまごころも》
てんぷら
菊《きく》わか葉《は》
ころもあげ
大根《だいこん》おろし
煮《に》かへし醬油《しやうゆ》

へぎ榮螺《さゞゐ》
新午蒡《しんごばう》
笠松茸《かさまつたけ》
土佐煮《とさに》

割《わり》まて貝《がひ》
つぶ松露《しようろ》
つゝづくし
ふきみそ和《あへ》

はちく筍《たけのこ》
とこぶし
うま煮《に》
花《はな》かつを

若鮎《わかあゆ》
やきがらし
わらびの穂《ほ》
小煮物《こにもの》
塩梅《しほうめ》

みる貝《かひ》
しの獨活《うど》
ちやうろぎ
木《き》のめみそ和《あへ》

鯛《たひ》しんじよ
さいがた
胡麻豆腐《ごまとうふ》　四半
もみぢおろし
のり醬油《しやうゆ》

◎鉢肴《はちざかな》

鯛《たひ》二色やき
長《なが》ひじき
ふくみ煮《に》
二年子大根《にねんこだいこん》
ともは煮《に》
紅生姜《べにしやうが》

あいなめ
ひらき
醬油附焼《しやうゆつけやき》
眞砂子《まさご》
豆腐《とうふ》
煮山椒《にさんせう》

星鰈《ほしかれひ》
らん切《ぎり》
つや煮《に》
重《かさね》わらめ
とうたち菜《な》
うま煮《に》
生姜《しやうが》せん

鱒骨《ますほね》ぬき
すがたむし
竹《たけ》の子穂《とほ》
生椎茸《なましひたけ》
葛《くず》たまり
うつらわさび

ける。つけ合せ小蕪《こかぶら》うすへぎ。蓮根《れんこん》の類《るゐ》よし。

◎塩鰤《しほぶり》

○鉢肴《はちざかな》又は長皿《ながざら》　角《かく》に身どり湯煮《ゆに》してあげおき白酒《しろざけ》かけて出す。つけ合せ。ゆず。みつづけ茄子《なす》の類《るゐ》よし。

○大鉢物《おほばちもの》　大きく身どりてよく塩を出し焼目をつけて酒たくさんに醤油すてし加へ煮つけて出す。付合《つけあは》せ大根《だいこん》うま煮《に》唐《たつ》の芋《いも》のるゐ。

◎塩引鮭《しほひきさけ》子ごもり　筋鮭

○炮烙焼《はうろくやき》　塩引《しほひき》の鮭そのまゝ大采《おほさい》の目《め》に切り炮烙《はうろく》に入れ酒ばかりにて煮出《にだ》し玉子をうちわりかきまぜて上にかけてとぢるなり。

○糀漬《かうじづけ》　皮を去り身のよき所を細《ほそ》く引《ひき》つくりて糀《かうじ》を酒にてとき一日ばかり是《これ》

しゆんかんもり
鯛《たい》しき紙《し》
一しほやき
うらじろ椎茸《しひたけ》
竹《たけ》の子穂《とほ》
かじめ長《なが》せん
うすしたじ
きのめ

はも骨切《ほねきり》
さよりかば焼《やき》
煎卵《いりう》の花《はな》
つみこんにやく
煮《に》山椒《さんせう》

なよし
きのめ田楽《でんがく》
さらさゑび
よせ午蒡《ごばう》
うこぎため漬《づけ》
ふくめ生姜《しやうが》

二見《ふたみ》かれひ
砂子《すなご》やき
さばみりんづけ

◎口取

唐納豆《たうなつとう》
からすみ

てりかつを
ふきの薹《とう》
しほやき

長芋《ながいも》長《なが》せん
きすせんべ

◎大猪口《おほちよく》

烏賊《いか》
せんまい
黒胡麻《くろごま》あへ

より蜆《しゞみ》
わかめ
からしみそ

海鼠腸《このわた》
獨活《うど》

◎中手塩《ちうてしほ》

丹後鰤《たんごぶり》
せんば煮《に》
白酒《しろざけ》かけて

田楽《でんがく》白やき
大蛤《おほはまぐり》むして
わさび葛溜《くずだまり》

小鯛《こだい》きずし
青山椒《あをさんせう》
干大根《ほしだいこん》
五分漬《ごぶづけ》

に漬《つ》けおきて糀《かうじ》のまゝつかふ、但《たゞ》し硯《すゞり》ぶたなどには笹《さゝ》の葉《は》に包《つゝ》みてつみ合《あは》せるなど手際《てぎは》よし。

○鮭《さけ》びしほ　鮭《さけ》の肉《にく》よき所《ところ》を庖丁《はうてう》の刃《は》にてかきとり上々《じやう〳〵》の酒《さけ》の粕《かす》によく〳〵たゝきまぜ小《と》板《いた》につけて硯《すゞり》ぶた等につみ合《あは》す但《たゞ》し梅《うめ》ひしほの如《ごと》きいろ合見計《あひみはから》ふべし。

○茶碗《ちやわん》せんば煮《に》又平皿《ひらざら》　鮭《さけ》よきほどに身とり湯《ゆ》にてよく煮《に》てこぼし湯《ゆ》をしかへ酒しほ少し醤油すこし入れて塩梅《あんばい》するなり、取合せさゝがし大根《だいこん》。初《はつ》たけなどよし。

○さしみ長皿《ながざら》　うすく作りならべたるまゝにて出す、或は其上《そのうへ》に白酒《しろざけ》かけるもよし。

○一夜漬《いちやづけ》てけらずし　水《みづ》につけ塩少《しほすこ》し

○平《ひら》

鰤油《ぶりあぶら》あげ
葱白根《ねぎしろね》
唐豆腐《たうどうふ》

鯛切身《たひきりみ》
味噌《みそ》づけ焼《やき》
よめな
たくさん

伊勢海老《いせゑび》
むしりて
はまぐり
生《なま》のり

○大平　重ざかな

むしさはら
ねいも　やきて
わさび葛溜《くずたま》り

鯛頭《たひがしら》とひれ
みつば芹《せり》
麩《ふ》やわらかに
ふきのとう

巻《まき》いか
椎茸《しひたけ》
かいわり菜《な》

花海老《はなゑび》
梅干《うめぼし》
切身《きりみ》
長芋《ながいも》
青《あを》み

○硯蓋《すゞりぶた》

さより
女郎花《をみなへし》むし
春山《はるやま》かまぼこ
さらさ海老《ゑび》
くしがひ煮《に》あはび
長芋羊羹《ながいもやうかん》まき
梅肉《ばいにく》かん
よめ菜《な》からし漬《づけ》

大製煮《おほせいに》あはび
きみかまぼこ
うづら羽盛《はもり》やき
白魚目《しらうをめ》ざし
れんこん　うづまき
しそ
かこひゆず
青煮《あをに》
芽《め》うど

ちどりくして
かゝ煮《に》
きんしたまで
沖《おき》の石《いし》かまぼこ
しぐれ煮鮑《にあはび》
百合羹《ゆりかん》
さん木《ぎ》
香茸極《かうたけごく》せん
つや煮《に》

若《わか》あゆ色付《いろつけ》やき
みのきせ鱚《きす》
車海老《くるまゑび》きぬた巻《まき》
のし鮑《あはび》つや煮《に》
黒慈姑《くろくわゐ》きんとん煮《に》
から糸昆布《いとこんぶ》
白魚《しらうを》のりまき

出しうすく大《おほ》きく身をすきて木くらげ
○あさのみ○生姜《しやうが》のせん又はいろよき澤《たく》庵大根《あだいこん》をせんに切《き》り入《い》れて飯《めし》に交《ま》ぜつける、但しこけらずしとは飯《めし》にまぜてつけるをいふ。
○大猪口《おほちよく》又小丼《こどんぶり》　鮭《さけ》の皮ばかりよく水にひやし置《お》き之を去《さ》りしぼりて水氣《みづけ》をさり、胡麻《とま》の油《あぶら》にて揚《あ》げ大根のしぼり汁に醤油合せてかける、附合《つけあは》せむかでの油揚《あぶらあげ》などよし。
○なます皿《さら》　鮭《さけ》のあたまをわりて、ひづをとり、うすく切《き》り酢《す》につけ大根《だいこん》おろし酢醤油合《すしやうゆあは》せまぜる。或はうどの白《しら》髪《が》にてもよし。
○はいろ物《もの》　乾鮭《ほしさけ》を身《み》どりてはいろにかけよく干《ほ》して葛《くぞ》の粉《こ》水《みづ》にてとき是《これ》をまむして又はいろにかけ、よくほす。

しのまき

あけぼの鴨《かも》
布《ぬの》まき海老《えび》
當座田《たざた》つくり
かさねこんぶ
花袖《はなそで》てり羹《に》

白胡麻酢漬《しろごますづけ》

若鮎《わかあゆ》めざし
けいかくむし
たひらぎ
卯《う》の花《はな》かけ
かしう長《なが》せん
味噌《みそ》づけ
むらさきでんぶ

糸《いと》みつば
からし漬《づけ》

とこぶし粕羹《かすに》
いぼぜかたみおろし
味淋《みりん》づけ
はいろ手長海老《てながえび》
ふきこのう
香茸《かうたけ》うらじろ

洒《さら》し胡桃《くるみ》つや羹《に》
うこぎからし漬《づけ》

しのかまぼこ
よせさより
うに燒《やき》
照《てり》かつを
いかだ午蒡《ごばう》
蕗《ふき》とも葉《は》まき

◎夏之部

○會席《くわいせき》

白胡麻汁《しろましる》
小茄子《こなす》
丸《まる》にて皮《かは》むき
わりかけ
くじら

はながつを
芋《いも》くき、せん

赤味噌《あかみそ》
ばん
こんにやく
采《さい》の目《め》
しそこまく

小茄子《こなす》むきて
鰹《かつを》すりながし

冷汁《ひやしる》すりませ
たで　みやうが
しそ　しやうが
青たうからし
くるみ

尾張味噌《をはりみそ》
火取泥鰌《ひどりどぜう》
さゝがし午蒡《ごばう》
粉《こ》さんせう

はぢき里芋《さといも》
火取《ひどり》きす
おろし身《み》

田舎《ゐなか》みそ
おろし冬瓜《とうぐゎ》
手長《てなが》えび
かきおとし

○鮭《さけ》すぢ子

○吸物　沸湯《にえゆ》に投《とう》じほぐして豆腐《とうふ》のかゝら汁《しる》へ入るゝなり。

○手盬《てしほ》　ほぐしてわさび酢《す》かける。

○鯨《くじら》

○汁《しる》　常《つね》の如し、いてう大根《だいこん》。さゝがし牛房。なすび輪切《わきり》。吸口《すひくち》ねぎ。たうがらし。

○さしみ　からし味噌。うすく切《き》りて沸湯《にえゆ》に入れはぜさせて遣《つか》ふ。取り合せかれぎ。あさつき。ねぎせんの類《るゐ》よし。

○三盃漬《さんばいづけ》　丼《どんぶり》にも鉢《はち》の物《もの》にもよし。白《しろ》き身《み》をほそく引きつくり清水《せいすゐ》にて幾度《いくど》もあらひ三ばい酢《す》につける。取《と》り合《あは》せ白瓜《しろうり》。きくらげ。みやうが。新生姜《しんしやうが》。柚《ゆ》子《ず》。黒《くろ》くわゐ。

○平皿《ひらさら》　薄《うす》く切《き》り沸湯《にえゆ》に投《とう》じ引《ひ》きあげ

○同鱠《なます》

佐野《さの》みそ
ずきは蓴菜《ぢゆんさい》
さといも
ときがらし

並《なみ》みそ
丸《まる》むき茄子《なす》
紫蘇《しそ》べた煮《に》
切胡麻《きりごま》

南部《なんぶ》みそ
小菜《こな》べた煮《に》
花《はな》かつを

いせみそ
蔓菜《つるな》べた煮《に》
鯛《たひ》ばんぼり

○同茶碗盛《ちやわんもり》

あぢはひ酢《す》
鮎子《あゆご》
花丸《はなまる》うり
うすたゞみ
あさり

さより作《つく》り身《み》
ずいきせん
けし、ぬたあへ
ふくめ
しやうが

あぢ笹《さゝ》づくり
しめうり
紫蘇《しそ》
たでみぢん
生姜酢《しやうがず》

からし酢《す》
たゝみひして
なすもみ

いり酒《さけ》すあへ
あぢ
白瓜《しろうり》たんざく
みやうがの子
しらが

みるかひせん
十六島海苔《うつぷるいのり》
わり皮《かは》さゝげ
あらひ味噌酢《みそす》

胡麻酢《ごます》
もみうり
かや小口《こぐち》
鰺《あぢ》かたみ

あらひ拳螺《さゞゐ》
茗荷《みやうが》の子《こ》
するせんじ海苔《のり》
わさび酢《す》

鱝《えひ》しもふり四半《しはん》
しらたき
こんにやく
青《あを》たうがらし
ねりみそ酢《す》

あま酢《す》あへ
せごし鮎《あゆ》
胡瓜《きうり》さゝうち
きくらげ
ふくめしやうが

かすご鯛《たひ》
かきおとし
花《はな》ひじき
山葵《わさび》せん
御《ご》せん酢《す》

すゞきさん木《ぎ》
同いり皮《かは》
山《やま》うど
たゝき
芥子酢《けしす》

て青菜《あをな》したじ塩梅《あんばい》して入《い》れて煑《に》る花《はな》かつをかける。

○同いりがら

ねぎ大根《だいこん》など入れて煑るよろし。

○同のし

三島海苔《みしまのり》の如《ごと》くのしたる物《もの》なり湯《ゆ》をかけてもめば毛《け》の如《ごと》くなるなり、さしみの相手《あひて》によし又《また》一種《しゆ》にて合酢《あはせず》かくるもよし。

○同かぶらほね

是も前《まへ》二品《ひん》と同じく名産《めいさん》あり薄《うす》くへぎて水鉢《みづばち》もの又は酢《す》の物《もの》の景色《けしき》などにつかへばすき通《とほ》るやうにて見事《みごと》なり。

○同あづき身

ねぎの白根《しろね》又は根《ね》ぜり又《また》は水菜《みづな》など入《い》れ鴨《かも》などの代《かは》りに吸物《すひもの》によし。

○塩鱒《しほます》

竹《たけ》の子根《こね》ばかり
當座《たうざ》いり子
葛《くぞ》たまり

干《ひ》ふぐ
新午蒡《しんごばう》
ふき
大根丸《だいこんまる》むき

青《あを》さぎ
つまみ
ごんにやく

鯛皮付《たひかはつき》しんじよ
火《ひ》どり
葉附大根《はつきだいこん》
漬松露《つけしようろ》
柚《ゆ》

鮎《あゆ》かたみおろし
新午蒡《しんごばう》さゝがき
焼青《やきあを》たうがらし
酢《す》おとし

田雞《ばん》
百夜煑
豆腐《とうふ》
いんげんせん

いけかりがね
一しほ
初《はつ》なすび
茗荷《みやうが》たけ小口《こぐち》

鶉《うづら》つみ入《い》れ
新《しん》さといも
ふりにんじん
しのてんにやく
薄葛《うすくぞ》すり柚《ゆ》

鮑《あはび》やはらか煑《に》
おだまき冬瓜《とうぐわ》
胡椒湯《こせうゆ》
蓋《ふた》に
柚《ゆ》のらみろ

青《あを》さぎ
露豆腐《つゆどうふ》
夕顔《ゆふかほ》べた煑《に》
柚《ゆ》

夏鴨《なつがも》
かた栗《くり》めん
わり皮《かは》さゝげ

うなぎ
小口《こぐち》より七八
分《ぶ》に切《き》り油《あぶら》に
てあげ
葱五分切《ねぎごぶぎり》
しろみそ

○同椀盛《わんもり》

松笠《まつかさ》すゞき
茗荷《みやうが》の子《こ》
煑《に》ぬき

鰕《えび》しんじよ
漬松露《つけしようろ》
薄葛《うすくぞ》
ときがらし

さはら一しほ
竹紙昆布《ちくしこんぶ》
芽《め》うど

大鯵脊《おほあぢせ》切《きり》
うちは茄子《なす》
茗荷《みやうが》せん

塩引《しほびき》の鮭《さけ》とひとしきも使ひ方甚《かたはなはだ》だ少《すくな》し鮨《すし》にするか又はやきて湯《ゆ》に投《とう》じ、かけしほ。おろし生姜《しやうが》などにすべし。

◎塩《しよ》ぼら

塩出《しほだ》して生《なま》の如《ごと》く吸物《すひもの》などにすべし風味《ふうみ》はよろしからず。

◎塩鯖《しほさば》

○一夜《や》ずし　塩少《しほすこ》し出《だ》し水氣《みづけ》をよく拭《ふ》きとり身をおろし骨《ほね》をすきとり酢につけおき、よきほどにしぼり上げ布巾《ふきん》にてしとりを取り飯《めし》に焼塩《やきしほ》ほどよくして鮨箱《すしばこ》にたひらに押《お》し付《つ》けよきほどに角《かく》に切り、きらずいりて付るもよろし。付合せ。たで。新生姜《しんしやうが》。

○手《て》塩皿《しほさら》　よくあらひ骨《ほね》をとり薄《うす》く小《こ》口《ぐち》より切り蓼酢《たでず》かける、さしさばの仕《し》方《かた》なれども塩合《しほあひ》よく生《なま》の如《ごと》く見《み》え、風《ふう》

生貝《なまがひ》　やはらか煮《に》 大長芋《おほながいも》　火《ひ》どり かくし葛《くず》 柚《ゆ》	すゞき はすいもせん 大椎茸《おほしひたけ》せん
田雞《ばん》 生椎茸 さゝがし　午蒡《ごばう》	松《まつ》かさ鯛《たひ》 たけのこせん かさまつたけ
鱚《きす》　すくひ しんじよ 巻葉蓴菜《まきはじゆんさい》	やはらか煮《に》 生貝《なまがひ》 おぼろ冬瓜《とうぐわ》 きんこ 青豆《あをまめ》はじき うすくず
鱸《すゞき》かばやき いんげん　たまり漬《づけ》 焼湯葉《やきゆば》 煮《に》ざまし うすしたぢ	あなご 薄葛煮《うすくずに》

◎同焼物《やきもの》

そゞき樺焼《かばやき》 しのうど甘酢煮《あますに》 せん生姜《しやうが》	あなご樺焼《かばやき》 糸瓜《へちま》でんがく 焼山椒《やきさんせう》
鯛脊切《たひせぎり》　しは みぢん大根《だいこん》 薄《うす》したぢ煮《に》 青山椒《あをさんせう》	鰿《にひ》ぎよでん しきし冬瓜《とうぐわ》 旨煮《うまに》
松魚《かつを》 きんかは かばやき 亀甲茄子《かめのこなす》	たひらぎ塩焼《しほやき》 卵《う》の花《はな》 煎蓼《いりたで》
鰺《あぢ》たどやき 煎豆腐《いりどうふ》	生貝粕漬《なまがひかすづけ》 同煎腸《いりわた》 酢《す》どり しやうが

味《み》も輕《かる》くしてよろし。

○茶碗《ちやわん》　よくあらひ身どりて中角《ちうかく》に切《き》り湯にて煑こぼし湯をしかへ、うしはの塩梅《あんばい》にしてもり出そ時に酢《す》を少し入る但しずゐぶんつゆたくさんにし濁《にご》らぬやうにすべし。

○中皿《ちうさら》　よくあらひ三枚《まい》におろし上下《かみしも》を切《き》り取《と》り中身《なかみ》ばかり燒《や》くなり白《しろ》く塩《しほ》のうきて燒《やけ》たるを度《ど》として中皿に入れ大根のしぼり汁すいのうにて漉《こ》し上《うへ》よりかけて出す。

○さし鯖《さば》

能登《のとの》國產《こくさん》を上品《じやうひん》とす。小口《こぐち》より薄《うす》くたゝみて手塩《てしほ》にもる但《たゞ》したですかけるもよし。又花《はな》がつを酒ゥけるもよし。

○塩鰯《しほいわし》

燒《や》きて會席《くわいせき》の燒物長皿《やきもののおおさら》等に遣《つか》ふもよし

はつ鰹生節《かつをなまぶし》
いんげん附合《つけあはせ》

あゆあめ
からしつけ
煑《に》たうがらし

一しほさば
ねりしやうが

うなぎ
塩焼《しほやき》
わさび

○同向皿《むかふさら》

白胡麻酢《しろごます》
紙《かみ》しほ鯛《たひ》
薄《うす》かさね
花《はな》おち茄子《なす》

三しほ酢《す》
むしり鰹《かつを》
おろし白瓜《しろうり》
つみ木耳《きくらげ》

しろ蓼酢《たです》
あお脊《せ》ごし
白海月《しろくらげ》
胡瓜《きうり》極《ごく》せん

甘酢《あまず》
へぎ赤貝《あかがひ》
銀杏大根《ぎんなんだいこん》
もみぢのり
ふくめしやうが

山椒酢《さんせうず》みそ
さらし鰕《えび》
紅《べに》ずいき
はぢき豆《まめ》

生酢《きず》
もみ鮑《あはび》
すねせんじ
海苔
山葵《わさび》たんざく

三塩酢《みしほす》
きす、さがし
糸木耳《いときくらげ》
碎《くだ》き栗《くり》
防風《ばうふう》こまく
水《みづ》あへ

合《あは》せ酢《す》
鮎《あゆ》　四半《しはん》
もみ大根《だいこん》
花《はな》かつを

○同さし身《み》

松魚《かつを》
大身づくり
同銀皮《ぎんかは》づくり

しほ
千鳥《ちどり》
づくり
あらひひして

すゞきあらひ
鯛紅《たひべに》小川《をがは》まき
みぞれ白瓜《しろうり》

大鯵《おほあぢ》さゝづくり
さらしくじら
白髮《しらが》午蒡《ごばう》

○又よく洗ひ引きき頭《かしら》と骨《ほね》をとり大根おろしに酢《す》ばかりかけて大猪口《おほちよく》に盛《も》りて出すもよし。

◎ひしこ漬《づけ》

中ひしこの随分新《ずゐぶんあた》らしきをよく洗《あら》ひ水《みづ》氣《け》をよく去《さ》り漬桶《つけをけ》に鹽俵《しほたはら》を押入《おしい》れ右のひしこを入れ又鹽でもを上に掩《おほ》ひかろき押をなして二三日經《へ》て出し遣《つか》ふべし色合生《いろあひなま》の如《ごと》くきらめき魚《うを》すこしもあせず、しかも鹽はどよくまはりて甚《はなは》だ美《び》味《み》なり、もり合せは何にてもよし。

◎鹽《しほ》かつを

岩城《いはき》より出《いづ》るものと甘鹽《あましほ》なる者と二種《しゆ》あり仕方同《しかたおな》じからず

○吸物《すひもの》かす汁《じる》　是は岩城《いはき》の上々を中ざいに身《み》どり上々《じやう〳〵》のしめ粕《かす》を汁《しる》にすり入れて煮る。にんじん。午房《ごばう》。大根《だいこん》。さとい

	◎同すまし吸物		◎座附味噌吸物
同細《ほそ》づくり まきかけ さらし大根《だいこん》 しその葉《は》 さん木《き》 煮返《にかへ》し醬油《しやうゆ》 たでみそ	背切《せぎり》あぢ じゆんさい	糸《いと》くらげ 葉櫻《はざくら》の實《み》	中白《ちうしろ》みろ、 うづら小鯛《こだひ》 岩《いは》たけ煮《に》ぬき 葉《は》いも火《ひ》どり 青山椒《あをさんせう》
おし茄子《なす》 胡瓜《きうり》もみ からしみそ 紫蘇《しそ》醬油《しやうゆ》	みる貝小口《かひこぐち》 みるふさ	こちうす切《きり》 竹紙《ちくし》こんぶ 胡椒《とせう》	佐野味噌《さのみそ》 鰺《あぢ》かたみおろし 稲露《いなつゆ》かんざらし しろべた煮《に》
いんげんせん 煎酒《いりざけ》 山葵《わさび》醬油《しやうゆ》	おとしみそ ふりしゞみ 水《みづ》からし	小米《こよね》しんじよ 濱名《はまな》納豆《あつそう》 よせ菜《な》 焼《やき》みろしたぢ	常味噌《つねみそ》 鰿 冬瓜《とうぐゎ》めんとり 山椒《さんせう》
花《はな》ひじき 割皮《わりかは》さゝげ 粉山椒《とさんせう》みそ 山葵《わさび》醬油《しやうゆ》	手長《てなが》えび 蓴菜《じゆんさい》まき葉《は》 露生姜《つゆしやうが》	あゆ片身《かたみ》おろし 新《しん》ごばうたゝき 青《あを》たうがらし 焼《や》きて	三州《さんしう》みそ 鰌《どじやう》はねぬき 煮《に》ぬき豆腐《とうふ》 さゝがし午蒡《ごばう》 山椒《さんせう》

も各中角《おの／＼ちうかく》に切りつまに入る。やく味《み》ねぎ。たうがらし。

○せんば羹《に》　前《まへ》に同じよく湯煮《ゆに》して羹《に》こぼし湯をしかへ酒《さけ》すおし醤油《しやうゆ》すてし加へて塩梅《あんばい》するなり。取合《とりあは》せ大根《だいこん》うすへぎ。

○酢煎《すいり》　是はあま塩《しほ》よし、仕《し》やうはせんば羹《に》に同《おな》じ、盛り出す前《まへ》に酢《す》を入る、取り合せ根芹《ねぜり》。

○茶碗《ちやわん》　右《みぎ》に同《おな》じく少《すこ》し塩《しほ》を出《いだ》しよき程《ほど》に切《き》りむして長芋《ながいも》のあんをかける。

◎もろ鯵《あぢ》

是《これ》は豆州《づしう》駿州《すんしう》より出《い》づ春《はる》のころ甲府《かふふ》などへ多《おほ》く來《きた》るなり風味甚《ふうみはなはだ》だよし、焼《や》きて蓼酢《たです》かけ或はうすすましなどにて羹《に》てもよし。

◎塩鮑《しほあはび》

尾張《をはり》みろ
すゞき火《ひ》どり皮《かは》
葛水《くずすゐ》とん
夕顔《ゆふがほ》せん

ゐなか味噌《みそ》
じやこつみ入《い》れ
團扇茄子《うちはなす》
しろこまぐ

佐野味噌《さのみそ》
牡丹《ぼたん》たひらぎ
かゞみ芋《いも》
いろがき
臺菜《つるな》べた羹《に》

並味噌《なみみそ》
つみ生貝《なまがひ》
新里芋《しんさといも》
大《だい》などんさゝげ

◎丼物

赤貝《あかがひ》やはらか羹《に》
紅粉《べにこ》ぶしかけ
さいかちの芽《め》
切和《きりあへ》

さき干鱈《ひだら》
菓子昆布《くわしこんぶ》
碁石大豆《ごいしおほまめ》
でんぶ羹《に》

小鯵《こあぢ》あげだし
もぎり茄子《なす》
糸《いと》うり揚出《あげだ》し
おろし大根《だいこん》
羹返《にかへ》し醤油《しやうゆ》

生貝《なまがひ》やはらか羹《に》
新青芋《しんあをいも》
うま羹《に》

ゑびひりやうず
おだまき豆腐《とうふ》
せんまい五分切《ごぶぎり》
小羹物《こにもの》
花かつを

さき鱝《えひ》
しの冬瓜《とうぐわ》
薄衣《うすごろも》こんにやく
旨羹《うまに》

羹物《にもの》
同ひしほかけ
鯛《たひ》ぼんぼり

鳥貝細引《とりがひほそひき》
いんげん
辛子《からし》あへ

◎鉢肴

あぢ
さしさばひらき

すゞきかばやき
いはし
骨抜田楽《ほねぬきでんがく》
若《わか》にんじん

小鯛《こだひ》　すゞめ
ひらき
青《あを》ちくむし

鮎《あゆ》ひらき
たで醤油《しやうゆ》やき
鱝《えひ》
山椒みそ醤油やき

塩貝《こほがひ》は二三日水《みづ》につけ置《お》き、よきほど《ど》にあげて使《つか》ふ、されども水貝《みづかひ》酢貝《すがひ》の外《ほか》には用《もち》ゐがたし。

○漬海月《つけくらげ》

紅白黒《べにしろくろ》三色《いろ》ありみな名産《めいさん》なり取合《とりあは》せ次《し》第《だい》何れの色《いろ》をも使《つか》ふべし

○長皿《ながさら》　水《みづ》につけ塩《しほ》をよく出《だ》し細《ほそ》く引《ひ》きて盛りわさび酢《す》或はいり酒。又三ばい酢　取り合せは何にてもすべし。又生《いけ》盛《もり》の相手《あひて》。水のもの丶相手《あひて》にもすべし。

○茶碗《ちやわん》　いかにも細《ほそ》くうらて、うすずましにて煮《に》てしぼりて茶碗《ちやわん》へうつし葛《くぜ》たまりをかける。又ろば切《きり》したじ、やくみを入れてもよし。

○すまし吸物　紅くらげ　にも菱《ひし》にも切る。取り合せ、みるふさ。かもじのり。もづく。但しすましにわさびを入る

干《ほし》ずいき　ふくみ煮《に》
おし豆腐《どうふ》
いり蓼

芥子《けし》醤油漬《しやうゆづけ》
同とも葉《は》
ほろ和《あへ》
粉《こ》ふき山椒《さんせう》

大長芋《おほながいも》白煮《しらに》
揃《そろへ》ぜんまい　ふくみ煮《に》
生姜味噌《しやうがみそ》

いせ干瓢《かんぺう》　ふくみ煮《に》
いりひじき
からかは照煮《てりに》

松笠《まつかさ》すゞき
うぞれ瓜《うり》
葛《くぜ》すゐとんきり
水《みづ》ばり
ろばしたし
砂糖醤油
猪口《ちよく》
ときからし

菊《きく》たひらぎ
薄《うす》しほむし
小《こ》鯛《だひ》　切かさねむし
湯《ゆ》引糸瓜《ひきいとうり》
防風《はうふう》煮《に》ぬき
黒《くろ》でま醤油《しやうゆ》

もろあぢ骨抜《ほねぬき》
卵《う》の花《はな》ずむし
いかりもみ大根《だいこん》
酢《す》どり生姜《しやうが》

べにせつ小鯛《こだひ》
青《あを》きす
したびらめ
車海老《くるまえび》　芝煮《しばに》
かさねあらめ
葉付山椒《はつきさんせう》

○口取

むかご塩煮《しほに》
焼鳥《やきどり》

はつなす
しぎやき

はいろ氷蒟蒻《こほりこんにやく》
なま貝附焼《かひつけやき》

○大猪口

貝《かひ》のはしら
春菊《しゆんきく》
生栗《なまくり》　くたきてかけ塩

鱝《えひ》　山椒醤油《さんせうしやうゆ》
煮付《につけ》
はりがや

まぐろ　小さい
黒《くろ》あへ

○中手塩《ちうてしほ》

もよし。又からしもよし。

○雲丹《うに》

すましの吸物《すひもの》につみ入る吸口わさび。又豆腐の田樂《でんがく》の味噌《みそ》にすりまぜて尤もよし。又一種にて出すもよし。

此の外　からすみ　鹽《しほ》ひび　海鼠腸　ふくだみ　あみ鹽《しほ》　の類《るゐ》いづれも一種《しゆ》にて使《つか》ふべし。

◎干《ひ》魚《うを》調理《てうり》法《はふ》

○干鯛《ほしだひ》

白水《しろみづ》に四五日つけ置くとも日々《にち／＼》水を替《かふ》るなり、よくふやけたる程《ほど》に引《ひ》き上《あ》げよく水氣《みづけ》をとり又半日《はんにち》ほど日《ひ》にあて夫よりいろ／＼に調理《てうり》するなり。

○赤みそ汁　右の如くして置《おき》たる鯛《たひ》皮を付て八分四方程に切り兩面《りやうめん》よくこ

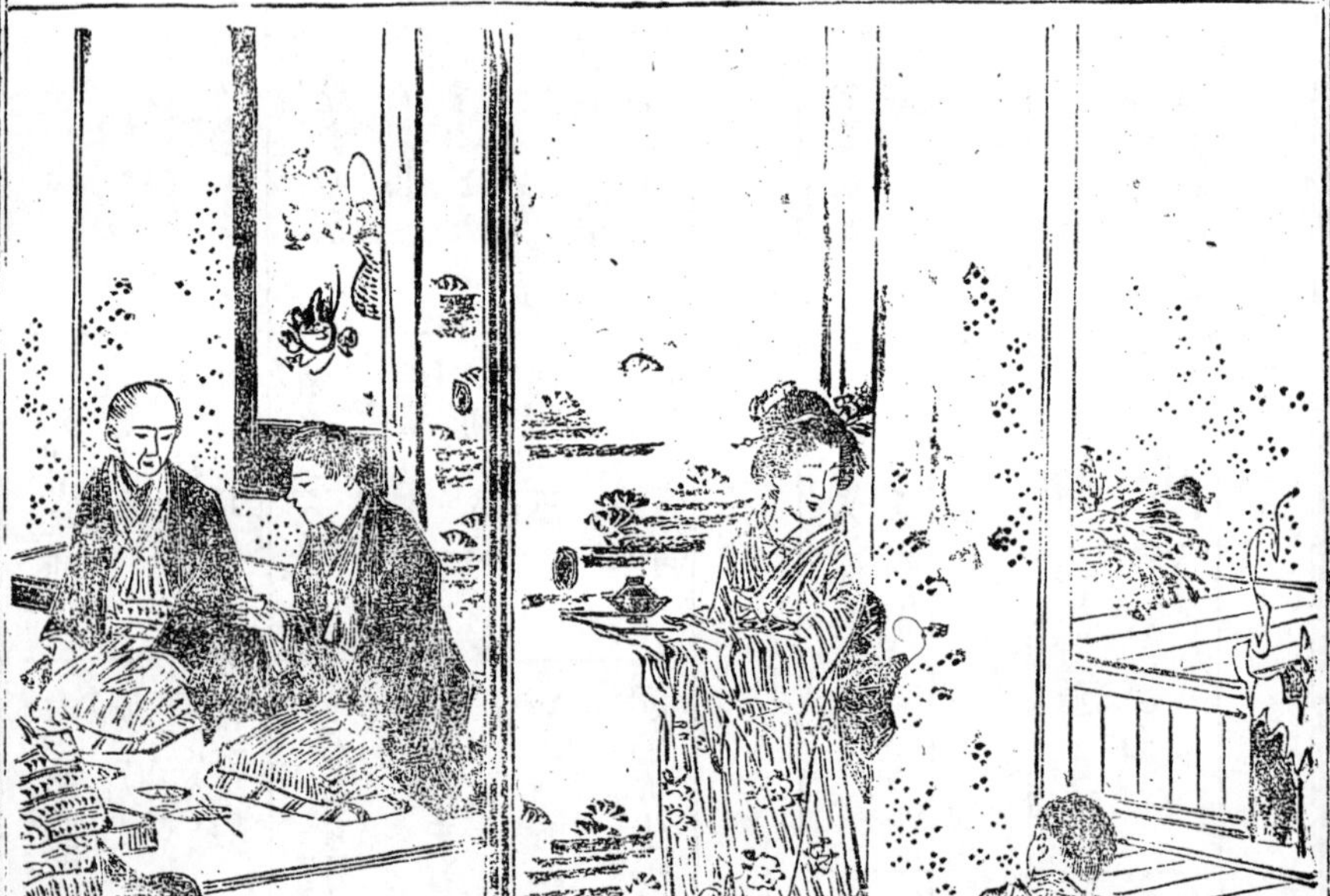

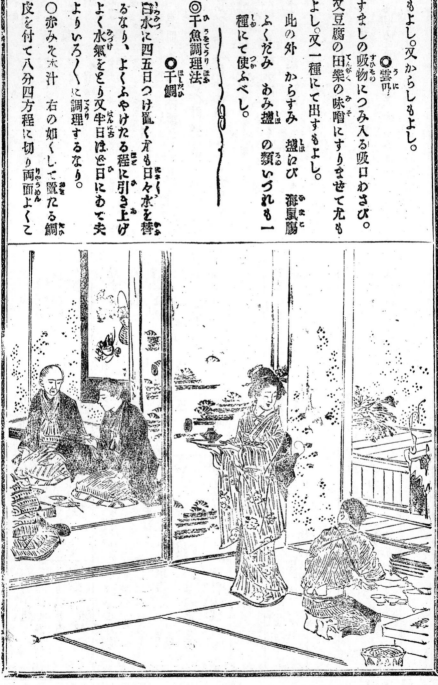

かし焼《や》きて青干《あをはし》の菜《な》をよく下煮《したに》しておき赤みその本汁へもりて右の鯛ををか入にして出す。

○鉢肴《はちざかな》　同上の鯛《たひ》をよき程《ほど》に切《き》り、みりん酒《しゆ》と焼塩《やきしほ》ばかりにて煮《に》る尤《もつと》も煮汁《にしる》みつの如《ごと》くなる時器《ときうつは》にもりて梅《うめ》が枝《え》でんぶをたくさんにつけ、うづみて出《いだ》す。

○丼鉢煮《どんぶりばちに》　右《みぎ》の鯛を乱《らん》に切《き》りみりん酒と醤油かつをぶし澤山《たくさん》に入《い》れて煮《に》るなり○取合せ小なす三ばい漬《つけ》。しろまき梅《うめ》干《ぼし》。新生姜《しんしやうが》梅《うめ》づけの類《るゐ》よし。

○硯蓋《すゞりぶた》又は長皿《ながさら》　右の鯛をつけて一寸《すん》ほどの角《かく》に切り山椒醤油《さんせうしやうゆ》つけ焼《やき》。或《あるひ》は山椒入《さんせういり》の油《あぶら》みそ付《つ》けて焼《や》くもよし。

○鯛《たひ》のゞ　右《みぎ》の鯛皮《たひかは》をさり身ばかりを助炭《じよたん》にかけてよく乾《かは》かし石《いし》の臼《うす》にてつけば細《こま》かになるなり是《これ》を梅《うめ》が香《か》の如《ごと》く

○平

蒸《むし》さはら
ひでずいき
葛《くづ》たまり

うるめ
ひらき一しほ干物《ひもの》
新大根《しんだいこん》
まきがけ

小鯛油《こだひあぶら》あげ
なす
丸《まる》にて油《あぶら》つけやき
青柚子《あをゆず》すりて
敷味噌《しきみそ》

○大平　重肴

小鯛油《こだひあぶら》あげ
小なす丸《まる》あげ
さきずいき
みやうがの子

海老《えび》はんぺい
いもの子
葛《くづ》たまり
すり柚《ゆ》

ばん
榎《えのき》たけ
花柚《はなゆ》

○硯蓋

筍根《たけのこね》ばかり
ふし煮《に》
かまぼこ
むし立《たて》

茄子《なす》鴫焼《しぎやき》
りんご玉子《たまご》

赤貝《あかがひ》
じゆんさい
きくらげ
くずあん

大巻《おほまき》たまご
押《おし》ぐわゐ
椎茸《しひたけ》

酒と醤油にてうまみ付ける。

◎干鱈《ひたら》

水《みづ》につけ置《お》き二三日をまたずして出して遣ふなり又仕方《しかた》によりて水につけずして洗《あら》ひて直《すぐ》に調《てう》ずるものもあり。

○交鱠《まぜなます》　水《みづ》につけおきたる鱈《たら》を水氣《みづけ》をとり焼《や》きて細《こま》かにむしり苣《ちさ》の葉《は》こまでまに切りて交《ま》せ合《あは》せ酢と醤油かけ生栗《なまくり》もみ砕《くだ》きて入る。

○小丼《こどんぶり》　干鱈《ひたら》大ぼねばかり骨《ほね》のつがひより切れば小さき車《くるま》になるなり、これに味噌豆と鰹《かつを》ぶし澤山《たくさん》に入れて、みりん酒と醤油かげんして煮《に》る、但《たゞ》し豆の煮るほど置《お》けば骨和《ほねやは》らかになるなり

○同　水につけたる干鱈《ひたら》の皮《かは》をむき皮も身も細《こまか》に切り酒ばかりにて煮《に》てしぼり上げ胡椒《こせう》みそにてあへるなり。

うち榮螺《さゞい》
　やはらか煮《に》
かますざこ
　めざし
宇治橋《うぢはし》たまで
くるま海老《えび》
夕顔《ゆふがほ》まき
新午蒡《しんごばう》薄皮《うすかは》
あちやら漬《づけ》
粉《こ》ふき栗《くり》
松葉《まつば》なす、つや煮《に》

鰆銀皮《さはらぎんかは》やき
たひらぎ薯蕷《じよゝ》蒸《むし》
あゆ土佐焼《とさやき》
二色《にしき》まき
　かまぼこ
かじめ長《なが》せん
青煮柚子《あをにゆず》
にんじん
こはく煮《に》

なつを皮付《かはつき》
　かまぼこ
鮑《あはび》いりわた漬《づけ》
きす骨抜《ほねぬき》
きぬた卷《まき》
みる貝千鳥焼《かひちどりやき》
あた豆《まめ》と粉ふき煮《に》
もみ大根《だいこん》
花《はな》かつをかけ
慈姑《くわゐ》長《なが》せん

大豆煮《おほまめに》あはび
やまぶきくだき
小《こ》あち土佐焼《とさやき》
甘露《かんろ》なす
しの冬瓜《とうぐわ》
　うま煮《に》

鰔　骨切《ほねきり》
　やきがらし
土佐煮《とさに》
うち章魚《たこ》つや煮《に》
べんぜつ小鯛《こだひ》
なんぶやき
千箱草《ちはとぐさ》ふくみ煮《に》
百合《ゆり》ねりかん

鰊山椒醤油焼《にしんさんせうしやうゆやき》
すゞき一塩《ひとしほ》
さゝむし
干《ひ》いか飯蛸《いいだこ》
　もどき
ずいき白胡麻《しろごま》
　酢漬《すづけ》
より午蒡《ごばう》

青豆《あをまめ》かまぼこ
たひらぎうに焼《やき》
きすあられ
　豆腐蒸《とうふむし》
しらがかもじ
ぬのまき長芋《ながいも》

かしわ鯛《たひ》
うに焼烏賊《やきいか》
赤貝《あかゞひ》やはらか煮《に》
小鯵《こあぢ》きみずし
天門冬《てんもんどう》きぬた卷《まき》
　からしづけ
じねん薯蕷《じよゝ》
　ゆみろ田樂《でんがく》
こし高《だか》かまぼこ
椎茸《しいたけ》長せん
いんげん豆芥子醤油《まかけしじやうゆ》

○手《て》𢭐物《しほもの》　干鱈《ひたら》初《はじめ》よりよく洗ひ小さき短冊《たんざく》ほどに切りて壺《つぼ》に酒を入れて此の内につけ、よく目張《めばり》して四五日乃至《ないし》六七日を經《へ》て遣《つか》ふ。

◎干《ほし》はも

是《これ》も五七日水《みづ》につけおき度々水《たびたびみづ》をかへふやけたる程《ほど》にあげて又半日《はんにち》ほど日《に》にあてゝ遣《つか》ふ。

○長皿《ながさら》　骨《ほね》を去《さ》り山椒醤油《さんせうしやうゆ》つけ焼《やき》。取《と》り合せ午房のうま煮《に》。或は煮梅《にうめ》又は長《なが》芋《いも》の類《るゐ》。

○中皿《ちうさら》　長《なが》ありに切《き》り煮びたしにする青こんぶの短冊《たんざく》花がつを澤山《たくさん》に入る。

○交鱠《いせかます》　よく火どり庖丁《はうてう》にてこまかにたゝき、おろし大根。くるみの小口切《こぐちぎり》。をまぜてきびしき酢《す》にてあへる。

○硯蓋《すゞりふた》或はつみ合せ物　長いも。じね

◎秋之部

◎會席汁

青豆《あをまめ》でじる
鮭《さけ》はらゝ子
つぼみはつたけ

赤味噌《あかみそ》
たひらぎ
火《ひ》どりて
松露《しようろ》
春菊《しゆんきく》

中《ちう》みそ
小鮒《こふな》やきて
おろし大根《だいこん》
やきたうがらし

つぶはつたけ
はぜすりながし

水《みづ》からし
ふりしゃみ
じゆんさい

ひびけしつみ入
おろし冬瓜《とうぐわ》

常味噌《つねみそ》
濱名納豆《はまなあつとう》
みぢん豆腐《とうふ》
よせ菜《な》
ときがらし

いせみろ
芝《しば》ひびそぼろ
笠《かさ》しめぢ茸《たけ》
雪花菜《きらず》

田舍《ゐなか》みそ
貝《かひ》のはしら
すりながし
せん大根《だいこん》

三河《みかは》みろ
ちさの葉《は》べた煮《に》
露豆腐《つゆとうふ》

尾州《びしう》みそ
團扇《うちは》かぶら
さい形《かた》しんじよ
粉海苔《このり》

南部《なんぶ》みそ
おし豆腐《とうふ》
つぶ初茸《はつたけ》
すり柚《ゆ》

◎同鱠

三盃酢《さんばいず》
ばかのした
さつまいもくり
きくらげ

わはせ酢《す》
長芋長《ながいもなが》せん
かや
ちりめんざこ

いりさけ酢《す》
紙鹽鯛《かみしほたひ》うす作り
じゆんさい卷葉《まきは》
せんわさび

三ばい酢《す》
よせ赤貝《あかゞひ》
水せんじ海苔《のり》
くりしやうが

んじよ又は新午房《しんごばう》の類を右のはも皮にてまき、醤油の附焼《つけやき》にして小口より切るなり。

◎鮟皮《あんぴ》

はし皮白水《かはしろみづ》につけ置《お》きてつかふ、身の付きたるあれどもそれはよろしからず皮ばかりすきたるよし。

○味噌吸物　つねの鮟鱇汁《あんこうたる》の如くにしてよろし。取り合せ。うど。うどめ。吸口干山椒《ひさんせう》。

○丼物《どんぶりもの》　よき程《ほど》に切《き》りうど或ハ大根《だいこん》たんざくなど入れて、からしみそぬた和《あへ》。又たうがらしもよし。

○同　よきほどに切り胡麻《ごま》の油《あぶら》にていり酒《さけ》と醤油《しやうゆ》にていり干山椒《ひさんせう》の粉《こ》ふる。

◎干河豚《ひふぐ》

てり皮と、ふぐひとの二品《しな》あり両様《りやうやう》と

あますあへ みる貝《かひ》 おろし大根《だいこん》 はじき葡萄《ぶだう》	さより糸作《いとつくり》 ねばしあさり ふりにんじん 白胡麻《しろごま》酢《す》
きすさゝづくり とりがひ四半《しはん》 もづく すりわさび 三盬酢《みしほす》	たひらぎ、せん つみ木耳《きくらげ》 かんな栗《くり》 たまご酢《す》
鮎卯《あゆう》の花《はな》ずし こはだきみずし いりたで	さらし鯨《くじら》 しらが葱《ねぎ》 かぶらぼね からしみそ酢《す》
さけ一盬《ひとしほ》さん木《き》 同はらゝ子 花《はな》かつは 生《き》酢《す》	平目《ひらめ》小川《をがは》 かきかつを 海部《かいぶ》のり からし酢《す》

◎同茶碗盛《ちやわんもり》

むしり鯛《たひ》 ろばねまし ねぎ たうがらし 浅草《あさくさ》のりもみて	朧《おぼろ》しんじよ 粒《つぶ》はつたけ かくし葛《くず》 露《つゆ》わさび	焼栗《やきくり》 つみ銀杏《ぎんなん》 きくらげ
青豆《あをまめ》どうふ 雀《すゞめ》の玉子《たまご》 葛《くず》かけ	さし鯖《さば》 火取《ひどり》こんぶ せんばしたじ	鯛《たひ》ひりやうず しのむき茄子《なす》
初茸《はつたけ》ばかり 葛羮《くずに》 わさび	小鴨《こがも》しんじよ まひたけ つみ菜《な》 柚《ゆ》	鮭《さけ》さいがた かつら長芋《ながいも》
鮑《あはび》ひもかは 九日大根長《くにちだいこんなが》せん 同とも葉《は》 べた羮《に》	笠松茸《かさまつたけ》 みぢん豆腐《とうふ》 よせ菜《な》	いはしの餡《あん》かけ

もつかひ方あり何《いづ》れも水《みづ》よつけおきてつかふなり。

○吸物《すひもの》　煮《に》ぬきみそ。又はたてみそ。てり皮ばかり入る。又丸《まる》むき大根とり合す。味噌《みそ》はうすき方よし尤《もつと》もかつをぶしの出《だ》しにてもよし。やく味《み》ちんぴ。ねぎ。

○五月汁《しる》　下段《げだん》の汁《しる》の部《ぶ》に載《の》す。

○小丼《こどんぶり》　てり皮細《かはこま》かに切り、みりん酒と醤油にて煮《に》つけ梅《うめ》が香《か》にかきまぜる

○はいろ物　てり皮短冊《かはたんざく》よも菱《ひし》にもきり酒と醤油煮かへし置《お》きて茶筅《ちやせん》にてふりかけ遠火《とほび》にてあぶり又はいろにかける。

○はし鮎《あゆ》

水《みづ》につけ置《お》きよく洗《あら》ひて遣《つか》ふ。又燒《やき》あゆあり同《おな》じ仕方《しかた》なり、國産《こくさん》に鹽《しほ》あゆあ

はやせり 玉子《たまご》かた　ふわく すり柚《ゆ》
蓋《ふた》に 胡麻《ごま》みそ
みぢんはつたけ

○同椀盛

鯛《たひ》はまきり　一しほ ひらうち冬瓜《とうぐわ》 しめぢ茸《たけ》	鮏《さけ》みりん漬《づけ》 九日大根《くにちだいこん》　さゝがし 笠《かさ》しめぢたけ	うづらつみ入 さゝがし午蒡《ごばう》 丸《まる》しめぢ
さしさば 火取《ひどり》こんぶ せんば煮《に》 胡椒《こせう》	海老《えび》ひりやうず まさご豆腐《とうふ》 さき松茸《まつたけ》	鯛《たひ》 まひたけ つみ菜《な》
きそ満月《まんげつ》　しんじよ つぶはつたけ うすくず 水《みづ》からし	さはら一しほ 御《ご》膳《ぜん》ゆば 餘《よ》まきいんげん　せん	きすしんじよ はつたけ
鮎《あゆ》やきがらし しのむき茄子《なす》 まひたけ 小《こ》煮《に》物薄《ものうす》したぢ すり柚《ゆ》	どらやき　しんじよ 生椎茸《なましいたけ》 ささぜんまい 柚子《ゆず》	たこ柔煮《やはらかに》 じねん薯《じよ》 のうま煮《に》

○同燒物

れども、つかひ方《かた》あしければ略《りやく》す。
○中鉢《ちうはち》右《みぎ》のあゆ、かつをぶし澤山《たくさん》入れて煑《に》びたしにする。取り合せ、ぜんまい。いせ干瓢《かんぺう》。ひでずいきの類《るゐ》。
○吸物《すひもの》筒《つゝ》に切り二つほど子籠《こやもり》なれば一入よし。五斗《とと》みそ或は麥《むぎ》みそなどよし。吸口ふきのとう。ねぎの白根《しろね》など見《み》合《あは》すべし。

○白ぼし小鮎《こあゆ》

俗《ぞく》にいふちりめんざこなり。只一種《しゆ》酒《さか》しほ或は合せ酢などかけて遣《つか》ふ又くづし豆腐《とうふ》み入れて吸物《すひもの》にもするなり。

○たゝみ鰯《いわし》

是《これ》は白《しら》すといふ魚《うを》の干したるにて右《みぎ》の小鮎《こあゆ》とは異《こと》なりおなじ仕方《しかた》にすべからず。醬油ふりて燒《や》くこと常《つね》の事《こと》なり。
○すまし吸物　たゝみ鰯水《いはしみづ》に二日ほど

鮎《あゆ》でんがく
篠《しの》にんじん
けし
しやうゆ燒《やき》

大鮎《おほあゆ》すゞめ燒《やき》
九日大根亀甲煑《くにちだいこんきつかふに》
煑山椒《にさんせう》

鯖《さば》
ねりかうじ漬《づけ》
若《わか》しのぶ
ほろあへ

鮭醬油漬《さけしやうゆづけ》
つぶはつたけ
煎豆腐《いりどうふ》

うづら
山椒醬油附燒《さんせうしやうゆつけやき》
皮午蒡《かはごばう》
あちやら漬《づけ》

たまご
かたふわく
杓子どり
笠《かさ》まつたけ
柚香《ゆずにほひ》やき

あはび
土佐煑《とさに》
むかご
ねりみそ
でんがく

いか布目切《ぬのめきり》
山椒《さんせう》やき
かへり蕗《ふき》
旨煑《うまに》

一夜漬《いちやづけ》なま鮭《さけ》
白酒《しろさけ》かけ

ほねぬき
鮎《あゆ》ぎよでん

おろしみ
干《ほし》かれひ
旨煑《うまに》

ぶり一夜《いちや》しほ
午蒡《ごばう》
ふと煑《に》

○同向皿

たです
ひらめせん
新蓮根《しんれんこん》
うすがさね
つみいは茸《たけ》

けしす
ふなさゝづくり
めうどあられ
茶《ちや》くらげ
こまく

利休《りきう》みそ
さば薄皮《うすかは》づくり
じゆんさいの玉
もづく

煑《に》かへし醬油酢《しやうゆず》
小ひらめ紙塩《かみしほ》
貝《かひ》のはしら
よまきいんげん
あられ

おけば生《なま》のいろにもどり一つ宛《づゝ》はぐれるなり、はしりの白魚《しらうを》のかはりに、うどなど入れて吸物によろし。吸口浅草《すひくちあさくさ》海苔《のり》もみて。

◎なまりぶし

○平鉢《ひらばち》　なまりぶし大せみに切《き》り、うす醤油にて煮上《にあ》げ葛《くず》たまりかける、わさび或はからし。

○中皿《ちうさら》　同あつく大きくかきて焼《やき》しはなり、蓼酢《たです》をかける。

○丼物《どんぶりもの》　同小口よりあつく切《き》り赤《あか》みろこくすり酒にてのべ、すいのうにて漉《こ》し胡椒《こせう》の粉《こ》入《い》れて煮《に》る。

○大猪口《おほちよく》　なまりぶし小《こ》さいのめに切《き》り、黒《くろ》ごま味噌《みそ》にてあへる。又青《まだあを》あへもよし。

◎土佐《とさ》ぶし

三しほ酢《す》
さきわび
みぢん大根《だいこん》
きくらげ
こまく
すり山葵《わさび》

丸山酢《まろやます》
みるくひ
かもうり
かうたけ極《とく》せん
糸生姜《いとしやうが》

うすたうがらし酢《す》
うそぎぬ榮螺《さゞゐ》
皮午蒡《かはごばう》
かたけ海苔《のり》

いもねり酢《す》
鮭《さけ》すぶり
烏帽子貝《えぼしがひ》
粉海苔《このり》

◎同さし身

早《はや》さはら　紙塩
ひらめ小川《をがは》
ちさ巻葉《まきは》
さがら布《め》
いり酒《さけ》
生酢《きず》わさび

きはだ　まぐろ
水引《みづひき》さより
雪花菜《きらず》
もみ大根《だいこん》
ねぎみそ
土佐醤油《とさしやうゆ》

あらひ鯉《ごひ》
同いり皮《かは》
葛素麺《くずそうめん》
香茸極《かうたけとく》せん
よまきいんげん
いり酒《さけ》
砂糖蜜《さたうみつ》

なよし　日《ひ》の出《で》づくり
きすさゝづくり
鳥貝四半《とりがひしはん》
霜ふり
芽《め》うど
うすうち
よせわけぎ
三塩《みしほ》ねり酢《す》
粒《つぶ》みそ酢《す》

◎同すまし吸物

うち魚《うを》
うど芽《め》

さきまつたけ
しぼり汁《しる》

梅《うめ》つみ入《いれ》

白髪《しらが》さす
もづく
青柚《あをゆ》

味噌《みそ》につけ十日あまり經《へ》て出《だ》し小口《こぐち》より薄《うす》く切《き》り手鹽皿《てしおさら》或は硯蓋《すゞりふた》にもり合《あは》す

○同てりがい

土佐《とさ》ぶしの眞《しん》かんなにてけづれは巾《はゞ》ひろくうすくかけるを甘煑《うまに》にして、もり合《あは》せに遣《つか》ふ。

○にしん

白水《しろうづ》に四五日つけ度々《たび〳〵》水《みづ》をかへ、よく油《あぶら》をあらひとりて遣《つか》ふなり。

○中皿《ちうさら》　にしんよくふやけて後《のち》よく洗《あら》ひ花がつを澤山入《たくさんい》れて煑《に》びたしにするなり。

○小鉢《こばち》　青《あを》てぶにて卷《ま》き酒《さけ》と醬油《しやうゆ》にてよく煑《に》るなり。又あらめにて卷《ま》くもよし。

○數《かず》の子《こ》

水に四五日つけ度々《たび〳〵》水をかへて、よく

のし梅《うめ》
はいろ長芋《ながいも》
葉付《はつき》わさび

串海鼠《くしこ》　小短冊《こたんざく》
大根《だいこん》おろし

氷海老《こほりえび》
糸松茸《いとまつたけ》
ふくろ柚子《ゆず》

○座附味噌吸物

南部味噌《なんぶみそ》
鮎《あゆ》かたみおろし
まつば茄子《なす》
ひもかは
葛《くず》きり

仙臺味噌《せんだいみそ》
きんこ
もろこし
かんざらし
煑《に》ぬき防風《ばうふう》

田舍味噌《ゐなかみそ》
一鹽鶴《ひとしほづる》　さゝづくり
せん大根《だいこん》
しめぢたけ

常《つね》みそ
薄身鯛《うすみたひ》
生椎茸四半《なましひたけしはん》
はうれん草《さう》　ぢく

三州《さんしう》みそ
はぜかたみ　おろし
皮午蒡《かはごばう》たんざく
つぶ松露《しようろ》

尾張《をはり》みそ
藻魚皮引《もうをかはひき》
鏡大根《かゞみだいこん》
鮟皮《あんぴ》

なみみそ
芝海老《しばえび》すり　ながし
はつたけ四半《しはん》
みぢん豆腐《どうふ》

ゐなかみそ
鮒《ふな》やきがらし
ひもかはむき
もやし三《み》つ葉《ば》

○丼物

はぜやきがらし
さゝがし大根《だいこん》
つみこんにやく
花《はな》ぶし　旨煑《うまに》

蛤時雨煑《はまぐりしぐれに》
しその實《み》うま煑《に》
新蓮根《しんれんこん》　うま煑《に》

串海鼠《くしこ》　小ぐちふと煑《に》
にんじん下馬煑《げばに》
水《みづ》からし

章魚《たこ》やはらか煑《に》
自然薯《じねんじよ》うま煑《に》
青山椒《あをさんせう》

ふやけたる程《ほど》に出して遣《つか》ふ、但《たゞ》し花《はな》かつを、たまりかけて遣《つか》ふこと常《つね》なり。

○丼物《どんぶりもの》　ひやしたる子《こ》をよく水氣《みづけ》をふきとり、からし酢《す》みそにてあへる。

○大平《おほひら》　つけたる子《こ》をよく洗《あら》ひて姑《しば》らく沸湯《にえゆ》につけ葛《くず》たまりかけ、わさび、或は胡椒《こせう》のねりみろかけ。

◎ごまめ

頭《かしら》と腹《はら》とを切《き》りとり炮烙《はうろく》にてよくいり手にてもみ、こなをよくふるひて遣《つか》ふなり。

○硯蓋《すゞりぶた》　みりん酒と醤油にてよく煑《に》つめ、みつの如くなりたる時《とき》よくさまして右のごまめを入れてかきまぜるなり。但し温味《ぬくみ》あればごまめもどりてしはつくなり。

○助炭《じよたん》　婚禮式肴《こんれいしきざかな》などに遣《つか》ふなり、銅《あかゞね》

たひらぎ
山椒醤油やき
しのむき茄子《なす》
玉子《たまご》みそ燒《やき》
つぶはつたけ

干烏賊《ひいか》
笠松茸《かさまつたけ》
柚子《ゆず》小短冊《たんざく》
さわく煑《に》

皮引藻魚《かはひきもうを》
すつぽん煑《に》
太煑《ふとに》ねぎ
燒《やき》たうがらし
ふぐもどき

よまきいんげん
貝《かひ》のはしら
生椎茸《なましひたけ》
からし和《あへ》

◎鉢肴

さはらつゝ切《ぎり》
薩摩醤油燒《さつましやうゆやき》
午蒡《ごばう》ふくみ煑《に》
うま燒《やき》
さらさ芋莖《ずいき》
白《しろ》ごま漬《づけ》
紅生姜《べにしやうが》

目《め》あぢ骨抜《ほねぬき》
豆腐《とうふ》
さいがたむし
鰈《かれひ》あはせむし
ひきぬきろば
冬瓜《とうぐわ》せん
しるつぎそば
したじ
もみぢおろし

ひらめざん木
きみ味淋《みりん》やき
かまそ一塩《ひとしほ》
かざぼし
九日大根《くにちだいこん》しのむき
うま煑《に》
紅粉《べにこ》ふしかけ
生姜《しやうが》せん

子《と》持鮎《もちあゆ》
煑《に》びたし
四方《しはう》やき豆腐《とうふ》
さきせんまい
ふさ山椒《さんせう》

鮭甘酒漬《さけあまざけづけ》
青《あを》さす
たでまき
柚釜《ゆずがま》
ゆねりづめ
すり生姜《しやうが》

鋤燒鴨《すきやきかも》
中山《なかやま》こんにやく
太煑《ふとに》ねぎ
燒《やき》たうがらし

かけ鯛《たひ》
きんし柚子《ゆず》
ぽんぽり
煑染生姜《にしめしやうが》

糸《いと》より
塩《しほ》みりんむし
べんせつ貝《がひ》
めざし
てりやき
皮午蒡甘酢漬《かはごばうあまずづけ》
若芹《わかせり》みろ漬《づけ》
氷山椒《こほりさんせう》

なべ火《ひ》にかけ置《お》き上々《じやうく》の葛《くず》を水《みづ》にてとき右《みぎ》のごまめにかけながら助炭《じよたん》にかける。

○膾皿《なますさら》　焼《や》きて湯《ゆ》をかけ引《ひ》きさき、ふちをよく切り去り、うど白髪《しらが》にうち、いり酒生栗《さけなまぐり》のせん、生盛《いけもり》。

◎するめ

○式肴《しきさかな》　するめ洗《あら》ひて足《あし》と頭《かしら》を取りかたく巻きつけ、わらにてゆはへ、ぬく灰《ばい》に入《い》れ、しばらくして出《だ》し灰《はい》をよくふきとり、小口《こぐち》より切《き》る。

○硯蓋《すゞりぶた》又は付合《つけあは》せ　かきずるめ、てり羹にしてけしをふる。又芳野《よしの》するめ、かきずるめ水につけおき葛《くず》たまりにて羹《に》るもよし。

◎串海鼠《くしこ》　きんこ

水《みづ》につけおきてつかふ、其《そ》の調理法《てうりほふ》は

○口取

火《ひ》とり熨斗《のし》
さくらの葉塩漬《しほづけ》

のし雲丹《うに》
やきはつたけ

瓜《うり》くり
てりかつを

○大猪口

うづら　やきて
大根《だいこん》おろし
羹《に》かへし醤油《しやうゆ》

みるくひ
はじき豆《まめ》
す醤油《しやうゆ》　わりて

あげ午蒡《ごばう》
きんし玉子《たまご》
胡麻《ごま》みそかけ

○中手塩

さび鮎《あゆ》
焼《やき》はつたけ
白《しら》しほ

大長芋丸《おほながいもまる》むき　しぼやき
かながしら　醤油附焼《しやうゆつけやき》

鮭《さけ》きり身《み》　やきて
すり生姜《しやうが》　かけしほ

○平

はやなまりぶし
十六さゝげ
松茸《まつたけ》のかさ

うどん鯛《だひ》
たうな八はい
椎茸《しひたけ》せん
山《やま》の芋《いも》かけ

つまみしんじよ
赤貝《あかゞひ》
うちくり
なすの皮《かは》
午蒡《ごばう》のせん

下段《かだん》にくはし。

○干蛸《ひだこ》

よく〳〵水《みづ》につけおき、あげて酢蛸《すだこ》又《また》は櫻煑等《さくらにとう》にするなり。

○串《くし》あはび

新《しん》まいのよきあはび水に四五日つけおき、よきほどに出して湯《ゆ》にしてあげ、よく洗《あら》ひて遣《つか》ふ。

○小丼《こどんぶり》　うすく切《き》り花かつを澤山《たくさん》入れてみりん酒と醬油とにてとくと煑る。又葛《くず》たまりにて煑綴《にとぢ》にもよし。

○大猪口《おほちよく》　うすく切り胡椒《こせう》みろあへ或はうにあへ。

○洲干鰺《すほしあぢ》

是一品《ぴん》なる物《もの》なり燒《や》きて手《て》にてにぎれば骨《ほね》と身《み》とはなるゝなり長皿《なかさら》の向《むか》ふづけなどによろし付合《つけあは》せ見《み》はからひ。

○大平　重肴

素麵《さうめん》
きんし玉子
よまきいんげん
淺草海苔《あさくさのり》

時雨《しぐれ》はまぐり
芋《いも》の子《こ》
はじき豆《まめ》
はなろば

いか
いはたけ
しめぢ
玉子とぢ干《ひ》山椒《さんせう》

燒《やき》ぶな
新蓮根《しんれんこん》
しほ煑《に》

○硯蓋

はせ大根《だいこん》まき
子《こ》もち烏賊《いか》
うにかまぼこ
鴫羽《しぎは》もりやき
ゆきわ午蒡《ごばう》
ちくし昆布《こんぶ》
てり煑《に》
二葉《ふたば》菜《な》みろ漬《づけ》

鮭《さけ》きみまきずし
あはび柔《やはら》か煑《に》
胡椒醬油やき
麥《むぎ》わらかまぼこ
ふくめ鯛海苔《たひのり》卷《まき》
つぶはつたけ
卯の花づけ
葡萄《ぶだう》つや煑《に》
細《ほそ》いんげん
たまり漬《づけ》

吹寄《ふきよせ》たまで
おち鮎《あゆ》かたみ
おろし
芳野《よしの》醬油《しやうゆ》やき
車海老《くるまえび》ゆば卷《まき》
うづらかまぼこ
烏羽《うば》玉栗《たまぐり》
芽《め》うど
芹《せり》みそ漬《づけ》

青《あを》わたかすてら
のし鮑《あはび》てりやき
鯛皮付《たひかはつき》かまぼこ
煑《に》ぬき玉子
さよりまき
玄の午蒡《ごばう》
うにやき
新慈姑《しんくわゐ》はく煑《に》
さき松茸《まつたけ》
蓮根さらさ漬《づけ》
ほうれん草
しのまき漬

◎姬鰯《ひめいわし》

是《これ》も右《みぎ》と同じく一品なるものにて加賀《かゞ》の國産《とくさん》なり長皿《ながさら》にて會席《くわいせき》の燒物《やきもの》などによし、付合せ見はからひ。

◎沖津鯛干物《おきつたひゝもの》

駿州沖津《すんしうおきつ》の名産《めいさん》なり一種《しゆ》やきて中皿《ちうさら》にもり出《いだ》す身和《みやは》らかにて風味尤《ふうみもつて》もよし。

◎川魚調理法《かはうをてうりはふ》

◎山《やま》まい

山川《やまかは》の早瀬《はやせ》に居《を》る魚《うを》なり、あゆより大なるもありて美味《びみ》なり。

○中皿《ちうさら》　塩燒《しほやき》、山椒《さんせう》みそやき、玉子醤油《たまごしやうゆ》付燒《つけやき》、或は赤《あか》みそ酒にてねり、山まい火どりて羮《に》て出《だ》すもよし。

○膾皿《なますさら》　身をおろし作《つく》りて白うりうす短冊《たんざく》、生《いけ》もりみそ丸《ぐわん》、火にてこがし付《つけ》

村雲《むらくも》たまご
小《こ》鯛《たひ》青ぢくむし
しらが車《くるま》えび
むかご、うに燒《やき》
丸《まる》やまかん

のしかまぼこ　やきぬき
糸《いと》ざより　きみやき
子《こ》もちうづら
栗《くり》ひき茶《ちや》　きんとん
かさねゆづ

水引《みづひき》さより
うさねあはび
のし海老《えび》
銀杏長《ぎんなんなが》せん
かつらにんじん
けし醤油《しやうゆ》づけ

うに煎餅《せんべい》
鮒かたみおろし
山椒《さんせう》やき
吹寄かまぼこ
はいろきんかん
氷室蒿《ひむろくさ》

◎冬之部

◎會席汁

中《ちう》みそ
芝海老《しばえび》すりながし
冬瓜丸《とうぐわまる》むき

鯛《たひ》すり流《なが》し
えのきたけ

糟汁《かすじる》
しほ鳥《とり》
午蒡《ごばう》さゝがし

あんぴ
もやしねいも
小口《こぐち》

赤《あか》みそ
干菜《ほしな》よくにて
花《はな》がつを　たくさん

佐野味噌《さのみそ》
ふくろ牡蠣《かき》
火《ひ》どり根芋《ねいも》

地大根《ぢだいこん》せん六本
花《はな》かつを

並《なみ》みそ
長蕪輪切《ながかぶわぎり》
同とも葉《は》べたに
花《はな》のつを

合《あはせ》、但《たゞ》しみろ丸《ぐわん》はけしを交《ま》ぜよく叩《たゝ》き丸《まろ》めてやく。

◎わかあゆ

大きくなりては仕方《しかた》前《まへ》に同じ若《わか》き内《うち》の、仕方《しかた》左の如《ごと》し。

○すまし吸物《すひもの》　柳葉《やなぎは》といふほどのあゆよし、二《ふた》つほど盛《も》る取《と》り合《あは》せ、つくし。松菜《まつな》。松の木たけ。の類《るゐ》見はからひ。

○早鱠《はやなます》或《あるひ》は手盥《てしほ》　三枚《まい》におろし、ろのまゝ酢《す》につけ焼盥《やきしほ》つよくして花《はな》かつを澤山《たくさん》にかける。取合《とりあはせ》なし。

○本汁《ほんじる》　赤みろにても中白《ちうじろ》にても若《わか》あゆ火《ひ》どりて入《い》れ、つまに、しめぢ竹。細《ほそ》ぶき。わかめ。よめなの類見合《るゐみあは》すべし。

○大鉢《おほばち》　若《わか》あゆ白《しら》しほにして焼《や》きたて、にかへし合酢《あはせず》かけて出《だ》す。或《あるひ》は大猪口《おほちよく》に合酢《あはせす》を入《い》れつけて食《しよく》するもよし。

田舎《ゐなか》みそ
きすやきがらし
小《こ》まつ菜《な》

南部《なんぶ》みろ
松川《まつかは》どうふ
孟宗竹《まうそうちく》薄《うす》小口《こぐち》
松露《しようろ》小口《こぐち》

なみみろ
紫芋《とうのいも》　くしがた
さいずいき

伊勢味噌《いせみそ》
むつの花子《はなこ》
四方《しはう》やき
豆腐《とうふ》

◎同鱠

あぢはひ酢《す》
赤貝《あかがひ》
天門冬《てんもんどう》
いは茸《たけ》

鮒《ふな》たゝきて
大根《だいこん》おろし
かいわり菜《な》
ぎんなん

二盃酢《にはいす》
はも皮《かは》やきて
つき大根《だいこん》
いりかうぢ

あはせ酢《す》
細作《ほそづくり》きす
きくみ
きくらげせん
あられ生姜《しやうが》

あま酢《す》
かさねたひらぎ
かうたけあられ
わさび長《なが》せん

あま鯛《たひ》つくり身《み》
もやし芋《いも》のくき
椎茸《しひたけ》極《ごく》せん
きみぬたあへ

かき鯛《たひ》
海鼠腸《このわた》

きぬ烏賊《いか》
若獨活《わかうど》
海苔酢《のりす》

串海鼠《くしこ》
つくくし
松露《しようろ》さいかた
白和酢《しろあへす》

ふくろ牡蠣《かき》
酢《す》ぶり
生海苔《なまのり》
みぢん生姜《しやうが》

生鱈《なまたら》一しは
同くもわた
はいろみづから
花《はな》かつを
煮《に》きりざけ
粉《こ》胡椒《こせう》

鮟鱇霜《あんかうしも》ふり
ぬのわた黒皮《くろかは》
同　きも
味噌酢《みそす》

○すゞり蓋《ぶた》　いろ付焼《つけやき》。或《あるひ》は煮《に》びたし又てんぷらにするもよし。

○かじか　山椒《せんせう》みそ魚《ぎよ》でん、又《また》醤油《しやうゆ》付《つけ》やき。或はやき干したるものは花がつを入れ煮《に》びたし。又なまのをやきて干蕪《ほしかぶら》など入《い》れ赤みその吸物本汁にもつかふ。又青菜《あをな》を煮《に》て平にもつかふ。

○柳《やなぎ》ばや　たゝきて丸《まる》めごまの油《あぶら》にてあげ平《ひら》の相《あひ》手《て》などにつかふ又《また》やきて大根《だいこん》おろし醤《しやう》油《ゆ》かけるもよし、其《そ》の外《ほか》にはなまぐさけありてよろしからず。

○うなぎ　山川《やまかは》のうなぎは油《あぶら》つよく皮こはくして味あしゝ然れども之をさき樺焼《かばやき》にするは常なり。或は山椒《さんせう》みそにて樺焼《かばやき》にす

○同茶碗盛

鴨《かも》　白《しら》す
榎茸《にいきたけ》
ちりめん麩《ふ》
ぎんなん
玉子むし

そばどうふ
にしきおろし
にかへし醤油《しやうゆ》
かけて

しんじよ
大根《だいこん》　にんじん
青菜《あをな》
花《はな》かつを

霰鯛《あられだひ》、火どりて
和島《わしま》そうめん
つみ菜《な》
粉海苔《このり》

豚魚一しほ
松露《しようろ》むきおとし
葉揃《はそろへ》三つ葉《ば》

なま鱈《たら》
もしほこんぶ
粉胡椒《こせう》

白魚《しらうを》
ひのきたけ
うど短冊《たんざく》
のりあん

鍋《なべ》やきかも
太煮《ふとに》午蒡《ごばう》
つみこんにやく
粉さんせう

魚《うを》そうめん
生椎茸《なましひたけ》あられ
小《こ》まつ菜《な》
柚子《ゆず》

鯨《くじら》せん
とき鶏卵《たまご》
葱《ねぎ》五分切《ごぶぎり》
もみのり

串海鼠《くしこ》
糸《いと》まきとうふ
ふわく麩《ふ》
葛《くず》たまり
水《みづ》がらし

鯛《たひ》らん切湯煮《ゆに》
橙《だいく》すかけて

○同椀盛

鴨《かも》しんじよ
松露《しようろ》むきおとし
葉《は》ぞろへ三葉《みつは》
あられゆ

白魚《しらうを》
うどたんざく
笠松茸《かさまつたけ》
うすくず
山葵《わさび》

生鱈《なまたら》
さきわかめ
ひのきたけ

火《ひ》どりひらめ
大椎茸《おほしひたけ》せん
みつ葉《ば》五分切《ごぶぎり》

る方醤油よりもまさるべし。
○なます皿　皮むきて立にほそく引きなますの子につかふ。生盛《いけもり》にも取り合す。
○本汁　赤みろにてくづし豆腐うなぎ皮むき筒切《つゝぎり》或《あるひ》はささてよきほどに切ても。

○鯰《なまづ》

かば焼《やき》にするは尋常《じんじやう》の事《こと》なり皮《かは》をむき赤味噌《あかみそ》のこくせうにして平《ひら》に遣《つか》ふてよし。干《ひ》山椒《ざんせう》入《い》れる。
○かまぼこ　鯰《なまづ》の身《み》をすきとりてたゝき自然生《じねんじやう》すりいれ玉子《たまご》の白《しろ》み入《い》れてにるなり。但《たゞ》し玉子《たまご》の入加減《いれかげん》すくなければよりかねるなり。又《また》魚のしゆんによりかたき時は上々《じやう〳〵》のうどん粉《こ》少《すこ》し入《い》れる。

皮引魴鮄《かはひきはうぼう》 うす切《きり》
そろへもづく
撚長芋《ひゞりながいも》

脊切鯛《せぎりたひ》
みの松茸《まつたけ》
そろへ三《み》つ葉《ば》

雁菱喰《がんひしくひ》
さらし葱《ねぎ》
肥後豆腐《ひごとうふ》

はたじろ
薄《うす》ぎぬ
ちくしこんぶ
土筆《つくし》

鯛《たひ》どうふ
羹《に》ぬきにんじん
くずあん
水《みづ》がらし

まき鯛《たひ》
もやし三《み》つ葉《は》
ゐのきたけ

大鮒《おほふな》やきて
酒《さか》みろ羹《に》

鯿《とち》らん切《ぎり》にして
すつぽん羹《に》

○同焼物

かます風干《かぜほし》
芽《め》うど
黒胡《くろご》廲《ま》みろ羹《に》

合《あは》せ鱚《きす》
ふくみせんまい
つへ生姜《しやうが》

さはら甘酒漬《あまざけづけ》
かさねこんぶ

はたじろ盬《しほ》むし
天王寺蕪《てんわうじかぶら》
ごまみそかけ

蒸鰈《むしがれひ》色付《いろつけ》やき
小松菜《こまつな》べた羹《に》
すり柚子《ゆず》

糸《いと》よりでんがく
むし長芋《ながいも》
胡廲《ごま》しはかけ

鯛味噌漬《たひみそづけ》
唐羹蜜柑《たうにみかん》
氷《こほり》おろしかけ

乾鰈《ほしがれひ》
切がさね
たゝき午蒡《ごばう》
山椒《さんせう》みろしき

おろし身《み》
あまたひ
一夜漬《やづけ》

けんちん小鯛《こだひ》
羹《に》たうがらし

おろし身《み》のれひ
とさへき
とも子《こ》うま羹《に》

さより
むすびて
ふり盬焼《しほやき》

○泥鰌《どじやう》　すつぽん

此《こ》の二品《しな》は仕方《しかた》甚《はなは》だ多《おほ》く又珍《めづ》らしき取《とり》合《あは》せ遣《つか》ひ方《かた》もあれど人《ひと》によりて好《この》まざる方《かた》多《おほ》ければ其《そ》の仕方《しかた》を畧《りやく》す。此《こ》の外《ほか》の川魚類は大抵《たいてい》下段《げだん》に說《と》き盡《つく》したるを以《もつ》て茲《こゝ》に之《これ》を載《の》せす。

◎頓智《とんち》さかな。つまり肴《さかな》

夜《よ》ふけての客《きやく》或は用意《ようい》の物《もの》もなき時《とき》の客《きやく》か又は料理《れうり》取《とり》組み種々出《しゆぐだ》し盡《つく》して殘《のこ》る品《しな》なき時《とき》とみに一二品出さで叶《かな》はざる所《ところ》にて一寸《ちよつと》したる趣向《しゆかう》を心《こゝろ》得のために出《いだ》すなり。

○吸物《すひもの》　常《つね》の味噌を湯にほだて煑《に》かへし滓《かす》をこし、ぬかみそ漬《づけ》の古茄子《ふるなす》立《たつ》に小口よりうすく切《き》り盤を煑出して二三枚入れ上々の葛をにほ湯にてこね、つ

○同向皿

煎酒酢《いりさけす》
小《と》川鯛《かはだひ》
とり紫蘇《しそ》
しらが獨活《うど》
わさび

三《み》しほ酢《す》
ふくろ牡蠣《かき》
酢《す》ぶり
生海苔《あまのり》
わさび

たうがらし
酢《す》みそ
搔《かき》鯔《ぼら》
わけぎ五分《ごぶ》切《きり》
あられ栗《くり》

いり酒酢《さけす》
ひらめ作《つく》り身《み》
割《わり》つくし
輪《わ》金柑《きんかん》
葉《は》山葵《わさび》

三《み》しほ酢《す》
さらし章魚《たこ》
笹《さゝ》打蓮根《うちれんこん》
すり生姜《しやうが》

辛子《からし》酢《す》
鰈《かれひ》つくり身《み》
天門冬《てんもんどう》さゝうち
獨活《うど》むきおとし

同酢《す》
篠《さゝ》がき鯛《だひ》
海鼠《なまこ》だゝみ
酢《す》どり生姜《しやうが》

三《み》しほ酢《す》
當座《たうざ》田作《たづくり》
みぢん大根《だいこん》
にんじん
こま〳〵
いちでみかん

○同さし身

ひらめ黒皮作《くろがはつく》り
ばかのは
鯛四半《たひしはん》すぶり
糸蓮根《いとれんこん》
からとり
やくみ醬油《しやうゆ》

かき鯛《たひ》
鯉子《こひこ》つき
さゝ作《つく》り
さはら銀皮《ぎんかは》
しもふり
毛打《けうち》わかめ
しのうど
莫筏海《ばくたいかい》

小鯛活《こだひいき》づくり
まぐろ細《ほそ》づくり
卯《う》の花《はな》かけ
うきくさ防風《ばうふう》
長《なが》ひじき
かぶらぼね

大鮒《おほふな》
同やきからし
鯛小川《たひをがは》
長《なが》せん
鰯四半《いはしゝはん》
紅皮《べにかは》うど短冊《たんざく》
さきわけぎ
九年母《くねんぼ》いちで

み入のなりにつまみ手にてうち平めて入る但《たゞ》し葛粉《くず》も沸湯《にはゆ》に投《とう》じて後《のち》に入る

○同　きずまし薄《うす》くして大梅干《おほうめぼし》よく洗《あら》ひて一つ、わさびおろし入る○但し榎木《ゑのき》たけ。しめぢ茸《たけ》○椎茸《しひたけ》の類《るゐ》入るゝもよし

○同　山のいもおろし葛の粉すこし入つみ入れ柚子《ゆず》の袋口《ふくろくち》を切りてひつくりかへして一つ、赤味噌にも、すましにもする、浅草海苔《あさくさのり》少しもみてはなす。

○丼物《どんぶりもの》　掻餅《かきもち》ごまの油にてあげ葱味噌《ねぎみそ》酒にてゆるくのばしかける。

○手塩皿《てしほざら》　わさびおろし。梅干《うめぼし》の肉《にく》とかつを節こまかにかきて交へ、よくたゝき醤油少しかける、是をにしき木といふ。

○極上《ごくじやう》の茶《ちや》よくはうじ細《こま》かにもみ、かつをぶしを茶碗《ちやわん》のかけにてかけば粉《こ》に

焼蕗《やきふき》みろ酢《す》

ねり玉子ず
からし酢みそ

利休《りきう》みそ
水《みづ》とろゝ

たうがらしみろ
よしの酢《す》

◎同すまし吸物

糸《いと》みる貝《かひ》
水《すゐ》せんじ海苔《のり》
四半《しはん》

ふくろ牡蠣《かき》
焼《やき》ふきのとう

紡鯿《はうぼう》うす切《きり》
みぞれ茗荷《みやうが》
かもじ海苔《のり》

なま鱈《たら》
へぎてんぶ

たひらぎ
莫筏海《ばくたいかい》
蕗《ふき》のとう
かき葉《は》

百合根《ゆりね》
さきねび

豆腐湯《とうふゆ》
梅花《はいくわ》のつぼみ
佛手柑《ぶしゆかん》

塩《しほ》たら切身《きりみ》
青《あを》てんぶ
胡椒《こせう》

◎座附味噌吸物

常《つね》みそ
あわもり鯛《たひ》
ねのきたけ
糸海苔《いとのり》

上赤
並みろわりて
鮟鱇《あんかう》
同くろ皮
同きも
地大根うすぎぬ
粉山椒《こさんせう》

佐野味噌《さのみそ》
鰒魚《あとう》いろ切《ぎり》
早《さ》わらび
きんくい豆腐《とうふ》

尾州《びしう》みろ
紡鯿《はうぼう》皮ひき
わんぴうら白《しろ》
ふき小口《こぐち》

なる之をかきまぜ醤油少しかける但《たゞ》し是《これ》は梅《うめ》が香《か》の如《ごと》く醤油いかにも少しにて、ゑとりにとるまでなり、尤《もつと》もゆるき火《ひ》にかけて少し煑るなり。

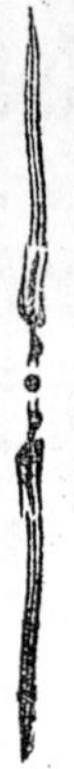

◎夜食膳献立《やしよくぜんこんだて》

◎海苔飯《のりめし》 仕やうは下段飯の部に出す

〔手盤《てしほ》〕茄子《なす》からしづけ。ならづけ守口《もりぐち》大根。菜漬《なづけ》てまかに刻《きざ》み酒にいりて〔猪口《ちよく》〕つくつくし。はりがや。ひたし物〔中皿《ちうざら》〕味噌《みそ》づけのぼら、角《かく》に切《き》り焼《や》きて二つ付け。甘露梅《かんろばい》。〔平盛《ひらもり》〕干山椒《ひさんせう》ふりて白魚《しらうを》。ゑのきたけ。自然薯《じねんじよ》むして白味噌《しろみそ》ねりてかける〔茶碗《ちやわん》〕たら。青《あを》こんぶ短冊《たんざく》にきりて二枚《まい》。花《はな》がつをかけて〔加役《かやく》〕ねぎせん。ちんぴこまく。ゆずこまく。けし。粉たうがらし〔汁継《しるつぎ》〕すまし

南部味噌《なんぶみそ》
やき白魚《しらうを》
おぼろ豆腐《とうふ》
煑海苔《にのり》

煑《に》こしみそ
もなか鱚《きす》
もづく煑《に》ぬき
芽獨活《めうど》

並《あみ》みそ
はたじろさん木
ちさべた煑《に》
つけしめぢ茸《たけ》

三割《みつわり》みろ
袋《ふくろ》うき
かたくり
ふわく
火取根芋《ひざりねいも》

◎丼物

千鳥山椒醤油《ちどりさんせうしやうゆ》
やき
かしゆう芋《いも》
柚《ゆ》みろでんがく

牡蠣時雨煑《かきしぐれに》
蕗《ふき》の薹《とう》
うすの煑《に》

小鮒煑《こぶなに》びたし
いてふ大根《だいこん》
青板《あをいた》てんぶ
ちく紙《し》
やき山椒《さんせう》

拳螺和煑《さゞえやはらかに》
若獨活《わかうど》
山椒《さんせう》みろ和《あへ》

鮟鱇《あんかう》すつぽん煑《に》
粉《こ》山椒《さんせう》

みるかひ切《き》り交《まぜ》
みつば五分切《ごぶぎり》
筆頭菜《つくし》
あつびたし
すり柚《ゆ》

天王寺《てんわうじ》かぶら
むしたて
鯉《こひ》
みろかけ

飯蛸《いひたこ》
仙臺大豆《せんだいおほまめ》
旨煑《うまに》

◎鉢肴

大《おほ》あま鯛《だひ》せぎり
一夜しほ
天王寺《てんわうじ》かぶら

大鮒片身《おほぶなかたみ》おろし
山椒醤油やき
薄衣昆布《うすぎぬこんぶ》

小鯛《こだひ》わかさやき
梅田午蒡胡麻煑《うめだごばうごまに》

丹後鰤《たんごぶり》
ねりからし漬《づけ》
寒竹《かんちく》たけのこ

但《たゞ》し甘《あま》き方《はう》よし。

○枸杞飯《くこめし》

〔汁《しる》〕ふり蜆《しゞみ》ねりからし。赤みそうす仕立〔手塩《てしほ》〕ならづけ瓜。みそ漬大根《づけだいこん》。煮山《にさん》椒《せう》〔猪口《ちよく》〕よめ菜。干大根《ほしだいこん》はり〳〵〔中《ちう》

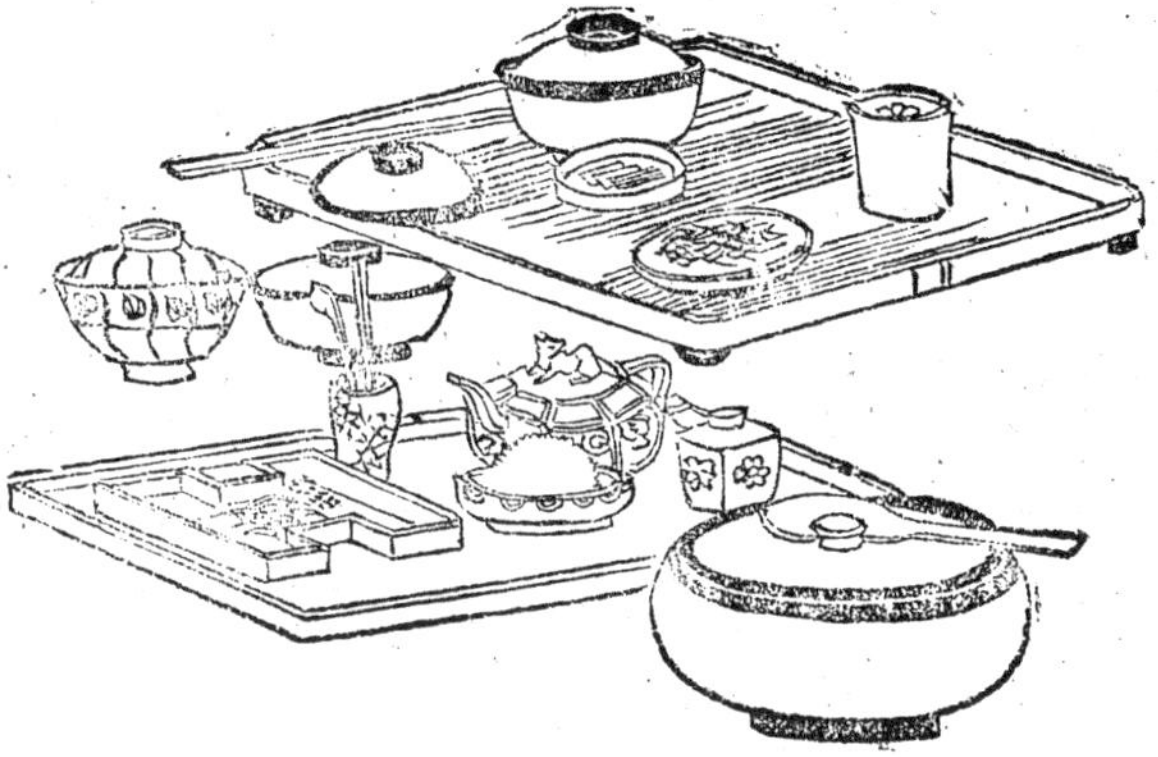

とも葉《は》 しぎやき やき唐《たう》からし ほど煮《に》	鲂鮄《はうばう》おろし身《み》 かばやき かしう芋《いも》 味噌煮《みそに》 防風醤油《ばうふうしやうゆ》 びたし 氷《とほり》しやうが
さゝがし大根《だいこん》 あんぺい こま〳〵	小鯛《とだひ》はねぬき きくらげせん 銀杏小口《ぎんあんとぐち》 もやし三《み》つ葉《は》 玉子《たまと》けんちん たんざく干海苔《ほしのり》
水菜《みつが》たまり漬《づけ》 もやし生姜《しやうが》	塩引鮭《しほひきさけ》 味淋《みりん》づけ 孟宗竹《まうそうちく》うま煮《に》 豊後梅《ぶんごうめ》すぬき こゝり煮《に》 笠松茸《かさまつたけ》 生姜煮《しやうがに》
からし和《あへ》 菊柚煮《きくゆに》	炮烙《はうろく》むし 荒蠣《あらかき》 柚子味噌《ゆずみそ》

○口取

うまに ほしぶだう まつかぜきす
火《ひ》どり密柑《みかん》 まきからすみ
うどめ でんがく

○大猪口《おほちよく》

からすみ いり納豆《なつとう》
鮑《あはび》わたゝ 煮《に》て 松露酒《しようろさか》いり
奈良漬爪《ならづけうり》 からしあへ 菊味噌《きくみそ》

皿《ざら》〕かます塩焼《しほやき》。むつの子。しひたけ煮附《につけ》〔平《ひら》〕鯛うしほ煮《に》、山椒《さんせう》の芽《め》〔茶碗《ちやわん》〕魚たヽきつみ入。午房《ごばう》せん。柚子《ゆず》せん〔引菜《ひきさい》〕中《ちう》がれひむして。田楽《でんがく》とうふ白焼《しらやき》たて葛《くず》あんかけ。わさび〔茶瓶《ちやびん》〕させん。

○紫蘇飯《しそめし》

〔手塩〕ほそね大根《だいこん》。白瓜《しろうり》。新生姜《しんしやうが》〔猪口《ちよく》〕十六さヽげ。花がつを〔中皿〕あぢ塩焼《しほやき》。へちましぎ焼〔平《ひら》〕胡椒《こせう》の粉《こ》ふり。竹《たけ》の子。くしこ。小茄子《こなす》丸《まる》にて。銀《ぎん》あん。きくらげ。赤白まぜ味噌《みそ》こくせう〔茶碗《ちやわん》〕はぬけ鴨《かも》、根《ね》いも。花柚子《はなゆず》〔加役《かやく》〕ねぎこまく、赤青新たうがらし輪《わ》にうちて。みやうがせん。大根おろし〔汁継《しるつぎ》〕すまし、少《すこ》しからき塩梅《あんばい》よし。

○ざば飯《めし》

〔汁〕白胡麻《しろごま》。中なす丸《まる》むきわりかけ。玉《たま》

○中手塩《ちうてしほ》

かます薄塩《うすしほ》やき
天王寺小蕪《てんわうじこかぶ》
かけしほ

かしは鯛《たひ》
ふきのとう
煮付《につけ》

鰤《ぶり》
からし付焼《つけやき》

○平《ひら》

今出川豆腐《いまでがはとうふ》
鰹《かつを》あげかは

さしま午房《ごばう》
にんじん　ふとに
やき麩《ふ》
青《あを》のり

鴨《かも》
松露《しようろ》
あわ雪豆腐《ゆきどうふ》
やき目《め》つけて

○大平《おほひら》　重肴《ぢうざかな》

大鮒《おほぶな》
やきて酒《さか》に
みそ豆《まめ》
からし

尾張大根《をはりだいこん》
あかえひ
たうの芋《いも》
胡椒味噌《こせうみそ》
こくしやう

よせ玉子《たまご》
土佐《とさ》ふ
岩《いは》たけ

あなご付焼《つけやき》
赤《あか》にし
かうたけ

○硯蓋《すゞりぶた》

子丸《とまろ》にて。志そこまく〔手塩《てしは》〕かみなりぼし。なたまめ〔猪口《ちよく》〕新大梅《しんおほうめ》さかに。白砂糖《しろさたう》〔中皿《ちうさら》〕かつをさしみ。もみ瓜《うり》。みやうがしろ。からしみろかけ〔平《ひら》〕小鯛《こだひ》やきめ付て。さ〻ずいき。青柚《あをゆ》〔茶碗《ちやわん》〕ひして酢《す》いり。わさび〔引肴《ひきさかな》〕うなぎ樺焼《かばやき》くしぬきて。いりどうふ。きくらげ、あさのみ入る〔茶びん〕同上。

〇そば飯《めし》

〔手塩《てしほ》〕菜《な》づけ。あさ漬《づけ》〔猪口《ちよく》〕にんじん白和《しらあへ》〔中皿《ちうさら》〕鮭切身《さけきりみ》やきてかけしほ。はつたけ塩焼《しほやき》〔平《ひら》〕白《しろ》ねりみろ敷《し》きて。あはび。きぬかづき芋むきて。青豆《あをまめ》〔茶碗《ちやわん》〕入はいどうふ。松《まつ》たけ細《ほそ》ぐさきて、山の芋《いも》おろしかける〔加役《かやく》〕ねぎせん。たうがらし。けし。ちんぴ。ゆずこまく。のりもみて。焼《やき》みろ。わさび〔汁継《しろつぎ》〕すまし

中華《ちうくわ》たまで
あるへい
かまぼこ
鮑小倉煮《あはびをぐらに》
さわらび細魚《さより》
こま慈姑《くわゐ》
柚《ゆ》ねりかん
末廣《すゑひろ》かぶら
味噌《みそ》づけ

鯛《たひ》の子《と》蒲鉾《かまぼこ》
た〻み白魚《しらうを》
紅貝《べにがひ》めざし
じやこ山椒《さんせう》
醤油《しやうゆ》やき
慈姑《くわゐ》むきおとし
なたまめ
粉《と》ふき煮《に》
雞卵《たまご》か〻むし
糸《いと》あらめ
京菜葉《きやうなあは》
まきみそ漬《づけ》

鯛《たひ》でんぶ
志のさより
赤貝《あかがひ》かまぼこ
あはせ鱚《きす》
巻岩茸《まきいはたけ》
かつら生姜《しやうが》
てり煮《に》
菊美《きくみ》
すがたづけ

まつかせ鯛《たひ》
海老《えび》けんちん巻《まき》
のうたけうら白《じろ》
午房《ごばう》うづまき
松露《しようろ》か〻煮《に》

あまだひ片身《かたみ》
おろし
昆布《こんぶ》まき
くらかけわらび
花《はな》かつをかけ
きぬたかまぼこ
味噌《みそ》づけ玉子《たまご》
茄子砂糖煮《なすびさたうに》
ゆばでんぶ煮《に》
姫小松《ひめこまつ》
あちやら漬《づけ》

はもはねきり
卵《う》の花《はな》かけ
げいらん
ねびみろづけ
かまぼこ
ちくし昆布《こんぶ》
つや煮《に》
長芋《ながいも》きんとん煮《に》

さば百合《ゆり》
ねりむし
たいらぎ
のり巻《まき》
干鱈《ひたら》ふくみ煮《に》
長芋道明寺《ながいもだうみやうじ》むし
さがら麩《ふ》うま煮《に》

ういらう蒲鉾《かまぼこ》
公魚《わかさぎ》つけやき
小鴨《こがも》でもくむし
しの長芋火《ながいもひ》どり
桂生姜《かつらしやうが》つや煮《に》

常《つね》の通《とほ》り。

◎豆腐飯《とうふめし》

〔手塩《てしほ》〕なづけ。ひしほ〔猪口《ちよく》〕きくみ〔中《ちう》皿《さら》〕干あゆ、ふとに。しそのみ酒と醤油にていりて〔平〕鮭小切身《さけこきりみ》やきめ付。さき松たけ。つまみ菜、ゆず輪切《わぎり》〔茶碗《ちやわん》〕蕪《かぶ》菜《な》ぢくをつけて角にとる。大柿《おほがき》。赤みそかけ、ふろふきのかげん〔加役〕のりもみて。たうがらしせん。わさび。ちんぴ。けし〔汁継《しるつぎ》〕すまし常《つね》の通《どほ》り。

◎葱飯《ねぶかめし》

〔手塩《てしほ》〕わさ漬《づけ》。なら漬《づけ》〔猪口《ちよく》〕貝《かひ》のはしら。たうがらしぬた〔中皿《ちうさら》〕塩《しほ》いはし、からしおとし焼《や》きて。ほしずいき、うま煮《に》〔平《ひら》〕あわ雪《ゆき》とうふ。雁《がん》大きく身どりて。松露《しようろ》。こくせう〔茶碗《ちやわん》〕さはら切身《きりみ》むして。あんかけ。わさび〔加役《かやく》〕たうがらし

第二章　四季混雑献立《しきこんざつこんだて》

◎味噌吸物《みそすひもの》

あかう 大根拍子木《だいこんへうしぎ》 ふきのとう	にぬきみそ しゞみ 松菜《まつな》 ゆずふくろ からし	干烏賊《ひいか》 生椎茸《なましひたけ》	やき味噌《みそ》はだて 赤《あか》にし くこ	みそ あんかう 粒山椒《つぶさんせう》
小鯛《こたひ》 かいわり菜《な》 うど芽《め》	しぼり どうふ はらゝご	ねなか味噌《みそ》 うち玉子《たまご》 もろこしだんご	やき鮒《ふな》 らつきよ	赤味噌《あかみそ》 鯉《こひ》じんじよ とも子《こ》 粉山椒《こさんせう》
あいなめ 岩《いは》たけ ばうふう	あぢ 小茄子《こなす》うすく へぎて 山椒《さんせう》の芽《め》	あはびひらく わかめ	蟹《かに》はんぺい しそ	うど芽《め》 重《かさ》ね小鯛《こたひ》
くじら さゝがし牛房《ごばう》 やきたうがらし	あはび采《さい》の目《め》 あられ　いりて つぶ納豆《なつとう》 からし菜《な》 こまく	河豚《ふぐ》てり皮《かは》 たんざくどうふ そら豆《まめ》	むしがれひ うす小口《こぐち》 ほし大根《だいこん》	ねだ山椒《さんせう》 子《こ》もち小鯛《こたひ》

焼《や》きて刻《きざ》み。のりもみて〔汁繼《しるつぎ》〕すまし辛《から》き鹽梅《あんばい》。又油《あぶら》ずましもよし。

◎信濃飯《しなのめし》　大根飯なり

〔手鹽《てしほ》〕澤庵漬《たくあんづけ》。菜漬《なづけ》〔猪口《ちよく》〕たゝき牛房《ごばう》。けし酢《す》〔中皿《ちうさら》〕あま鯛《たひ》ぎよでん。あかがひ血《ち》やき〔平〕あんかう。岩たけ。うどめ赤みそか山椒《さんせう》みそ〔茶碗《ちやわん》〕やきとうふ。むしりねび。花かつを〔加役《かやく》〕たうがらし。やきみそ。ねぎ。のり。ゆず〔汁繼《しるつぎ》〕そば切したじ。

◎魚飯《ぎよはん》

〔手鹽《てしほ》〕かくや漬《づけ》。漬生姜《つけしやうが》〔猪口《ちよく》〕しゆんぎく、ひたしもの。くるみもみて〔中皿《ちうさら》〕鹽魚《しほうを》やきて湯を通《とほ》しむしりて花かつを酒じほかけ。しそまき漬《つけ》〔平《ひら》〕丸《まる》むき大《だい》根《こん》めんとり。鮒《ふな》みそ、こくせう。干《ひ》山椒《さんせう》〔茶碗〕あんかけどうふ、わさび〔加役《かやく》〕

雑羹《ざふに》したて うす身鯛《みたひ》 つみ菜《な》 いもの子《こ》
味噌《みそ》 まき鱚《きす》 さわらび
みそ 焼白魚《やきしらうを》 きくとうふ
赤味噌《あかみそ》 はぜつみ入《いれ》 大根《だいこん》 つみいはたけ さんせう

◎すまし吸物《すひもの》

手長海老《てながえび》 はまぐり 松《まつ》な	はやいりて ふくろ密柑《みかん》	赤貝《あかゞひ》 生海苔《あまのり》	はつたけ あゆ　やきて
からすみ たんざく豆腐《どうふ》 淸水米《しみづまい》	鯵《あぢ》うしほ はな柚《ゆ》	むしりねび 甘露梅《かんろばい》	あられ豆腐《どうふ》 ふり玉子《たまご》
しほすゞめ 新午蒡《しんごばう》 大根《だいこん》しぼり汁《しる》	かつを そぎ大根《だいこん》 すいり	蛸《たこ》　うすくへぎ くずたけ	花小鯛《はなこだひ》 はしかぶら
じゆんさい そくひしんじよ	たいらぎ つくし	葛引白魚《くづひきしらうを》 すいせんじ だうみやうじ いり	白《しら》ぎくとうふ のし

◎硯蓋《すゞりぶた》

にしきおろし。ねぎせん。のりもみて〔汁繼《しるつぎ》〕きずまし、だし入れず。

○雉子飯《きじめし》

〔手鹽《てしほ》〕なら漬《づけ》もり口。花まる。みそづけ〔猪口《ちよく》〕よめな。黑《くろ》ごまひたし物〔中皿《ちうさら》〕うど。ひらめ。ぬたあへ。もみのり。粉《こ》たうがらし〔平《ひら》〕にんじん。牛房《ごばう》。長いも。あはび。きくらげ。のつぺい、わさび〔茶《ちや》碗《わん》〕ばら筒切《つゝぎり》。白みそてくせう。かいわり菜上置《うはおき》〔役味《やくみ》〕ねぎ。ひさんせう。ゆず〔汁繼《しるつぎ》〕すまし。

○蜆飯《しゞみめし》

〔手鹽《てしほ》〕たうざ漬《づけ》うど。ほろね大根《だいこん》〔猪《ちよ》口《く》〕百合根《ゆりね》青《あを》あへ〔中皿《ちうさら》〕むしかれひ色《いろ》付《つけ》やき。くわゐの切りあへ〔平《ひら》〕ぶり小《こ》串《ぐし》やきて。里いも。椎茸《しひたけ》。白みそてくせう〔茶碗《ちやわん》〕しんじよ。つまみ菜《な》。わゆず

あつやき玉子《たまご》 あはびてり煮《に》 ちやきんいも あはせざより 水《みづ》がし	小豆《あづき》煮《に》生貝《なまがひ》 二色《にしき》ゑび 魚《うを》けんちん巻《まき》 かんろぶき くわし昆布《こんぶ》 長《なが》せん	うに燒鯛《やきたひ》小串《こぐし》 春山《はるやま》さより よせかちくり わさびかすづけ	かすていら さはら花《はな》かつを やき 松露《しようろ》でんがく 青《あを》くし
いひ蛸《だこ》 小串《こぐし》魚《うを》 松《まつ》がゑでんぶ がんせきくるみ	うにかまぼこ まつかせきす きぬた長芋《ながいも》 みかん甘煮《うまに》	たまり煮《に》生貝《なまがひ》 まき蒲鉾《かまぼこ》 花袖うま煮《に》	とてふしてり煮《に》 きぬたうど
鮒《ふな》すゞめ燒《やき》 から皮《かは》せん きんかんうま煮《に》 椎茸《しひたけ》	鯛《たひ》かまぼこ 志のさより 黑慈姑《くろくわゐ》きんとん 朝日《あさひ》ばうふう	白《しら》うを目《め》さし 二色《にしき》たまご みそ漬《づけ》やき	しきみそ蒲鉾《かまぼこ》 わた煮《に》生貝《なまがひ》 菊《きく》なすうま煮《に》 角慈姑《かくくわゐ》てり煮《に》
おし慈姑《くわゐ》 むすびきす てりごまめ	生貝《なまがひ》やはらか煮《に》 うら白《しろ》 かうたけ 柚《ゆ》うま煮《に》	鴨《かも》かまぼこ 白《しろ》てり煮《に》午蒡《ごばう》	鰹《かつを》みろかまぼこ すゞき小串《こぐし》 てりやき へちま大根巻《だいこんまき》

〔加役《かやく》〕ねりがらし。もみのり〔汁繼《しるつぎ》〕すまし。もづくをはなす。

◎玉子飯《たまごめし》

〔手鹽《てしほ》〕ならづけ 菜づけ、羹さんせう花じは〔猪口《ちよく》〕ちよろぎ、ぎんなん。ごまあへ〔中皿《ちうさら》〕鹽ぶりせんば羹。白酒かけて〔平《ひら》〕大蛤《おほはまぐり》 むきみ。やきどうふ。しばゑびむきて。のつぺい、すり生姜《しやうが》〔茶碗《ちやわん》〕長いも大ばすに切《き》る。烏賊《いか》。白《しろ》ねり味噌《みそ》羹《に》〔加役《かやく》〕のりもみて。こたうがらし。ねぎこま〱〔汁繼《しるつぎ》〕すまし常《つね》の通《とほ》り。

◎ごもく飯《めし》

〔手鹽《てしほ》〕たくあん漬《づけ》。ひしほ〔猪口《ちよく》〕烏賊《いか》きのめあへ〔中皿《ちうさら》〕大鮒《おほふな》こんぶまき。長《なが》いも丸《まる》く切《き》り皮付《かはつき》うま羹《に》〔平《ひら》〕すゞき脊《せ》切《ぎり》。ねぜり〔茶碗《ちやわん》〕むしり鱈《たら》 みろまめ。花《はな》かつを〔加役《かやく》〕ねぎ。のり。たうがらし

きぬたゑび
若鮎《わかあゆ》おろし
立《たて》やき
たけのこ極《ごく》せん
でんぶ羹《に》

ちやせん生貝《あまがひ》
つや羹《に》
青羹《あをに》ふき
とも葉《は》まき

つくも羹《に》たまご
おぼろやき小鯛《こだひ》
三しほ漬《づけ》
さわらび
つくし

手綱《たづな》いか
二色《にしき》まきゆず

◎丼物《どんぶりもの》

むつの子《こ》
羹梅《にうめ》
うめがゝのかけて

おはびさいのめ
葡萄《ぶだう》むきて
大根《だいこん》おろし酢《す》

鯉《こひ》の子《こ》
奈良漬瓜《ならづけうり》
からし和《あへ》

ふり海鼠《なまこ》
伊豆《いづ》のり
生姜酢《しやうがす》

赤貝《あかゞひ》、合酢《あはせず》
じゆんさい
しぶくり

田《た》にし
つくし
青《あを》あへ

さし鯖《さば》
すいき
からし酢《す》あへ

はうばう
片身《かたみ》づゝ燒《や》き
干葉《ひば》
こま〲

◎平鉢《ひらばち》

がざみ
山椒醤油付《さんせうしやうゆうつけ》やき
やきはまぐり
ひじき、しきて

小鯛《こだひ》 小《こ》かれひ
さより 車《くるま》ゑび
小《こ》あぢ さがらめ
しば羹《に》

榮螺《さゞゐ》つぼやき
あなごかばやき
つけ木《き》のめ

〔汁繼《しるつぎ》〕すまし辛《から》きかげん。

◎ういきやう飯《めし》

〔手塩《てしほ》〕あさ漬《づけ》。菜漬《あづけ》〔猪口《ちよく》〕にんじん、葉《は》ともに酢《す》いり〔中皿《ちうさら》〕車海老《くるまえび》。大かまぼこむして。赤穂塩《あかほしほ》〔平《ひら》〕大午房《おほごばう》丸《まる》むき。めんとり。たこ。赤みそこくせう。胡椒《こせう》の粉《こ》〔茶碗《ちやわん》〕のも。せり。松《まつ》たけ。ちりめん麩《ふ》玉子とぢ〔加役《かやく》〕やきみそ。大根《だいこん》しぼり汁〔汁繼《しるつぎ》〕すまし常《つね》の通《とほ》り、あまきかげんよし。

◎茶飯《ちやめし》

〔手塩《てしほ》〕たくあん。菜漬《あづけ》〔猪口《ちよく》〕ひじき白《しら》あへ〔中皿《ちうさら》〕魚切身《うをきりみ》煮《に》つけて。生姜《しやうが》せん〔平《ひら》〕魚切身《うをきりみ》。長いも。椎茸《しひたけ》。ちりめん麩《ふ》。せり。わゆず〔茶碗《ちやわん》〕糸《いと》こんにやく、玉子うちて。うすくずわさび〔引菜《ひきさい》〕丸《まる》むきめんとり大根《だいこん》。中々お焼《や》きて〔茶瓶《ちやびん》〕茶

赤《あか》ゑひすつぽん煮《に》 自然生《じねんじやう》長《なが》く切《き》りて
烏賊《いか》塩《しば》むし まき焼玉子《やきたまご》 龍眼肉《りうがんにく》
むしかれひ 色付焼《いろつけやき》 わさびかすづけ

◎焙《はう》ろく蒸《なし》

きす 松《まつ》たけ 玉子《たまご》くだき かけて	松《まつ》のさ鰈《かれひ》 丸松露《まるしようろ》 手《て》ながゑび
白魚《しらうを》 梅《うめ》の花《はな》つぼみ わかめ 赤穂塩《あかほしほ》しきて	くらかけ たいらぎ さより ふきの薹《とう》
しほむし 小《こ》あま鯛《だひ》 ぎんなん まつたけ	切重《きりかさね》さはら はじきいも 栗《くり》
鮭《さけ》 大葉《おほは》ゆり はつたけ しほむし	しほむし しばざかな かすこだひ 大《おほ》きす 車《くるま》ゑび

◎二《に》の汁《しる》

わかう 神馬草《ほんだはら》	すゞき背切《せぎり》 みやうがのせん
生《なま》たら つくし	はなこち みるふさ
脊切小鯛《せぎりこだひ》 じゆんさい	石《いし》かれひ はつしも
もうを すのり	あいなめ 葉《は》ばうふう

を入れず熱《あつ》き白湯《さゆ》を出《いだ》すべし。

◎時節見舞重詰献立《じせつみまひぢうづめこんだて》

●〔上の部〕

初重《しよぢう》七種《しゆ》

○たひらぎ、いろ付焼青串《つけやきあをぐし》○かまぼこ玉川《たまがは》○あはせざより角《かく》に切《きる》○いりこうま羹うめが〻のかけ○車海老《くるまえひ》塩《しほ》むし○赤

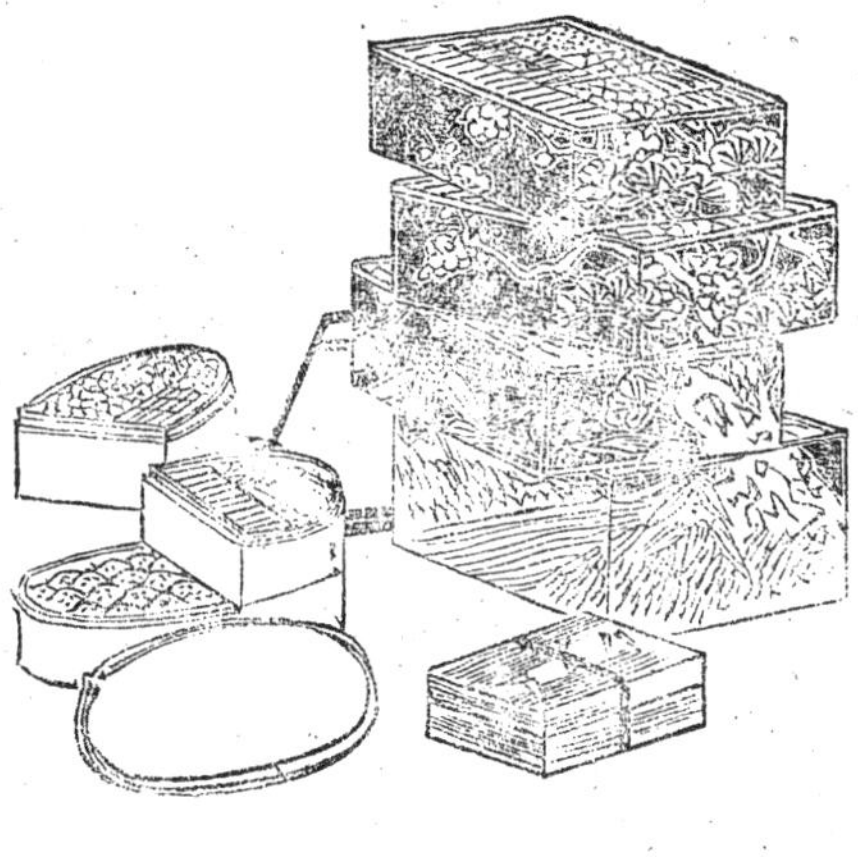

富士《ふじ》み揚《あげ》
水《すゐ》せんじ
のり

やき百合《ゆり》
ゑのきたけ

やきてんぷ
つくし

うめつみ入《いれ》
うどたんざく

◎茶碗《ちやわん》

鴨大身《かもおほみ》
さわらび
いんらうどうふ

うづら
ゑのきたけ
うどたんざく

ばん
團扇茄子《うちはなす》
みやうがせん

どじやう
しんじよ
さゝがし午房《ごばう》
つけしめぢ

青《あを》さぎ
せんずいき

しきろぼろ
角《かく》とうぐわ

そまし
ゑびけんちん
夕《ゆふ》がほせん
生椎茸《なましひたけ》

あわゆき生貝《なまがひ》
いんげんせん
まひたけ

たまごむし
かもつくり身《み》
くしこわりぎり
みつば
ぎんなん
このはまつたけ

たひしんじよ
むし
しらうを
ふくろがき
なまのり
ゑのきたけ

うすくず
水からし
たまごどうふ
はつたけ
はぢき豆《まめ》

すまし
たんざく
揚《あげ》たいらぎ
つぶしひたけ
たけのこせん

◎猪口《ちよく》

梅《うめ》が香《か》

あられいか
ちやうろぎ
柚《ゆ》ねりあへ

たいらぎ小角《こかく》
しのうど
木《き》のめあへ

つくし
よめ菜《な》

わひ山椒醤油《さんせうしやうゆ》○南天《なんてん》かいしき。春《はる》は焼白魚《やきしらうを》、夏《なつ》は鮎《あゆ》さか羹《に》筒切《つゝぎり》。秋《あき》は鮭《さけ》をらんだ焼《やき》。冬《ふゆ》は鴫《しぎ》やきとり。

二重《ぢう》五種《しゆ》

○大長《おほなが》いも丸く切り塩《しほ》むし火《ひ》どりて○結《むす》びさがらめ○てはり梅《うめ》○がんせき豆《とう》腐《ふ》○春《はる》さわらび。夏竹《なつたけ》の子《こ》。秋焼《あきやき》はつたけ。冬《ふゆ》ゆず羹《に》。

三重餅詰《ぢうあまづめ》

○あま鯛《だひ》みそ漬《づけ》○粕漬《かすづけ》あはび○紫蘇《しそ》千《せん》枚漬《まいづけ》。或はかうじ漬《づけ》の茄子《なす》。らつきよの三盃漬《さんばいづけ》。

四重蒸物《ぢうむしもの》

○羊羹《やうかん》○おぼろ饅頭《まんぢゆう》○ういろう餅《もち》。

●「中の部」

初重《ぢう》五種《しゆ》

○鮑《あはび》ふくらに、大きく乱《らん》み切《き》り楊枝《やうじ》さ

まて くき菜《な》 かうじあへ	○鉢肴《はちざかな》	けんちん鯛《たひ》 いりとうふ ぎんなん きくらげ 此《こ》の三品《みしな》入《い》れて 蒸《む》す	むぎ鯛《だひ》 仝上	おろし身《み》鯛《たひ》 二色《にしき》やき 若大根《わかだいこん》とさ羹《に》 羹《に》しやうが
天門冬《てんもんどう》 わさびあへ		大《おほ》かれひ 仝上	はねぬき ゆき見鰈《みがれひ》 玉子《たまご》白《しろ》みを茶《ちん》 せんにて泡《あわ》た てかけてむす	おろし身《み》すゞき 蒲《かば》やき 竹《たけ》の子《こ》穂《ほ》土《ど》佐《さ》羹《に》 紅生姜《べにしやうが》
百《ゆ》合《り》梅《うめ》あへ みやうが		かしは鯛《たひ》 ちんぴみそ さんせうみそ ふきみそ せびらき骨抜《ほねぬき》 かしわ葉《は》につゝむ	あま鯛二色《たひにしき》やき きやら午房《ごばう》 紅生姜《べにしやうが》	おろし身鰈《みがれひ》 じねんじよてん 羹山椒《にさんせう》
氷《こほり》おろし 肉《にく》つけ梅《うめ》		はねぬき しなの鯛《たひ》 ひきぬきそは ゑまし地大根《ちだいこん》 長《なが》せん のりせん、ちんぴ、しらがねぎ	おろし身《み》鯵《あぢ》 唐羹《たうに》なす たひぼんぼり いりたて	大《おほ》あゆ たですにても たでみそにても

して○大《おほ》まき玉子《たまご》焼《やき》○ひらめ小串《こぐし》○小《こ》鯛塩《たひしほ》やき骨《ほね》ぬきからし落《おと》して○むしり海老《ゑび》。

二重《ぢう》七種《しゆ》

○大ぐわゐ、ばたんに切○大椎茸《おほしひたけ》四そみ切りて○きやら蕗《ふき》○とし午房《ごばう》○松露《しようろ》酒《さか》いり○松《まつ》が枝《ゑ》でんぶ○春《はる》はつくし。夏《なつ》は茄子《なす》唐煑《たうに》。秋《あき》はむじき豆《まめ》。冬《ふゆ》はきんかんうま煑《に》。

三重鮮詰《ぢうあまづめ》

○鴨《かも》みどりて骨《ほね》たゝきとも○せり○松《まつ》たけ○ちりめん麩《ふ》○長いも○ゆずせん

○夏《なつ》はかつをさしみ、葉付《はつき》大根《だいこん》、からしみろ。秋《あき》は鮭《さけ》一しは切身《きりみ》。

四重蒸物《ぢうむしもの》

○赤いまさか○まんぢゆう○よねまんぢう○或はあんもち一色《しき》。

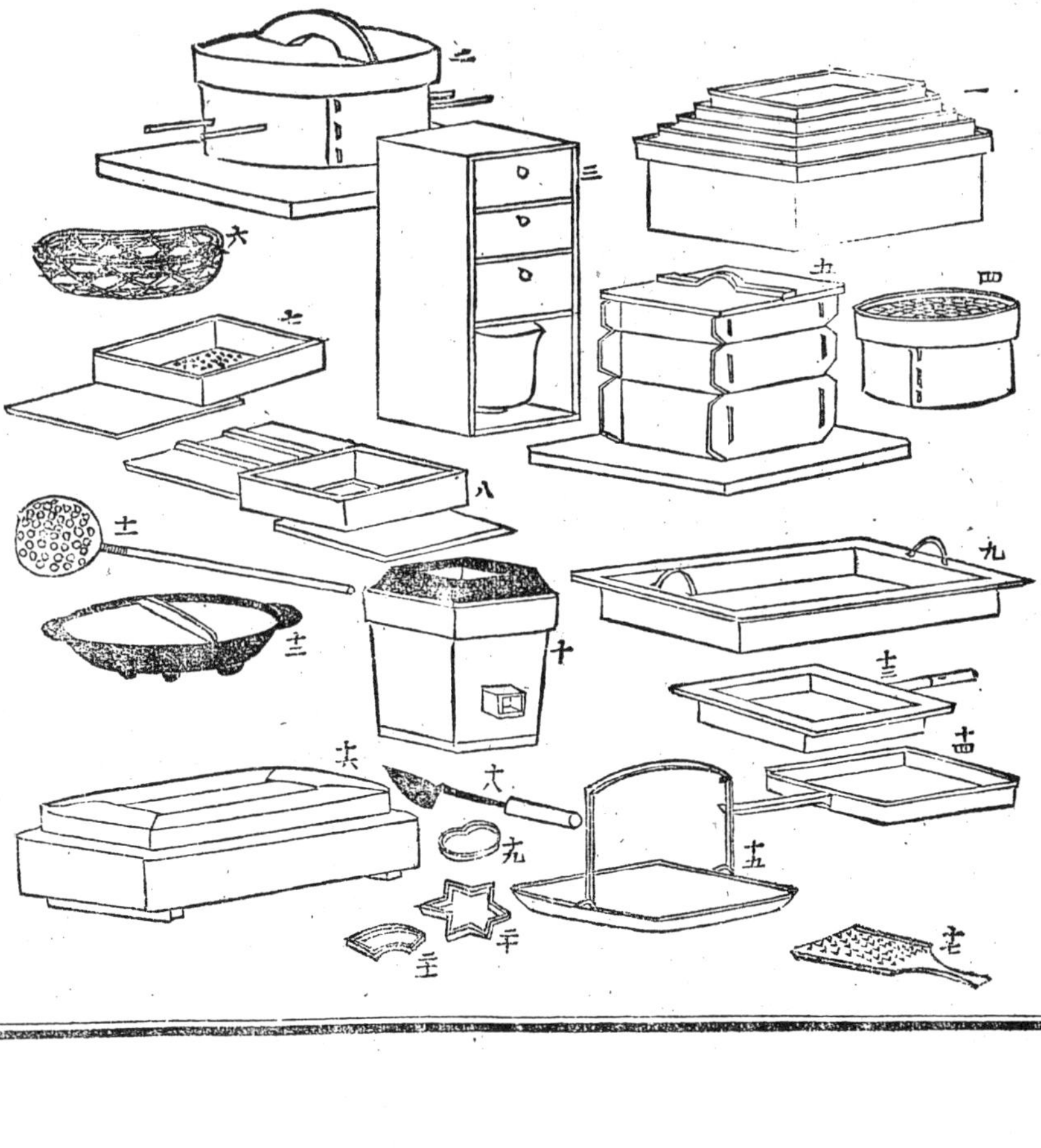

●〔下の部〕

初重《ぢう》五種《しゆ》

○蛸《たこ》さくら煮《に》○ちくわかまぼこ○しばゑび○おしたまご○ふなすゞめ焼《やき》。

二重《ぢう》七種《しゆ》

○太鼓《たいこ》くわゐ○むすび干瓢《かんぺう》○れんこん○椎茸《しひたけ》○石やきどうふ○きやら午房《ごばう》○いとこんにやく。

三重引肴《ぢうひきさかな》

○かつを雉子焼《きじやき》○或はひらめ煮《に》つけ○又は鯵塩《あぢしほ》やき○鮒《ふな》こぶまきの類《るゐ》○はしやうがしき。

四重《ぢう》

○赤飯《せきはん》○或はくちなし飯《めし》○紅花飯《こうくわめし》の類《るゐ》

◎花見《はなみ》の提重詰献立幷《さげぢうづめこんだてならび》に割籠《わりご》

●〔上の部〕

第二編　魚類調理《ぎよるゐてうり》

第壹章《だいしやう》　汁《しる》

汁《しる》は時々《じゞ》魚類《ぎよるゐ》見はからひ前《まへ》の献立幷《こんだてならび》に汁加減《しるかげん》と参考《さんかう》して仕立《した》つべし

○今玆《いまこゝ》には名目《みやうもく》あるものゝ仕《し》やうのみを掲《かゝ》ぐ。

◎はうはん汁《じる》

にぬき汁《しる》に仕立《したて》、かまぼこ、玉子焼《たまごやき》、菜《な》たゝき、あげこんぶ、みやうが、浅草海苔《あさくさのり》もみて、花《はな》がつを、生姜《しやうが》おろして、但《たゞ》しきざむものはいづれも細《こま》かなるがよし。

◎しゆみせん汁《じる》

青菜《あをな》、豆腐《とうふ》、二色《ふたいろ》とも細《こま》かにきりて入《い》れたるをいふなり、常味噌《つねみそ》にだしを入《いれ》る。

◎あつめ汁《じる》　五月汁ともいふ

常味噌《つねみそ》にだし加《くは》へて仕立《した》つべし、竹《たけ》の子《こ》、ふき、新午房《しんごばう》、干大根《ほしだいこん》、焼豆腐《やきどうふ》、干河豚《ほしふぐ》、又《また》くしこ、串《くし》あはびにてもするなり。

◎ふぐもどき

てち、たら、はうぼう何《なに》にても皮《かは》むきにしてすべし、味噌《みそ》は常《つね》の本汁《しる》に仕立《した》てどぶをさすべし。

初重《ぢう》九種《しゆ》

○かすてら玉子○わたかまぼこ○若鮎《わかあゆ》いろ付やき○むつの子○はや筍《たけのこ》うま煮《に》○早《さ》わらび○うちぎんなん○長《なが》ひじき○春《はる》がすみ。（よせもの）

二重引肴《ぢうひきさかな》

○むしがれひ、うすく切《き》りてほいろにかける○さくら鯛《たひ》はねぬき、早《はや》ずし○干大根《ほしだいこん》五ぶづけ結《むす》びておび赤たうがらし○甘露梅《かんろばい》。

三重《ぢう》

○ひらめさしみ○さより細作《ほそつく》り○こらがうど○わかめ○赤みろしき。

四重蒸物《ぢうむしもの》

○小ぐらのきんとん○紅梅《こうばい》もち○椿《つばき》もち○薄皮《うすかは》もち○かるかん

割籠《わりご》

◎胃《ゐ》いり汁《じる》

鯉《こひ》のゐを取《と》りゐと細《ほそ》わたをよくたゝき鍋《なべ》にて狐色《きつねいろ》にいり、このすを取《と》り捨《す》てだしを入《い》れ赤味噌《あかみそ》少《すこ》し入《い》れて煮《に》あげ鯉《こひ》を煮《に》て出《いだ》すなり、夏《なつ》はうろこを入《い》れず。

◎はらゝ汁《じる》

常味噌《つねみそ》に豆腐《とうふ》すり入《い》れ、どぶをさし煮返《にかへ》し、大根《だいこん》おろしを入《い》れてよし。

◎従弟煮《いとこに》

小豆《あづき》を煮《に》て其《そ》の汁《しる》にて味噌《みそ》をのべ、すぐに小豆《あづき》も入《い》るゝ故《ゆゑ》にいとこ煮《に》といふ、又豆《またまめ》と小豆《あづき》と似《に》たる故《ゆゑ》か。

◎博索汁《はくちじる》

豆腐《とうふ》をさいの目《め》に切《き》りて入《い》るゝなり、但《たゞ》し何《なに》にてもさいの目《め》に切《き》りたるをいふか。

◎右衛門五郎《うゑもんごらう》

青菜《あをな》を長《なが》くもみ、おくもきりて入《い》れ、もみがつをかける但《たゞ》し味噌《みそ》にぬかみそ少《すこ》し入《い》れる。

◎柳《やなぎ》にまり

○よめな○つくし○かや小口ひたし物
○焼飯《やきめし》。
●［中の部］
初重《ぢう》七種《しゆ》
○かまぼこ、すみながし○車《くるま》えび鬼《おに》から焼《やき》○きす、かしら落《おと》してでり羹《に》○長《なが》いも丸《まる》く切り皮付《かはつき》○わらび○つまみ麩《ふ》、かた羹《に》けしふりて○むきぐるみ、山吹《やまぶき》をかけて。
二重引肴《ぢうひきさかな》
○むつさしみ○三月大根短冊《さんぐわつだいこんたんざく》○かいわりな○すみろ、粉《こ》たうがらし○つめ合《あはせ》、干大根《ほしだいこん》。うど。よめな。
三重敷物《ぢうしきもの》
○とうの芋《いも》の子○烏賊《いか》○ふき羹《に》つけ○木のめ上におきて
四重蒸物《ぢうむしもの》

つまみ菜《な》に里芋《さといも》を入《い》るゝをいふ、又《また》もみ大根《だいこん》の團子《だんご》汁《じる》をもいふ。

●白雪《しらゆき》に千鳥《ちどり》　霞《かすみ》に千鳥《ちどり》

豆腐《とうふ》のくづしに蛤《はまぐり》のむきみを入《い》れたるをいふ、又大根《またたいこん》のせんぎりにむきみを入《い》れたるを霞《かすみ》に千鳥《ちどり》といひ干葉《ひば》にむきみを入《い》れたるを落葉《おちば》に千鳥《ちどり》といふ。

●からげ汁《じる》

常味噌《つねみそ》にだしを加《くは》へて仕立《した》て茄子《なす》を二つ割《ふたわり》にして中《なか》すこしくぼめ、山椒《さんせう》、けしなど入《い》れて紫蘇《しそ》の葉《は》にてつゝみ干瓢《かんぺう》にて中《なか》をゆばへて羹《に》て葛《くず》をときてはなすなり。

●じんふ汁《じる》

茄子《なす》二つ割《ふたわり》にして庖丁目《はうてうめ》こまかに切《き》りかけたるをいふ。

●くわんぜ汁《じる》

常《つね》みそに豆腐《とうふ》をうすくそぎて入《い》る、あげぎはに葛《くず》をときてはなすなり。

第二章　吸物《すひもの》

吸物《すひもの》にも種々《しゆぐ》の名目《みやうもく》あり今左《いまさ》に其《そ》の珍《めづ》らしきもの二三《にさん》を掲《かゝ》げ次《つぎ》に諸《しよ》種《しゆ》の魚類《ぎよるゐ》につきて仕《し》やうを記《しる》さん。

○おぼろまんぢう○さんしよもち○よもぎのしんこ○花ぼろ○せんべい。やき飯。香《かう》の物《もの》。酒《さけ》は外《ほか》に携《たづさ》ふべし。

●〔下の部〕

初重《ぢう》七種《しゆ》

○さよりかばやき○蛸《たこ》さくらに○たうのいも○にんじん○わらび○玉づさ午《ご》蒡《ばう》○きくらげ。

二重《ぢう》引肴《ひきさかな》

○むしがれひ、色《いろ》つけやき○田《た》にしきのめあへ。

三重餅詰《ぢうもちづめ》

○うぐひす餅《もち》○きぬたまきの類《るゐ》。

四重《ぢう》

○焼飯《やきめし》

此の外《ほか》に樽弁《たるからびひ》に干《ひ》菓子《ぐわし》等《とう》を携《たづさ》ふべし

卯《う》の花《はな》　烏賊《いか》の脊《せ》の方《はう》を十文字《じふもじ》に細《こま》かにきりかけ、よきほどに切《きり》はなし、すましにて出《だ》すをいふ。

美濃羹《みのに》　玉子《たまご》を金杓子《かなしやくし》にうけくだき、みだれぬ様《やう》に沸湯《にえゆ》へ入《い》れてすまし吸物《すひもの》にするをいふ。

いりがき　鍋《なべ》に塩《しほ》をいりつけ牡蠣《かき》を入《い》れて羹上《にあげ》るをいふ但《たゞ》し牡蠣《かき》の水少《みづすくな》き時《とき》はだしをさしてよし。

三國《みくに》　能登海苔《のとのり》をすましにて出《だ》すことなり、つまには川《かは》えびなどよし、口《くち》は胡椒《こせう》の粉《こ》よし。

◎はも

骨切《ほねきり》をなしてよき程《ほど》に切《き》り之《これ》を油《あぶら》にて揚《あ》げ(揚げ物《もの》の部《ぶ》を見《み》よ)わりねぎ、さゝがき午蒡《ごばう》、みつば、せりの茎《くき》ばのり、きくらげ、岩《いは》たけ、うど、くわんざう、みやうが、白《しろ》うり、かもうり、などにて味噌《みそ》汁或《しるあるひ》はすまし、うすくず何《いづ》れにても仕立《した》て出《いだ》すべし、吸口《すひくち》は時節《じせつ》の物見合《ものみあは》すべし。

◎同錢切《ぜにきり》

中《ちう》ごろなる鱧《はも》の脊《せ》びれを取《と》り小口《こぐち》よりざく〳〵と切《き》るなり但《たゞ》し皮《かは》すこし切《き》り殘《のこ》して三《み》つ四《よ》つ續《つゞ》きたるがよし、赤味噌《あかみそ》すましなどにて、

◎船遊《ふなあそび》の重詰献立《ぢうづめこんだて》

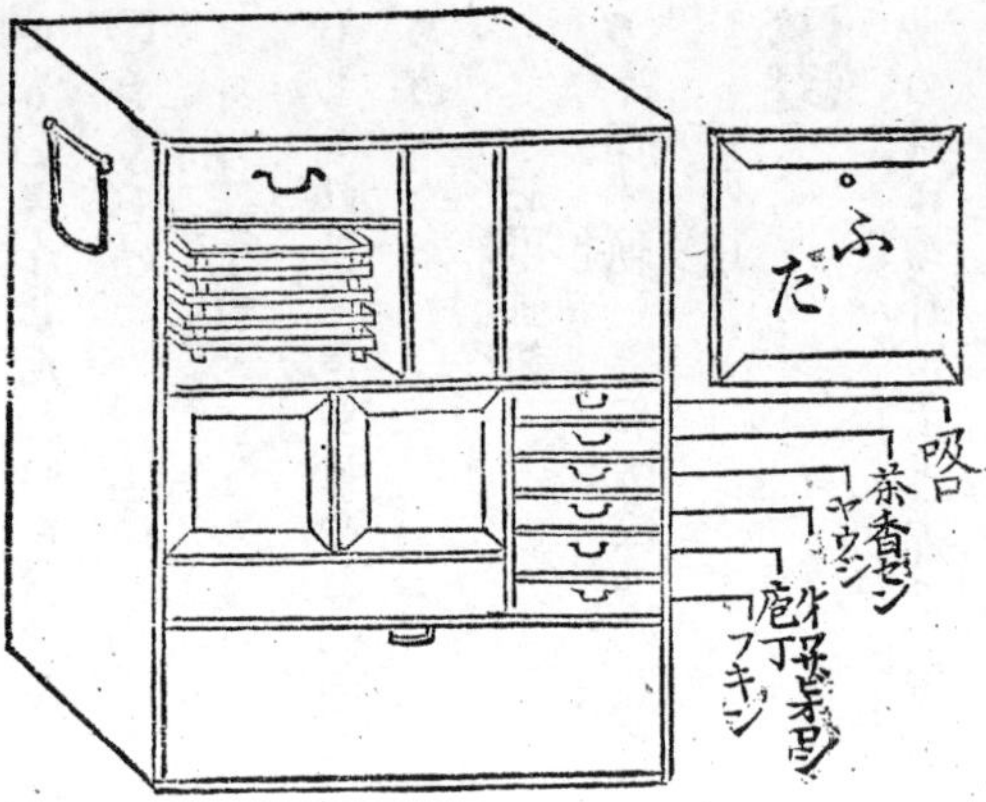

●〔上の部〕

初重七種《しよぢうしゆ》

○琥珀《こはく》たまご○おらんだてんぷら○きす鹽焼骨《しほやきほね》ぬき尾《を》かしら落《おと》して白鹽《しらしほ》○うちくらげ○小茄子《こなす》蜜煮《みつに》○まきづけ、かいわり菜《な》○焼根芋《やきねいも》。

わりねぎ、午蒡《ごばう》さゝがきなどあしらひて出《いだ》すべし吸口見合《すひくちみあはせ》。

又右《またみぎ》の如《ごと》く切《き》りたるを油《あぶら》にて揚《あ》げ吸物《すひもの》にするもよし。

◎同皮《かは》の吸物《すひもの》

此《こ》の仕《し》やうは、はもの皮《かは》を常《つね》の如《ごと》く附《つ》け焼《や》き小口《こぐち》より二三分《にさんぶ》ほどづつに切《き》り、かきもちの炙《あぶ》りたる又《また》は焼飯《やきめし》など〻陶器《やきもの》に入《い》れ花香《はなか》よき茶《ちや》を熱《あつ》く煮《に》、注《か》けて出《だ》すなり尤《もつと》も胡椒《こせう》の粉《こ》、生姜《しやうが》の汁《しる》にて出《いだ》すべし。

◎同すり流《なが》し

味噌汁《みそしる》をかつをの出《だ》しにて見《よ》き加減《かげん》に仕掛《しか》け、よく煮《に》たちし時《とき》、はもの皮《かは》を頭《かしら》ともに細《こま》かに刻《きざ》み水嚢《すゐのう》に入《い》れて右《みぎ》の味噌汁《みそしる》の中《うち》に入《い》れ浸《ひた》し、擂木《すりこぎ》にてそれば骨《ほね》はみな水嚢《すゐのう》に残《のこ》りて即《すなは》ちすり流《ながし》の汁《しる》となるなり、之《これ》に青菜《あをな》のこまぐ、香茸《かうたけ》、椎茸《しひたけ》、大根《だいこん》おろし、きくらげ、きらず、など心《こゝろ》まかせに入《い》れて出《だ》すべし。

◎ゑそ吸物《すひもの》

小《せう》なる魚《うを》を小口《こぐち》より三分程《ぶほど》づゝに切《きり》はなさずに三切《みきれ》ほど一《ひと》つに深《ふか》く切目《きれめ》をいれ、しかも切《き》れ離《はな》れざるはあしゝ、さて赤味噌《あかみそ》すまし何《いづ》れにてもよし。

◎このしろ

二重生詰《ぢうなまづめ》

○小鯛《こだひ》○あいなめ○この葉《は》がれひ○もづく○花柚《はなゆ》。

三重《ぢう》さしみ

○あらひすゞき○玄らす○かんてん、黄《き》いろ細《ほそ》く引《ひ》く○岩《いは》たけ○わさび、はりにしてたくさん○大猪口《おほちよく》にいり酒《さけ》入《い》れて。

四重後段《ぢうごだん》

○かたくりめん、ゆでゝ○上あん○白《しろ》沙糖《さたう》。

●[中の部]

初重五種《ぢう しゆ》

○あかえひ、こゞり羹《に》○赤貝《あかがひ》○鮭《さけ》かうじ漬《づけ》、笹《さゝ》の葉《は》につゝみて○つけわらび○さがらめ、細《ほそ》くきざみ。

三重早《ぢうはや》ずし

常《つね》の如《ごと》く三枚《まい》におろし立《た》つに細作《ほそづく》りにし、少《すこ》し塩《しほ》をふり結《むす》びて塩仕《しほし》立《たて》にして大根《だいこん》、葉付《はつき》かぶら、岩《いは》たけ、つぶ椎茸《しひたけ》、きくらげの中《うち》にて見合《みあは》せ使《つか》ふべし。

◎章魚《たこ》

常《つね》の如《ごと》く洗《あら》ひたるを、さつと湯煮《ゆに》し足《あし》の太《ふと》き所《ところ》を小口《こぐち》より随分《ずゐぶん》うすく切《き》りて、かつを出《だ》し加減《かげん》よく薄葛《うくず》、すまし、等《とう》に仕立《した》てゝ出《だ》す、赤味噌《あかみそ》にてもよし、つぶ胡椒《こせう》、青山椒《あをさんせう》、きのめ、めしろ、うど芽《め》、ふきのとう、何《いづ》れなりとも見計《みはから》ひ。

◎同いぼの吸物《すひもの》

大小《たいせう》に限《かぎ》らず湯煮《ゆに》し、いぼばかりむしり取《と》り塩仕立《しほしたて》、うすくず、すまし、赤味噌《あかみそ》何《いづ》れにてもよし、あしらひは岩《いは》たけ、きくらげ、うど、しめぢ、松《まつ》たけ、麩《ふ》、松露《しようろ》、まつな、くわんざうの類《るゐ》、吸口《すひくち》は見計《みはからひ》にすべし。

◎烏賊白魚《いかしらうを》もどき

水洗《みづあらひ》をよくし二《ふた》つ切《ぎり》にして三枚程《まいほど》にへぎ小口《こぐち》より随分《ずゐぶん》うすく刻《きざ》み、さつと湯煮《ゆに》すれば縮《ちゞ》みて見事《みごと》なり、塩仕立《しほしたて》、玉子《たまご》しめ（山椒）、すまし（こせう）、薄葛《うすくず》（わさび）、葛溜《くずたま》りかけ（しやうが）、何《いづ》れにてもよし

○あぢ○小鯛《こだひ》○鮑《あはび》○しび○きす○のりまき○新生姜《しんしやうが》。はたで。みやうがたけ。

四重菓子《ぢうくわし》

○葛《くず》まんぢゆう○水《みづ》やうかん○うきふ○金玉糖《きんぎよくたう》○こほり餅《もち》。

●［下の部］

初重五種《ぢうしゆ》

○やきはぜ○新里芋《しんさといも》、ゆずすりかけ○章魚《たこ》やはらか煮《に》○筍《たけのこ》○枝《えだ》まめ。

二重《ぢう》さかな

○かつを○とうふのから○たで。せうが。梅《うめ》づけ大根《だいこん》○或は三盃《ばい》づけ。

三重詰合《ぢうつめあは》せ

○わかいな魚《ぎよ》でん○大根《だいこん》まきづけ○或は鯵《あぢ》いろ付やき○茄子《なす》しぎやき。

四重水菓子《ぢうみづくわし》

○白玉《しらたま》もち○うきふしんこ○りんご○

、あしらひは岩《いは》たけ、きくらげ、銀杏《ぎんかん》、しめぢ、松露《しようろ》、くわんざう、うど、茸《たけ》の類《るゐ》、海草《かいさう》の類《るゐ》、海苔《のり》の類《るゐ》なり、吸口《すひくち》は見《み》はからひにすべし。

◎結海老《むすびえび》

車海老《くるまえび》を生《なま》にて皮《かは》をとり尾《を》さきばかり殘《のこ》し切《き》れ離《はな》れざるやうに二《ふた》つにへぎて結《むす》び吸物《すひもの》に仕立《した》つべし、菓子《くわし》椀茶碗《わんちやわん》ものに使《つか》ひてもよし。

◎鮑《あはび》そぼろ

雌貝《めがひ》の勢《いきほひ》よきもの、、ぐるりをむきとり中《なか》のしんばかりを能《よ》くたぎりたる湯《ゆ》の中《なか》へさつと通《とほ》し、さて白瓜《しろうり》などむく如《ごと》く横《よこ》にくるくる薄《うす》くむくなり、むき終《をは》りて端《はし》より卷《ま》き小口《こぐち》より細《ほそ》く刻《きざ》み手《て》にてよくろぐり薄葛《うすくず》すまし赤味噌《あかみそ》などにて吸物《すひもの》にすべし又《また》かもうり白瓜《しろうり》などを同《おな》じやうにむきて一《ひと》つに遣《つか》ふもよし吸口見合《すひくちみあはせ》にすべし。

◎蛤《はまぐり》

味噌《みそ》、すまし、鹽仕立《しましたて》何《いづ》れも仕《し》やう常《つね》の如《ごと》し。

◎蟹《かに》ふはく

雌《め》がにの子《こ》ある時《とき》に甲《かふ》をはなし子弁《こあらび》に脊甲《せなかかふ》のぐるりにある子《こ》をとりて身《み》もよくこそげおとし一所《しよ》にして摺鉢《すりばち》にて能《よ》く摺《す》り玉子《たまご》の白味少《しろみすこ》

も〳〵○青《あを》なし。

◎遊《ゆ》山《さん》重詰《ぢうづめ》献立《こんだて》

[上の部]

初重《ぢう》七種《しゆ》

○藤《ふぢ》の花玉子《はなたまご》○どらんだやき○烏賊《いか》松風《まつかぜ》○いひだこ○むきくるみ、酒《さけ》と塩《しほ》にて煮《に》る○椎茸《しひたけ》○しその實霜《みしも》ふり。

二重鮓詰《ぢうかまづめ》

○中鯛《ちうたひ》おろして○あはび生《なま》にて切《き》る○ねのきたけ○ばうふう○岩《いは》たけ○芽《め》うど○春夏《はるなつ》は若《わか》あゆ。秋冬《あきふゆ》ははら〳〵での類此《るゐこ》の内《うち》へくるみ入《い》る。

三重鮓詰《ぢうかまづめ》

○春《はる》、大がき。生《なま》のり○夏《なつ》、葛《くぜ》きり、わさびのせん○秋《あき》、新《しん》そば。やくみ、たうがらし。ねぎ。ちんぴ。けし。やきみそ○冬《ふゆ》

し入《い》れて再《ふたゝ》びすりて、さてかつをの出《だ》し醤油加減《しやうゆかげん》よくして右《みぎ》のすり身《み》をすくひて入《い》れ一ふきして、かくし生姜《しやうが》、胡椒《こせう》の類《るゐ》にて出《いだ》すべし、味噌《みそ》汁《しる》にてもよし。

湯煮《ゆに》して葛《くぜ》たまりかけてもよし、又《また》あんぺいの如《ごと》く茶碗猪口《ちやわんちよく》などにて蒸《む》すもよし。

◎太刀魚《たちうを》

魚《うを》の大小《だいせう》に限《かぎ》らず三枚《さんまい》におろし腹骨《はらほね》をすき取《と》り兩肉《りやうみ》を二《ふた》つ切《きり》に立《たつ》に三《み》つ程《ほど》に切《き》り、いかやうにも結《むす》び、すまし薄葛《うすくぜ》、赤味噌《あかみそ》、などに仕《し》立《たつ》べし、あしらひものは其《そ》の時《とき》に應《おう》ずべく吸口《すひくち》は胡椒《こせう》、きのめ、生《しやう》姜《が》、わさび、山椒《さんせう》、柚《ゆ》の中《うち》にて見合《みあは》すべし。

◎同塩仕立《しほしたて》

仕《し》やうは前《まへ》に同《おな》じ立《たつ》に切《き》りたる肉《にく》に塩少《しほすこ》しばかり、ふり置《お》き。さて鍋《なべ》に先《ま》づ塩《しほ》をすこし入《い》れて煎《い》り付《つ》け其後《そのゝち》水《みづ》を入《い》れて焚《た》く、さて又塩《またしほ》をあてし肉《み》を水《みづ》にてよく洗《あら》ひ遣《つか》ふべし、あしらひには葉付大根《はつきだいこん》、かぶら、岩《いは》たけ、松たけ、しめぢの類《るゐ》見合《みあは》せて出《いだ》すべし吸口《すひくち》は前《まへ》に同《おな》じ尤《もつと》もうしほ煮《に》なども右《みぎ》の仕《し》やうにすれば汁《しる》すみて椀中《わんちう》はなはだ奇《き》麗《れい》にて風味《ふうみ》も格別《かくべつ》よし。

、あんかう○干《ひ》山椒《さんせう》。

四重菓子《ぢうくわし》

○やへなりかん○わらび餅《もち》○紅梅糖《こうばいたう》○ゆうか○ていさかう○源氏《げんじ》まめ○はつむかし。

●「中の部」

初重《ぢう》七種《しゆ》

○とこぶし小《と》倉煑《ぐらに》○大かまぼこ○花《はな》ゆび○うなぎ又ハあなご樺《かば》やき○大椎茸《おほしひたけ》と青《あを》こぶまき○こはりこんにやく、せん。

二重生詰《ぢうなまづめ》

○しほさいふぐ○むすびさより○大蠣《おほかき》

○生《なま》のり○丸むき大根《だいこん》。

三重菜物《ぢうさいもの》

○葛《くそ》すゐとん○あはび、中さいの目に切りゆがきて○きくらげ○ぎんなん○

◎あなご吸物《すひもの》

此《こ》の仕《し》やうは太《ふと》き魚《うを》のかしらをはなし腸《はらわた》をよくとりて錢切《ぜにぎり》に小口《こぐち》より薄《うす》く三切程《みきれほど》づゝ續《つゞ》けて切《き》りはなし白味噌《しろみそ》又《また》は赤味噌《あかみそ》にて午房《ごばう》さゝがき、ゆりね、岩《いは》たけ、わり葱《ねぎ》、しめぢ、松《まつ》たけ、はつたけ、葉付《はつき》かぶらの中《うち》にて一品《しな》とり合《あは》せ吸物《すひもの》にすべし、吸口《すひくち》は見合《みあはせ》。又白《またしら》やきにして、すまし鹽仕立《しほしたて》薄葛《うすくず》などにて吸物《すひもの》にするもよし。

◎たなご吸物《すひもの》

魚《うを》の小《せう》なるを水洗《みづあらひ》よくし、背《せ》より首《かしら》まで切《き》り割《わ》り中骨《なかぼね》をとり腹《はら》の骨《ほね》をすき、さて味噌《みそ》にて吸物《すひもの》にすべし、赤味噌《あかみそ》尤《もつと》もよし、又右《またみぎ》の如《ごと》く背《せ》より割《わ》り中骨《ちうぼね》をとりて鹽《しほ》すこしふり、しばらく置《お》き其後《そのゝち》鹽仕立《しほしたて》せんば、すましいづれもよし。

◎うぼせ吸物《すひもの》

魚《うを》の小《せう》なるを水《みづ》あらひよくし背《せ》より切《き》り割《わ》り中骨腸《ちうぼねわた》おさともに能《よ》く取《と》り尾《を》を首《かしら》にさし込《こ》み味噌汁《みそしる》にて吸物《すひもの》にすべし赤味噌《あかみそ》、すまし何《いづ》れにてもよし吸口《すひくち》は見合《みあはせ》にすべし。

◎同鹽仕立《しほしたて》

前《まへ》の如《ごと》く水洗《みづあらひ》をよくし背《せ》より切《き》り割《わ》り中骨《ちうぼね》をとり鹽少《しほすこ》しあておき、

大なごん小豆よく煮て○赤白煮《あかしろに》つめみそ。

四重菓子《ぢうくわし》

○まんぢゆう○やうかん○助惣《すけそう》やき。

●〔下の部〕

初重七種《ぢうしゆ》

○鮒《ふな》こぶまき○小串魚《こぐしうを》○てりでまめ○くわゐ○ひじき○いとこんにやく○まき大根《だいこん》らせ煮《に》。

二重菜物《ぢうさいもの》

○ひらめ切身《きりみ》○長《なが》いも○ちりめんぶ○まつたけ○青菜《あをな》○但《たゞ》しゑたじよく煮上《にあ》げて先《さき》にてゑたゝめるばかりになしおく。

三重餅詰《ぢうもちづめ》

○葛もち。さたう。きなこ○或《あるひ》はあべ河《かは》もち。

鹽《しほし》仕立《たて》にて吸物《すひもの》にすべし、あしらひ物《もの》、吸口《すひくち》は見合《みあはせ》にすべし。

◎まながつを鹽仕立《しほしたて》

水洗《みづあらひ》をよくして三枚《さんまい》におろし兩肉《りやうみ》に鹽《しほ》をあておき、さて水《みづ》より先《さき》へ鍋《なべ》に鹽《しは》を入《い》れて煎付《いりつ》け其後《そのゝち》に水《みづ》を入《い》れ魚肉《ぎよにく》を心《こゝろ》まかせに切《き》り湯《ゆ》の沸《に》ゑ立《た》つ時《とき》に肉《み》を入《い》るゝなり。かつを出《だ》しにても又《また》素水《すみづ》にてもよし尤《もつと》もあしらひ物《もの》には岩《いは》たけ、じんばさう、青海苔《あをのり》（長にて）、水《すゐ》せんじ海《の》苔《り》、十六嶋《うつぷるい》、みる、うど、白《しろ》うり、かもうり、大根《だいこん》、蓮《はす》いも、ぶんどうもやし、三《み》つ葉《は》、なめ茸《たけ》、しめぢ、はつ茸《たけ》、ひら茸等《たけとう》の內《うち》にて一品《ひとしな》とり合《あは》せ椀中奇麗《わんちうきれい》に仕立《した》てゝ出《いだ》す吸口《すひくち》は其《そ》の時見合《ときみあはせ》。

◎同燒目附吸物《やきめつきすひもの》

是《これ》も兩肉《りやうみ》にすこし鹽《は》を當《あ》て置《お》き小《ちい》さく切《き》り小串《こぐし》にさし遠火《とほび》にて燒目《やきめ》を付《つ》けて薄葛《うすくず》。すまし、赤味噌《あかみそ》、などにて、あしらひものは前條《ぜんでう》の品《しな》を見合《みあは》せ吸口《すひくち》は時《とき》に應《おう》ずべし。

◎うづわ鳥《とり》もどき　よこわも之に同じ

水洗《みづあらひ》をよくし首《かしら》をはなし三枚《さんまい》におろし先《ま》づ胴骨《どうぼね》を庖丁《はうてう》にて能《よ》くたゝき其後肉皮《そのゝちみかは》ともに一所《しよ》にたゝき其所《そこ》へ寒晒《かんざらし》の粉《こ》すこしばかり入《い》るべし扨《さて》よき程《ほど》にとりて湯煮《ゆに》し其後《そのゝち》かつを出《だ》し加減《かげん》して、割葱《わりねぎ》などあし

四重中食《ぢうちうじき》

○くてめし○或はとうふめし○或《あるひ》はきばめし。

◎旅迎重詰献立《たびむかへぢうづめこんだて》

●〔上の部〕

初重《ぢう》七種《しゆ》

○おし鯛《たひ》○ねびしんじよ○はも椑《かば》やき青串《あをくし》○きすせんべい○あはびてりに○かさ松《まつ》たけ○ひでずいき酢《す》づけ。

二重《ぢう》さしみ

○かうがひざめ霜《しも》ふりにして○同うすまき○ちさの葉《は》てまく○とところてん草○青《あを》みしまのり○てたうがらし赤《あか》みそ。

三重引肴《ぢうひきさかな》

○中鯛《ちうたひ》おろして、はまやき、かけしは○

らひて、すまし吸物《すひもの》にすべし、又右《またみぎ》の如《ごと》くして油《あぶら》にて揚《あ》げ遣《つか》ふもよし。

○こち

魚《うを》の大小《だいせう》に限《かぎ》らず水《みづ》あらひよくし首《かしら》及《およ》び背《せ》脇《わき》のひれを取《と》り皮《かは》をむくべし刺肉《さしみ》は小口《こぐち》より薄《うす》く切《き》り又首頬《またかしらほ》の肉《み》両《りやう》ひれの肉《み》も切《き》り入《い》れてよし、さて又漬《またつけ》茄子《なす》前《まへ》よりうすく切《き》り塩《しほ》を出《だ》して、あしらひにすべし尤《もつと》も赤味噌《あかみそ》仕立《したて》葱《ねぎ》の小口切《こぐちぎり》、たうがらしの類《るゐ》にて出《だ》すべし。

○同塩仕立《しほしたて》

水洗《みづあらひ》をよくし背中《せなか》の鰭《ひれ》をとり皮《かは》は其《そ》のまゝにて小口《こぐち》より薄《うす》く切《き》りて塩《しほ》を當《あ》ておき、さて鍋《なべ》へ先《ま》づ塩少《しほすこ》し入《い》れて煎付《いりつ》け其《そ》の後《のち》かつを出《だ》しにて煮《に》るなり。

○ふか吸物《すひもの》

魚《うを》を丸《まる》のまゝ湯煮《ゆに》しきりわらなどにて鮫《さめ》を能《よ》くすり落《おと》し皮《かは》を引《ひ》き肉《み》を小口《こぐち》より薄《うす》く切《き》り塩出《しほだ》し茄子《なすび》あしらひ、赤味噌《あかみそ》にて仕立《した》つべし尤《もつと》も皮《かは》も一所《しよ》に焚《た》くべし葱小口《ねぎこぐち》たうがらし杯《など》にて出《いだ》す。

○同すまし

是《これ》も前《まへ》の如《ごと》く鮫《さめ》を取《と》り小口《こぐち》より切《き》り醤油《しやうゆ》すまし吸《すひ》ものにすべし、尤《もつと》生姜《しやうが》せんたくさん○長せんまい。

四重《ぢう》

○焼飯《やきめし》○でまむすび。

●〔中の部〕

初重五種《ぢう しゆ》

○あつやき玉子《たまご》○まきいか○すゞめ焼《やき》鳥《とり》○結び干瓢《かんぺう》○長《なが》いも、やきて煮《に》る。

二重引肴《ぢうひきさかな》

○かれひ、てり煮《に》○めんとり午蒡《どばう》梅《うめ》がかのけて○生姜《しやうが》せん、たくさん。

三重《ぢう》さしみ

○ひらめ○或はかつを○ぶり○ばらの類《るゐ》

○しらも○ほんだはら○すみろ。

四重《ぢう》

焼飯《やきめし》○香《かう》の物《もの》。

●〔下の部〕

初重五種《ぢう しゆ》

も魚《うを》の大小《だいせう》にて切《き》り様《やう》いかやうとも心得《こゝろえ》あるべし、あしらひ物《もの》は岩《いは》たけ、しめぢ、うど、松《まつ》たけ、じんばさう、大根《だいこん》、蕪《かぶら》の類《るゐ》にて吸口《すひくち》見合《みあは》せてよし。

◎あゆご玉子《たまご》しめ

よく塵《ちり》をとり洗《あら》ひて、かつを出《だ》し醤油加減《しやうゆかげん》して魚《うを》を入《い》る其《そ》の時《とき》一所《しよ》にきくらげ銀杏《ぎんなん》等《とう》を入《い》れて一《ひと》ふきしたる時《とき》玉子《たまご》をときて入《い》る大平《おほひら》、菓子椀《くわしわん》、吸《すひ》ものに使《つか》ふべし又鍋《またなべ》にて出《だ》すもよし、加減心得《かげんこゝろえ》あり辛《から》きは悪《わ》るし。

◎柳《やなぎ》がれ吸物《すひもの》

水洗《みづあらひ》をよくし三枚《さんまい》におろして立《たつ》に長《なが》く切《き》り一《ひと》つ結《むす》び塩《しほ》すこしふり當《あ》て、すまし又塩仕立《またしほしたて》などにて出《いだ》すべし、岩《いは》たけ、瓜《うり》の類《るゐ》、根《ね》いも、蓮《はす》いも、松露《しようろ》、茸《たけ》の類《るゐ》、一品《しな》取《と》り合《あは》せて使《つか》ふべし其《そ》の餘《よ》見合《みあは》せ、吸《すひ》口《くち》も見計《みはから》ふべし。

第三章　魚鳥類焼《ぎよてうるゐや》きやう

一焼物《やきもの》の火加減《ひかげん》は大切《たいせつ》なるものなり之《これ》を程能《ほどよ》くせんには下《した》の火《ひ》の上《うへ》ゑ俵《たはら》の小口《こぐち》二《ふた》つのせて灰《はひ》にして置《お》くべし、又品《またしな》によりて強《つよ》きを好《この》むものあり其《その》時《とき》は上《うへ》一《ひと》つの藁灰《わらばい》をとり去《さ》るべし、かくすれば武《つよき》

○糸《いと》きり玉子○ちくわかまぼこ○わりねび○やきどうふ○椎茸《しひたけ》。

二重煮肴《ぢうにさかな》

○切身《きりみ》何《なに》にても○丸《まる》むき大根《だいこん》めんとり○すり生姜《しやうが》。

三重和物《ぢうあへもの》

○あらひゝして○大根《だいこん》たんざく○おですみろ○粉《と》たうがらし。

四重《ぢう》

○握飯《にぎりめし》まめの粉《と》つけて。

◎七夜弁《しちやからび》に病氣見舞重詰献立《ひやうきゝまひぢうつめこんたて》

●〔上の部〕

初重産料《ぢうさんれう》

○切餅《きりもち》、寒晒《かんさらし》の餅米《もちこめ》の粉《と》にてよく搗《つ》きのしてよき程《ほど》に切《き》る○入子《いれこ》にして大根《だいこん》三年味噌漬《ねんみそづけ》

火《ひ》にも文火《ぬるび》にも自在《じざい》を得《う》るなり又上《またうへ》の火《ひ》は大抵《たいてい》、中《なか》の品色《しないろ》づきてよりかくべし、さなければ上《うへ》へ盛《も》り上《あが》る憂《うれひ》あり。

一焼《や》き方《かた》には塩焼《しほやき》、てり焼《やき》、味噌焼《みそやき》、白焼《しらやき》、巻《ま》き焼《やき》、すき焼《やき》、樺焼《かばやき》つぼ焼《やき》など種々《しゆぐ》の法《ほふ》あり今茲《いまこゝ》に其《そ》の大要《たいえう》を説《と》くべし。

一てり焼《やき》　醤油《しやうゆ》に味淋《みりん》を交《ま》ぜ煮《に》つめたるを魚《うを》につけて焼《や》くをいふ、味淋《みりん》の爲《た》めに魚《うを》に光《ひかり》を生《しやう》ず。

一はま焼《やき》　魚《うを》を塩水《しほみづ》に漬《つ》けおき或《あるひ》は又塩《またしほ》をふりかけて焼《や》くをいふ

一つけ焼《やき》　種々調合《しゆぐてうがふ》したる醤油《しやうゆ》をつけて焼《や》くをいふ。

一白《しら》焼《やき》　味噌《みそ》も醤油《しやうゆ》も塩《しほ》も付《つ》けず其《そ》の儘《まゝ》に焼《や》くをいふ。

一田樂焼《でんがくやき》　味噌《みそ》を両面《りやうめん》につけて焼《や》くをいふ。

一すき焼《やき》　から鋤《すき》を火《ひ》にかけ其《そ》の上《うへ》にて焼《や》くをいふ。

一巻《ま》き焼《やき》　魚肉《ぎよにく》を巻《ま》きて焼《や》くをいふ。

一つぼ焼《やき》　榮螺牡蠣《さゞゐかき》などを殻《から》のまゝ焼《や》くをいふ。

一杉板焼《すぎいたやき》　何魚《なにうを》にかぎらず切《き》り身《み》をかまぼこ板《いた》に付《つ》け火《ひ》の上《うへ》にかけ炮烙《はうらく》などかけて焼《や》くをいふ。

一かすてら焼《やき》　何魚《なにうを》によらず、すり身《み》に玉子《たまご》をおほく入《い》れて焼《や》くをいふ。

二重《ぢう》五種《しゆ》
○合《あは》せ鱚《きす》○あはびてり煮《に》○かまぼこ○宇《う》治《ぢ》はし玉子《たまご》○あかえひ煮付《につけ》。
三重《ぢう》七種《しゆ》
○長《なが》いもてり煮《に》○まきさがらめ○椎茸《しひたけ》○雁《がん》くひ豆《まめ》○ぎせいどうふ○かんぜきぐるみ○かち栗《くり》うまに。
四重肴《ぢうさかな》
○みろ漬《づけ》のぼら焼《や》きて○塩《しほ》いはし。
●〔中の部〕
初重産料《ぢうさんれう》
○前に同じ○病氣見舞《びやうきみまひ》には。かすてら○やへなりかん○小倉《をぐら》の○ぎうひ飴《あめ》○朝《あさ》おあめ○きぬまき。
二重《ぢう》七種《しゆ》
○さより○椎茸《しひたけ》○赤貝《あかゞひ》○慈姑《くわゐ》○あつやき玉子○むすび干瓢《かんぺう》○ぜんまいふし煮《に》

一椪焼《かばやき》 うなぎに限《かぎ》らず、すべて長《なが》く切《き》り小串《こぐし》にさして焼《や》くをいふ。
一鬼焼《おにやき》 海老《えび》の類《るゐ》を甲《かふ》のまゝ焼《や》くをいふ。
一傳法《でんぽふ》やき かはらけに葱《ねぎ》の白根《しろね》のせんをしき火《ひ》にかけ少《すこ》し焼《や》けたる時《とき》、かつを、まぐろの類《るゐ》の作《つく》り身《み》を其《そ》の上《うへ》にならべて焼《や》くをいふ。
一ぎせい焼《やき》 何魚《なにうを》に限《かぎ》らず、そり身《み》に山芋《やまのいも》、玉子《たまご》の白味《しろみ》と塩《しほ》とを入《い》れて四角《しかく》によせて胡麻油《ごまあぶら》をしきたる鍋《なべ》にて焼《や》くをいふ。
一はうろく焼《やき》 何魚《なにうを》に限《かぎ》らず切身《きりみ》を塩《しほ》をまきたる焙烙《はうろく》の上《うへ》にならべ又《また》はうろくにて蓋《ふた》をなし上下《うへした》に火《ひ》を置《お》きて焼《や》くをいふ。
一合《あは》せ焼《やき》 魚類《ぎよるゐ》をひらき骨《ほね》をぬき身《み》のかたへ玉子《たまご》の白味《しろみ》をぬり二枚《まい》うち合《あは》せて焼《や》くをいふ。
一小鳥焼《ことりやき》 鮒《ふな》などをせびらきにして焼《や》くをいふ。
一木《き》の芽焼《めやき》 れもに、えそよつきていふ。肉《み》に塩《しほ》をつけ柚《ゆ》の葉《は》につゝみ、其《そ》の上《うへ》を濡紙《ぬれがみ》にて包《つゝ》み蒸《む》しやきにして、かけ塩《しほ》するなり。
一紅毛焼《おらんだやき》 せびらきにしたる魚《うを》に玉子《たまご》のうすく焼《や》きたるをはりつ

三重《ぢう》

○中あぢいろ付やき○きす干物《ひもの》うすじほ、なまび。

四重《ぢう》

○紅花飯《とうくわめし》。

七夜《しちや》過《す》ぎての見《み》まひには產婦《さんぷ》の料《れう》に別《べつ》に小重《こぢう》につめて送《おく》るもよし其《その》時《とき》は毒《どく》にならぬもの左《さ》に記《しる》す

○きす○さより○小《と》がれひ○あいなめ

○長《なが》いも○干瓢《かんぺう》○ゆり○にんじん。

●〔下の部〕

初重《しよぢう》

○右同斷病氣見舞《みぎどうだんびやうきみまひ》には○さらしうどん

○くずねとん○すゝり團子《だんご》○くずまんぢう○玉子そうめん。

二重詰合《ぢうつめあはせ》

○赤貝《あかがひ》○いときり玉子《たまご》○里《さと》いも○にん

けて燒《や》くをいふ。

一土藏燒《どざうやき》　何《なに》の魚《うを》によらず山椒味噌《さんせうみそ》つけて燒《や》くをいふ、魚《うを》の上《うへ》を塗《ぬ》る故《ゆゑ》にかくいふなり。

一鐵砲燒《てつぱうやき》　唐辛味噌《たうがらしみそ》をつけて燒《や》くをいふ。

此《こ》の外《ほか》になほ種々《しゆぐ》の名目《みやうもく》あれども、それは次《つぎ》に記《しる》す各魚鳥類燒《かくぎよてうるゐや》き方《かた》の條《でう》につきて知《し》るべし。

一燒《や》き方《かた》には魚肉《うをみ》鳥皮《とりかは》といふことあり魚類《ぎよるゐ》は身《み》を先《さ》きにし皮《かは》を後《あと》にし、鳥類《てうるゐ》は皮《かは》を先《さき》にし身《み》を後《あと》にするなり。

◎鯛《たひ》の濱燒《はまやき》

土間《どま》へ瓦《かはら》をたてならべ鯛《たひ》をよく洗《あら》ひ土間《どま》へ鹽《しほ》をあつく敷《し》き上《うへ》へ鯛《たひ》を置《お》き、上《うへ》より瓦《かはら》を蓋《ふた》にして跡先《あとさき》を瓦《かはら》にて塞《ふさ》ぎ炭火《すみび》を多《おほ》く瓦《かはら》の上《うへ》よりかけて蒸《む》し燒《やき》にして燒《や》き上《あ》げさて、ててを火《ひ》にて焚《や》き勝手《かつて》よき所《ところ》に燒《や》き目《め》を付《つ》くるあり。大竹串《おほたけぐし》にさし火鉢《ひばち》にて燒《や》くこともあれどもそれは畧《りやく》したるなり。

◎同まくり燒《やき》

鯛《たひ》をおろし薄《うす》く切《き》り鹽《しほ》をうちて焚《や》く事《こと》なり大根《だいこん》のしぼり汁《しる》かけて出《いだ》すべし。

じん○やきどうふ。

三重《ぢう》

○いなだ煑付《につけ》○中《ちう》いたかまぼこ、色《いろ》つけ燒板《やきいた》ともはすに切《き》る。

四重《ぢう》

○あづき飯《めし》。

◎雛祭《ひなまつり》の重詰献立《ぢうづめこんだて》

●〔上の部〕

初重《しよぢう》九種《しゆ》

○玉子すみながし○おはび○花《はな》ゑび○かまぼこ○たこ、うすだゝみ○くず引《ひき》白魚《しらうを》○小串魚《とぐしうを》○みるくひ。

二重《ぢう》七種《しゆ》

○時雨《しぐれ》いも○うづまきどうふ○わらび○椎茸《しひたけ》、きぬきせて○つくし○慈姑《くわゐ》、竹《たけ》の子むき○うど。

◎同蠟燒《らふやき》

鯛《たひ》の切身《きりみ》大小《だいせう》は心《こゝろ》まかせに薄塩《うすしほ》をあて、串《くし》にさし表裏《おもてうら》ともよく燒《や》き、さて玉子《たまご》のときたるに饂飩粉《うどんこ》すこしばかり入《い》れてよくかき交《ま》ぜ是《これ》にて附燒《つけやき》にするなり尤《もつと》も遠火《とほび》にて焦《こ》げざるやうにすべし、玉子《たまご》は四五度《ど》ほどかけてよし又玉子《またゝまご》の白味《しろみ》ばかりに、うどん粉《こ》をすこし合《あは》せて燒《や》くもよろしく、之《これ》にかた紅粉《べに》を少《すこ》し入《い》れて燒《や》くもあり。

◎白魚《しらうを》やきやう

白魚《しらうを》を網《あみ》にて燒《や》く時《とき》は燒《やき》つきてはなれず放《はな》さんとすれば碎《くだ》け易《やす》きものなり、されば之《これ》を燒《や》くには常《つね》の如《ごと》く網《あみ》にならべて燒《や》き、やき付《つき》たるを構《かま》はず網《あみ》をうちかへして又燒《またや》き、よきほどに盆《ぼん》をうけて網《あみ》の縁《へり》を物《もの》の角《かど》にてはつだり打《う》てば、はら〱と落《お》ちて碎《くだ》くることなし。

若鮎《わかあゆ》の燒《や》き方《かた》も之《これ》に同《おな》じ。

◎鱧田樂弁《はもでんがくならび》につけ燒《やき》

此《こ》の仕《し》やうは隨分大《ずゐぶんおほい》なる鱧《はも》の皮《かは》を長《なが》く二《ふた》つに折《を》り（皮《かは》の方《はう》を内《うち》にして）串《くし》にて所々《しよく》ぬきて先《ま》づ白《しら》やきにして隨分小骨《ずゐぶんこぼね》を取《と》り山椒味噌《さんせうみそ》にて田樂《でんがく》にし四五分《しごぶ》に切《き》りて出《いだ》すべし、又山椒醤油《またさんせうしやうゆ》にて付《つけ》やきにするもよし、何《いづ》れも最初《さいしよ》に胡麻《ごま》の油《あぶら》一ぺん引《ひ》きてよく燒《や》き其《そ》の上《うへ》、味噌《みそ》

三重芝詰《ぢうしばつめ》
○とこぶし貝《かひ》とも○小さゝえ、貝《かひ》とも○ひいか○かす小鯛《こだひ》○このはがれひ○いひだこのこらずしば煮《に》○あまだひ○ひじき、かいしき、

四重蒸菓子《ぢうむしくわし》
○こし高《だか》おぼろまんぢう○やうかん○ういろう○寒紅梅《かんこうばい》○柚餅《ゆもち》。

●〔中の部〕

初重七種《ぢうしゆ》
○きす○あつやき玉子○むつの子《こ》○かまぼこ○花《はな》いも○小串《こぐし》のりまき○べにくらげ。

二重九種《ぢうしゆ》
○よせぐわね、さゞれいし○長いも、結《むす》びてやく○椎茸《しひたけ》○わらび○はろ〳〵どうふ○百合《ゆり》つまくれなゐ○つまみ麩《ふ》け

にても醤油《しやうゆ》にても付《つ》けて焼《や》くあり。

◎同午蒡巻《ごばうまき》

鱧《はも》の皮《かは》を立《た》つに二《ふた》つに裁《た》ち扨午蒡《さてごばう》の中《なか》より末《すゑ》を五分切《ごぶぎり》になし、鱧《はも》の皮《かは》の脊《せ》の方《はう》を内《うち》にして巻《ま》き付《つ》け五《いつ》つ六《む》つ串《くし》にさして山椒醤油《さんせうしやうゆ》にて付け焼《やき》にそべし但《たゞ》し午蒡《ごばう》は初《はじ》めにさつと湯煮《ゆに》すべし、又胡椒醤油《またこせうしやうゆ》にてもよろし。

◎あなご田楽《でんがく》

魚《うを》の大小《だいせう》に限《かぎ》らず腹《はら》よりさき中骨《なかほね》をとり金串竹串《かなぐしたけぐし》などに三四本宛《ほんづゝ》さして焼《や》く、山椒味噌《さんせうみそ》又《また》は唐辛子味噌《たうがらしみそ》よし。

◎まながつを田楽《でんがく》

魚《うを》の大小《だいせう》に限《かぎ》らず水洗《みづあら》ひよくし其《そ》のまゝにても切《き》りてなりと心《こゝろ》まかせにし山椒味噌《さんせうみそ》、唐辛子味噌《たうがらしみそ》にて田楽《でんがく》にそべし。但《たゞ》し姿《すがた》のまゝにてすれバ切目《きりめ》を魚《うを》の両方《りやうはう》に付《つ》けて焼《や》くべし。

◎同付焼《つけやき》

是《これ》も魚《うを》の水洗《みづあらひ》をよくし如何《いか》やうにも切《き》りて山椒醤油《さんせうしやうゆ》、こせう醤油《しやうゆ》にて付焼《つけやき》にすべし。

◎はも骨切《ほねきり》

しふりて○ぎんなん○きやらぶき。

三重《ぢう》さしみ

○ひらめ○さより○細作《ほそづく》り○赤貝《あかゞひ》○岩《いは》たけ○うど短冊《たんざく》○れんこん、うすだゝみ○わさび○入子《いれこ》ちよく、いり酒《ざけ》。

四重干菓子《ぢうひぐわし》

○宇治《うぢ》はし○かせいた○あるへい○松《まつ》かぜ○紅梅《こうばい》たう○初《はつ》むかし○源氏《げんじ》まめ○なつめ○さわらび。

●「下の部」

初重七種《ぢうしゆ》

○玉子《たまご》、糸《いと》にてがんきに切《き》る○さゞゐ○いか○さより○しばゑび○たてさくらに○かまぼこ、板《いた》とも切《き》る。

二重五種《ぢうしゆ》

○長《なが》いも○蓮根《れんこん》○つとどうふ○いろこんにやく○干瓢《かんぺう》。

三枚《まい》におろし皮《かは》のきはまで、ざく〱と切《き》り込《と》み串《くし》にさして山椒醤油《さんせうしやうゆ》にて付焼《つけやき》にすべし。

◎同田樂《でんがく》

此《こ》の仕《し》やうは前《まへ》に同《おな》じ、山椒《さんせう》又《また》は唐辛《たうがらし》の味噌《みそ》を用《もち》ゐてよろし。

◎たなご田樂《でんがく》

大《だい》ならば一《ひと》つ小《せう》ならば二《ふた》つ串《くし》にさし両方《りやうはう》とも能《よ》く焼《や》きて唐辛味噌《たうがらしみそ》など付《つけ》て田樂《でんがく》にすべし。

◎同土藏焼《どざうやき》

小《せう》なる魚《うを》の水洗《みづあらひ》をよくし脊《せ》より割《わ》りて中骨《ちうほね》をぬきとり味噌《みそ》を込《こ》み紙《かみ》にて胴《どう》をまきて焼《や》くべし尤《もつと》も此魚《このうを》は骨《ほね》かたきものなれば骨《ほね》ともには食《く》ひがたし心得《こゝろう》べし、是《これ》は會席《くわいせき》などに出《だ》してよし。

◎同醤油付焼《しやうゆつけやき》

是《これ》も魚《うを》の大小《だいせう》に限《かぎ》らず水《みづ》あらひよくし串《くし》にさし山椒醤油《さんせうしやうゆ》にて付焼《つけや》くべし。

◎このしろ骨切《ほねきり》

魚《うを》の両方《りやうはう》より筋違《すぢちがひ》に中骨《ちうほね》まで切《き》り込《こ》み山椒醤油《さんせうしやうゆ》にて付焼《つけやき》にすべし又《また》右《みぎ》の如《ごと》く骨切《ほねきり》にして難波《なんば》煑尤《にもつて》もよし。

三重《ぢう》さかな

○白魚《しらうを》とうふのからにつけて○あさりむきみ○おご○からしみそ。

四重《ぢう》

○まんぢゆう○あらいまさか○よねまんぢゆう。

◎檜《ひ》割籠《わりご》詰合《つめあはせ》

魚類《ぎよるゐ》

○あま鯛付《たひつけ》やき○長《なが》いも○あはび○せんまい○やき玉子《たまご》○大推茸《おほしひたけ》○ならづけ

○菜《な》づけ○羹《に》たうがらし○生姜《しやうが》。

杉楊枝《すぎやうじ》つけて。下《した》は焼飯《やきめし》

同

○切身《きりみ》みそ漬《づけ》にして焼《や》き○午蒡《ごぼう》ふとに

○かまぼこ○れんこん○あゆふし羹《に》○すだれふ○あさづけ○みそづけ○せう

○同田楽《でんがく》

此《こ》の仕《し》やうは前《まへ》に同《おな》じ山椒味噌《さんせうみそ》、唐辛味噌《たうがらしみそ》好《この》みに應《おう》ずべし。

○同土蔵焼《どざうやき》

脊《せ》よりたち割《わ》り中骨《なかほね》をとり腸《わた》をぬき、ゑらを取《と》り腹中《ふくちう》をよく洗《あら》ひ布《ふ》巾《きん》にて水氣《みづけ》をとり何《なに》みそにても腹《はら》へ込《こ》め其上《そのうへ》を細《ほそ》き紙《かみ》にて二所《ふたところ》ばかり巻《ま》きて焼《や》くべし。

○赤鱝田楽《あかえひでんがく》

常《つね》の如《ごと》く水洗《みづあらひ》をよくし程《ほど》よく切《き》り小串《こぐし》にさして焼《や》く、唐辛《たうがらし》みそ、山椒《さんせう》みそ、ふきみそ、きのめみそ何《いづ》れにても心《こゝろ》まかせなり。

○鰯田楽《いはしでんがく》

常《つね》の如《ごと》く首《かしら》をとりて能《よ》く洗《あら》ひ十《と》を宛《づゝ》程串《ほどぐし》にさし焼《や》きて唐辛《たうがらし》、ふき味《み》噌《そ》などにて焼《や》くべし。

○同塩焼《しほやき》弁《ならび》に付焼《つけやき》

何《いづ》れも仕《し》やう前《まへ》に同《おな》じ。

○はまち鋤焼《すきやき》

常《つね》の如《ごと》く三枚《まい》におろし小口《こぐち》より二分《ぶ》ほどに作《つく》り唐鋤《からすき》を火《ひ》の上《うへ》にかけよく焼《や》けし時《とき》、油《あぶら》にて拭《ぬぐ》ひ其《そ》の上《うへ》へ右《みぎ》の作《つく》りたる肉《にく》をならべて焼《や》くが○山椒《さんせう》○花《はな》しは。
杉楊枝《すぎやうじ》つけて下《した》は强飯《こはいひ》。

精進《しやうじん》

○めしどうふ○慈姑《くわゐ》○干瓢《かんぺう》○椎茸《しひたけ》○つと麩《ふ》○ならづけ○あづけ○煮《に》たうがらし。
楊枝《やうじ》つけて。下《した》は燒飯《やきめし》。

同

○大《おほ》つと麩《ふ》○長《なが》いも○椎茸《しひたけ》○れんこん○さがらめ○あさづけ○みろづけ○しろの實《み》○花《はな》しは。
楊枝《やうじ》つけて。下《した》いては飯《めし》。

一右《みぎ》にて重詰献立《ぢうづめこんだて》の概略《がいりやく》を述《の》べたり尚《なほ》ほ此の外に趣向隨意《しゆかうずゐい》たるべし而《しか》して其《そ》の詰方《つめかた》は左《さ》の如《ごと》し

九種　七種　種

なり、あまりに火透《ひとほ》り過《す》ぎてはよろしからず、大根《だいこん》おろし醬油唐辛《しやうゆたうがらし》などにて席上《せきじやう》にて燒《や》くべし、からすきあければ薄鍋《うすなべ》、いたら貝《がひ》にてもよし。

◎同杉板燒《すぎいたやき》

前《まへ》の如《ごと》く三枚《まい》におろしたる肉《にく》を又立《またたつ》に二《ふた》つにわたし夫《それ》を小口《こぐち》より段《だん》く々と切《き》りかさね、かまぼこ板《いた》に付《つ》け、火《ひ》の上《うへ》にかけ上《うへ》より炮烙《はうろく》などふせて燒《や》くなり、よき時分《じぶん》に板《いた》と共《とも》に出《いだ》す、柚《ゆ》わさびおろし醬油《しやうゆ》の類尤《るゐもつと》もよし席上甚《せきじやうはなは》だはれあるものなり。

◎同田樂《でんがく》

小角《こかく》に切《き》り小串《こぐし》にさし胡麻《ごま》の油《あぶら》を一ぺんぬり裏表《うらおもて》より能《よ》く燒《や》きて山《さん》椒味噌《せうみそ》、唐辛味噌《たうがらしみそ》などにて田樂《でんがく》にすべし。

◎烏賊田樂《いかでんがく》

常《つね》の如《ごと》く水洗《みづあらひ》よくし立《たつ》に二《ふた》つに切《き》り表裏《おもてうら》より切目《きりめ》を入《い》れ横《よこ》にして串《くし》にさし能《よ》く燒《や》きて醬油《しやうゆ》一ぺんかけ其後山椒《そのゝちさんせう》みろ、唐辛《たうがらし》みそ、きのめみろの類《るゐ》にて田樂《でんがく》にすべし又拍子木《またへうしぎ》に切《き》り串《くし》にさして燒《や》くもよし。

◎同附燒《つけやき》

仕《し》やう前《まへ》に同《おな》じ山椒《さんせう》、たうがらし、こせう、きのめ何《いづ》れの醬油《しやうゆ》にて

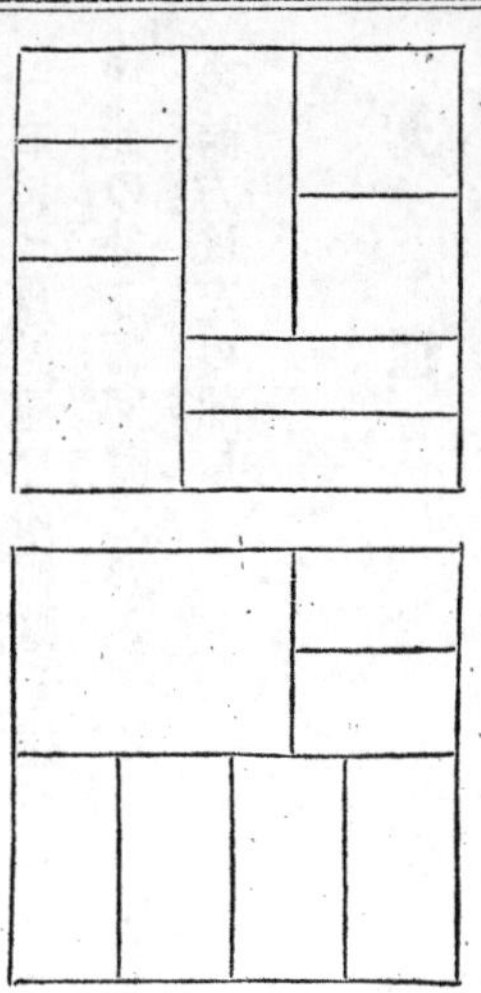

五種

三種

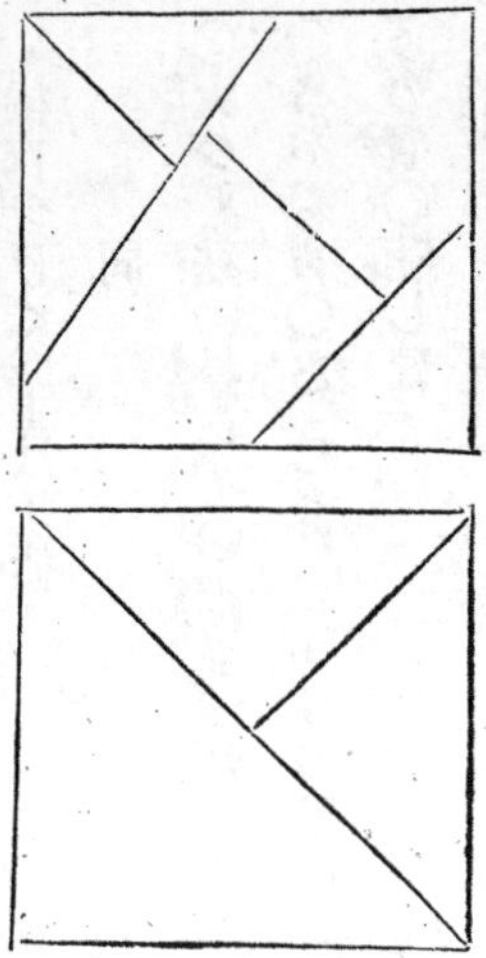

其《そ》の他《た》各自《かくじ》の思入《おもひいれ》にて如何《いか》やうにも詰《つめ》込《こ》むべし。只同《たゞおな》じやうの定規《じやうき》にならぬやうに心掛《こゝろが》くべく。又色《またいろ》の取《と》り合《あは》せ肝《かん》要《えう》なり。似《に》たる色《いろ》の一所《ひとところ》へよらぬやうにすべし。又赤《またあか》き色《いろ》は中《なか》の方《はう》へ置《お》くべし。大抵重《たいていぢう》の内《うち》は朱《しゆ》なればうつり悪《あ》しもよろし。

○鮪田樂《まぐろでんがく》

小《ちい》さく切《き》り小串《こぐし》にさして裏表《うらおもて》よりよく燒《や》き唐辛味噌《たうがらしみそ》にて田樂《でんがく》にすべし。

○牡蠣田樂《かきでんがく》

大《おほい》なる牡蠣《かき》の水氣《みづけ》をよく浸《ひた》し取《と》り串《くし》にさして蕗味噌《ふきみそ》などにて燒《や》く、初《はじ》めから鍋《なべ》にていり付《つ》け水氣《みづけ》をとり串《くし》にさして燒《や》けばやき易《やす》し。

○同附燒《つけやき》

前《まへ》の田樂《でんがく》の法《はふ》に同《おな》じ。

○伊勢海老田樂《いせゑびでんがく》

常《つね》の如《ごと》くさつと湯《ゆ》がき皮《かは》をとり二《ふた》つ割《わり》にして横《よこ》に串《くし》二本《ほん》さし裏《うら》おもて共《とも》よく燒《や》き胡麻《ごま》の油《あぶら》一ぺん塗《ぬ》りて又火《またひ》にかけ少《すこ》し焦《こ》がす木《き》の芽味《めみ》噌《そ》、山椒味噌《さんせうみそ》、唐辛味噌《たうがらしみそ》、蕗味噌《ふきみそ》好《この》みに應《おう》ずべし。皮《かは》のとりやうは湯《ゆ》煮《に》したる物《もの》を首《かしら》をとり腹《はら》の兩脇《りやうわき》より庖丁《はうてう》を入《い》れ中《なか》のひだを取《と》りのけ肉《にく》をとり出《いだ》すべし。

○同蠟燒《らふやき》

先《ま》づ生《なま》にて前《まへ》の如《ごと》くにして身《み》を取《と》り出《いだ》し俎板《まないた》の上《うへ》にて押《おし》ひしぎ横《よこ》に

きを以《もつ》てなり。

一、惣《そう》じて重詰《ぢうづめ》もの九種《しゆ》七種《しゆ》五種《しゆ》三種《しゆ》ともに。皆味《みなあぢ》の付《つけ》やうも切形《きりかた》も同《おな》じやうにならぬがよし。さればとてらちもなくさま〴〵の形《かた》に切《き》らるゝものに非《あら》ず。たゞ大小長短丸《だいせうちやうたんまる》はすなどおなじやうにならぬ心得《こゝろえ》ありたし。又重《またぢう》の寸法《すんぱふ》を見《み》て詰《つ》め方《かた》の都合《つがふ》のよきやうに最初《さいしよ》より工面《くめん》して切《き》らざれは、つめ上《あげ》たる時《とき》、所々《しよ〳〵》に不揃《ふそろひ》の出來《でき》るものなり。詰《つめ》かたの割《わり》を工面《くめん》して切《きり》かたよろしくすべし。

一、のいしきに、ひじき、ぜんまい、あらめ等《とう》を使《つか》ふこと甚《はなは》だ下卑《げひ》にて悪《あ》しゝ、かいしきはなきに如《し》かず。かいしきなくとも詰《つ》めらるゝものなり。其《そ》の詰《つ》めやうは、まづ居《すは》りのわるき物《もの》を重《ぢう》の内《うち》

串《くし》を二本計《ほんばかり》さし（身《み》に少《すこ》し塩《しほ》をふる）うらおもてより能《よ》く焼《や》き扨玉子《さてたまご》をも打《う》ち割《わ》りうどん粉《こ》すこし計醤油《ばかりしやうゆ》すこし入《い》れてよくかき立《た》て五六ぺん肉《にく》に塗《ぬ》りまはして焼《や》くあり尤《もつと》も遠火《とほび》をよしとす。

○同鬼焼《おにやき》

是《これ》れ皮《かは》を取《と》らずして山椒醤油《さんせうしやうゆ》にて附焼《つけやき》にするなり。

○同田樂《でんがく》

常《つね》の法《ほふ》の如《ごと》し。

○蛤田樂《はまぐりでんがく》

隨分大《ずゐぶんおほい》なる貝《かひ》を湯《ゆ》がき身《み》を取《と》り出《だ》しよく洗《あら》ひ水氣《みづけ》をひたし取《と》り串《くし》にさし両方《りやうはう》より能《よ》く焼《や》く、蕗味噌《ふきみそ》、たうがらし味噌《みそ》、又《また》さんせう味噌《みそ》など心任《こゝろまか》せなり。

○同附焼《つけやき》

是《これ》も前《まへ》の如《ごと》く串《くし》にさしたる貝《かひ》を、うらおもてより能《よ》く焼《や》き山椒醤油《さんせうしやうゆ》きのめ醤油《しやうゆ》にて附焼《つけやき》にすべし。

○蟹田樂《かにでんがく》

小《ちい》さき蟹《かに》の手足甲《てあしかふ》をとり三《み》つ四《よ》つ程串《ほどくし》にさし能《よ》く焼《や》き唐辛味噌《たうがらしみそ》、又《また》は蕗山椒《ふきさんせう》の類《るゐ》をば味噌《みそ》に合《あは》して田樂《でんがく》にすべし。

此處《こゝ》へおかんと思《おも》ふ所《ところ》へ、いく山《やま》にもおき、さてすはりのよき、つみかさねよなる物《もの》をその側《そば》へつめて之へもたれかけさせて、つめれば如何《いか》やうにもなるなり。又はろくしたるものは皆餘《みなよ》の品《しな》をつめ終《をは》りて後《のち》に穴《あな》のある所《ところ》へろれを入《い》る。但《たゞ》しこれはつめ方《かた》の割《わり》あまりの所《ところ》と、おもひて初《はじめ》より其《そ》の心《こゝろ》して、つめかゝるべし。

一、のこらず、つめ上《あげ》て後《のち》うす板《いた》にて平《ひら》にのるく押付《おしつ》くれば、ふろく出《いづ》るなり、ろのふろくの所《ところ》へ夫々《それ〴〵》の品《しな》にておぎなふべし。此《かく》の如《ごと》くなる時《とき》ハ何種《なんしゆ》の詰合《つめあは》せにても手奇麗《てきれい》に出來《でき》るなり。

一、さしみも詰《つ》め方《かた》かはることなし、然《しか》れども酢味噌《すみそ》など猪口《ちよく》に入《い》れずにすぐにつめ其物《そのもの》の傍《そば》に入《い》るゝときは、うす仕《し》やう前《まへ》に同《おな》じ醤油《しやうゆ》にて附《つ》け焼《や》くなり。

○同附焼《つけやき》

○鴨玉子焼《かもたまごやき》

水洗常《みづあらひつね》の如《ごと》くし餘《あま》り薄《うす》からぬやうに作《つく》りさて酒多《さけおほ》く醤油少《しやうゆすこ》しく入《い》れて煮詰《につま》らんとする時右《ときみぎ》の鴨《かも》を入《い》れ玉子《たまご》をわりておとし入《い》れ焦《こ》げざるやうに心《こゝろ》をつけ其儘《そのまゝ》にて胡椒山椒《こせうさんせう》の類《るゐ》を添《そ》へて出《いだ》すなり。

○同炮烙焼《はうろくやき》

常《つね》の如《ごと》く洗《あら》ひたるを少《すこ》し厚《あつ》く切《き》り扨大和《さてやまと》炮烙《はうろく》の小《ちい》さき物《もの》を炭火《すみび》の上《うへ》にかけ胡麻《こま》の油《あぶら》にて肉《み》をよく拭《ぬぐ》ひ油《あぶら》のしみたるを度《ど》とし右《みぎ》の鴨《かも》をならべ一ぺんかへし直《たゞち》に生醤油《きしやうゆ》にて出《いだ》す又《また》は唐辛《たうがらし》みろ酒《さけ》にてゆるめたるに漬《つ》けて喰《くら》ふもよし、何《いづ》れにても土《つち》にて焼《や》きたるが殊《こと》の外風味《ほかふうみ》よきなり。

かしわ、鳩《はと》、さぎの類《るゐ》も右《みぎ》に同《おな》じ焼方《やきかた》なり。

○たち魚巻焼《うをまきやき》

細《ほそ》き魚《うを》を三枚《まい》におろし巻《まき》さよりの如《ごと》く皮《かは》の方《はう》を内《うち》よして串《くし》に巻《ま》き焼《や》く醤油附焼《しやうゆつけやき》、塩焼《しほやき》何《いづ》れにてもよし程《ほど》よく切《き》りて取肴《とりざかな》にも組肴《くみざかな》にも使《つか》ふべし。

きへぎ板《いた》か或《あるひ》は經木《きやうぎ》などを隔《へだ》てにすべし上《うへ》へ見《み》ゆても苦《くる》しからず。

一、上《じやう》わんなど詰《つ》め合《あは》すも右《みぎ》に同《おな》じ。

一、鮮詰《あまづめ》はぎつしり押《お》し合《あは》せて詰《つ》めるに及《およ》ばず、魚《うを》と魚《うを》との間《あひだ》へ、おご、なまのり、みるふさなど入《い》れて隔《へだて》をとり、あらべづめにすべし。

一、芝煮《しばに》づめには、ひじきか、さがらめかをかいしきにすべし。

一、引肴重《ひきざかなぢう》は常《つね》の平《ひら》ばちなどへ入《い》れたる姿《すがた》のまゝにてよし。

一、積《つ》みてしばらく置《お》けば、かさの減《へ》る品《しな》あらば皆《みな》つめ上《あ》げたる上《うへ》にて外《ほか》の品《しな》よりはすこし嵩《かさ》だかにして置《お》くべし後《のち》よき程《ほど》になるなり。

◎膳崩《ぜんくづ》しの料理《れうり》

○同田樂《でんがく》

魚《うを》の大小《だいせう》に限《かぎ》らず三枚《まい》におろし前《まへ》の如《ごと》く串《くし》にまきつけ巻《ま》きどめに竹《たけ》ぐひさして止《と》め先《ま》づ白焼《しらやき》によく焼《や》き山椒味噌《さんせうみそ》、唐辛味噌《たうがらしみそ》にて焼《や》き終《をは》り程能《ほどよ》く切《き》りて鉢肴《はちざかな》 組肴《くみざかな》などに使《つか》ふべし、通常骨《つうじやうほね》とも焼《や》くもあれども右《みぎ》の如《ごと》くすれば小骨《こほね》口中《こうちう》にさはらず味《あぢ》もよろし。

○同蠟焼《らふやき》

魚《うを》の大小《だいせう》に限《かぎ》らず三枚《まい》におろし腹骨《はらほね》をとり串《くし》に巻《ま》き付《つ》け初《はじ》め白焼《しらやき》にして、さて玉子《たまご》をとき附焼《つけやき》の如《ごと》くかけて焼《や》くなり遠火《とほび》尤《もつと》もよし、取肴《とりざかな》に遣《つか》ふ時《とき》は鹽少《しほすこ》しあてゝ焼《や》くべし菓子《くわし》椀吸物椀等《わんすひものわんとう》にも遣《つか》ひてよし。

○うぼせ田樂《でんがく》

魚《うを》の大小《だいせう》に限《かぎ》らず腸《はらわた》ゑらの類《るゐ》をよく取《と》り去《さ》り二《ふた》つ三《み》つ程《ほど》づゝ串《くし》にさし能《よ》く焼《や》きて、たうがらし、ふき、さんせう、赤味噌《あかみそ》などにて田樂《でんがく》にすべし骨和《ほねやは》らかにして風味《ふうみ》よろし。

○同附焼《つけやき》

是《これ》も前《まへ》の如《ごと》く魚《うを》の大小《だいせう》に限《かぎ》らず水洗《みづあらひ》よくし二《ふた》つ三《み》つ程《ほど》づゝ串《くし》にさし山椒醤油《さんせうしやうゆ》、木《き》の芽《め》醤油《しやうゆ》にて附焼《つけやき》にすべし。

○ひら骨切《ほねきり》

白人《しろと》庖丁《はうてう》に載《の》する所《ところ》の料理《れうり》なり客《きやく》人多《にんおほ》くとも勝手《かつて》料理《れうり》場《ば》さわがしからず如何《いか》なる馳走《ちそう》も心《こゝろ》しづかに出《で》来《き》る仕《し》やうなり左《さ》に之《これ》を轉載《てんさい》す。

一、先《ま》づ客來《きやくきた》りて座着《ざつき》のにふめんなどを出《いだ》し客食《きやくしよく》し終《をは》らば其《そ》の膳《ぜん》を引《ひ》きとり酒《さけ》も出《いだ》さずして本膳《ほんぜん》を出《いだ》すなり。

一、さて本膳《ほんぜん》には最初《さいしよ》なます計《ばか》り置《お》きて出《いだ》す、なますは五種《しゆ》か七種《しゆ》か、たつぷりと盛《も》るべし。

此《こ》の時盃銚子《ときさかづきてうし》を持《も》ち出《い》で亭主《ていしゆ》出でゝ夫《それ》にて一献《こん》すゝむべし。

一、酒《さけ》一巡終《じゆんをは》らば、汁《しる》を引《ひ》く、此《こ》の汁《しる》は厚味《こうみ》なる魚鳥《ぎよてう》の肉《にく》を用《もち》ふべし、さてまた是《これ》にて酒《さけ》をすゝめ、とり肴《さかな》の硯蓋《すゞりぶた》を出《いだ》し次《つぎ》に平《ひら》を引《ひ》く。

一、此《こ》の平《ひら》の羹物《にもの》は三種《しゆ》にて加減《かげん》よく

此魚《このうを》はこのしろに似《に》て大《おほ》きく小《こ》骨多《ほねおほ》き魚《うを》なり先《ま》づ魚《うを》の大小《だいせう》に限《かぎ》らず水洗《みづあら》ひよくし両表《りやうおもて》より中骨《なかぼね》まで鱧《はも》の如《ごと》く骨切《ほねき》りをなし、さて串《くし》にさして焼《や》くべし、田楽附焼《でんがくつけやき》いづれにてもよし、きのめ山椒《さんせう》、たうがらしの中《うち》にて味噌《みそ》醤油《しやうゆ》に和《わ》して使《つか》ふべし。

○同小串《こぐし》

三枚《まい》におろし肉《み》を小《ちい》さく角《かく》に切《き》りて小串《こぐし》にさし、山椒《さんせう》、たうがらしなどの醤油又《しやうゆまた》は味噌《みそ》にて田楽附焼何《でんがくつけやきいづ》れにするもよし。

○こち田楽弁《でんがくならび》に附焼《つけやき》

水洗《みづあらひ》をよくし三枚《まい》におろし串《くし》にさし、たうがらし、ふき、きのめ、山椒《さんせう》などの味噌《みそ》にて田楽《でんがく》にすべし、附焼《つけやき》ならば山椒《さんせう》きのめ、胡椒《こせう》などの醤油《しやうゆ》を用《もち》ゐてよし。

○柳《やなぎ》かれひ附焼《つけやき》

水洗《みづあらひ》をよくし小口切《こぐちぎり》に小《ちい》さく切《き》りて小串《こぐし》にさし山椒醤油《さんせうしやうゆ》にて焼《や》くべし。

第四章　羹物《にもの》

羹方《にかた》に種々《しゆ〴〵》あり湯羹《ゆに》、味噌羹《みそに》、潮羹《うしほに》、關東羹《くわんとうに》、せんば羹《に》、なんば羹《に》、其《そ》の他名称《たのめいしよう》など多《おほ》し今《いま》先《ま》づ其《そ》の名目《みやうもく》の珍《めづ》らしきものを掲《かゝ》げ次《つぎ》に諸しかも味《あぢ》よきものを出《いだ》すべし。

一、次《つぎ》には焼物《やきもの》を引《ひ》く、此《こ》の焼物《やきもの》は酒《さけ》の肴《さかな》にあてしなれば付合《つけあは》せ或《あるひ》はよりものゝ煎付《いりつけ》などよし。

一、次《つぎ》に二の膳《ぜん》を引《ひ》く、二の汁《しる》は吸物《すひもの》の場《ば》にあつれば、すましのかげん尤《もつと》も心《こゝろ》を用《もち》うべし。

一、次《つぎ》に鉢肴《はちざかな》二種《しゆ》ばかり出《いだ》し、此《こ》の時《じ》分《ぶん》より、打《うち》とけて酒《さけ》をすゝめ糸竹《いとたけ》の調《しら》べなどもありて専《もつぱ》ら酒宴《しゆえん》に至《いた》るべし。

一、次《つぎ》に二の膳《ぜん》のさしみ、次《つぎ》に菓子《くわし》椀《わん》出《いだ》すべし又此《またこ》のあたりに小《ちい》さき吸物膳《すひものぜん》にて何《なに》にても前後《ぜんご》の肴《さかな》にもたれざる吸《すひ》物《もの》を出《いだ》すべし尤《もつと》も亭主《ていしゆ》の心《こゝろ》次第《しだい》にて時《とき》の見合《みあはせ》にて吸物《すひもの》は數多《かずおほ》く出《いだ》すがよし。

一、次《つぎ》には茶碗《ちやわん》、次《つぎ》には坪《つぼ》、次《つぎ》には飯《めし》を出《いだ》す是《これ》にて二重《ぢう》五菜《さい》の膳部《ぜんぶ》皆調《みなとゝの》ひた

種《しゆ》の煑方《にかた》を說《と》くべし。

鯛《たひ》のかきいり。　鍋《なべ》に鹽《しほ》をやきつけ鯛《たひ》をうすく身《み》どりて入《い》れ古酒《こしゆ》をひた〱に入《い》れ煑《に》て酒氣《さかけ》のきたる時《とき》三ばん白水《しろみづ》をさして鹽梅《あんばい》して出《いだ》すなり鹽加減《しほかげん》第一《だいいち》なり。

同高麗煑《かうらいに》。　鍋《なべ》に鹽《しほ》をやきつけ中鯛《ちうでひ》そのまゝ白水《しろみづ》と古酒《こしゆ》をひた〱に入《い》れ酒氣《さかけ》のさるまで煑《に》て飯《めし》のとり湯《ゆ》をさし、かげをおとし鹽梅《あんばい》するなり入合《いれあは》せ物《もの》は何《なに》にてもすべし、松茸《まつたけ》、木《き》の子《こ》或《あるひ》はねぶか。

皮《かは》いり。　鴈鴨《がんかも》の類《るゐ》の皮《かは》を鍋《なべ》にていり、だしを入《い》れ骨《ほね》を煑《に》てなまだれ少《すこ》しさし鹽梅《あんばい》するなり、但《たゞ》し骨《ほね》を入《い》れずにもするなり入合《いれあは》せは根芹《ねぜり》、松《まつ》たけ、さゝがし午蒡《ごばう》などの類《るゐ》あり。

あをがち。　雉子《きじ》のわたをたゝき常《つね》の味噌《みそ》少《すこ》し加《くは》へ鍋《なべ》に入《い》れ狐色《きつねいろ》にいりてだしを入《い》れ煑上《にあげ》てあひ合《あは》す、入《い》れ合《あは》せものは何《なに》にても時《とき》のものよろし。

駿河煑《するがに》。　鯛《たひ》をやきて、だしと醤油酒《しやうゆさけ》に酢《す》を加《くは》へて煑《に》るをいふ。

そろりこ。　いりこをせんにうち、よく湯煑《ゆに》して小鳥《ことり》のたゝきに山《やま》の芋《いも》入《い》れて煑《に》たるをいふ。

鮭《さけ》の子《こ》いり。　鮭《さけ》の身《み》をつくり、はらゝ子《こ》をすり、粉《こ》にして置《お》きさ

るなり之《これ》を圖《づ》すれば左《さ》の如《ごと》し。

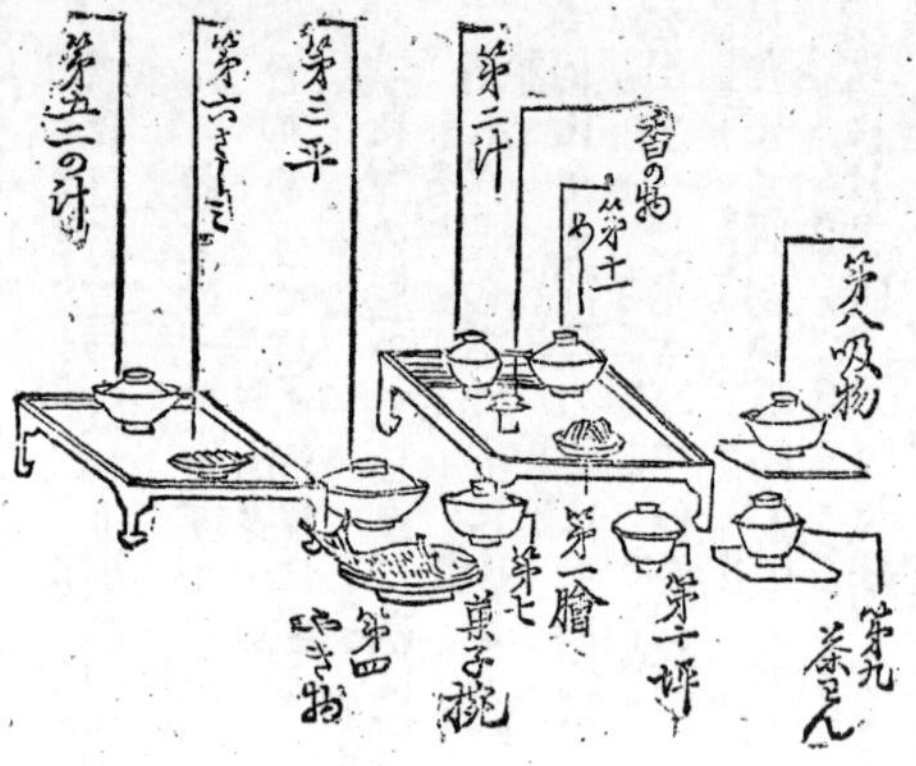

右膳《みぎぜん》くづしの料理《れうり》は九州邊《きうしうへん》にて流行《りうかう》すといふ客人多《きやくじんおほ》くあるとも膳部《ぜんぶ》を一度《ど》に出《いだ》さず一色《いろ》づゝゆるゝゝと焚《た》き出《いだ》す故《ゆゑ》、勝手《かつて》まはり、せわしからず其《そ》の上《うへ》、膳部《ぜんぶ》にて酒《さけ》も飯《めし》もすゝむる好趣向《かうしゆかう》にて上戸《じやうこ》にも下戸《げこ》にも適《てき》するものなれば、

て身《み》をだしとたまりにて煮《に》たちたるところに、すり子《こ》と丸子《まるこ》とかきまぜ入《い》れて煮《に》るなり、但《たゞ》しわたも、きもも入《い》れてよし粒山椒《つぶさんせう》はなす。

煮《に》あへ。　さけの皮《かは》、黒豆《くろまめ》、からかは、梅干《うめぼし》、ごまめ、きくらげ、銀杏《ぎんなん》くるみ、かや、などかきまぜ旨煮《うまに》にして玉子《たまご》の山吹《やまぶき》をかけるなり、但《たゞ》し夏《なつ》は煮《に》ざましにして出《いだ》す。

なまかは。　雁鴨《がんかも》のるゐ皮《かは》も身《み》もつくりて酢《す》につけ置《お》きしたじ加減《かげん》して、煮《に》たて、出《いだ》す前《まへ》に鳥《とり》を入《い》れてすぐに出《いだ》すなり、入《い》れ合《あは》せ芹《せり》又《また》ハさゝがし午蒡《ごばう》の類《るゐ》。

のぶすま。　小鳥《ことり》をたゝき丸《まる》めてさつとゆがき鯛《たひ》をさし身《み》の如《ごと》くつくりて沸湯《にえゆ》をかけおき、鮑《あはび》をうすくへぎてゆがき、ふくろの如《ごと》くなりたる時引《ときひき》あげおき、さてしたじ加減《かげん》して煮《に》ね上《あが》りたる時三色《ときみいろ》共《とも》入《い》れてかきまぜる、さすれば皆鮑《みなあはび》の袋《ふくろ》の如《ごと》くなりたる中《なか》へつゝまるゝなり、上置《うはおき》は玉子《たまご》の山吹《やまぶき》なり。

ころゝゝ。　小鳥《ことり》をよくたゝき、うすしたじにてさつと煮上《にあ》げおき、かまぼこ小《ちひ》さく丸《まる》め右《みぎ》の小鳥《ことり》にてころばし、さてしたじかげんして煮《に》て出《だ》すなり。

世《よ》の人《ひと》是非《ぜひ》之《これ》をこゝろみたまへ。

◎豆腐百珍《とうふひやくちん》

（一）金砂《すなご》豆腐《とうふ》

能《よ》く豆腐《とうふ》の水《みづ》を絞《しぼ》りてよくすり、玉子《たまご》の白《しろ》みをつなぎに入《い》れ、板《いた》にのばし其《そ》の上《うへ》煮《に》ぬき玉子《たまご》の黄味《きみ》を細《こま》かに碎《くだ》き、まきて砂子《すなご》の如《ごと》くに成《な》しよく押《おさ》へ蒸《む》して小角《こかく》に切《き》るなり。

（二）おし豆腐《とうふ》

豆腐《とうふ》を布《ぬの》につゝみ板《いた》を斜《なゝめ》にして並《なら》べ載《の》せ潰《つぶ》れぬ程《ほど》のおもしをうけ能《よ》く水氣《みづけ》を絞《しぼ》り去《さ》り生醤油《きしやうゆ》と酒《さけ》を等分《とうぶん》にして煮《に》しめ小口切《こぐちぎり》とす。

（三）鑛石豆腐《あらがねとうふ》

能《よ》く豆腐《とうふ》の水《みづ》をしぼり、つかみくづし、是《これ》に油《あぶら》を用《もち》ゐず酒《さけ》と醤油《しやうゆ》にて炒《いり》つけ山《さん》

日《ひ》の出《で》に鯱《しやちほこ》。大《おほ》だいこん半月《はんげつ》に切《き》りめんをとりたる燒麩《やきぶ》を入《い》れて煮《に》たるをいふ。

石持《いしもち》に雨龍《あまりよう》。大根《だいこん》の輪切《わぎり》にでまめを入《い》れて煮《に》たるをいふ。

◎鰈葛煮《かれひくずに》

常《つね》の如《ごと》く洗《あら》ひ三枚《まい》におろし小角《こかく》に切《き》り酒《さか》しほ醤油《しやうゆ》にて煮上《にあ》げ其《そ》の煮《に》汁《しる》にて葛溜《くずたまり》を煮《に》て上《うへ》よりかけ、青海苔《あをのり》をふりて出《いだ》す、山椒《さんせう》の粉《こ》にてもよし。

◎同味噌《みそ》煮《に》

三枚《まい》におろし小角《こかく》に切《き》り味噌《みそ》（しやうが、山椒《さんせう》、唐辛《たうがらし》、胡椒《こせう》の粉《こ》）を、いづれにても酒《さか》しほ澤山《たくさん》に入《い》れて煮詰《につ》め其《そ》の中《なか》にて煮《に》る蓋物《ふたもの》の類《るゐ》にて出《いだ》すべし。

此他《このた》いせ海老《えび》、くるま海老《えび》、生貝《なまがひ》、さんこ、赤貝《あかゞひ》、にし貝《がひ》、何《いづ》れも味噌《みそ》煮《に》にしてよし、但《たゞ》し貝類《かひるゐ》は初《はじめ》より入《い》れて煮詰《につ》むべし。

◎同湯《ゆ》煮《に》

此《こ》の仕《し》やう常《つね》の如《ごと》く作《つく》り身《み》にして、ばら〳〵とそぐりはどき如何《いか》にもよく沸《たぎ》りたる湯《ゆ》を四五へん通《とほ》し肉《み》白《しろ》くはぜたる時《とき》水《みづ》にて冷《ひや》し鉢《はち》へうつし、胡椒《こせう》、生姜醤油《しやうがしやうゆ》、わさび酢《す》、生姜酢《しやうがず》、すりもろみ、からし

椒《せう》の粉《こ》を入《い》れるなり。

(四)白玉豆腐《しらたまとうふ》

薯蕷をよくずり豆腐《とうふ》の水《みづ》をしぼりたるものと等分《とうぶん》に混和《こんくわ》し、よくすりまぜて丸《まる》く取《と》り、美濃紙《みのがみ》に包《つゝ》み湯《ゆ》にて煮《に》るなり。

(五)結《むす》び豆腐《とうふ》

豆腐《とうふ》をほそく切《き》り、酢《す》につけて適宜《てきぎ》に結《むす》ぶべし。而《しか》して結《むす》びたるを水《みづ》へ入《い》れ酢氣《すけ》を去《さ》るなり。

(六)あられ豆腐《とうふ》

よく豆腐《とうふ》の水《みづ》をおし去ぼり小角《こかく》に切《き》り笊《ざる》にいれてふりまはし、角《かど》をとりて油《あぶら》にてさつと煠《あげ》るなり。調味《てうみ》好《この》み次第《しだい》なり。

これの少《すこ》し大《おほい》なるを松露《しようろ》どうふといふ。

醬油《しやうゆ》などにて、岩《いは》たけ、みやうが、香茸《かうたけ》、きくらげ、きうり、白瓜《しろうり》、くわんざう、など添《そ》へて出《いだ》す。

○あか鱏《にひ》

常《つね》の如《ごと》く洗《あら》ひ小《と》角《かく》に切《き》り山椒醬油《さんせうしやうゆ》に酒《さけ》しほ澤山《たくさん》に入《い》れ能《よ》く煮返《にかへ》し其《そ》處《と》へ右切肉《みぎきりみ》を入《い》れて煮附《につ》けるなり。

○鰯《いはし》うしほ煮《に》

首《かしら》をとり黒《くろ》きわたを能《よ》く取《と》り鹽《しほ》にまぶし暫《しばら》くして水《みづ》にて洗《あら》ひ沸湯《にえゆ》を上《うへ》よりかけて、上《うは》あぶらを取《と》り、扨《さて》常《つね》のうしほ煮《に》の如《ごと》く仕立《した》て出《いだ》すべし、尤《もつと》もよき吸物《すひもの》なり、あまり數多《かずおほ》きは見苦《みぐる》し三《み》つ計《ばかり》入《い》れてよし、吸口《すひくち》は見合《みあはせ》。

○同せんば煮《に》

首《かしら》をとり黒《くろ》き腸《わた》をよく除《のぞ》き三枚《まい》にして尾《を》の先《さき》にて離《はな》れぬやうに中骨《なかぼね》をぬき、一《ひと》つ結《むす》びて鹽少《しほすこ》し强《つよ》く當《あ》て暫《しばら》く置《お》きてよく洗《あら》ひ、葉付大根《はつきだいこん》、岩《いは》たけ、みやうが、うど、などにてせんば煮《に》になす、吸口《すひくち》は胡椒《こせう》山椒《さんせう》よろし。

○たこ櫻煮《さくらに》

よく水洗《みづあらひ》をなし砂氣《すなけ》なきやうに、いぼの中《なか》もよく吟味《ぎんみ》し首《かしら》の皮《かは》もと

（七）木《き》の芽《め》でんがく

温湯《ぬるゆ》を大盤《おほたらひ》に入《い》れ切《き》るも串《くし》にさすも其《そ》の湯《ゆ》の中《なか》にてするなり。柔《やはら》かなる豆腐《とうふ》にても少《すこ》しも落《おつ》るなどの憂《うれひ》なし湯《ゆ》より引《ひ》き上《あ》げ直《すぐ》に火《ひ》にかけ焼《や》くなり。味噌《みそ》は木《き》の芽《め》勿論《もちろん》なり、醴《あまざけ》のかた入《い》れを二分《ぶ》通《どほ》り交《ま》ぜれば尤《もつと》も佳《か》なり、多《おほ》く入《い》れ過《す》ぐれば甘《あま》すぎて却《かへつ》てよろしからず。

（八）雉子《きじ》やき田楽《でんがく》

豆腐《とうふ》を狐色《きつねいろ》に焼《や》き、煮《に》かへし醤油《しやうゆ》を猪口《ちよく》に入《い》れ、柚《ゆ》のすりおろしたるを添《そ》へて出《いだ》す。

（九）湯《ゆ》豆腐《とうふ》

絹《きぬ》ごし豆腐《とうふ》を適宜《てきど》に切《き》りて湯煮《ゆに》し熱《あつ》き葛《くず》あんをかけ、芥子《からし》のねりたるを置《お》く。

（十）梨子《なし》どうふ

青干菜《あをほしな》を炙《あぶ》りて細末《さいまつ》になしてすり、豆《とう》

るべし、さて小口《こぐち》よりふつ〳〵と切《き》り酒《さけ》と醤油《しやうゆ》等分《とうぶん》にて、いかにもよく煮《に》つめ、汁《しる》のとろりとなる程《ほど》に煮上《にあ》げ、生姜《しやうが》のせん切《ぎり》、上《うへ》へおきて出《だ》す。

◎同関東煮《くわんとうに》

煮加減《にかげん》前《まへ》に同《おな》じ但《たゞ》し是《これ》は丸《まろ》にて煮《に》るなり、とかく水洗《みづあらひ》をよくし砂気《すなけ》なきやう吟味《ぎんみ》すべし。

◎巻烏賊《まきいか》

常《つね》の如《ごと》く水洗《みづあらひ》をよくし立《た》つに切《き》り目《め》をいれ小口《こぐち》より巻《ま》きて藁《わら》にてくゝり酒《さけ》と醤油等分《しやうゆとうぶん》にしてよく煮《に》たし時《とき》、其《そ》の中《なか》へ入《い》れ色付《いろつ》く程《ほど》に煮《に》て藁《わら》をとり小口切《こぐちぎり》にして出《だ》す。

◎同湯煮《ゆに》

二《ふた》つ切《ぎ》りにて三枚《まい》にへぎ小口《こぐち》より薄《うす》く刻《きざ》みて湯煮《ゆに》したるを鉢《はち》にうつし、醤油《しやうゆ》もろみをすりてかける、きくらげ、大根《だいこん》の類《るゐ》あしらふべし。

◎同味噌煮《みそに》

生《なま》にて二寸計《すんばかり》の拍子木《へうしぎ》に切《き》りて白味噌《しろみそ》に酒《さけ》しほ、かつを多《おほ》く入《い》れ凡《およ》そ三時余《じよ》も炭火《すみび》にて煮《に》つめ、わり胡椒《こせう》、干山椒《ひさんせう》、生姜《しやうが》、青山椒《あをさんせう》の類《るゐ》にて陶器《たうき》の蓋物《ふたもの》に入《い》れて出《いだ》すべし。

腐《ふ》にかきまぜ、よき程《ほど》にとり布《ぬの》につゝみて湯《ゆ》でるなり、調味《てうみ》好《この》みしだい。

(十一)墨染豆腐《すみぞめどうふ》

昆布《こんぶ》をよくすり粉《こ》にしてすり、梨子《なし》豆《とう》腐《ふ》の如《ごと》くに製《せい》するなり。

(十二)淺茅田樂《あさぢでんがく》

稀醤油《うすしやうゆ》の付燒《つけやき》にして梅《うめ》みそをぬりて、炒《い》りたるけしを一面《めん》にふりかけるなり

(十三)海膽田樂《うにでんがく》

海膽《うに》を酒《さけ》にて、よき加減《かげん》にとき用《もち》ゐること常《つね》の田樂《でんがく》の如《ごと》し、對馬《つしま》及《およ》び平戸《ひらど》の產《さん》を用《もち》うべし。

(十四)線麵《せんめん》どうふ

豆腐《とうふ》をよくすり濾《こ》して鷄卵白《けいらんしろ》つなぎに入《い》れて、みの紙《かみ》を板《いた》の上《うへ》にしき豆腐《とうふ》を庖刀《はうちやう》にてうすく、むらなきやうにのべしき沸湯《にえゆ》をかけとはすなり、さて水《みづ》に

○同うどんもどき

前《まへ》の如《ごと》く生《なま》にて隨分手《ずゐぶんて》から次第《しだい》に薄《うす》くへぎ細長《ほそなが》に刻《きざ》み沸湯《にえゆ》へさつと通《とほ》し、うすやき玉子《たまご》、椎茸《しひたけ》、みつば、などの加益《かやく》にて吸物椀《すひものわん》、くわし椀《わん》なんどに入麵《にふめん》の如《ごと》く盛《も》りわけて出《いだ》す、とかく、だし加減第一《かげんだいゝち》なり。

○鮪《まぐろ》せんば煑《に》

小角切《とかくぎり》にして鹽《しほ》にまぶし暫《しばら》く置《お》き水《みづ》にて洗《あら》ひ、せんば仕立《したて》にすべし、葉付大根《はつきだいこん》、同かぶら、岩《いは》たけ、椎《しひ》たけ、山椒《さんせう》、胡椒《こせう》の類《るゐ》にて出《いだ》すべし。

○さんて煑詰《につめ》

隨分《ずゐぶん》よきものを湯煑《ゆに》し洗《あら》ひて小口《こぐち》よりふつく切《き》り、かつを酒《さか》しは澤山《たくさん》に入《い》れ水《みづ》と醤油《しやうゆ》を加減《かげん》よく煑詰《につ》め小鉢《こばち》にうつし上《うへ》より花《はな》かつを多《おほ》くかけて胡椒《こせう》、わり山椒《さんせう》などにて出《いだ》すべし、又青海苔《またあをのり》をこのけて出《いだ》すもよし。

○同深《み》山煑《やまに》

隨分柔《ずゐぶんやはら》かなるきんてを小口切《こぐちぎり》か又《また》は細切《ほそぎり》にして酒醤油水加減《さかしやうゆみづかげん》よく合《あは》し、直《ぢき》がつをにて、よく煑《に》、鉢《はち》にうつし胡椒《こせう》の粉《こ》をふり其《そ》の上《うへ》へ山《やま》の芋《いも》を湯煑《ゆに》し皮《かは》を取《と》り金水囊《かなすゐのう》にてすりこして、かける甚《はなは》だ美味《びみ》なり。

つけ、とり出《いだ》し、いかにも細《ほそ》く切《き》るなり。

(十五)稽豆腐《しべとうふ》

右《みぎ》の線麪製《せんめんせい》を菓子鍋《くわしなべ》にてころばし焼《や》くをいふ。

(十六)繭《まゆ》でんがく

つきたての餅《もち》を花《はな》びらの如《ごと》く、いかにも薄《うす》くのばして少《すこ》し炙《あぶ》り田楽《でんがく》の山椒《さんせう》みその附焼《つけやき》にしたるを右《みぎ》の餅《もち》にて、くるりと包《つゝ》むなり。

(十七)煑《に》ぬき豆腐《とうふ》

鰹節《かつをぶし》のだし汁《しる》にて炭《すみ》のぬる火《び》にて終日《しうじつ》煑《に》て豆腐《とうふ》すだつをいふ。

(十八)すり流《なが》し豆腐《とうふ》

よく豆腐《とうふ》をすりて葛《くず》粉を混《こん》じ再《ふた》びよくすり味噌汁《みそしる》へすりながすなり。

(十九)光悦豆腐《くわうえつとうふ》

○きんこ、そぼろ

随分柔《ずいぶんやは》らかに大《おほい》なるを立作《たてづく》りに手際《てぎは》よく細《ほそ》く切《き》り湯煑《ゆに》して葛《くず》たまり、わさびなどにて出《いだ》すべし。

○同浮雲《うきくも》

至《いたり》て柔《やは》らかなる、きんこを能《よ》く洗《あら》ひ桶《をけ》か擂鉢《すりばち》の底《そこ》に入《い》れ擂木《れんぎ》にて搗《つ》くなり尤《もつと》も切々《きれぐ》につゞきて離《はな》れざるやうにすべし、さて右《みぎ》のきんこを好程《よきほど》にとりて玉子《たまご》の白味《しろみ》と山《やま》の芋《いも》のおろしたるを合《あは》し右《みぎ》のきんこも一《ひと》つに入《い》れて能《よ》くかき立《た》て、かつを出《だ》し醤油《しやうゆ》加減《かげん》し能《よ》く煑《に》たる所《ところ》へ、かの品《しな》を入《い》れ、ふき上《あが》りたる時吸物椀《ときすひものわん》に入《い》れて出《いだ》すべし、すまし、割胡椒《わりこせう》、干山椒《ひさんせう》、生姜《しやうが》いづれにてもよし、甚《はなは》だ美味《びみ》なるものなり。

○伊勢海老味噌煑《いせゑびみそに》

生《なま》にて皮《かは》をとり一寸程《すんほど》に切《き》りて、さて鍋《なべ》にすこしばかり油《あぶら》を煑《い》り付《つ》け其《そ》の中《なか》へ彼《か》の海老《ゑび》を入《い》れ能《よ》くいり付《つ》け味噌《みそ》をたゝきて入《い》れ暫《しばら》く煑《に》るなり葱《ねぎ》小口切《こぐちぎり》、上《うへ》に置《お》きて出《だ》す、生姜味噌《しやうがみそ》たうがらし味噌《みそ》にてもよし。

○同塩煑《しほに》

酒《さけ》を久《ひさ》しく煑《に》て酒氣《さかけ》なきほどにし豆腐《とうふ》の布目《ぬのめ》を去《さ》り大田樂《おほでんがく》にし鹽《しほ》にまむし狐《きつね》色《いろ》に炙《や》き右《みぎ》の酒《さけ》へ入《い》れて煑《に》るなり。

（二十）眞《しん》のけんちゐん

豆腐《とうふ》一挺《てう》を十二ほどに切《き》り油《あぶら》にてさつと煠《あ》げ一個《ひとつ》を二片《へん》にわりて細《ほそ》く切《き》り、栗《くり》。皮午房《かはごばう》を針《はり》に切《き》り、きくらげ。麩《ふ》ほそく切《き》り、芹《せり》みぢんに剉《きざ》み若《も》し芹《せり》なきときれ青菜《あをな》を用《もち》う、銀杏二《ぎんなんふた》つ割《わり》にし七品合《なゝしなあは》せて大約《おほよそ》一升《しよう》ばかりのかさに油《あぶら》一合《がふ》あまりの分量《ぶんりやう》にて油《あぶら》をよく沸騰《ふつとう》させ銀杏午蒡芹《ぎんなんごばうせり》を入《い》れて炒《い》りつけ次《つぎ》に木《き》耳《くらげ》。麩《ふ》。豆腐《とうふ》）栗《くり》を入《い》れまた　うちかへしくして醬油《しやうゆ》に味《あぢ》をつけ、さまし置《お》く。又別《またべつ》に湯葉《ゆば》を水《みづ》に浸《ひた》し板《いた》にひろげ七品《しな》の料《れう》を厚《あつ》さ四五分《ぶ》まんべんに、しきならべ、よく卷《ま》きつけ干瓢《かんへう》にてく

○同貝足煑《かひあしに》

何《いづ》れも仕《し》やう常《つね》の如《ごと》し。

○花海老《はなえび》

車海老《くるまえび》を生《なま》にて皮《かは》を取《と》り尾《を》さきばかり殘《のこ》し脊《せ》より切《き》り離《はな》れざるやうに庖丁《はうてう》を入《い》れ鹽湯《しほゆ》にてさつと湯煑《ゆに》し菓子《くわし》椀吸物《わんすひもの》などに使《つか》ふべし。

○鮑味噌煑《あはびみそに》

生貝《なまがひ》の隨分《ずゐぶん》いきほひよきものを貝《かひ》と放《はな》して能《よ》く洗《あら》ひ扨味噌《さてみそ》に酒《さけ》ばかり澤山《たくさん》に入《い》れ炭火《すみび》にて半日餘《はんにちよ》煑《に》る（味噌《みそ》はすらぬがよし）いりつかぬやうに心《とゝろ》を付《つ》けてよく煑上《にあ》げ味噌《みそ》のまゝ切《き》りて出《いだ》すべし。

○同つら〱貝《がひ》

大《おほい》なる良《よ》き雌貝《めがひ》を隨分細《ずゐぶんほそ》く奇麗《きれい》に作《つく》り、さて極上《ごくじやう》の葛《くず》にとぢ合《あは》ぬやうにまぶし、よくたぎりたる湯《ゆ》の中《なか》へさつと煑《に》あげ直《ぢき》に水《みづ》に冷《ひや》せば、つらゝの如《ごと》くありて見事《みごと》なり、かつを出《だ》し醬油《しやうゆ》に山葵《わさび》などにて出《だ》す酢《す》の類《るゐ》にてもよし。

○同ふくら煑《に》

酒《さけ》と醬油《しやうゆ》とにて煑《に》る丸《まる》にても切《きり》てもよし。

○蛤時雨煑《はまぐりしぐれに》

ゝり又巻《またまき》とめ口《くち》に葛粉《くづ》を水《みづ》にてかたくこねたるを塗《ぬ》りつくるもよし、油《あぶら》にてよく揚《あ》げ七八分《ぶ》づゝに切《き》る尤《もつと》も豆腐《とうふ》は油《あぶら》にて三《み》たび煠《あげ》るなり而《しか》してケンチエン醋《す》にて用《もち》ゐる。

ケンチエン醋《す》は上々《じやう〳〵》の嚴醋《きつす》と醤油《しやうゆ》と等分《とうぶん》にして絞《しぼ》り汁生姜《しるしやうが》を多《おほ》く入《い》れ絹《きぬ》でしにして用《もち》う。

（廿一）草《さう》のけんちゑん

右《みぎ》の六品《むしな》の加役《かやく》を油《あぶら》にていりつけ、すり豆腐《とうふ》にまぜ、湯葉《ゆば》を油《あぶら》を用《もち》ゐず生《あま》のまゝにて右《みぎ》の品《しな》をまきくゝり醤油《しやうゆ》と酒《さけ》しほにて味《あぢ》つくるなり。

（廿二）骨董豆腐《どうふ》

全《まる》ながら切目《きりめ》を十文字《もじ》に入《い》れ、きりはなさぬやうに半《なか》ばまでして葛湯《くずゆ》にて全《まる》烹《に》にし盃《さら》へうつし生《き》の煮返《にかへ》し醤油《しやうゆ》を生《いけ》

大小《だいせう》にかぎらず生《あま》にて身《み》をとり酒醤油水《さけしやうゆみづ》三品等分《ひんとうぶん》に入《い》れ炭火《すみひ》にて煮《に》詰《つ》める尤《もつと》も焦《と》げざるやうにすべし、又貝《またかひ》を酒《さけ》と水《みづ》と等分《とうぶん》にてしたし油《あぶら》に入《い》れ煮立《にたち》なば身《み》を取出《とりいだ》し煮汁《にしる》をした〳〵に入《い》れて煮《に》つめ又酒醤《またさけしやう》油《ゆ》水《みづ》三品等分《ひんとうぶん》にして花《はな》かつを入《い》れて焦《と》げざるやうに煮詰《につ》むる時《とき》は味《あぢ》尤《もつと》も美《び》なり。

○かに鍋煮《なべに》

かにの小《ち》さきを足《あし》とはさみをとりて能《よ》く洗《あら》ひ鍋《なべ》に胡麻《ごま》の油《あぶら》をぬりて其《そ》の中《なか》に入《い》れ内外《うちそと》ともよく焼《やき》て、生姜酢《しやうがず》又《また》はおろし醤油《しやうゆ》などにて出《いだ》す。

○同煮出《いりだ》し

大小《だいせう》に限《かぎ》らず手足甲《てあしかふ》をとり程能《ほどよ》く切《き》り酒《さか》しほ、薄醤油《うすしやうゆ》にてさつと煮《に》て出《いだ》す、胡椒《こせう》の粉《こ》かけてよし。

○早《はや》いりこ

先《ま》づなまこを能《よ》くあらひ腸《わた》をぬき、小口《こぐち》より六七分《ぶ》程《ほど》に切《き》りて扨鍋《さてなべ》をからにて火《ひ》にかけ其《そ》の中《なか》へ右《みぎ》の海鼠《なまこ》を入《い》れて煮《に》る、しまりてきんとの如《ごと》くなりたる時《とき》、別《べつ》にかつをの出《だ》し醤油《しやうゆ》かげんよくしたるを拵《こしら》へ置《お》き、わさびなどの吸口《すひくち》にて出《いだ》すべし。

盛《もり》の如《ごと》く底《そこ》へためおき花《はな》がつを其《そ》の上《うへ》へ一面《めん》に置《お》き淺草海苔《あさくさのり》、たうがらしのざく〳〵葱《ねぎ》の白根《しろね》のこま〴〵、おろし大根《だいこん》を又右《またみぎ》の上《うへ》へのせて盛《も》り持出《もちい》て席《せき》上《じやう》にて混淆《こんかう》し小皿《こさら》へもり出《いだ》すなり。又《また》夏《なつ》に豆腐醬油《とうふしやうゆ》とも生《き》にて右《みぎ》の如《ごと》く調《とゝの》ふもよろし、やつこ豆腐《とうふ》の變調《へんてう》なり。

(廿三)簑《みの》でんがく

からしを見合《みあは》せに味噌《みそ》へすりまぜ常《つね》の田樂《でんがく》の如《ごと》くして花《はな》かつをの能《よ》く奇麗《きれい》に揃《そろ》ひたるを味噌《みそ》の上《うへ》へ一面《めん》にかくる也《なり》

(廿四)六方《ろくはう》やきめ豆腐《とうふ》

豆腐《とうふ》一挺《ちやう》四つ切位《きりくらゐ》の大《おほ》きさにして角《かく》に切《き》り四方《しはう》上下《じやうげ》ともに菓子鍋《くわしなべ》にて燒《や》くなり勿論水氣《もちろんみづけ》をさり鍋《なべ》に油《あぶら》を少《すこ》しひくべし調味《てうみ》このみ次第《しだい》なり。

(廿五)精進《しやうじん》うに田樂《でんがく》

○あなご味噌《みそ》煑《に》

あまり大《おほい》なるものはよろしからず、中《ちう》なるを小口《こぐち》より凡《おほよ》そ六七分《ぶ》づゝに切《き》りて腸《はらわた》をばよく取《と》りて洗《あら》ひ布巾《ふきん》などにて水氣《みづけ》をとり、さて鍋《なべ》に胡麻《ごま》の油《あぶら》をすこし入《い》れ、よく焚《た》きて煑《に》え立《た》ちたる時《とき》に葱《ねぎ》の白根《しろね》の所《ところ》ばかり同《おな》じ長《なが》さに切《き》りて右《みぎ》の肉《にく》と一所《しよ》に鍋《なべ》に入《い》れ暫《しばら》くかきまぜ、よき程《ほど》を考《かんが》へて味噌《みそ》を入《い》れて酒《さけ》にて少《すこ》しゆるめ又暫時《またざんじ》焚《た》きて器物《きぶつ》に入《い》れ生姜《しやうが》、胡椒《こせう》、たうがらし、わさびの類《るゐ》にて出《いだ》すべし、又生姜《またしやうが》のしぼり汁《しる》を直《ぢき》に入《い》るゝもよし。

○うぼぜ難波煑《なんばに》

水洗《みづあらひ》をよくし串《くし》にさし燒《や》きて割葱《わりねぎ》、燒豆腐《やきどうふ》などにて焚出《たきだ》しにすべし。

○柳《やなぎ》がれひ煎《い》り付《つ》け

魚《うを》の大小《だいせう》にかぎらず水洗《みづあらひ》をよくし小口《こぐち》より五六分《ぶ》程《ほど》に切《き》るか又角《またかく》に切《き》りてもよし何《いづ》れにても小《ちひ》さく一《ひと》つはさみに成《な》る程《ほど》に切《き》りて酒《さけ》と醬《しやう》油《ゆ》四分《ぶ》六分《ぶ》に煑付《につけ》て出《だ》すべし。

第五章　さしみ

○はもさしみ

常《つね》の如《ごと》く洗《あら》ひ三枚《まい》におろし小口《こぐち》より細《ほそ》く作《つく》り扨《さて》よく沸《たぎ》りたる湯《ゆ》へ三

かうじ。味淋酒《みりんしゆ》。醤油《しやうゆ》。三品等分《しなとうぶん》に合《あは》せ唐辛《たうがらし》の細末《さいまつ》を加《くは》へて貯《たくは》へおき、なれたる時《とき》に用《もち》ゐるなり是《これ》にて(十三)のうに田樂《でんがく》の如《ごと》く製《せい》す。

(廿六)交趾《かうち》でんがく

常《つね》の豆腐《とうふ》を田樂《でんがく》の如《ごと》く串《くし》にさし胡麻油《とまのあぶら》をひき唐辛味噌《たうがらしみそ》の附燒《つけやき》にするなり。

(廿七)雞卵《たまご》でんがく

雞卵《たまご》を割《わ》り醤油《しやうゆ》に酒《さけ》を少《すこ》し入《い》れ醋《す》を最《もつと》も少《すこ》し加《くは》へよく攪《ま》ぜ田樂《でんがく》にぬりて炙《や》くなり、ふくれるを度《ぜ》とす。けしと、おろしわさび置《お》く。

(廿八)阿漕《あこぎ》でんがく

豆腐《とうふ》をよきほどに切《き》り、さつと炙《や》きてすぐに稀醤油《うすしやうゆ》にて煮《に》しめ汁氣《しるけ》を去《さ》り胡《と》麻油《まのあぶら》にて煠《あ》げまた味噌《みそ》をつけて田樂《でんがく》にして炙《や》くなり、すり柚《ゆ》をかける。

四へんも通《とほ》し肉白《みしろ》くはぜたる時《とき》によく冷《ひや》して遣《つか》ふべし、大根《だいこん》、きくらげ、みやうが、はすいも、岩茸《いはたけ》、せり、みつば、など見合《みあは》せ、なんば酢《す》ゑみそにて出《いだ》すべし。

○あかゞひさしみ

隨分細《ずゐぶんほそ》つくりよあし、さつと湯煮《ゆに》し、大根《だいこん》、きくらげ、うど、きうり。白瓜《しろうり》など見合《みあは》せ使《つか》ふべし。

○烏賊《いか》さしみ

常《つね》の如《ごと》く水洗《みづあらひ》をよくし、ぐるりを切《き》り捨《す》て三枚《まい》ほどにへぎ、手際《てぎは》よく薄《うす》く作《つく》り又水《またみづ》にてよく洗《あら》ひ水氣《みづけ》をひたし取《と》りて鉢《はち》にうつし、あしらひ物《もの》には、きくらげ、うど、しろ、大根《だいこん》、岩茸《いはたけ》、みつば何《いづ》れにてもよし又難波酢《またなんばす》、淺草海苔酢《あさくさのりす》、生姜酢《しやうがす》、肉酢《にくす》、いりざけ、など心《こゝろ》まかせにすべし。

○伊勢海老《いせゑび》さし身《み》

生《なま》にて肉《にく》をとり出《だ》し作《つく》り、生姜酢《しやうがす》、なんばそ、いり酒《さけ》、三盃酢《さんばいず》、わさびす、からしす、あどにて出《いだ》す、あしらひには、きくらげ、かうたけ、岩《いは》たけ、うど、みやうが、しそ、川《かは》ちさ、芽《め》たで、大根《だいこん》など是等《これら》の中《うち》とり合《あは》せて添《そ》ふべし。

（廿九）精進《しやうじん》の羹《に》ぬき豆腐《どうふ》

（十七）の羹《に》ぬき豆腐《どうふ》の羹《に》かげんに同《おな》じく昆布《こんぶ》のだし汁《しる》に山椒《さんせう》を加《くは》へて終日《しうじつ》羹《に》るなり、但《たゞ》し山椒《さんせう》は昆布《こんぶ》をだす初《はじめ》より入《い》るべし。

（卅）雷《かみなり》どうふ

胡麻《ごま》の油《あぶら》をいりたる中《なか》へ豆腐《どうふ》をつかみ砕《くだ》きて打《う》ち入《い》れ直《すぐ》に醤油《しやうゆ》をさして調和《てうわ》し、葱白根《ねぎしろね》のこま〴〵おろし大根《だいこん》、おろし山葵《わさび》うちこむ、又《また》はすり山椒《さんせう》もよし、之《これ》を南京《なんきん》どうふといふ又水氣《またみづけ》をよくしぼりて右《みぎ》の如《ごと》くするを黄檗《わうはく》ともケンポロ豆腐《どうふ》ともいふ（五十）に出《いだ》す黄《わう》檗《はく》どうふとは製《せい》いさゝか違《ちが》ふなり。

（卅一）再炙田樂《にどやきでんがく》

豆腐《どうふ》をよき程《ほど》に切《き》り油《あぶら》を用《もち》ゐず醤油《しやうゆ》の附焼《つけやき》として少《すこ》し乾《かは》かし再《ふたゝ》びみそをつけ

○まながつを

魚《うを》の大小《だいせう》に限《かぎ》らず水洗《みづあらひ》よくし三枚《まい》におろし両肉《りやうみ》とも腹骨《はらぼね》をすりとり平《ひら》に作《つく》りなりとも又細《またほそ》く作《つく》りなりとも心《こゝろ》まかせにして、からし酢味《すみ》噌《そ》、おろし醤油《しやうゆ》、わさび醤油《しやうゆ》、生姜酢《しやうがす》、難波酢《なんばす》、三盃酢《さんばいす》、いり酒《さけ》、梅肉《ばいにく》す、梅醤油《うめしやうゆ》、生《き》す、何《いづ》れにても其席《そのせき》に應《おう》じて使《つか》ふべし、あしらひ物《もの》には香茸《かうたけ》、岩《いは》たけ、胡瓜《きうり》、白瓜《しろうり》、大根《だいこん》、めしろ、芽《め》たで、うど、鶯菜《うぐひすな》、みやうが、みやうがの子《こ》、蓮《はす》いも、蓮根《れんこん》、松菜《まつな》の中《うち》にて見合《みあは》すべし。

○うづわ作《つく》り身《み》

常《つね》の如《ごと》く水《みづ》あらひを能《よ》くし三枚《まい》よおろし両肉《りやうみ》とも腹骨《はらぼね》をすきとり皮《かは》ひきて作《つく》る大根《だいこん》おろし醤油或《しやうゆあるひ》は山椒醤油《さんせうしやうゆ》にて出《いだ》すべし。

○ふかさし身《み》

此《こ》の魚種類甚《うをしゆるいはなはだ》多《おほ》し通常魚屋《つうじやううをや》の商《あきな》ふものを使《つか》ふべし先《ま》づ水洗《みづあらひ》をよくし、さて湯《ゆ》をよく、たぎらせ其《そ》の中《なか》へ魚《うを》を丸《まる》にて入《い》れ、さつと湯《ゆ》羹《に》し、とり出《だ》して水《みづ》に入《い》れて、切《き》りわらなどにて鮫《さめ》をよく、すりおとし、いかにも能《よ》く洗《あら》ひ其後如何《そのゝちいか》やうとも切《き》りて又湯《またゆ》羹《に》し常《つね》の如《ごと》く、からし酢味《すみ》噌《そ》、又《また》はたうがらし酢味《すみ》噌《そ》などにて指身《さしみ》にすべし。

て炙《や》くなり炙加減《やきかげん》大切《たいせつ》なり、やきすごすべからず。

(卅二)砕《くだ》き豆腐《とうふ》

豆腐《とうふ》の水《みづ》をしぼり、よくつかみくづし青菜《あをな》をみぢんに刻《きざ》み豆腐《とうふ》と等分《とうぶん》にして油《あぶら》をよく煑《に》たゝせ先《ま》づとうふを入《い》れてよくかきまはし次《つぎ》に青菜《あをな》を入《い》れて又《また》よくかきまはし醬油《しやうゆ》にて味《あぢ》つくるなり十挺《ちやう》に油《あぶら》二合《がふ》あまりの分量《ぶんりやう》なり。

(卅三)かすてら豆腐《とうふ》

上々《じやう〴〵》の古《こ》酒《しゆ》を煑沸《にたゝ》し酒香《さけのか》なきほどに豆腐《とうふ》を全《まる》ながら、とくと浸《ひた》るほど入《い》れ、ぬる火《ひ》にて烹《に》る一旦《たん》はふくれて大《おほ》きくなり又始《またはじめ》よりしまりて小《ちいさ》くなるを度《ど》とす。

(卅四)備後《びんご》どうふ

豆腐《とうふ》をあさく焼《や》きて酒《さけ》むかりにて烹《に》て

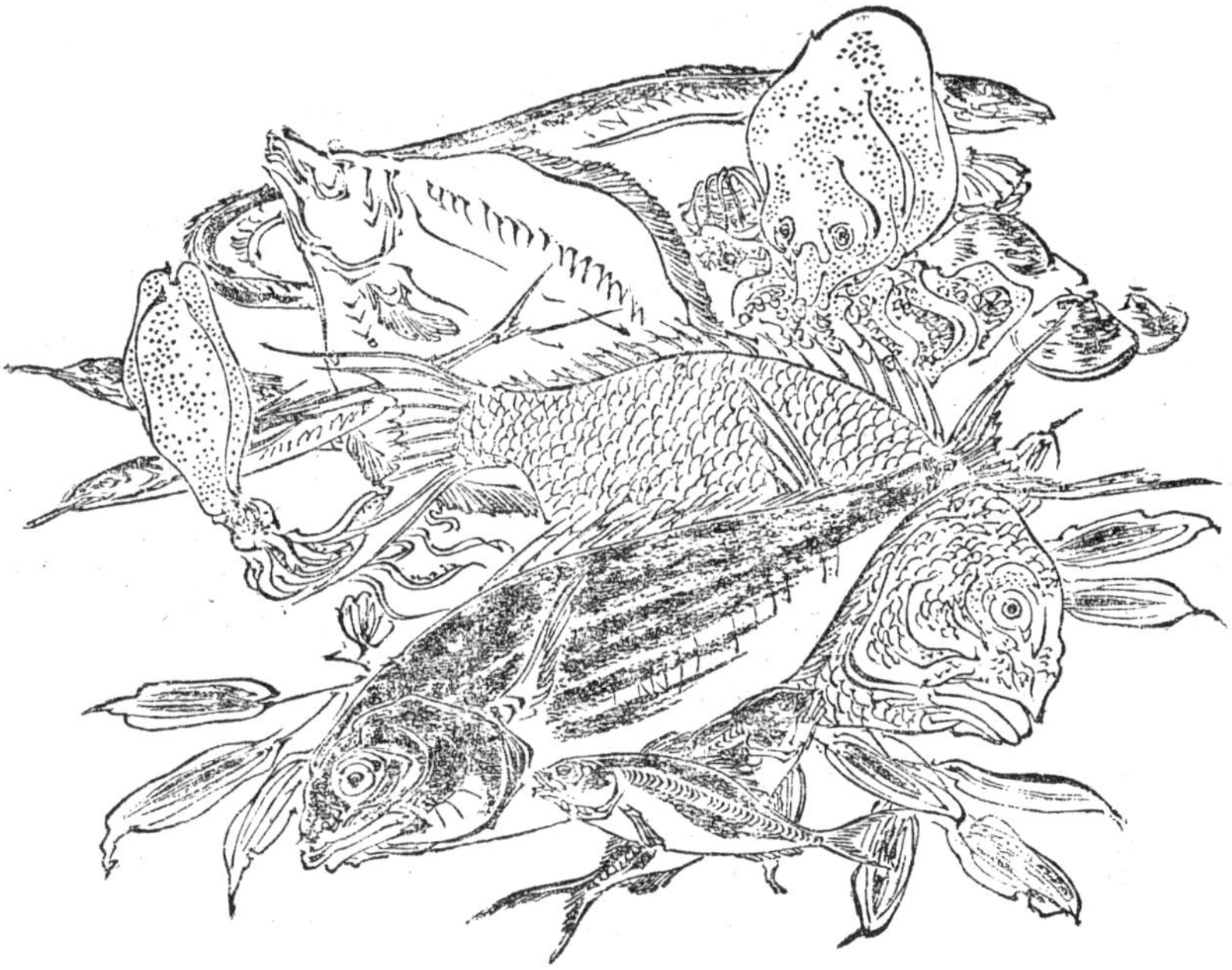

出《いだ》すとき醤油《しやうゆ》を調和《てうわ》し花《はな》かつをに、おろし大根《だいこん》置《お》く、之《これ》を草《さう》の織部《をりべ》どうふともいふ。

（卅五）別山焼《べつさんやき》

温飯《ぬくめし》を手《て》にて少《すこ》しもむ是《これ》にて後《のち》に串《くし》にさす時《とき》くだけぬなり、さて之《これ》を小《さい》さくつくね胡椒味噌《こせうみそ》につゝみ串《くし》にさし少《すこ》し焼《や》きて温《ぬく》めおきたる小奈良茶碗《こならちやわん》に二《ふた》つ入《い》れ烹《に》かげんよき、うどん豆腐《どうふ》を網杓《あみしやく》子《し》にてすくひ、ざぶりとかけるなり。

（卅六）小笹《こさゝ》どうふ

焼《やき》たての豆腐《どうふ》をつかみくづし醤油《しやうゆ》の塩《あん》梅《ばい》し雞卵《けいらん》とぢにして、すり山椒《さんせう》をふる。

（卅七）引《ひき》ずりどうふ

豆腐《どうふ》をよきほどに切《き》り葛湯《くずゆ》にて煮《に》て、あみ杓子《しやくし》にてすくひ器《うつは》へもり山葵《わさび》みろを少《すこ》しかたくして其《そ》の器《うつは》の蓋《ふた》にぬりつ

○あいで

先《ま》づ塵《わり》をよく取《と》りさつと湯煮《ゆに》して、芹《せり》の茎《ぢく》、きくらげ、大根《だいこん》、小《こ》じそ等《とう》にて手《て》塩皿《しほさら》に盛《も》りて出《いだ》すか但《たゞ》し鉢《はち》などに入《い》るゝもよし甚《はなは》だ奇麗《きれい》にて佳《よ》き肴《さかな》なり。

第六章　鱠《なます》　和物《あへもの》

なます、幷《ならび》に和物《あへもの》にも種々《しゆぐ》の名目《みやうもく》あり、

かんぞう膾《なます》。　とは、きすご、かれひ、さより、ゐひ、いかなどつくりまぜたるをいふ、けんばかりおくなり。

沖《おき》なます。　とは、おち、いな、あゆ、などつくりにして蓼《たで》、ちさの葉《は》あらく切《き》りて入《い》れ花《はな》かつをかけたるをいふ。

ひでりなます。　とはあめの魚《うを》を三枚《まい》におろし身《み》をすきてつくり、両《りやう》の皮《かは》をうち合《あは》せて皮目《かはめ》より焼《や》きてきざみ入《い》れ唐《たう》の芋《いも》のくきをさゝかきて入《い》れたるをいふ。

かはなます。　とは、はも、ひらめ、鯛《たひ》、さけの類《るゐ》、皮《かは》ばかりやきてきざみ、おろし大根《だいこん》み粒《つぶ》の黒胡麻《くろごま》入《い》れたるをいふ。

太郎助《たろすけ》なます。　とは一塩《ひとしほ》の鯛《たひ》をいかにもうすく作《つく》り鮑《あはび》をうそくひらくに切《き》り三月大根《さんぐわつだいこん》きくらげうちて入《い》れ交《ま》ぜたるをいふ。

けて出《いだ》すなり、もし知《し》らぬ人《ひと》は蓋《ふた》をとりて豆腐《とうふ》ばかりなりと思《おも》ふなり手《て》とりの一興《きよう》なるべし、さて蓋《ふた》をかへし豆腐《とうふ》をみそに引《ひき》ずりて食《しよく》するなり。

(卅八)砂金豆腐《しやきんとうふ》

豆腐《とうふ》を全油煠《まるあぶらあげ》にして一方《ばう》をきりろぎ中《なか》をくりぬき内《うち》へ鴨肉《かものみ》。鯛《たひ》の切身《きりみ》。きくらげ。ぎんなんの加役入《かやくい》れ雞卵《けいらん》を七分《ぶん》め入《い》れ口《くち》を昆布《こんぶ》か又《また》は干瓢《かんぺう》にてくゝり酒煮《さかに》にして、すり山椒《さんせう》をおく。

(卅九)叩《たゝ》き豆腐《とうふ》

焼豆腐《やきとうふ》をふくさ味噌《みそ》七分《ぶ》三分《ぶ》の分量《ぶんりやう》にして菜刀《なかたな》にて、ひとつによくたゝき、よきほどに取《と》り油《あぶら》にてさつと煠《あけ》るなり調和《てうわ》好《この》みに従《したが》ふ。

(四十)蜆《しゞみ》もどき

豆腐《とうふ》を全《まる》ながら水氣《みづけ》なしに、つよから

はねなます。　とは鯛《たひ》、はうばう、などの骨《ほね》をよくひどり、あらくたゝきておろし大根《だいこん》、きくらげ、生姜《しやうが》など入《い》るゝをいふ。

ひづなます。　とは塩引《しほひき》の鮭《さけ》の頭《かしら》を二《ふた》つに割《わ》りひづばかりうすく刻《きざ》みておろし大根《だいこん》、獨活《うど》などに和《あ》へませるをいふ。

かせらあへ。　とは鶉《うづら》、ばん、しぎ、雀《すゞめ》などの小鳥《ことり》を醤油《しやうゆ》つけ焼《やき》にして細《こま》かに切《き》りからし酢《ず》にて和《あ》へるなり。

みかはあへ。　とは胡瓜《きうり》を皮《かは》ともにきざみ塩《しほ》にてもみ花《はな》がつをたゝき味噌《みそ》酢《ず》にてあへるをいふ、黒胡麻《くろごま》を入《い》るゝ時《とき》は味噌《みそ》を加《くは》へず。

いりこなます。　とは、いりこを能《よ》くあらひ湯煮《ゆに》をして、だしとたまりと青豆《あをまめ》の酢《す》にてあへるをいふ。

其他《そのた》の仕《し》やう并《ならび》に名目《みやうもく》は次《つぎ》に記《しる》せる各魚類《かくぎよるゐ》の條《でう》に付《つ》きて知《し》るべし。

◎はもの皮鐵砲和《かはてつぱうあへ》

此《こ》の仕《し》やうははもの皮《かは》の脊《せ》のひれをよく取《と》り大《おほ》きくば立《た》つに渡《わた》し小《せう》ならば其《そ》の儘《まゝ》にて小口《こぐち》より細切《ほそぎり》にし塩《しほ》すこしまぶし生酢《きず》に暫《しばら》く浸《ひた》し置《お》きさて大根《だいこん》けづりて、みやうがだけ、みやうが、うど、瓜《うり》の類《るゐ》にて常《つね》の如《ごと》く唐辛酢味噌《たうがらしすみそ》、からし酢味噌《すみそ》の類《るゐ》にて出《いだ》すべし、小骨《こほね》も舌《した》に障《さは》ることなし。

ぬ火《ひ》にて煮《に》る、水出《みづいづ》れば金匕《かなさぢ》にてすくひ去《さ》り又水出《またみづいづ》ればすくひ、幾次《いくたび》もして煮《に》かたまりほろ〳〵と肉蜆《にくしじみ》の如《ごと》くになるを油《あぶら》にてさつと煠《あ》げ、蜆《しじみ》の調味《てうみ》の如《ごと》く稀醤油《うすしやうゆ》にて煮《に》て青山椒《あをさんせう》を置《お》くなり。

（四十一）空蟬《うつせみ》どうふ

右《みぎ》の蜆《しじみ》もどきの製《せい》の如《ごと》くしてなほ〳〵水《みづ》をすくひつくし熬《いり》つかせて腐滓《おから》の如《ごと》くになるを胡麻油《ごまのあぶら》。酒《さけ》。醤油《しやうゆ》を入《い》れ雪《き》花菜《らぜ》を熬《い》る加減《かげん》にし雞卵《たまご》と、もみ鯛《たひ》を入《い》れ杓子《しやくし》にてよく煉《ね》るなり、夫《そ》れに山《さん》椒《せう》、麻《あさ》の實《み》入《い》る一《いつ》に之《これ》をホロカベ豆腐《どうふ》といふ。

（四十二）凍《こほり》どうふ

豆腐《どうふ》一挺《ちやう》を八つほどに切《き》りて鑑《かど》にならべ沸湯《にえゆ》をかけ戸外《こぐわい》へ出《いだ》し極寒天《ごくかんてん》に一夜《や》さらし翌日《よくじつ》また湯《ゆ》にて烹《に》やはらげ浮《うき》あ

◎はも黒和《くろあへ》

白焼《しらやき》にしてそのまゝ小口《こぐち》より、さく〳〵と切《き》りて百合根《ゆりね》、銀杏《ぎんなん》、きくらげ、うど、午蒡《ごばう》、瓜《うり》の類《るゐ》まて黒胡《くろご》麻《ま》味噌《みそ》にてあへて出《いだ》す、白和《しらあへ》もよし。

◎鰯《いはし》ぬた

首《かしら》をひき三枚《さんまい》にへぎて塩《しほ》すてしふり、暫《しばら》くして上々《じやう〳〵》の酢《す》にひたし置《お》き扨《さて》よくしぼり、大根《だいこん》、みやうが、何《なに》にてもあしらひ、たうがらし酢味噌《すみそ》尤《もつて》もよし。

◎同鐵砲和《てつぱうあへ》

仕《し》やう前《まへ》に同《おな》じ、けづり大根尤《だいこんもつて》もよし、又味噌《またみそ》は濃《こ》きをよろしとす。

◎はまち鐵砲和《てつぱうあへ》

常《つね》の如《ごと》く三枚《まい》におろし皮《かは》を去《さ》り作《つく》り身《み》にして、けづり大根《だいこん》、たうがらし酢味噌《すみそ》にて仕立《した》つべし。

◎烏賊《いか》かびたん和《あへ》

烏賊《いか》の足《あし》ばかり皮《かは》をむき二本《にほん》つゝ切《きり》はなしさつと醤油《しやうゆ》にて味《あぢ》を付《つ》け能《よ》く水氣《みづけ》を去《さ》り胡麻《ごま》の油《あぶら》にてあげ、葱味噌《ねぎみそ》か或《あるひ》は唐辛味噌《たうがらしみそ》にて和《あ》へる尤《もつと》も足《あし》ばかりに限《かぎ》るべし、唐辛味噌《たうがらしみそ》あらば葱《ねぎ》の小口切《こぐちぎり》上《うへ》に置《お》くべがる時《とき》とりあげ少《すこ》し壓《おし》をかけおき又《また》かごにならべ幾日《いくにち》も日《ひ》にさらすなり。ゆで湯《ゆ》に山梔子《くちなし》を入《い》るゝがよし後《のち》に虫《むし》ばむを防《ふせ》ぐためなり。又夜半《またよなか》より後《のち》にさらすべし宵《よひ》はよろしからず。

(四十三)速成凍豆腐《はやなりこほりとうふ》

前《まへ》の如《ごと》くにして一夜《や》寒天《かんてん》にさらすのみにて翌日直《よくじつすぐ》に用《もち》ゐるをいふ。

(四十四)茶豆腐《ちやとうふ》

豆腐《とうふ》十挺《ちやう》に上々《じやう〲》の茶《ちや》一斤《きん》の分量《ぶんりやう》にて茶《ちや》を煑出《にだ》し沸《にえ》たる所《ところ》へ豆腐《とうふ》の布目《ぬのめ》をさりて入《い》れよく煑《に》て茶色《ちやいろ》に染《そま》るを別《べつ》に茶《ちや》を烹《に》て出《で》ばあの所《ところ》へ入《い》れ直《なほ》すべし、さて茶《ちや》をしぼり煑《に》かへしのうず醤油《しやうゆ》。花《はな》かつを、山葵《わさび》のはりをおく、又山葵味噌《またわさびみそ》もよろし。

山葵味噌《わさびみそ》はみそに白胡麻《しろごま》と胡桃《くるみ》よくし、此《と》の他《た》、さんせう、きのめ味噌《みそ》、梅肉《ばいにく》、ふきみろ、にてもよし、葱味噌《ねぎみそ》ならば向はよし。

○飯蛸《いひだこ》ねぎ和《あへ》

常《つね》の如《ごと》くさつと煑《に》たるものを足先《あしさき》を去《さ》りよき程《ほど》に切《き》り醤油氣《しやうゆけ》を布巾《ふきん》にひたし取《と》りて胡麻《ごま》の油《あぶら》にて揚《あ》げ、さて葱《ねぎ》を小口《こぐち》より細《こま》かに刻《きざ》み擂《すり》鉢《ばち》にてよく擂《す》り味噌《みそ》を合《あは》せ炭火《すみび》にて温《ぬく》め置《お》きて和《あ》へて出《いだ》す、生姜《しやうが》のせんなどにてよし味噌《みそ》は何《なに》なりとも好《この》みに應《おう》すべし。

○同梅肉和《ばいにくあへ》

常《つね》の如《ごと》く煑《に》たるを飯計《いひばかり》とりてよくほどき梅《うめ》の肉《にく》を擂《す》り砂糖《さたう》すこし入《い》れ、きくらげを細《こまか》く刻《きざ》み一《ひと》つに和《あ》へて出《いだ》すべし、右《みぎ》の如《ごと》くほどきたるを白砂糖《しろさたう》ばかりかけて出《いだ》すもよし又其《またそ》の儘《まゝ》にてもよし。

○鯨《くじら》の白和《しらあへ》

良《よ》き肉《にく》の鹽加《しほか》減《げん》よく出《だ》し、ぶつ〱と切《き》り、さつと醤油《しやうゆ》にて味《あぢ》を付《つ》け、さて干山椒《ひさんせう》を刻《きざ》みて擂鉢《すりばち》にてよく擂《す》り其《そ》の中《なか》へ焼豆腐《やきどうふ》に味噌《みそ》をよき加減《かげん》に入《い》れ随分《ずゐぶん》よくそり右《みぎ》の魚《うを》を入《い》れ和《あ》へる、岩《いは》たけ、きくらげ、百合根《ゆりね》の類《るゐ》あしらひてよし。

○鮪鐵砲和《まぐろてつぱうあへ》

すり合《あは》せおき用《もち》ゐるとき山葵《わさび》入《い》るゝなり。

(四十五)雲《くも》かけ豆腐《どうふ》

よきほどに切《き》り寒晒《かんざらし》の糯《もち》の粉《こ》にまぶし蒸《む》して山葵《わさび》みそをかくるなり。

(四十六)海老《ゑび》豆腐《どうふ》

生《なま》のゑびざこを庖丁《はうてう》にてたゝき、よく細末《さいまつ》にし擂鉢《すりばち》にてするはあしく別《べつ》に豆《とう》腐《ふ》をよくすりて右《みぎ》のたゝきゑびをよくまぜ合《あは》せ(三十)の雷《かみなり》どうふの加役《かやく》を入《い》れて油煠《あぶらあげ》にして味《あぢ》つくるなり。ゑびざこなき時《とき》は伊勢《いせ》ゑびを用《もち》ゐてよし。

(四十七)玲瓏《こほり》どうふ

寒天《かんてん》を煑《に》ぬき其湯《そのゆ》にて豆腐《とうふ》をたきしめ冷《さま》しつかふ調味《てうみ》好《この》み次第《しだい》なり。

(四十八)眞《しん》の八杯《はい》どうふ

絹《きぬ》ごしのすくひ豆腐《どうふ》を用《もち》ゐ水《みづ》六杯酒《はいさけ》一細《ほそ》く作《つく》り汲立《くみたて》の水《みづ》にて數《すう》へん洗《あら》ひ水氣《みづけ》をよく取《と》り、からし酢味噌《すみそ》、又《また》はたうがらし酢味噌《すみそ》、けづり大根《だいこん》などにて和《あ》へて出《いだ》す。

○數《かず》の子《こ》黑和《くろあへ》

新子《しんこ》のよきものを水《みづ》ゝ曝《さ》らし鹽《しほ》をすこし入《い》れて、もみ洗《あら》ひ水氣《みづけ》をよく去《さ》り暫《しばら》く酒《さけ》に漬《つ》け置《お》きて取《と》り上《あ》げよく絞《しぼ》り黑胡《くろご》麻《ま》酢味噌《すみそ》をこしらへ和《あへ》て出《いだ》す、唐《たう》がらし味噌《みそ》、山椒味噌《さんせうみそ》、せり味噌《みそ》、みつば味噌《みそ》の類《るゐ》に和《あ》へてもよし。

○同白和《しらあへ》

調和《てうわ》前《まへ》に同《おな》じくして白和《しらあへ》にするのみなり、きくらげ香茸《かうたけ》の類《るゐ》をあしらひてよし。

○きんこ白和《しらあへ》

隨分大《ずゐぶんだい》にして柔《やは》らかなるきんこを醬油《しやうゆ》にてさつと味《あぢ》をつけ、さて擂《すり》鉢《はち》にて干山椒《ひさんせう》をすり其《そ》の中《なか》へ燒豆腐《やきどうふ》と味噌《みそ》を入《い》れ十分《ぶん》よくすりて右《みぎ》のきんこと百合根《ゆりね》、きくらげ、やうの物《もの》をあしらひ和《あ》へて出《いだ》すべし。

○牡蠣《かき》梅肉《はいに》和《あへ》

さつと湯煑《ゆに》し例《れい》の如《ごと》く水氣《みづけ》をよく取《と》り去《さ》り煑梅《にうめ》の肉又《にくまた》は常《つね》の梅干《うめぼし》の肉《にく》いづれにても白味噌《しろみそ》すこし砂糖《さたう》すこし入《い》れて、よくそり、きくら杯《はい》よく煑《に》かへし後《のち》に醤油《しやうゆ》一杯《はいい》入れまたよく煑《に》かへし豆腐《どうふ》を入《い》る煑加減《にかげん》（六十）の湯《ゆ》やつこの如《ごと》し。

（四十九）草《さう》の八杯《はい》どうふ

豆腐《とうふ》を太《ふと》き饂飩《うどん》の如《ごと》く切《き》り醤油《しやうゆ》に酒《さけ》を和《くわ》して加減《かげん》をなし隠《かく》し葛《くず》をつうひおろし大根《だいこん》をおく。

（五十）一種《しゆ》の黄檗《わうばく》どうふ

稀醤油《うすしやうゆ》と酒《さけ》を合《あは》せよく煑《に》えたゝせ別《べつ》の鍋《なべ》に油《あぶら》たつぷりと沸《にえ》たゝせ豆腐《とうふ》を平骰《ひらさい》に切《き》り金《かね》の網籠《あみかご》に入《い》れ油《あぶら》へつけて二三べんふりまはして直《すぐ》に煑醤油《にしやうゆ》の鍋《なべ》へ入《い》れかげんよく烹《に》るなり。

（五十一）ぶつかけ饂飩《うどん》どうふ

（九十五）の眞《しん》のうどん豆腐《とうふ》よりは大《おほ》きく平目《ひらめ》に切《き》りて、うどん豆腐《とうふ》の煑加減《にかげん》にて湯《ゆ》をしぼりて盛《も》り生醤油《きしやうゆ》の煑《に》かへげ、岩《いは》たけ、割栗《わりぐり》、百合根《ゆりね》、の中《うち》にて一色《いろ》をあしらひて和《あ》へて出《いだ》すべし。

○同くさあへ

是《これ》も前《まへ》の如《ごと》く湯煑《ゆに》し水氣《みづけ》をとり葱味噌《ねぎみそ》、せり味噌《みそ》などにて和《あ》へる。

○海老《えび》白和《しろあへ》黒和《くろあへ》并《ならび》にうに和《あへ》

何《いづ》れも湯煑《ゆに》したる後《のち》に和《あ》へること前諸法《まへのしよほふ》におなじ。

○鮑白子和《あはびしらこあへ》

雌雄《めを》にかぎらず勢《いきほひ》のよき貝《かひ》をぐるりと腸《わた》をとりのけ薄《うす》くへぎ細作《ほそづく》りにして薄醤油《うすしやうゆ》にてさつと味《あぢ》をつけ、さて鯛《たひ》の白子《しらこ》を同《おな》じく醤油酒《しやうゆさけ》しほ入《い》れて、よく煑《に》たるを小《せう》なる擂鉢《すりばち》へ入《い》れて摺《す》る白味噌《しろみそ》すこし計《ばか》り入《い》るゝもよし、又胡椒山椒《またこせうさんせう》などを先《さき》にすりて白子《しらこ》を入《い》るゝもよし、あしらひには、きくらげ岩《いは》たけ、椎茸《しひたけ》、いづれにても細切《ほそぎ》りにして使《つか》ふべし、又眞子《またまこ》をはどきて前《まへ》の如《ごと》く湯煑《ゆに》したる鮑《あはび》を和《あ》へてもよし。

○同白和《しらあへ》

是《これ》も鮑《あはび》を前《まへ》の如《ごと》くして白胡麻《しろごま》をすり焼豆腐《やきどうふ》に味噌《みそ》すこし合《あは》し一《ひと》つにすりて和《あへ》るなり。

○同腸和《わたあへ》

したるを直《すぐ》にかけ花《はな》がつを、おろし大《だい》根《こん》、葱白根《ねぎしろね》のこま〴〵、粉《こ》とうがらしなどおく、是《こ》れ草《さう》のうどん豆腐《とうふ》なり。又眞《またしん》のうどん豆腐《とうふ》の如《ごと》く切《き》り奈良《なら》茶碗《ちやわん》へ入《い》れ茶《ちや》わんむしにして葛《くず》あんに、おろし山葵《わさび》をおくを縮紗《ちりめん》どうふといふ。

（五十二）薯蕷《じよ、》かけ豆腐《とうふ》

山《やま》の芋《いも》をおろしよくすりおき鰹節《かつをぶし》の出《だ》し汁醤油少《しるしやうゆすこ》ししほからめにし、くらくらと沸《に》たゝせ大金杓子《おほかなしやくし》にてすり芋《いも》をすくひ入《い》れふわりとふくれ上《あが》る所《ところ》をよろふなり。（九十五）の眞《しん》のうどんどうふ葛湯《くずゆ》にて烹加減《にかげん》よきを湯《ゆ》をしぼり温《あたゝ》めたる小奈良《こなら》茶碗《ちやわん》へよろひ上《うへ》へ右《みぎ》のいもの烹調《にかげん》をよろふなり二鍋《なべ》ともに烹調《にかげん》のもち合大事《あひだいじ》なり尤《もつと》も二人《にん》かゝるべし、さて是《これ》も胡椒《こせう》の粉《こ》をふる、又青海苔《またあをのり》の

前《まへ》の如《ごと》く湯煑《ゆに》したる貝《かひ》を角切《かくぎり》、細作《ほそづく》り平作《ひらづくり》いづれにても心《こゝろ》まかせに切《き》り扨腸《さてわた》を酒《さか》しほ醤油《しやうゆ》にてよく煑《に》て擂鉢《すりばち》にて擂《す》り袋《ふくろ》をとり捨《す》て和《あ》へるなり。

○同肉《にく》あへ

梅肉《ばいにく》にて和《あ》へる

○同味噌《みそ》あへ

何味噌《なにみそ》にてもよし。

○同海苔《のり》あへ

淺草海苔《あさくさのり》を酢《す》びたしにして和《あ》へる。

○同うにあへ

うにて和《あ》へる。

右《みぎ》の中《うち》、海苔和《のりあへ》、うに和《あへ》などは生《なま》にて小角《こかく》か、みどりかに切《き》りて和《あ》へる。

○蛤《はまぐり》くさ和《あへ》

常《つね》の如《ごと》く湯《ゆ》がきて肉《にく》をとり、よく洗《あら》ひ水氣《みづけ》を布巾《ふきん》の類《るゐ》にて浸《ひた》しとる、さて葱《ねぎ》を生《なま》にてきざみ擂鉢《すりばち》にて擂《す》り赤味噌《あかみそ》、白味噌《しろみそ》を程《ほど》よくませ、又《また》よくすり、右《みぎ》の蛤《はまぐり》を入《い》れて和《あ》へるなり、きくらげ、香茸《かうたけ》、な

粉《と》にてもよし。

（五十三）釋迦《しやか》どうふ

豆腐《とうふ》を中骰《ちうさい》にきりいかきにてふりまはして角《すみ》とり葛《くぞ》を米粒《こめつぶ》ほどに砕《くだ》き豆腐《とうふ》よまぶし付《つ》け其《そ》のまゝ油《あぶら》にてあげるなり

（五十四）ひりやうづ

豆腐《とうふ》の水《みづ》をしぼり、よくすり葛《くぞ》粉をつなぎに入《い》れ加役《かやく》に午蒡《ごばう》の針《はり》。銀杏《ぎんなん》。きくらげ。麻《あさ》の實《み》。又小《またこ》骰《さい》ものには焼栗《やきぐり》か慈姑《くわゐ》か一品《しない》入るべし、此《こ》の加役《かやく》を油《あぶら》にていりつけ麻子《あさのみ》は後《のち》に入《い》れとうふにつゝ包み大小宜《だいせうよろ》しきに隨《したが》ひ又油《またあぶら》にて煠《あげ》るなり、うどん粉《こ》をころもにすれば尤《もつとも》よし。さて夫《そ》れに、いり酒《さけ》におろし山葵《わさび》○或《あるひ》は白醋《しらす》にわさびの針《はり》おくか。又《また》は田楽《でんがく》にして青《あを》みろに、けしをふる。白醋《しらす》は罌《け》粟《し》をいりてよくすり豆腐《とうふ》を

どあしらひて和《あ》へてよし赤味噌《あかみそ》なくば白味噌《しろみそ》ばかりにてもよし。

○同黒和《くろあへ》

前《まへ》の如《ごと》く湯煮《ゆに》して肉《にく》を取《と》り出《いだ》し黒胡麻《くろごま》をすり味噌《みそ》を入《い》れてよくすり、酒《さけ》よて良《よ》き加減《かげん》にのばし和《あ》へて出《いだ》す又酢《またす》にてのばし和《あ》へるもよきものなり。

○同黄味和《きみあへ》

湯煮《ゆに》して肉《にく》をとり、薄醤油《うすしやうゆ》にて味《あぢ》をつけ、さて玉子《たまご》の煮《に》ぬきの黄身《きみ》ばかりをとり擂鉢《すりばち》にて塩少《しほすこ》し砂糖《さたう》少《すこ》し味噌《みそ》少《すこ》し加《くは》へ入《い》れて能《よ》く擂《す》り酒《さか》しほにて良《よ》き加減《かげん》にのばして和《あ》へるなり、胡椒《こせう》の粉《こ》入《い》るゝもよし。

○同酢和《すあへ》

前《まへ》の如《ごと》く湯煮《ゆに》して肉《にく》をとりたるを、わりねぎ、わけぎ、ちさ、うどの類《るゐ》と一《ひと》つに酢味噌《すみそ》に和《あ》へて出《いだ》す。

○同黒人和《くろすあへ》

前《まへ》の如《ごと》く抜身《ぬきみ》にしたるを醤油《しやうゆ》にてきつと味《あぢ》をつけ、よく水氣《みづけ》をとりて鍋《なべ》に胡麻《ごま》の油《あぶら》をいりつけて其《そ》の中《なか》へかの抜身《ぬきみ》を入《い》れてよくかきませ冷《ひや》し置《お》く、さて黒胡麻《くろごま》、梅肉《ばいにく》、白味噌《しろみそ》の三品《しな》をすりて酒《さか》しほに少《すこ》しばかり醤油《しやうゆ》をさしたるものにて良《よ》き加減《かげん》にのばして和《あ》へる甚《はなは》だ奇

少《すこ》し入《い》れ酢《す》を入《い》るゝなり甘《あま》きを好《この》む時《とき》は砂糖《さたう》を入《い》るべし、又《また》とうふの代《かは》りに葛粉《くず》を入《い》るゝもよし。青《あを》みろは味噌《みそ》をよくすり、青粉《あをこ》をすりませるなり。

(五十五)濃醤《こくしやう》

一挺《ちやう》四《よ》つ切《ぎり》ほどにして一椀《わん》へ一切《きれ》入れ花《はな》がつを後《のち》に入《い》るゝなり初《はじめ》より入《い》れて煮《に》るはよろしからず出《だ》す時《とき》にすり山椒《さんせう》おき其上《そのうへ》へつんぼりと花《はな》かつをおくべし。

(五十六)敷味噌《しきみそ》とうふ

茶《ちや》わんをよく温《ぬく》めおき山葵《わさび》みその温《あたゝ》かなるを下《した》へしき花《はな》がつを置《お》き煮《に》加減《かげん》よきおぼろどうふ網杓子《あみしやくし》にてすくひ盛《も》るなり。

(五十七)ふわ〱豆腐《とうふ》

味《み》あり。

〇赤貝腸和《あかゞひわたあへ》

常《つね》の如《ごと》く貝《かひ》をはなし、よく洗《あら》ひ酒《さけ》しほ醤油《しやうゆ》にてさつと煮《に》上《あ》げ二《ふた》つにへぎ腸《わた》をとり焼豆腐《やきどうふ》すこし味噌《みそ》すこし能《よ》くすり右《みぎ》の肉《にく》いりやうとも切《き》り、きくらげをあしらひて和《あ》へて出《いだ》すべし尤《もつと》も焼豆腐《やきどうふ》味噌《みそ》は腸《わた》の多少《たせう》により加減《かげん》すべし、あまり味噌《みそ》多《おほ》きはよろしからず。

〇蜆黒和《しゞみくろあへ》

通常《つうじやう》の肉蜆《にくしゞみ》は灰氣《はいけ》ありて風味《ふうみ》わるし、殻蜆《からしゞみ》を塩湯《しほゆ》煮《に》し楊枝《やうじ》などにて肉《にく》をとり出《だ》し水氣《みづけ》を布巾《ふきん》類《るゐ》にて取《と》り、さて黒胡麻《くろごま》味噌《みそ》にて和《あ》へて出《いだ》す、其《そ》の外《ほか》、山椒味噌《さんせうみそ》、きのめ味噌《みそ》、からし和《あへ》、酢味噌《すみそ》和《あへ》、煮附《につけ》、うす葛《くず》、すまし、味噌《みそ》吸物《すひもの》いづれもよし。

〇たち魚《うを》ぬた

魚《うを》の大小《だいせう》に限《かぎ》らず三枚《まい》におろし腹骨《はらぼね》をすきとり、筋違《すぢかひ》に細《ほそ》く作《つく》り塩《しほ》すこし計《ばか》りふりまぶし置《お》き、からし、たうがらし杯《など》の酢味噌《すみそ》にて、けづり大根《だいこん》みやうがの子《こ》、きうり、白《しろ》うり、の中《うち》何《いづ》れなりとも一品《しな》をあしらひて、ぬた和《あへ》にして出《いだ》すべし尤《もつと》も鉄砲《てつぱう》あへよりは少《すこ》し味噌《みそ》を薄《うす》くすべし、濃《こ》くてはぬたにならず。

玉子《たまご》とたうふ等分《とうぶん》にまぜ、よくすり合《あは》せふわく〳〵羹《に》にするなり胡椒《こせう》の粉《こ》ふる、玉子《たまご》のふわく〳〵とかはる事《こと》なし倹約《けんやく》を行《おこな》ふ人《ひと》専《もつぱ》ら用《もち》ゐるべし。

（五十八）瞿麥《けし》どうふ

青味噌《あをみそ》かけ豆腐《とうふ》にして薯屑《いもくづ》とたうがらしをばらりと置《お》くなり。

薯屑《いもくづ》は山《やま》の芋《いも》をよく湯羹《ゆに》してしぼらくおき水氣《みづけ》をさり金篩《かなふるゐ》にてこしたるものなり○たうがらしは心《しん》と種《たね》をさり如何《いか》にも細《ほそ》く針《はり》にきざむなり。

（五十九）松重《まつかさね》とうふ

するせん寺海苔《じのり》をしき、すり豆腐《とうふ》を玉《たま》子白《ごしろ》みつなぎに入《い》れ海苔《のり》のあつさ一倍《ばい》にのべしき蒸《む》して味《あぢ》をつけるなり切方《きりかた》好《この》み次第《しだい》なり。

（六十）湯《ゆ》やつこ

○同鉄砲和《てつぱうあへ》

前《まへ》の如《ごと》く魚《うを》の大小《だいせう》に限《かぎ》らず三枚《まい》におろし腹《はら》の骨《ほね》をすきとり両肉《りやうみ》とも筋違《すぢかひ》に作《つく》り塩《しほ》すてしまぶし、さてたうがらし味噌《みそ》にて、きくらげ、大根《だいこん》と和《あ》へる、但《たゞ》し大根《だいこん》はさゝがき午蒡《ごばう》の如《ごと》くけづり、塩《しほ》にてもみ水《みづ》にて洗《あら》ひ、よくしぼりて水氣《みづけ》をとり去《さ》るべし。

○同おらんだ和《あへ》

前《まへ》の如《ごと》く水洗《みづあらひ》をよくし三枚《まい》におろし、筋違《すぢかひ》に作《つく》りたるを酢《す》に醤油《しやうゆ》すこし合《あは》し暫《しばら》くつけ置《お》き、よくしぼりて其《そ》の酢《す》を味噌《みそ》に和《わ》まぜし、味《み》噌《そ》は焼味噌《やきみそ》をすこし焦《こが》して、よく摺《す》り右《みぎ》の酢《す》にて濃《こ》くとき、揚豆腐《あげどうふ》（少《すこ》し火《ひ》とり細《ほそ》くきざむ）　きくらげ　けづり大根《だいこん》　葱小口《ねぎこぐち》　椎《しひ》たけ　たうがらし

を一所《いつしよ》に入《い》れて和《あ》へて出《いだ》すべし甚《はなは》だ酒《さけ》によく合《あ》ひて美《よ》き肴《さかな》なり。

○同膾《あます》もどき

是《これ》も魚《うを》の大小《だいせう》に限《かぎ》らず前《まへ》の如《ごと》く三枚《まい》におろし腹《はら》ぼねをすきとり糸作《いとづく》りにして、きくらげ、きうり、大根《だいこん》（六角《かく》にむき小口《こぐち》切《き》り重《かさ》ね）など と共《とも》に小鉢《こばち》の類《るゐ》に盛《も》り難波酢《なんばす》に生姜《しやうが》のしぼり汁合《しるあは》せ、ためて出《いだ》すべし、また右《みぎ》の通《とほ》り合《あは》せたる酢《す》に味噌《みそ》すこしばゝり交《ま》ぜるもよし、き

八九分《ぶ》の大骰《おほさい》に切《き》るか又《また》は拍子木《へうしぎ》に切《き》りおき、葛湯《くぜ》を至極《しごく》ゆだまの立《た》つほど沸《にに》たゝせ豆腐《とうふ》を一人分《にんぶんい》入れ蓋《ふた》をせず見《み》てゐて少《すこ》し動《うご》きいで將《まさ》にうき上《あが》らんとする所《ところ》をすくひ上《あ》げて盛《も》るなり既《すで》に浮《う》き上《あが》ればはや加減《かげん》よろしからず尤《もつと》も器《うつは》をあたゝめおくべし。さて生醬油《きしやうゆ》を沸《にに》たゝし花《はな》がつを打《う》ち込《こ》み湯《ゆ》をそこしばかりさし又《また》一ぺん沸《わか》し絹《きぬ》でしにして別《べつ》猪口《ちよく》に入《い》れ葱《ねぎ》の白根《しろね》のこまく、おろし大根《だいこん》、たうがらしの粉《こ》入《い》る、豆腐《とうふ》にて最第《さいだい》一の調味《てうみ》なり。

（六十一）青海《せいがい》どうふ

絹《きぬ》でしのすくひ豆腐《とうふ》を葛湯《くぜ》にて烹《に》かげんよくし別《べつ》に生《なま》の煑返《にかへ》し醬油《じやうゆ》をこしらへおき出《だ》しざまに碗中《わんちう》へさし醬油《しやうゆ》にして青《あを》のりを焙《ほいろ》にかけ、いかにもよく細《さい》

うりなき時《とき》は三《み》つ葉芹《ばせり》の軸《ぢく》にてもよし。

◎同からんだ鱠《なます》

魚《うを》の大小《だいせう》に限《かぎ》らず三枚《まい》におろし、いかやうとも心《こゝろ》まかせに切《き》り細《ほそ》き串《くし》に四《よ》つ五《い》つ程《ほど》づゝさし油《あぶら》にて附焼《つけやき》の如《ごと》くし、さて葱《ねぎ》を割《わ》りてさつと湯煑《ゆに》し、よく水氣《みづけ》をとりて一所《しよ》に鉢《はち》に入《い》れて出《いだ》すか手《て》鹽皿《しほざら》に盛《も》りて出《いだ》すべし何《いづ》れにても三盃酢《さんばいず》ためて、たうがらしの小口《こぐち》を上《うへ》に置《お》くべし酒《さけ》によく合《あ》ひて美味《びみ》なる肴《さかな》なり。

◎同きらず和《あへ》

是《これ》も魚《うを》の大小《だいせう》に限《かぎ》らず水洗《みづあらひ》よくし三枚《まい》におろし腹骨《はらぼね》をすきとり能《よ》き程《ほど》に鹽《しほ》をあて置《お》き、さて豆腐《とうふ》の粕《かす》を醬油《しやうゆ》にて煎付《いりつ》け右《みぎ》の肉《にく》、心《こゝろ》まかせに切《き》り、きらずにまぶし鉢《はち》に入《い》れて上《うへ》に漬生姜《つけしやうが》、漬山椒《つけさんせう》おきて出《いだ》すべし。

◎あなご鉄砲和《てつぱうあへ》

魚《うを》の大小《だいせう》に限《かぎ》らず前《まへ》の如《ごと》く裂《さ》きて中骨《なかぼね》をば取《と》り背《せ》でしに筋違《すぢかひ》に作《つく》り鹽《しほ》すこしまぶし、ぬたより少《すこ》し濃《こ》き味噌《みそ》にて和《あへ》て出《いだ》すべし、あしらひには、けづり大根《だいこん》、きくらげ、たうがらし、みやうがのこ、など添《そ》ふべし。

末《まつ》にし篩《ふるゐ》にかけたるを、はつとおくなり。

（六十二）豆乳

軟《やはらか》きとうふ、よきほどにとり美濃紙《みのがみ》につゝみ湯煮《ゆに》するなり。

（六十三）炙豆腐《やきどうふ》

（六十四）油煠《あぶらあげ》とうふ

（六十五）おぼろとうふ

（六十六）絹《きぬ》でしとうふ

（六十七）油煠田楽《あぶらあげでんがく》

（六十八）ちくわどうふ

（六十九）青豆《あをまめ》どうふ

（七　十）やつこどうふ

（七十一）葛《くず》でんがく

（七十二）青《あを》みろしきどうふ

（六十三）以下《いか》は通常《つうじやう》の物《もの》にて人《ひと》のよく知《し》る所《ところ》なれば調理方《てうりかた》を略《りやく》す。

○同ぬた鱠《なます》

是《これ》も魚《うを》の大小《だいせう》に限《かぎ》らず前《まへ》の如《ごと》く裂《さ》きて中骨《なかぼね》を取《と》り脊越《せごし》に作《つく》り酢《す》と醤《しやう》油《ゆ》を程《ほど》よく合《あは》し味噌《みそ》と醤油《しやうゆ》を程《ほど》よく合《あは》せ味噌《みそ》少《すこ》しばかり入《い》れて能《よ》くとき、葱白根《ねぎしろね》（わりてさつと湯煮《ゆに》し）けづり大根《だいこん》、きくらげ、揚豆腐《あげどうふ》、たうがらし、などゝ一所《しよ》に和《あ》へて出《いだ》すべし又牛《またご》蒡《ばう》のさゝがきをさつと湯煮《ゆに》し入《い》るゝもよし其《そ》の外《ほか》あしらひもの見合《みあはせ》にすべし。

○たなご鉄砲和《てつぱうあへ》

水洗《みづあらひ》よくし三枚《まい》におろし腹骨《はらぼね》をそきとりて脊《せ》でしに作《つく》り、あしらひ仕《し》やうとも前《まへ》の諸法《しよほふ》におなじ。

○同ぬた鱠《なます》

是《これ》も前《まへ》の如《ごと》く三枚《まい》におろし腹骨《はらぼね》をすき取《と》り脊越《せごし》につくり酢《す》と醤油《しやうゆ》を程《ほど》よく合《あは》せ味噌《みそ》すこし計《ばか》り加《くは》へ、わり葱《ねぎ》、きくらげ、揚豆腐《あげどうふ》、たうがらし、松茸《まつたけ》、椎茸《しひたけ》、かうたけ、岩《いは》たけ、芹《せり》、みつば、の類何《るゐなに》を入《い》れてもよし。

○うぼせぬた鱠《なます》

水洗《みづあらひ》をよくし三枚《まい》におろし、脊越《せごし》につくり鹽《しほ》すこし、ふり置《お》き酢《す》と醤油《しやうゆ》みそ、かげんよく合《あは》し加益《かやく》には大根《だいこん》おろし、葱小口《ねぎこぐち》、生醤油《きしやうゆ》、

(七十三)たまごどうふ

とうふをよく水《みづ》をしぼり葛粉《くずこ》をつなぎに入《い》れよくすり少《すこ》しかためて胡蘿蔔《にんじん》のしんのなき、よろしき品《しな》を丸《まる》むきにしゝいかにもよく和《やは》らかに煑《に》て右《みぎ》のすり豆腐《とうふ》にてまき包《つゝ》み又竹《またたけ》の皮《かは》にてまきくゝり湯《ゆ》煑《に》して小《こ》口切《ぐちぎり》にあす。にんじんの代《かは》りに甘藷《かんしよ》を用《もち》ゐるもよし。

(七十四)鞍馬《くらま》とうふ

豆腐《とうふ》一挺《ちやう》二つ切《ぎり》ぐらゐにして油《あぶら》にて煠《あ》げ皮《かは》をむきとりて丸《ま》く造《つく》り湯《ゆ》煑《に》して梅《うめ》みろかけ、けしにても胡麻《ごま》にてもふる。又酒《またさけ》と稀醤油《うすしやうゆ》にて烹《に》、すり山椒《さんせう》をおくもよろし。

(七十五)茶《ちや》れいどうふ

大平鍋《おほひらなべ》の底《そこ》へ竹葉《たけのは》をぴつしりとならべ、大根是等《だいこんこれら》

唐辛《たうがらし》など用《もち》うべし。

○同鐵砲和《てつぱうあへ》

先《ま》づ魚《うを》の首《かしら》をはなし三枚《まい》におろし両肉《りやうみ》とも作《つく》り味噌《みそ》加減《かげん》して和《あ》へる、あしらひ前《まへ》に同《おな》じ。

○ひら鐵砲和《てつぱうあへ》

是《これ》も水洗《みづあらひ》よくして三枚《さんまい》におろし腹骨《はらほね》をすきとり皮《かは》もとり脊越《せとし》にうすく作《つく》り盬《しほ》すこし、ふり置《お》きて、けづり大根《だいこん》などにて鐵砲和《てつぱうあへ》にすべし。

○同ぬた鱠《なます》

是《これ》も前《まへ》の如《ごと》く脊越《せとし》につくり盬《しほ》すこし、ふり當《あ》て、きくらげ、揚豆腐《あげどうふ》、芹《せり》、椎《しひ》たけ、たうがらし、など加《くは》へぬた鱠《なます》にすべし。

○こち鐵砲和《てつぱうあへ》、ぬた鱠《なます》

魚《うを》の大小《だいせう》に限《かぎ》らず水洗《みづあらひ》をよくし首《かしら》をとり三枚《まい》におろし皮《かは》を引《ひ》き(又《また》皮付《かはつき》し儘《まゝ》にてもよし)薄《うす》く作《つく》り前《まへ》にある如《ごと》く鐵砲和《てつぱうあへ》又《また》はぬた鱠《なます》にすべし至極輕《しごくかる》く美味《びみ》にして酒席《しゆせき》の奇品《きひん》なり。

○あいご味噌鱠《みそなます》

塵《ちり》をよく除《のぞ》き水《みづ》にてよく洗《あら》ひ上《あ》げ布巾《ふきん》にて水氣《みづけ》を浸《ひた》し取《と》り芹《せり》、岩茸《いはたけ》、大根是等《だいこんこれら》の品《しな》と一所《しよ》に和《あ》へまぜるか又盛分《またもりわけ》にするもよし、酢《す》には

其上《そのうへ》へ豆腐《とうふ》一挺《ちやう》五つ切位《ぎりぐらゐ》にしたるを亦《また》ぴつしりとならべ其上《そのうへ》へふくさ味噌《みそ》をあつくしき又竹葉《またたけのは》をしき、とうふをしき、みそをしく、此《かく》の如《ごと》くして半日《はんにち》あまり煮《に》るなり。さて之《これ》を平茶碗《ひらちやわん》へ盛《を》り、すり山椒《さんせう》ふる。竹葉《たけのは》しきながら盛《も》るもよし。又《また》ふくさみそにて終日《しうじつに》煮て味噌《みそ》をはらひ其《そ》の後《のち》いかやうとも調理《てうり》するを草《さう》の茶《ちや》れいとうふといふ。

（七十六）石焼《いしやき》とうふ

もと石《いし》にて焼《や》くを略《りやく》して菓子鍋《くわしなべ》にて焼《や》くなり炭火《すみび》をつよくし鍋《なべ》に油《あぶら》を少《すこ》し入《い》れよくぬりまはし豆腐《とうふ》を一寸方《いつすんかく》あつさ三分《ぶ》あまりに切《き》りて鍋《なべ》にちよとおけばおどり動《うご》くを直《すぐ》に雞卵《たまご》匕《さじ》にてうちかへして直《すぐ》におろし大根《だいこん》、生醤油《きしやうゆ》にて用《もち》ゐるなり。

味噌《みそ》を少《すこ》し加《くは》へ用《もち》ゆべし、尤《もつとも》魚《うを》は生《なま》にて使《つか》ふなり。

○はぜ魚鐵砲和《うをてつぱうあへ》、ぬたなます

是《これ》も水洗《みづあらひ》よくし三枚《まい》におろし作《つく》り前《まへ》にある如《ごと》く鐵砲和《てつぱうあへ》又《また》ぬたなますにすべし、甚《はなは》だ美《よ》き肴《さかな》なり。

○柳《やなぎ》がれひぬた鱠《なます》

水洗《みづあらひ》をよくし三枚《まい》におろし（背《せ》より両方《りやうはう》へおろすこと白魚《しらうを》に同《おな》じ）いかやうとも作《つく》り少《すこ》し塩《しほ》をふり当《あ》て、きくらげ大根《だいこん》、うどの類《るゐ》にてぬたなますにすべし。

○同鐵砲和《てつぱうあへ》

是《これ》も前《まへ》の如《ごと》く水洗《みづあらひ》をよくし三枚《まい》におろして、いかやうとも作《つく》り、けづり大根《だいこん》にて仕立《した》つべし、仕《し》やう前《まへ》に同《おな》じ。

第七章　酢《す》の物《もの》

○酢章魚《すだこ》

常《つね》の如《ごと》く湯《ゆ》でたるを立作《たてつく》りに随分細《ずゐぶんほそ》くして能《よ》く水氣《みづけ》を去《さ》り（布巾《ふきん》にて拭《ふ》きとる）良《よ》き酢《す》に醤油《しやうゆ》を合《あは》し四五へんもかへて浸《ひた》し幾《いく》たびも手《て》にてよくもみ、扨《さて》よくしぼり其《そ》の盛鉢《もりはち》に入《い》れ、生姜《しやうが》のせんを上《うへ》に置《お》きて出《いだ》すなり、酢《す》をためるに及《およ》ばず。

青海苔《ちをのり》を炙《あぶ》りよく細末《さいまつ》にし方盤《おしき》やうのものへひろげ油《あぶら》をよく沸《にたゝ》せ少《すこ》しづゝすくひ海苔《のり》の上《うへ》へおとし轉《ころ》ばしよくかきませ文火《ぬるび》にしばらくかけ醤油《しやうゆ》にて味《あぢ》つけたるを右《みぎ》の豆腐《とうふ》につけて用《もち》ゐるを炒《いり》どうふといふ。又《また》菓子《くわし》鍋《なべ》のかはりに古《ふる》き犂《からすき》の鏡《さき》を用《もち》ゐる之《これ》をからすき焼《やき》といふ

（七十七）からすき焼《やき》

右《みぎ》に出《い》でたり

（七十八）炒《いり》どうふ

右《みぎ》に出《い》でたり

（七十九）糟《かす》いりどうふ

とうふをよくすり、古酒《こしゆ》にて解《と》き加役《かやく》に味《あぢ》をつけたるを入《い》れて烹《に》るなり。臠《きりみ》には鹽鯛《しほだひ》の口鹽《くちしほ》の大口魚《たら》か鯨《くじら》のを用《もち》ゐ鳥肉《てうにく》にては雁《がん》か鴨《かも》か見合《みあは》せに入《い》れ、焼《やき》

又《また》酢《す》にたうがらしを、ざく〳〵と切《き》りて漬《つ》け置《お》き水嚢《すゐのう》の類《るゐ》にて濾《こ》し右《みぎ》のしぼりたる章魚《たこ》を此《こ》の酢《す》にひたし、よくしぼり其《そ》の儘《まゝ》出《だ》すもよし。

◎このしろ三盃漬《ばいづけ》

常《つね》の如《ごと》く水洗《みづあらひ》よくし尾首《をかしら》を去《さ》り四五分《ぶ》ほどに小口切《こぐちぎり》になし鹽《しほ》すこしまぶして暫《しばら》く置《お》き、よく水氣《みづけ》を去《さ》り、さて酢《す》、酒《さけ》、醤油《しやうゆ》三品《しな》を等分《とうぶん》に合《あは》せ煮《に》かへして能《よ》く冷《さま》し午《ご》蒡《ばう》のせん切《ぎり》、大根《だいこん》、小《こ》梅干《うめぼし》、たうがらし、など一所《しよ》に漬《つ》けて出《いだ》す尤《もつと》も酒《さけ》は極《きは》めて良品《りやうひん》を擇《えら》ぶべし、いつまで置《お》きても味損《あぢはひそん》ずることなし。

◎同生《き》酢《ず》漬《づけ》

麴《かうじ》と醤油《しやうゆ》と合《あは》し其中《そのなか》に漬《つ》け五《ご》六日《ろくにち》過《す》ぎて使《つか》ふもよし。

前《まへ》の如《ごと》く小口《こぐち》より五六分《ぶ》程《ほど》に切《き》り上々《じやう〴〵》の酢《す》に鹽少《しほすこ》し合《あは》せ切肉《きりみ》を浸《ひた》し置《お》き出《いだ》す時《とき》に酢《す》の氣《け》をば布巾《ふきん》にて浸《ひた》しとりて出《いだ》す、生姜《しやうが》のせん、上《うへ》におく、又《また》さらずに味《あぢ》をつけまぶして出《いだ》すもよし。

◎おらんだ漬《づけ》

前《まへ》の如《ごと》く切《き》りたるを白焼《しらやき》になし胡麻《ごま》の油《あぶら》にて揚《あ》げ、さて割《わり》ねぎをさつと湯煮《ゆに》し、きくらげ大根《だいこん》、たうがらし三品《みしな》一《ひと》つに難波酢《なんばす》に漬《つ》け直

ぐり。きくらげ。おげ松露《しようろ》等《とう》入《い》るゝなり。

（八十）小倉《こくら》どうふ

淺草海苔《あさくさのり》を豆腐《とうふ》によくすりまぜて板《いた》へのばし小色紙《こしきし》小《こ》たんざくに切《き》り調味《てうみ》てのみ次第《しだい》にす。

（八十一）うつしどうふ

鯛《たひ》の大切身《おほきりみ》と大骰《おほさい》に切《き》りたるとうふと一鍋《なべ》にて湯煮《ゆに》し截《きりみ》をのけ、とうふばかりに生姜醬油《せうがしやうゆ》かけ、すり柚《ゆ》をおく。

（八十二）香魚《あゆ》もどき

豆腐《とうふ》を長《なが》くはしらに切《き》り、さつと煠《あげ》て蓼酢《たです》をかくるなり。

（八十三）冬至夜《とうじや》どうふ

布目《ぬのめ》をさり四方《はう》をきりおとし角《かど》を正《たゞ》しくし、また角《かど》をとりて八角《かく》よし小口切《こぐちぎり》に五六分《ぶ》に切《き》り酒《さけ》と醬油《しやうゆ》にて煮《に》て汁《しる》をに出《いだ》すべし。

○鰯酢煮《いはしすに》

常《つね》の如《ごと》く首《かしら》をとり黒《くろ》き腸《わた》をよく取《と》り水氣《みづけ》を去《さ》り、さて鍋《なべ》に極上《ごくじやう》の酢《す》に鹽《しほ》こしす入《い》れ煮《に》立《た》たせて右《みぎ》の鰯《いはし》を入《い》れ煮《に》るなり、生姜《しやうが》のしぼり汁《しる》にて出《いだ》す。

○同たで酢《す》

白燒《しらやき》にして蓼《たで》をすりて酢《す》に合《あは》し、すこし醬油《しやうゆ》をさし、上《うへ》よりかけて出《いだ》すべし。

○かびたん漬《づけ》

常《つね》の如《ごと》く首《かしら》をとり腸《わた》をよく除《のぞ》き白《しら》やきにして胡麻《ごま》の油《あぶら》にて揚《あ》げ、わりねぎ、さつと湯《ゆ》がき、椎茸《しひたけ》はそぎり、きくらげ、たうがらしの類《るゐ》ひとつにして三盃酢《さんばいず》或《あるひ》は二盃酢《はいず》に漬《つ》け置《お》くなり、朝《あさ》に漬《つ》けたるを晝《ひる》前後《ぜんご》に用《もち》うれば風味《ふうみ》ことによし。

○同梅酢漬《うめずづけ》

前《まへ》の如《ごと》く料理《れうり》し布巾《ふきん》などにて水氣《みづけ》をひたし取《と》り色《いろ》よき梅酢《うめず》に漬《つ》けおくべし、きれいにて風味《ふうみ》もよし。

○同酢《す》ひして

しぼり白胡麻《しろごま》、白豆腐《しらどうふ》よくすり合《あは》せてかけるなり勿論右《もちろんみぎ》の八角《かく》につくる時《とき》の落《おと》し屑《くづ》をすりて用《もち》ゐるなり。紫野大徳《むらさきのだいとく》寺《じ》の冬至夜《とうじや》どうふは至《まろ》やきの小口切《こぐちぎり》を味噌《みそ》にてよく煮《に》て右《みぎ》の品《しな》をかけるなり冬至《とうじ》の夜《よ》大徳寺《だいとくじ》一山各院《さんかくゐん》悉《ことごと》く此《こ》の豆《とう》腐《ふ》を煮《に》る節物《せつぶつ》なる由《よし》。

（八十四）味噌《みそ》づけとうふ

（二）のおし豆腐《どうふ》を美濃紙《みのがみ》につゝみ味噌《みそ》に一夜《や》つけ置《お》くなり和調好《わてうこの》みに随《したが》ふ。

（八十五）ちりめん、どうふ

（五十二）ぶつかけうどんの下《しも》に出《い》でたり。

（八十六）角《かく》ひりやうづ

うすき杉《すぎ》の薄箱《うすはこ》をこしらへ大小《だいせう》よろしきに従《したが》ひ（五十四）のひりやうづの加役《かやく》をしこみ、さて湯《ゆ》だまの立《た》つほどの沸《にほ》

前《まへ》の如《ごと》くよく洗《あら》ひて水氣《みづけ》を去《さ》り少《すこ》し鹽《しほ》をふり、さて随分《ずゐぶん》良《よ》き酢《す》を、したゝみして漬《つ》け壓《おし》をかけ、二時《じ》ばかりにて最初《さいしよ》の酢《す》をとり捨《す》て新《あた》らしき酢《す》にかへ、おしおくこと四五へんばかりにて酢氣《すけ》をしたみ、其《そ》のまゝ押《お》しおくなり、たで、たうがらし、茄子《なす》、大根《だいこん》など一所《しよ》に漬《つ》けてもよし。

◎かくし酢章魚《すたこ》

随分大《ずゐぶんおほい》あるよき章魚《たこ》を湯煮《ゆに》し糸作《いとづく》りか又《また》は小口《こぐち》より如何《いか》にもうすく切《き》り極上《ごくじやう》の酢《す》に鹽《しほ》すてし合《あは》せてひたし置《お》き酢《す》を四五へんもかへるなり、其度《そのたび》ごとに手《て》にてもむべし、さて出《いだ》す時《とき》によくしぼりて、生姜《しやうが》のせん切上《ぎりうへ》におきて出《いだ》すべし酢《す》を溜《たむ》るに及《およ》ばず。

◎同きりかさね

大《おほい》なる章魚《たこ》の太《ふと》き足《あし》を一本《ぽん》づゝはなし小口《こぐち》より随分《ずゐぶん》うすく眞直《まつすぐ》に段《だん》く々と切《き》りかさね、きくらげ、大根《だいこん》、はすいも、みつば、芹《せり》、岩《いは》たけ、川《かは》ちさ、芽《め》しろ、芽《め》たでの類《るゐ》を二品《ふたしな》ばかり取《と》り合《あは》せ手鹽皿《てしほさら》に盛《も》り分《わ》け酢《す》を溜《た》めて出《いだ》すべし、難波酢《なんばす》、生姜酢《しやうがす》、梅醤油《うめしやうゆ》など見《み》はからひ使《つか》ふべし。

◎はまち酢《す》いり

湯《ゆ》へ箱《はこ》ながら底《そこ》ばかり浸《ひた》るほどにつけて、よく蒸《ひ》すなり、とり出《だ》しよき程《ほど》に切《き》りて胡麻《ごま》の油《あぶら》にてさつと煠《あげ》る。

(八十七)とうふ麵《めん》

(卅)のかみなり豆腐《とうふ》の下《しも》に出《いだ》せる碎《くだき》どうふの如《ごと》くし青菜《あをな》の微《み》ぢんきざみと豆腐《とうふ》と等分《とうぶん》に油《あぶら》にて炒《い》りつけたるに水《みづ》を入《い》れ烹《に》て素麵《そうめん》を少《すこ》しこはめにゆでゝよく洗《あら》ひおきたるを打《う》ち込《こ》み醬油《しやうゆ》の加減《かげん》するなり。

(八十八)今出川《いまでがは》とうふ

昆布《こんぶ》をしき、かつをのだし汁《じる》と酒《さけ》にて烹《に》ぬくなり中《なか》ほどより醬油《しやうゆ》さし烹加減《にかげん》して隱《かく》し葛《くず》をひき碗《わん》へ盛《も》りて胡桃《くるみ》の碎《くだ》きたるを加《くは》ふるなり。

(八十九)包油煠《つゝみあぶらあげ》

大小《だいせう》このみの隨《まゝ》に切《き》り美濃紙《みのがみ》にて砂金《しやきん》

常《つね》の如《ごと》く三枚《まい》におろし小角切《こかくぎり》にして鍋《なべ》に酢《す》をいりつけ其《そ》の中《なか》へ右《みぎ》の切身《きりみ》を入《い》れ烹《に》あがりて大根《だいこん》おろし醬油《しやうゆ》、わさび醬油《しやうゆ》にて出《いだ》すべし。

○烏賊《いか》難波《なんば》酢《す》

二《ふた》つ切《ぎ》りにして三枚《まい》にへぎ小口《こぐち》よりうすく刻《きざ》み、さつと湯煮《ゆに》して、きくらげ、大根《だいこん》、うど、岩茸《いはたけ》、みつば杯《など》をあしらひて難波《なんば》酢《す》と三盃《さんばい》酢《す》ためて出《いだ》すべし。

○鯨酢味噌《くじらすみそ》

良《よ》き鯨《くじら》をずゐぶん細《ほそ》くきれいにつくりて加減《かげん》よく鹽《しほ》を出《いだ》しさつと湯《ゆ》煮《に》し、わけぎ、大根《だいこん》、きくらげ、岩《いは》たけ、せり、みつばの類《るゐ》、見《み》はからひて取《と》り合《あは》せ酢味噌《すみそ》にて出《いだ》すべし。

○きんこ山葵《わさび》酢《す》

大《おほい》なるきんこの柔《やは》らかなるを細作《ほそづく》りにして薄醬油《うすしやうゆ》にてさつと味《あぢ》をつけ大《おほ》きくらげを細《ほそ》く長《なが》く刻《きざ》みて一所《しよ》にわさびすにて出《いだ》す又《また》いり酒《ざけ》にてもよし。

○牡蠣《かき》酢《す》押《おし》

鰯《いはし》の酢《す》ひしこの如《ごと》く先《ま》づ鹽少《しほすこ》しあてゝ其《そ》の儘《まゝ》水氣《みづけ》をしぼり器《うつは》に入《い》れ酢《す》をひたし壓《おし》をおく、かくの如《ごと》くすること四五度《ど》も酢《す》を仕《し》かへ拵出《さていだ》袋《ふくろ》つゝみに包《つゝ》み板《いた》に乾《かは》きたる灰《はい》を厚《あつ》さ四五分《ぶ》に布《し》き其上《そのうへ》へ乾《かは》きたる布《ぬの》をしき又紙《またかみ》を一遍《へん》しき其上《そのうへ》へ包《つゝ》みたる豆腐《とうふ》をならべ、しばらく置《お》き水氣《みづけ》を去《さ》るおり水《みづ》をしぼり過《すご》せばかたまりてよろしからず、さて包《つゝ》みながら胡麻油《ごまあぶら》にて煠《あ》げ紙《かみ》をはらひ稀醤油《うすしやうゆ》かくし葛《くず》にて烹《に》、すり山椒《さんせう》をおくなり、一に雪白煠《ゆきしろあげ》ともいふ。

(九十)はいろ、とうふ

(二)のおしどうふを、せんに切《き》り稀《うす》あぢをつけ、しばらく板《いた》にひろげ乾《かは》かせ、はいろにかけるなり。

(九十一)鹿子《かのこ》どうふ

水氣《みづけ》をしぼり、よくすりて煑《に》すでさぬよろしき煑加減《にかげん》の小豆《あづき》をませ合《あは》せよきほどにとりて蒸《ひ》すなり其上《そのうへ》の調和《てうわ》は好《この》す時《とき》、酢《す》をよくしぼり花《はな》かつを澤山《たくさん》にかけて出《いだ》す、大根《だいこん》、きくらげなど一所《しよ》に押《お》し置《お》きてよし。

◎なまこ生姜酢《しやうがず》

まづなまこを能《よ》く洗《あら》ひ二枚《まい》にへぎ腸《わた》をとり出《いだ》し小口《こぐち》より作《つく》り極上《ごくじやう》の酢《す》にて出《いだ》すべし。

◎うづわ酢煎《すいり》

水洗《みづあらひ》をよくし切《き》りやうは如何《いか》やうとも心任《こゝろまか》せに切《き》りてさて酢《す》ばかりにて煎付《いりつ》け器物《きぶつ》に入《い》れ上《うへ》より生醤油《きしやうゆ》かけて出《いだ》す、おろし大根《だいこん》、生姜《しやうが》のおろし上《うへ》に置《お》くべし。

◎よこわ酢煎《すいり》

うづわに同じ。

第八章　あんかけ

◎鰯《いはし》あんかけ

首《かしら》をとり三枚《まい》にへぎ、よく洗《あら》ひ、さて何《なに》にても陶器《たうき》の類《るゐ》に入《い》れ蒸《む》して水氣《みづけ》をしたみ取《と》り葛溜《くずたまり》を上《うへ》よりかけ、わさび、生姜《しやうが》など上《うへ》に置《お》く。味噌《みそ》の類《るゐ》しきてもよし。

◎はまち

みにまかすべし。

（九十二）藕根《はすね》とうふ

蓮根《れんこん》をおろし豆腐《とうふ》の水《みづ》をしぼりて等分《とうぶん》に混《ま》ぜ合《あは》せよきほどにとり、みの紙《がみ》に包《つゝ》み湯煮《ゆに》して、白《しろ》みそに胡麻《ごま》等分《とうぶん》にまぜ砂糖《さたう》少《すこ》し加《くは》へ温《ぬく》めたるをしきみそにして、辛《から》み見合《みあはせ》におき右《みぎ》の蓮《はす》どうふをよそふなり。

（九十三）なじみ豆腐《とうふ》

上々《じやうぐ》の白《しろ》みそをよくすり酒《さけ》にて中稀《ちうす》にのべ、とうふをよき程《ほど》に切《き》り一時《じ》あまり浸《つ》けおき其《その》まゝ強《つよ》からず弱《よわ》からず程《ほど》よき火《ひ》にて烹《に》たつるなり。葱白根《ねぎしろね》のこまく。青《あを》たうがらし。おろし大根《だいこん》おく。

（九十四）苞《つと》とうふ

よくとうふの水《みづ》をしぼり醴《あまざけ》をすりま

常《つね》の如《ごと》く水洗《みづあらひ》よくし程《ほど》よく切《き》り蒸《む》して葛溜《くずたま》り、わさび、生姜《しやうが》の類《るゐ》にて出《いだ》すべし、又小角《またこかく》に切《き》り蒸《む》して葛溜《くずたま》り味噌《みそ》かけ何《いづ》れにても仕《し》やう同《おな》じ。

○鯨《くじら》

ずゐぶん良《よ》き肉《み》くじらを程能《ほどよ》く切《き》りて、さつと湯煮《ゆに》し、ほし蕪《かぶら》、焼《やき》栗《ぐり》、百合根《ゆりね》、銀杏《ぎんなん》、大根《だいこん》、午蒡《ごばう》、漬松茸《つけまつたけ》、しめぢの類《るゐ》いづれなりとあしらひ葛溜《くずたまり》にて出《いだ》すべし又味噌《またみそ》の類《るゐ》しきても、かけてもよし。

○太刀《たち》魚《うを》あんかけ

魚《うを》の大小《だいせう》に限《かぎ》らず三枚《まい》にして腹骨《はらぼね》をすきとり立《たつ》におりとも筋違《すぢかひ》になりとも心任《こゝろまか》せに作《つく》り、松《まつ》たけ、かぶら、大根《だいこん》の中《うち》にて一品取《しなと》り合《あは》せ一所《しよ》に蒸《む》すべし、其上《そのうへ》に葛溜《くずたま》りかけて出《いだ》す、生姜《しやうが》、わさび、胡椒《こせう》など添《そ》ふべし。

茶碗《ちやわん》に入《い》れ味噌《みそ》かけにしてもよし。

○あなごあんかけ

魚《うを》の大小《だいせう》に限《かぎ》らず腹《はら》よりさきて中骨《なかぼね》をとり白焼《しらやき》にしてよき程《ほど》に切《きり》て、松《まつ》たけ、しめぢ、かもうり、大根丸《だいこんまる》むき、かぶら此《こ》の中《うち》二品《しな》あしらひて茶碗《ちやわん》などに入《い》れて蒸《む》し又《また》は鉢《はち》などに入《い》れ上《うへ》より葛《くず》たまりかけせて棒《ぼう》の如《ごと》くとりて竹簀《たけのす》に巻《ま》き蒸《む》して小口切《こぐちぎり》にす。

（九十五）眞《しん》のうどん豆腐《どうふ》

鍋《なべ》二つをならべ二鍋《なべ》とも湯《ゆ》をよく沸《たぎら》し切《き》りたるとうふを網匕《あみさじ》にてすくひ一方《ぱう》の鍋《なべ》へ網匕《あみさじ》ながらつけひたしたるまでにて直《すぐ》に温《ぬく》めおきたる器《うつは》へもり今《いま》一方《ぱう》の沸湯《にはゆ》をそゝぎ入《い》れて出《いだ》すなり烹《に》るに及《およ》ばずして加減《かげん》尤《もつと》も妙《めう》なり。汁《しる》は醤油《しやうゆ》一升酒《しやうさけ》三合《がふ》、だし汁《しる》五合《がふ》一つに烹《に》かへし別《べつ》の中猪口《ちうちよく》に入《い》れ、おろし大根《だいこん》。たうがらしの粉《こ》。白葱《しろねぎ》のみぢん刻《きざ》み。ちんぴ。淺草《あさくさ》のりを加役《かやく》に用《もち》う。或《あるひ》は胡椒《こせう》一品《ぴん》にてもよし。切《きり》やうは凝菜《ところてん》のつき出《だ》しさきの網《あみ》を絹絲《きぬいと》にてこしらへ温《ぬる》湯《ゆ》の中《なか》にむけてつき出《だ》すなり。又《また》うそ刃《ば》にて切《き》り出《だ》すには、まづよき程《ほど》におて出《いだ》すべし、胡椒《こせう》、生姜《しやうが》、わさびの類《るゐ》を上《うへ》に置《お》くべし。又味噌《またみそ》をかけるもよし。

◎まながつを葛溜《くずたまり》かけ

水洗《みづあらひ》をよくし湯烹《ゆに》するか蒸《む》すかして鉢《はち》或《あるひ》は蓋物《ふたもの》に入《い》れて上《うへ》より葛溜《くずたまり》かけて出《いだ》すべし。

◎筋《すぢ》がつを

水洗《みづあらひ》をよくし三枚《まい》におろし兩肉《りやうみ》を立《たつ》に二《ふた》つに切《き》りはなし烹出《にだ》し籠《かご》などに入《い》れて湯《ゆ》の上《うへ》にて蒸《む》し葛《くず》たまりかけて、山葵《わさび》など上《うへ》におくなり。

◎あいで

塵《ちり》をよく取《と》り除《のぞ》き湯烹《ゆに》して蓋《ふた》ある器物《きぶつ》へ入《い》れ上《うへ》より葛溜《くずたま》りかけ、山葵《わさび》、生姜《しやうが》、胡椒《こせう》の類《るゐ》見合《みあは》せ上《うへ》に置《お》く、又《また》あしらひ物《もの》ありてもよし。

第九章　蒸《む》し物《もの》

◎粟蒸鯛《あはむしだひ》

先《ま》づ粟《あは》をよく洗《あら》ひ水《みづ》にひたし置《お》き、さて七八寸位《すんぐらゐ》の鯛《たひ》を水《みづ》あらひし脊《せ》より開《ひら》き骨《ほね》を抜《ぬ》き去《さ》り右《みぎ》の粟《あは》に鹽少《しほすこ》し交《ま》ぜ合《あは》し魚《うを》の中《なか》へこみて蒸《む》すべし、山葵《わさび》、生姜《しやうが》。山椒《さんせう》、胡椒《こせう》、ねぎ、淺草海苔《あさくさのり》、たうがらし、紫蘇《しそ》、柚《ゆ》などの加益《かやく》にて辛《から》き出《だ》し醤油加減《しやうゆかげん》よくして出《いだ》すべし、麥蒸《むぎむし》ら切《きり》をなし左《ひだり》の方《はう》を左《ひだり》の掌《てのひら》にておさへ左《ひだり》の方《はう》より右《みぎ》の方《はう》へむけて切《き》りゆくなり、よきほどに切《き》りて左《ひだり》の掌《てのひら》とうす刃《ば》とにてそつとはさみ、うちかへして又始《またはじめ》の如《ごと》くきりゆく、切《き》る中《うち》にうす刃《ば》を水《みづ》に度々《たび〳〵》浸《ひた》すべし。又《また》一法《ほふ》にうす刃《ば》に少《すこ》し酢《す》をひくもよしといふ。

（九十六）油煠《あぶらあげ》ながし

よきほどに切《き》り胡麻油《ごまあぶら》にて煠《あ》げ、あげ鍋《なべ》より直《すぐ》に水《みづ》へうつし入《い》れて油氣《あぶらけ》を去《さ》り別《べつ》に葛湯《くずゆ》をくら〳〵沸《に》たゝしおき油《あぶら》ぬき豆腐《とうふ》を入《い》れ湯《ゆ》やつての煮《に》加減《かげん》にて、わさび味噌《みそ》かけるなり。

（九十七）うづみとうふ

あつ灰《はい》にうづむ者《もの》と同名異様《どうみやうゐやう》なり（百）の雪消飯《ゆきけめし》の下《した》に出《い》でたり。

（九十八）からみ豆腐《とうふ》

からむし何《いづ》れも仕様之《しやうこれ》に同《おな》じ。

◎あなで茶碗蒸《ちやわんむし》

魚《うを》の大小《だいせう》にかぎらず腹《はら》より裂《さ》き中骨《なかぼね》をとり先《ま》づ白焼《しらやき》にして醤油《しやうゆ》一ぺん付《づけ》にて能《よ》く焼《や》き程《ほど》よく切《き》りて葱《ねぎ》五分切《ぶぎり》、きくらげ、銀杏《ぎんなん》（又《また》は栗《くり》）を常《つね》の如《ごと》く玉子《たまご》をとき、出《だ》し醤油加減《しやうゆかげん》し茶碗《ちやわん》むしにするなり、外《ほか》の加益《かやく》あまり多《おほ》きはよろしからず、あなでを主《しゆ》とすべし。

◎このしろ土藏蒸《どざうむし》

脊《せ》よりひらき中骨《ちうぼね》をとりて味噌《みそ》を込《こ》み細《ほそ》き紙《かみ》にて二所《ところ》ばかり卷《ま》きて蒸《む》す。

◎このしろ、そぼろ蒸《むし》

常《つね》の如《ごと》く水洗《みづあらひ》して三枚《さんまい》におろし腹骨《はらぼね》をすき隨分細《ずゐぶんほそ》くつくり蒸《む》して葛《くず》溜《たま》り山椒山葵生姜《さんせうわさびしやうが》など味噌《みそ》の類《るゐ》いづれにてもかけて出《いだ》すべし、大根《だいこん》、かぶら、牛蒡《ごばう》、長芋《ながいも》、うど、きくらげ、香茸《かうたけ》、白瓜《しろうり》、かも瓜《うり》の類《るゐ》と一所《しよ》に蒸《む》すもよし又右《またみぎ》の如《ごと》く蒸《む》して、すりもろみ又《また》は三盃酢《はいず》等《とう》をかけて出《いだ》すもよし。

◎鯨茶碗蒸《くじらちやわんむし》

是《これ》も隨分上品《ずゐぶんじやうひん》のものを加減《かげん》よく塩《しほ》を出《だ》し加益《かやく》には、きくらげ、銀杏《ぎんなん》かつをのだし汁《しる》、稀醬油《うすしやうゆ》にていかにもたつぷりと鍋《なべ》にたゞへ生姜《しやうが》をおろしいろにも多《おほ》く入《い》れ終日《しうじつ》烹《に》るなり、凡《およ》そとうふ一挺《ちやう》によく肥《こ》えたる一握《にぎり》ほどの生《しやう》姜《が》十をあまりの分量《ぶんりやう》にすべし。

(九十九)礫《つぶて》でんがく

とうふを八分方《ぶはう》あつさ四五分《ぶ》に切《き》り一串《くし》に三つ宛《つゞ》さし(八)の雉子《きじ》やき田樂《でんがく》の如《ごと》く狐皮色《きつねかはいろ》に炙《や》き串《くし》ぬきて其《そ》のまゝ樂《らく》陶《やき》の蓋茶碗《ふたちやわん》に入《い》れ芥子酢《からしす》みろかけ罌粟《けし》ふるなり。

(百)雪消飯《ゆきけめし》

うどんとうふの如《ごと》く切《き》り(四十八)の眞《しん》の八杯《はい》とうふの如《ごと》く烹《に》て小窯樂《とおら》茶碗《ちやわん》を温《ぬく》めおきたるに入《い》れ、おろし大根《だいこん》をおき其上《そのうへ》へ湯《ゆ》とり飯《めし》をよそひ出《いだ》すなり風《ふう》味《み》きゆるが如《ごと》し是亦清味《これまたせいみ》第《だい》二品《ひん》に下《くだ》ら、百合根《ゆりね》、葱《ねぎ》五分切《ぶぎり》、漬松茸《つけまつたけ》、漬《つけ》しめぢの類《るゐ》三品《しな》入れて常《つね》の如《ごと》く茶《ちや》碗《わん》にて蒸《む》すなり、魚切身《うをきりみ》、串貝《くしがひ》、きんこ、赤貝《あかゞひ》、生貝《なまがひ》など入《い》るゝもよし、又《また》ねぶか、水菜《みづな》、芹《せり》、午蒡《ごばう》さゝがきの類皆《るゐみな》よし大《おほい》に上品《じやうひん》にしてはえあるものなり。

○きんこのいこみ

隨分柔《ずゐぶんやは》らかなるきんこの大《おほい》なる物《もの》の腹中《ふくちう》へすり肉《み》にて椎茸《しひたけ》、銀杏《ぎんなん》、三《み》つ葉《ば》等《とう》の類《るゐ》をとぢこみ、もれ出《いで》ぬやうに竹《たけ》の皮《かは》か紙《かみ》の類《るゐ》にてまきとめ蒸《む》すべし、又右《またみぎ》の如《ごと》くして紙《かみ》にて二所《ところ》か三所《ところ》とめて油《あぶら》にて揚《あ》げてもよし、何《いつ》れにても小口切《こぐちぎり》にして菓子《くわし》椀吸物鉢《わんすひものはち》ざかな等《とう》によし。

○同寄蒸《よせむし》

是《これ》も前《まへ》の如《ごと》く柔《やは》らかに大《おほ》きなるきんこを、ざく〳〵と切《き》り俎《まないた》に乘《の》せよくたゝき其《そ》の中《なか》へ銀杏《ぎんなん》、きくらげ、芹《せり》などを隨分細《ずゐぶんこま》かく切《き》りて叩《たゝ》きまぜ、さて玉子《たまご》の白味《しろみ》ばかりを取《と》り右《みぎ》の品《しな》と能《よ》く交《ま》ぜ合《は》し杉板《すぎいた》の箱《はこ》か鉢《はち》の類《るゐ》へ入《い》れて蒸《む》すなり、蒸《む》し上《あが》りて能《よ》くさまし、いかやうとも切《き》りて菓子《くわし》椀《わん》たきだし吸物《すひもの》などに遣《つか》ひてよし。

○同抱《だ》き玉子蒸《たまごむし》

至《いた》りて大《おほい》なるきんこの腹《はら》の中《なか》を隨分《ずゐぶん》よく洗《あら》ひ杉板《すぎいた》にてきんこ一ぱい

ず。

湯《ゆ》とり飯《めし》は最精《さいせい》の飯をたき沸湯《にえゆ》へ入《い》れてかきまはし、いかきへあげ、またもとの釜《かま》へ入《い》れ火氣《くわき》のあるかまどへかけよく熟《うま》すなり。

しきみそとうふの上《うへ》へ右《みぎ》の湯《ゆ》とり飯《めし》をよそひ又《また》は(三十四)備後《びんご》とうふの上《うへ》へよろひ或《あるひ》は木《と》のめでんがくの上《うへ》へよろふなど、すべてうづみ豆腐《とうふ》といふ。

◎諸種調理加減《しよしゆてうりかげん》の事《こと》
(一)汁加減《しるかげん》
◎常《つね》の本汁《ほんじる》
上々《じやう〴〵》の白味噌《しろみそ》を四分《しぶ》、常《つね》の遣《つか》ひ味噌《みそ》を六分《ろくぶ》にして能《よ》くすりまぜ濃《こ》き加減《かげん》にして煮《に》かへし水嚢《すゐのう》にて漉《こ》す。

の箱《はこ》をこしらへ仰向《あふむ》けにして、玉子《たまご》二《ふた》つ三《み》つときたるを、きんこの腹中《ふくちう》に流《なが》し込《こ》み外《ほか》へ出《い》でざるやうにして蒸《む》すべし蒸《む》し上《あが》りたるを取《と》り出《いだ》し小口《こぐち》より切《き》りて大平《おほひら》、菓子椀《くわしわん》、吸物《すひもの》、茶碗物《ちやわんもの》などに遣《つか》ふべし、葛溜《くずたま》り、薄葛《うすくず》、味噌《みそ》、すまし何《いづ》れにても添《そ》へて山椒《さんせう》、胡椒《こせう》、生姜《しやうが》、柚《ゆ》、ふきのとうなどの加益《かやく》にて出《いだ》す。

◎あなご玉子蒸《たまごむし》
玉子《たまご》をよくとき其《その》中《なか》に葛《くず》をすこし水《みづ》にてとき入《い》れてかき交《ま》ぜ、さてあいでの塵《ちり》をよく取《と》り去《さ》り、きくらげ計《ばか》りあしらひて一所《しよ》に入《い》れ又《また》よくまぜ合《あは》し鉢《はち》などに入《い》れて蒸《む》すなり、蒸《む》し終《をは》りて大平《おほひら》へうつし入《い》るればとこおだたるなりに固《かた》まるなり其《その》まゝ上《うへ》より葛溜《くずたま》りをかけて出《いだ》す、山葵《わさび》、生姜《しやうが》、胡椒《こせう》など添《そ》ふべし、但《たゞ》し最初玉子《さいしよたまご》に葛《くず》を入《い》れぬもよし。

◎同豆腐蒸《とうふむし》
是《これ》も前《まへ》の如《ごと》く塵《ちり》を能《よ》く取《と》り去《さ》り、さて絹漉《きぬごし》、豆腐《とうふ》を器相應《うつはさうおう》に見合《みあは》せ擂鉢《すりばち》にてよく擂《す》り其《その》中《なか》へ玉子《たまご》の白味《しろみ》ばかり二《ふた》つ三《み》つ入《い》れ又《また》よく擂《す》り合《あは》し、かたくば酒《さか》しは少《すこ》し水《みづ》と入《い》れて加減《かげん》すべし大抵《たいてい》よき程《ほど》を考《かんが》へて右魚《みぎうを》ときくらげ銀杏《ぎんあん》などを一《ひと》つに入《い》れて交《ま》ぜ合《あは》すか又茶碗《またちやわん》へ加《か》

○赤味噌汁《あかみそしる》

上赤味噌《じやうあかみそ》八分《ぶ》よ上白味噌《じやうしろみそ》二分《ぶ》にしてすりまぜ煮《に》かへして水嚢《すゐのう》にて漉《と》す赤《あか》ばかりにては味悪《あぢあ》しゝ。

○田舎味噌《ゐなかみそ》

麥糀《ひきかうじ》の味噌《みそ》六分《ぶ》、白味噌《しろみそ》四分《ぶ》にして右《みぎ》の如《ごと》くする、ふすま糀《かうじ》の味噌《みそ》には葛《くず》の粉《こ》すこし入《い》るべし。

○白味噌汁《しろみそしる》

上々白味噌《じやう〴〵しろみそ》ばかりよく摺《す》り酒《さけ》にてのべ、さてよき程《ほど》に水入《みづい》れて煮《に》たるを水嚢《すゐのう》にて漉《と》す。

○伊勢味噌《いせみそ》

伊勢味噌《いせみそ》弁《ならび》に名古屋味噌《なごやみそ》すらずして水《みづ》にはだて煮《に》かへし水嚢《すゐのう》にてこし、良《よ》き醤油《しやうゆ》すこし入《い》れて鹽梅《あんばい》すべし。

○五斗味噌《ごとみそ》

薬《やく》を先《さき》に入《い》れ上《うへ》より豆腐《とうふ》をかけるかして蒸《む》し上《うへ》より葛《くず》たまり或《あるひ》はわさび味噌《みそ》、生姜味噌《しやうがみそ》などかけて出《いだ》すべし。

○早《はや》あんぺい

鯛《たひ》はも、ゑそ、かれひ何《いづ》れの魚《うを》にても常《つね》の如《ごと》く水洗《みづあらひ》をよくして三枚《まい》におろし身《み》ばかりを、こそげ扨庖丁《さてはうてう》にて随分《ずゐぶん》よく押《お》しこなし鹽少《しほすこ》し酒《さけ》すこし入《い》れ水《みづ》にてのばすなり此《こ》の時玉子《ときたまご》の白味《しろみ》すこし入《い》れ善《よ》き加《か》減《げん》に合《あは》せ程《ほど》よき猪口《ちよく》小《こ》茶碗《ぢやわん》の類《るゐ》にとりて蒸《む》すべし、蒸《む》し上《あが》らば葛溜《くずたま》りをかけて出《いだ》す又味噌《またみそ》の類《るゐ》にてもよし山葵《わさび》、山椒《さんせう》、胡椒《こせう》、生姜《しやうが》、柚《ゆ》、(わぎりはなゆ)此《こ》の外見合《ほかみあは》すべし。

○玉子《たまご》たゝき

鯛《たひ》、まながつを、糸《いと》より、ゑろ、かれひ何《いづ》れの魚《うを》にても三枚《まい》におろし皮《かは》の際《きは》まで骨切《ほねきり》の如《ごと》く切《き》り込《こ》み打割《うちわ》りたる玉子《たまご》を其《そ》のまゝにて三《み》つ四《よ》つばかり切《き》り切目《きりみ》へたゝき込《こ》みさて鉢《はち》にて蒸《む》して出《いだ》すべし又《また》よき程《ほど》に切《き》りて茶碗《ちやわん》の類《るゐ》に入《い》れ蒸《む》して出《いだ》すもよし、何《いづ》れにても葛《くず》あん、或《あるひ》は味噌《みそ》醤油《しやうゆ》好《この》みにまかせてかける、わさび、しやうが、たで、ふき、こせう、さんせう、柚《ゆ》、きのめ、の内見合《うちみあは》せて使《つか》ふべし。

○鯛《たひ》のよせ身《み》

是《これ》は常《つね》の味噌汁《みそしる》のごとく仕立《した》て煮上《にあげ》てかげをおとし（醤油《しやうゆ》を少《すこ》し入《い》るゝをいふ）漉《こ》すべし。

○もみ立《た》て汁《しる》

常《つね》の味噌《みそ》を板《いた》の上《うへ》にて庖丁《はうてう》にてよくたゝき湯《ゆ》にほだて煮《に》かへしたるまゝ漉《と》さぬなり。

○煮《に》ぬき汁《しる》

常《つね》の味噌《みそ》をすらずして、だしと酒《さけ》とを加《くは》へて煮《に》あげ水嚢《すゐのう》にて漉《と》す但《たゞ》しかげを少《すこ》し落《おと》すべし。

○納豆汁《なつとうじる》

常《つね》の味噌汁《みそしる》へ納豆《なつとう》を粒《つぶ》のまゝ入《い》れて煮《に》たて後《のち》味噌漉《みそこし》にてすくひ上《あ》げ納豆《なつとう》をすりて直《たゞち》にその汁《しる》にてのばすべし。納豆《なつとう》を初《はじ》めよりすりまぜる時《とき》は香《にほひ》うせて味《あぢ》悪《あ》しく此《かく》の如《ごと》くする時《とき》は納豆《なつとう》もすりよ

常《つね》の如《ごと》く三枚《まい》におろし庖丁《はうてう》にて肉《にく》をこそげおろし小骨《こぼね》をよく取《と》り茶碗《ちやわん》の類《るゐ》に入《い》れて蒸《む》し、葛《くず》たまり味噌《みそ》の類《るゐ》何《いづ》れにても上《うへ》よりかけて出《いだ》すべし、わさび、胡椒《こせう》、山椒《さんせう》、生姜《しやうが》、ふきのとう、など添《そ》ゆ。

○棒鱈《ぼうだら》たゝき

随分《ずゐぶん》よき鱈《たら》の骨《ほね》ある所《ところ》をとり捨《す》て小《ちい》さく切《き》り、さつと湯煮《ゆに》し引《ひき》さきて庖丁《はうてう》のむねにて、よくたゝき鉢《はち》に入《い》れ蒸《む》すなり、葛《くず》たまり、上《うへ》よりかけ、山葵《わさび》、生姜《しやうが》などにて出《いだ》すべし、又《また》味噌《みそ》の類《るゐ》にてもよし。

○同茶碗蒸《ちやわんむし》

新鱈《しんたら》の随分《ずゐぶん》色《いろ》の白《しろ》きよき漬加減《つけかげん》なるを小《ちい》さく切《き》り、薄醤油《うすしやうゆ》にてさつと味《あぢ》をつけ、さて氷蒟蒻《こほりこんにやく》、きくらげ又《また》はきんこ、銀杏《ぎんなん》、きくらげ、葱《ねぎ》五分切《ぶぎり》など随分《ずゐぶん》あさき味《あぢ》のものと一《ひと》つに常《つね》の如《ごと》く小茶碗《こちやわん》にて蒸《む》して出《いだ》す大《おほい》に酒《さけ》に適《てき》するものなり。

○きんこ巴蒸《ともゑむし》

随分《ずゐぶん》大《おほい》なるきんこの柔《やは》らかなるを能《よ》く湯煮《ゆに》し水氣《みづけ》を取《と》り鱧《はも》のすり身《み》にても、鯛《たひ》のすり身《み》にても、安平《あんぺい》より少《すこ》しかためにこしらへ、さてきんこの腹《はら》より外《そと》へ廻《まは》し抱《だ》き合《あは》せ、美濃紙《みのがみ》又《また》は竹《たけ》の皮《かは》などにて漏《も》れ出《いで》ぬやうに包《つゝ》み蒸《む》すべし蒸《む》し上《あが》りて包《つゝ》みたるものを取《と》り小口切《こぐちぎり》にし

く加減《かげん》も一段《だん》よろしきなり。

○でじる

青豆《あをまめ》をよく水《みづ》につけ置《お》き、すり鉢《ばち》にて摺《す》り白味噌《しろみそ》の汁《しる》にのべて布袋《ぬのぶくろ》にて漉《こ》し再《ふた》び煮立《にた》つべし、青豆《あをまめ》なき頃《ころ》には常《つね》の白豆《しろまめ》にてもするあり、何《いづ》れもかげを落《おと》してよし。

○かそ汁《じる》

とまがすを味噌《みそ》と等分《とうぶん》にすりまぜ、だしにてのばし煮立《にた》てゝ後《のち》、からを漉《こ》すべし。

○青汁《あをじる》

はうれん草《さう》をゆでゝ水《みづ》をしぼり、よくそりて白味噌《しろみそ》にすり交《ま》ぜ水嚢《すゐのう》にてかたでしにして、だしにてのべ煮《に》かへしたる後《のち》かげを落《おと》し、塩梅《あんばい》するなり但《たゞ》しはうれん草《さう》なければ青粉《あをこ》を用《もち》ゆれども味《あぢ》

て薄葛《うすくず》すまし、味噌《みそ》かけ、菓子椀《くわしわん》などに使《つか》ひて甚《はなは》だよし、おしらひ吸口《すひくち》は何《なに》にても見合《みあはせ》にすべし。

○牡蠣《かき》味噌《みそ》かけ

よく洗《あら》ひ鉢坏《はちあど》に入《い》れて蒸す又《また》湯煮《ゆに》し上《あげ》てもよし、生姜味噌《しやうがみそ》、わさび味噌《みそ》、ふき味噌《みそ》、たうがらし味噌《みそ》、など上《うへ》よりかけても敷《し》きてもよし蓋物《ふたもの》にて出《いだ》す。

○寄《よせ》かき

前《まへ》の如《ごと》く能《よ》くひねり洗《あら》ひたる牡蠣《かき》をさつと湯煮《ゆに》し、いかきやうの物《もの》に上《あ》げ、水氣《みづけ》をとりよくさまし、さて玉子《たまご》をとき醬油《しやうゆ》すこしさして右《みぎ》の牡蠣《かき》と能《よ》く交《ま》ぜ合《あは》し鉢《はち》へ入《い》るゝあり、同《おな》じくは杉《すぎ》のかり箱《はこ》に入《い》れ蒸《む》して小口《こぐち》より切《きり》て葛《くず》たまり又《また》は薄葛《うすくず》にて吸物《すひもの》、わさび、胡椒《こせう》など置《お》きて出《いだ》すべし。

○蛤《はまぐり》わら煮《に》

蛤《はまぐり》の大小《だいせう》を論《ろん》せず湯《ゆ》がきて肉《み》をとり扨玉子《さてたまご》をうちわり醬油《しやうゆ》すこし花《はな》かつを澤山《たくさん》に入《い》れ蛤《はまぐり》のむき肉《み》も一《ひと》つに入《い》れ、きくらげのせん切《ぎり》と能《よ》く交《ま》ぜ合《あは》し鉢《はち》に入《い》れて蒸《む》し、むし上《あが》りて其《その》まゝ蓋《ふた》をして金杓子《かなじやくし》ちりれんげの類《るゐ》を付《つけ》て出《いだ》すべし。

は劣《おと》る、

○ごま汁《しる》

白《しろ》ごまには白味《しろみ》噌、黒《くろ》ごまには常《つね》の味《み》噌《そ》をすりまぜ水嚢《するのう》にてかた漉《どし》にして、だしにてのべ煮《に》立《た》つるなり。

○こくしやう

豆腐《とうふ》の水《みづ》をしぼりよくそり、白味《しろみ》噌《そ》赤《あか》味《み》噌《そ》等分《とうぶん》に入《い》れてすりまぜ煮《に》かへして漉《こ》す、但《たゞ》し隨分《ずゐぶんと》濃くすべし。

○ひやしる

常《つね》の味《み》噌《そ》をまるめ燒《や》きていろ／＼の藥《やく》味《み》をすり交《ま》ぜ水《みづ》にてのべ煮《に》かへしたる後《のち》、からを漉《こ》してさます。

(二)すまし汁加減《しるかげん》

○常《つね》のすまし

だしに酒《さけ》とたまりと加《くは》へ鹽梅《あんばい》すべし又《また》平《ひら》などの下地《したぢ》には醬油《しやうゆ》にてからめにす

○太刀魚《たちうを》

魚《うを》の大小《たいせう》に限《かぎ》らず三枚《まい》におろし腹《はら》ばねをすきとり、立《たつ》になりと筋違《すぢかひ》になりと心《こゝろ》まかせに作《つく》り岩《いは》たけ、きくらげ、などあしらひて蒸《む》し茶《ちや》碗《わん》にて敷味《しきみ》噌《そ》又《また》は敷《しき》あんいづれにてもよし。味《み》噌《そ》は何《なに》にてもよし。

○たなご味《み》噌《そ》包《づゝみ》

大小《たいせう》にかぎらず脊《せ》より割《わ》りて中骨《なかぼね》をとり去《さ》り、生姜味《しやうがみ》噌《そ》、山椒味《さんせうみ》噌《そ》、たうがらし味《み》噌《そ》の類《るゐ》を腹中《ふくちう》に込《こ》み味《み》噌《そ》の漏《も》れざるやうに細《ほそ》き紙《かみ》にて胴《どう》の所《ところ》をまきて蒸《む》し蓋《ふた》のある鉢《はち》か大平《おほひら》の類《るゐ》にて出《いだ》すべし。

○うばせ味噌包《みそづゝみ》

魚《うを》の大小《たいせう》に限《かぎ》らず脊《せ》より切《き》りわりて中骨《なかぼね》をぬきとり、生姜味噌《しやうがみそ》、たうがらし味《み》噌《そ》の類《るゐ》を込《こ》みで蒸《む》すべし、會席《くわいせき》などに使《つか》ひてよし。

○筋《すぢ》がつを早生節《はやかまりぶし》

魚《うを》の大小《たいせう》に限《かぎ》らず水洗《みづあらひ》をよくして三枚《まい》におろし兩肉《りやうにく》を立《たつ》に二《ふた》つに切《き》りはなし、煮出《にだ》し籠《かご》などに入《い》れて湯《ゆ》の上《うへ》にて蒸《む》すべし、蒸《む》し終《をは》りて程《ほど》よく切《き》りて生《なま》ぶしの如《ごと》くに使《つか》ふべし。

第十章　油揚《あぶらあげ》　てんぷら

○鼈《べつ》もどき

るなり。

○生《き》すまし
酒《さけ》の長《ちやう》じたる上《うへ》の吸物《すひもの》などに用《もち》ゐるものにて、水《みづ》と醤油《しやうゆ》ばかりにて造《つく》る。

○味噌《みそ》すまし
是《これ》も右《みぎ》に同《おな》じ常《つね》の味噌《みそ》汁《しる》にたてゝ鉢《はち》に入《い》れおきて、さませば味噌《みそ》は下《した》にしづみて澄《す》むなり。

○塩《しほ》ずまし
たまりにやきしほを加《くは》へ水《みづ》よき程《ほど》に入《い》れ煮《に》かへして後鉢《のちはち》にあけ、よどませて澄《す》みたるを用《もち》ゐる。

○塩《しほ》じたて
焼塩《やきしほ》ばかりにてするあり但し良《よ》き梅干《うめぼし》の肉《にく》を入《い》れ煮出《にだ》してよし、少《すこ》し酢《す》の氣《け》あるも佳《か》なり。

○しばりすまし

赤鱏《あかゑひ》、鯛《たひ》のあら、烏賊《いか》の足《あし》、ふか、こち、何《いづ》れにても、さつと醤油《しやうゆ》にて味《あぢ》をつけ胡麻《とま》の油《あぶら》にて能《よ》く揚《あ》げ、かつを出《だ》し醤油《しやうゆ》かげんして、割《わり》ねぎ、さゝがき午蒡《とばう》、みやうがの子《こ》、など添《そ》へて出《いだ》すべし、かくししやうが尤《もつと》もよし。

○はも
常《つね》の如《ごと》く骨切《ほねきり》にして、よき程《ほど》に切《き》り、塩少《しほすこ》しばかりふり、暫《しばら》くして水氣《みづけ》をとり胡麻《とま》の油《あぶら》にて上《あ》げ肉汁《だし》醤油《しやうゆ》にて出《いだ》す加薬《かやく》は大根《だいこん》おろし、葱小《ねぎこ》口《ぐち》、唐《たう》がらし等《とう》をよしとす。

○ゐろ
小《せう》なる魚《うを》を小《と》口切《ぐちぎり》にして油《あぶら》にてあげ、大根《だいこん》おろし醤油《しやうゆ》にて出《いだ》すべし。

○このしろたゝき
常《つね》の如《ごと》く水洗《みづあらひ》よくし尾首《をかしら》ひとつに俎板《まないた》の上《うへ》にてよくたゝき程《ほど》よく取《と》り油《あぶら》にて揚《あ》げる、わりねぎ、午蒡《とばう》さゝがき、などにて、すまし、味《み》噌《を》何《いづ》れにてもよし。

○赤鱏《あかゑひ》丸《まる》もどき
小角《とかく》に切《き》り醤油《しやうゆ》にてさつと味《あぢ》をつけ随分《ずゐぶん》水氣《みづけ》を取《と》り胡麻《とま》油《あぶら》にてよく揚《あ》げ午蒡《とばう》さゝがき、わりねぎ、しやうが、干《ひ》山椒《さんせう》の類《るゐ》にて出《いだ》すべし。

生《き》すましに仕立《した》て、あげきはに大根《だいこん》のしぼり汁《しる》を入《い》る、又盬《またしほ》じたてにてもよし。

○山葵《わさび》ずまし

右《みぎ》に同《おな》じ山葵《わさび》のしぼり汁《しる》を入《い》るなり。

○からしすまし

からし味噌《みそ》にすりまぜ、うすき味噌汁《みそしる》に仕立《した》て、冷《さま》しよどませて澄《す》みたるを汲《く》みて遣《つか》ふ。

○油《あぶら》ずまし

胡麻《ごま》の油《あぶら》をよく煮《に》かへしさましてたまりと赤味噌《あかみそ》とよくすり右《みぎ》の油《あぶら》を入《い》れて又煮返《またにかへ》し毛《け》ずゐのうにて漉《と》し出《いだ》す前《まへ》にあたゝめて出《いだ》すなり。

(三)だし加減《かげん》

○なまだれ

味噌《みそ》一升《しよう》に水三升《みつしよう》入《い》れもみ立《た》て袋《ふくろ》にて

○鰯《いはし》てんぷら

首《かしら》をとり黒《くろ》きわたを能《よ》く取《と》り布巾《ふきん》の類《るゐ》にて水氣《みづけ》を去《さ》り擂鉢《すりばち》へ入《い》れ骨《ほね》ともに能《よ》く擂《す》り、程《ほど》よく取《て》りて胡麻油《ごまのあぶら》にて揚《あ》げる、わりねぎ、芹《せり》、三つ葉《ば》、さゝがき午蒡《ごばう》、水菜《みづな》など見合せつかふべし、しやうが、山椒《さんせう》など添《そ》へて出《いだ》す。

○章魚《たこ》の鼈《べつ》もどき

大小《だいせう》に限《かぎ》らず能《よ》く洗《あら》ひふつくりと切《き》り又《また》、立つに庖丁《はうてう》を入《い》れ薄醤油《うすしやうゆ》にて味《あぢ》を付《つ》け随分水氣《ずゐぶんみづけ》をとり胡麻《ごま》の油《あぶら》にて揚《あげ》るなり又《また》ぶつ〳〵切《き》りて擂鉢《すりばち》にてつき砕《くだ》きて揚《あ》ぐるもよし、わりねぎ、さゝがき午蒡《ごばう》、かくし生姜《しやうが》、胡椒《こせう》何れなりとも好《この》みに應《おう》ずべし。

○同衣《ころも》かけ

大小《だいせう》に限《かぎ》らず足《あし》をぶつ〳〵と切《き》り醤油《しやうゆ》にてさつと煮上《にあ》げさて小麥《こむぎ》の粉《こ》にまぶし胡麻《ごま》の油《あぶら》にて能《よ》く揚《あ》げ取肴《とりざかな》の組合《くみあはせ》に用《もち》ゐてよし、又足《またあし》一本《ぽん》づゝ丸《まる》にて衣《ころも》をかけて揚《あ》げ小口切《こぐちぎり》にしてもよし。

○烏賊《いか》の鼈《べつ》もどき

足《あし》ばかり油《あぶら》にて上《あ》げ、わりねぎ、さゝがき午蒡《ごばう》の類《るゐ》にて生姜《しやうが》のしぼり汁《しる》にて出《いだ》す。

たらすなり。

◎たれ味噌《みそ》

味噌《みそ》一升《しやう》に水《みづ》三升《しやう》五合《がふ》入れ煎《せん》じて三升《しやう》ほどになりたる時《とき》ふくろに入《い》れてたらすなり。

◎かつをだし

鰹節《かつをぶし》かきて一升《しやう》に水《みづ》一升《しやう》五合《がふ》入れて煎《せん》じ味《あぢは》ひて旨味《むまみ》よき程《ほど》にあげてよし。

◎精進《しやうじん》の出《だ》し

干瓢《かんぺう》、昆布《こんぶ》、白米《はくまい》、餅米《もちごめ》を水《みづ》にて煮《に》出《だ》して作《つく》る。

◎しぼり汁《しる》

木曾《きそ》大根《だいこん》をあつき灰《はい》の中《なか》へしばらく入《い》れ置《お》きおろして布《ぬの》でしにして焼味噌《やきみそ》をすこしすりて大根《だいこん》の汁《しる》にてすりまぜ又《また》布漉《ぬのこし》にして使《つか》ふなり。

(三)酢《す》の加減《かげん》

◎飯蛸《いひだこ》つぶあげ

常《つね》の如《ごと》く洗《あら》ひたるを酒《さけ》と醬油《しやうゆ》にてさつと煮《に》、足《あし》を切《き》りすて首《かしら》をうどん粉《こ》まぶし胡麻《ごま》の油《あぶら》にてよく揚《あ》げ取肴《とりざかな》、鉢肴《はちざかなとう》等につかふべし。

◎鮪《まぐろ》の糸衣《いとごろも》

随分細《ずゐぶんほそ》く作《つく》り、うどん粉《こ》にてまぶし胡麻《ごま》の油《あぶら》にてあげる吸物《すひもの》にしてもよし又右《またみぎ》の如《ごと》く細《ほそ》く切《き》りて葛粉《くずこ》にまぶし、沸湯《にえゆ》へさつと通《とほ》し直《すぐ》に汲立《くみたて》の水《みづ》に冷《ひや》し、そまし吸物《すひもの》などにするもよし。

◎棒鱈鼈《ぼうだらべつ》もどき

新《しん》たらの漬《つけ》かげんよきを薄身《うすみ》あらの所計《ところばか》り酒《さか》しほ醬油《しやうゆ》にてさつと煮《に》さて胡麻《ごま》のあぶらにて揚《あげ》るなり、尤《もつと》もかつを出《だ》し加減《かげん》よくし、午蒡《ごぼう》さゝがき、わりねぎ、いづれなりとも見合《みあは》せ、かくし生姜《しやうが》にて出《いだ》すべし。

◎棒鱈鶏《ぼうだらけい》らん

よき鱈《たら》の骨《ほね》ある所《ところ》をとり捨《す》て小《ちい》さく切《き》りさつと湯煮《ゆに》し引《ひ》きさきて庖丁《はうてう》のむねにて能《よ》くたゝきたるを醬油《しやうゆ》にて少《すこ》し味《あぢ》をつけ布巾《ふきん》にてよくしぼり、さて小麦《こむぎ》の粉《こ》少《すこ》し玉子《たまご》のときたるに合《あは》せ右《みぎ》の叩《たゝ》きたる肉《にく》を、きくらげ、銀杏《ぎんなん》一《ひと》つにまぜ合《あは》せ、よき程《ほど》にとりて胡麻《ごま》の油《あぶら》にて揚《あ》

○煑《に》かへし酢《す》

良《よ》き酢《す》に焼塩《やきしほ》すこし入《い》れ強《つよ》き火《ひ》にて煑《に》返《かへ》し冷《さま》して使《つか》ふ、酢《す》一合《がふ》に塩《しほ》二匕《さじ》の割《わり》合《あひ》にてよし。

○生《き》酢《す》

すべて魚《うを》にても何《なに》にても酢《す》に塩《しほ》を交《ま》ぜて漬《つ》け置《お》き其《そ》の酢《す》をしぼりすてゝ又酢《またす》をかけるをいふ。

○合《あは》せ酢《す》

醤油《しやうゆ》と酢《す》と等分《とうぶん》に合《あは》せて煑《に》返《かへ》し冷《さま》してつこのふ。

○三盃酢《さんばいず》

酢《す》一盞酒《さんさけ》一盞醤油《さんしやうゆ》一盞《さん》かき合《あは》せてつかふ、之《これ》を煑《に》立《た》て冷《さま》して使《つか》へばなほよし。

○七盃酢《しちはいす》

酢《ず》一盞《さん》、酒《さけ》一盞半《さんはん》、やき塩《しほ》七分《ぶい》入れて

ぐるなり、午蒡《ごばう》さゝがき、わゝねぎの類《るゐ》あしらひて、すまし吸物《すひもの》尤《もつて》もよし。

○きんこ、けんちん巻《まき》

至《いた》りて大《おほい》なるきんこをさつと味《あぢ》をつけ跡先《あとさき》を切《きり》とり扨《さて》生湯《なまゆ》葉《ば》一枚《まい》に魚《うを》のすり身《み》をうすくのばし其上《そのうへ》にきんこを乗《の》せ三《み》つ葉《ば》か芹《せり》の茎《ぢく》をばらりとまき小口《こぐち》より段々《だんぐ》に巻《ま》き込《こ》みよく巻《ま》きとめて油《あぶら》にて揚《あ》げ小口《こぐち》切《ぎり》にして鉢肴又《はちざかなまた》は菓子椀等《くわしわんとう》につかふべし、大《おほい》に美味《びみ》なる物《もの》なり。

○牡蠣《かき》煑出《いりだ》し

さつと湯煑《ゆに》し布巾《ふきん》にて水氣《みづけ》をひたし取《と》り胡麻《ごま》の油《あぶら》にてあげる、おろし大根醤油《だいこんしやうゆ》尤《もつて》もよし又右《またみぎ》の如《ごと》く水氣《みづけ》をとりさて鍋《なべ》にあぶらをいり付《つ》け其《そ》の中《なか》にて、じり〳〵と煑《に》つけてもよし。

○伊勢海老《いせゑび》煑出《いりだ》し

是《これ》も生《なま》にて皮《かは》をとり油《あぶら》にて上《あ》げ、おろし大根《だいこん》、葱小口切《ねぎこぐちぎり》にて出《いだ》すべし。

○車海老《くるまゑび》煑出《いりだ》し

生《なま》にて皮《かは》をむき胡麻《ごま》の油《あぶら》にて上《あ》げ、山葵《わさび》醤油《しやうゆ》か、おろし醤油《しやうゆ》などにて出《いだ》すべし。

使ふ、煑立《にた》てばなほさらよし。

○白酢《しらす》

豆腐《とうふ》の水《みづ》をよく搾《しぼ》り白《しろ》でま、よくいりて擂《す》りませ酢《す》にてとき水嚢《すゐのう》にて漉《こ》すなり。

○青酢《あをす》

ほうれん草《さう》ゆでゝ、よく水《みづ》をしぼり十分《じふぶん》に擂《す》りて酢《す》にてのべ水嚢《すゐのう》にて漉《こ》すなり。

○黒酢《くろす》

昆布《こんぶ》を焚《や》きてさまし、よくもみて擂鉢《すりばち》にて細《こま》かにすり酢《す》に入《い》る。

○蓼酢《たです》

蓼《たで》を酢《す》にてもみ出《だ》し、からを捨《す》てゝ遣《つか》ふ又《また》、蓼《たで》の葉《は》の心《しん》を取《と》り酢《す》にすりませてもよし。

○砂糖酢《さたうす》

田家の風味

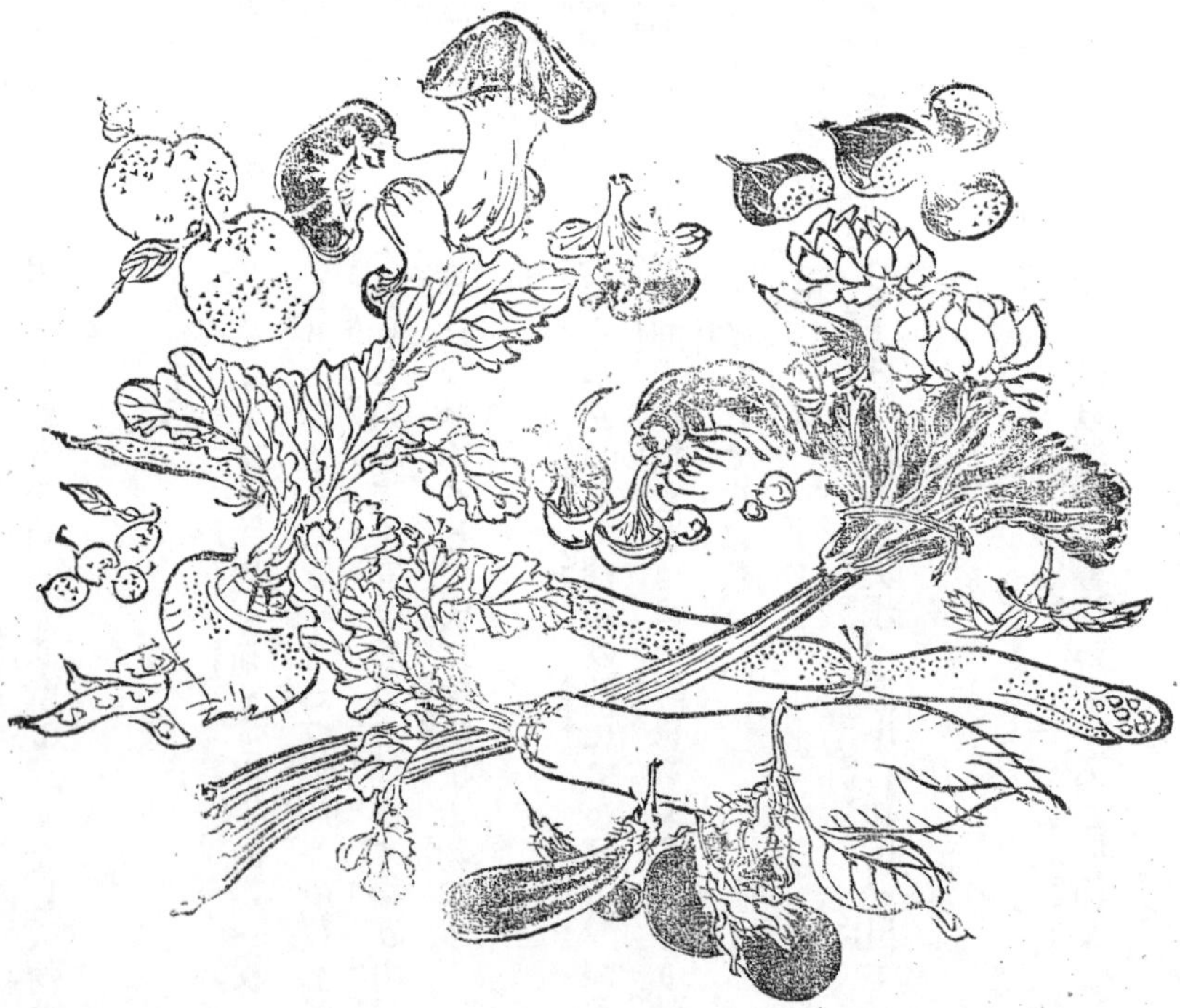

酢《す》一合《がふ》に白砂糖《しろざたう》二匁《もんめ》ほど入《い》れよく煑《に》かへし絹漉《きぬごし》にして使《つか》ふなり。

○蜜柑酢《みかんす》

紀州《きしう》蜜柑《みかん》の汁《しる》をしぼり砂糖《さたう》と鹽《しほ》とを合《あは》せ煑返《にかへ》し絹漉《きぬごし》にすべし。

○柚《ゆ》の酢《す》

仕方《しかた》前《まへ》に同《おな》じ

○やき酢《す》

是《これ》は急《きふ》なる時《とき》の間《ま》に合《あは》すものにて酢《す》を茶碗《ちやわん》に入《い》れ、かた炭《ずみ》の火《ひ》を入《い》れて漉《こ》すなり。

(四)料理酒加減《れうりさけかげん》

○玉子酒《たまござけ》

酒《さけ》を茶碗《ちやわん》三盃《ばい》に玉子《たまご》一勺半《しやくはん》にしてよし、まづ玉子《たまご》を割《わ》り冷酒《ひやざけ》にかきまぜ鍋《なべ》にてわかす餘《あま》り酒氣《さかけ》強《つよ》くば白砂糖《しろざたう》すこし入《い》れてよろし。

○同丸揚《まるあげ》

中《ちう》なる海老《えび》を首《かしら》をとらず生《なま》にて其《そ》のまゝ油《あぶら》にて揚《あ》げ取肴《とりざかな》組合《くみあは》せ鉢《はち》さかななど大《おほい》によし尤《もつと》もあまり大《おほい》なる海老《えび》はわるし中《ちう》なるを皮《かは》も其《そ》の儘《まゝ》にて揚《あ》げるがよし。

○うばせ衣《ころも》かけ

水洗《みづあらひ》をよくし白燒《しらやき》にして暫《しばら》くさまし、扨寒晒《さてかんざらし》の粉《こ》をふりまぶし胡麻《ごま》の油《あぶら》にてよく上《あ》げる大根《だいこん》おろし、葱《ねぎ》小《こ》口《ぐち》、生醤油《きしやうゆ》たうがらし、などの加《か》益《やく》にて出《いだ》すべし。

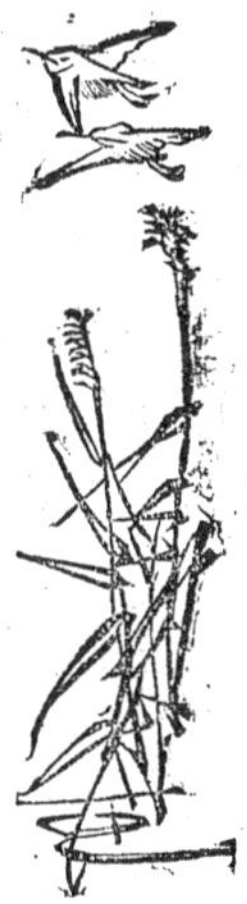

○芋酒《いもざけ》

山《やま》の芋《いも》の白《しろ》きをおろして能《よ》くすり冷酒《ひやざけ》にてかきませ燗《かん》の出來《でき》るまで絶《た》えずかきまはすべし。

○鳩《はと》ざけ

鳩《はと》をよくたゝき酒《さけ》にてとき味噌《みそ》をすてしなべに入《い》れ、きつねいろに煎《い》りつけて鳩《はと》も酒《さけ》も入《い》れてよし、胡椒《とせう》、山椒《さんせう》などすこし入《い》るべし。

○はぶし酒《ざけ》

雉子《きじ》の羽《はね》の中《なか》のふしより裂《さ》きて細《こま》かにたゝき鹽《しほ》すこし酒《さけ》すこし入《い》れ煎《い》りて、からみ何《なに》にても加《くは》へ酒《さけ》をよき加減《かげん》にして出《だ》すなり。

○つかみ酒《ざけ》

雉《きじ》のわたに濃《こ》き味噌《みそ》をすこし加《くは》へてよくたゝき合《あは》せさて一足《そく》の足《あし》に一本《ぽん》つゝ

第三編　精進料理《しやうじんれうり》

精進料理《しやうじんれうり》は日本特有《にほんとくいう》の料理《れうり》ともいふべきものにして其《そ》の風味《ふうみ》の高尚《かうしやう》淡泊《たんぱく》なる其《そ》の庖丁《はうてう》の手奇麗《てぎれい》なること彼《か》の西洋料理《せいやうれうり》、支那料理《しなれうり》などの及《およ》ぶ所《ところ》にあらず、されば昔《むかし》より庖丁《はうてう》の巧拙《かうせつ》は精進料理《しやうじんれうり》に於《おい》て見《み》るべしと言《い》ひ傳《つた》ふるなり、近頃《ちかごろ》は衞生《ゑいせい》の道日《みちひ》に開《ひら》け人皆滋《ひとみなじ》味《み》濃厚《のうかう》なるものを好《この》み佛事《ぶつじ》にさへ魚類《ぎよるゐ》を用《もち》ゐるに至《いた》りたれどなほ精進料理《しやうじんれうり》の世《よ》に捨《す》てられざるは其《そ》の風味《ふうみ》に他《た》の料理《れうり》の企《くわだ》て及《およ》ぶべからざる所《ところ》あるを以《もつ》てなり、まして山村僻地《さんそんへきち》魚類《ぎよるゐ》に乏《とぼ》しき所《ところ》に於《おい》ては精進料理《しやうじんれうり》を知《し》ることの必要《ひつえう》も多《おほ》かるべし故《ゆゑ》に第三編《だいさんぺん》に於《おい》て其《そ》の献立《こんだて》を說《と》き第四編《だいしへん》に於《おい》て其《そ》の調理法《てうりはふ》を說《と》くべし。

第一章　四季《しき》部《ぶ》類献立《るゐこんだて》

◎春之部

○本膳本汁《ほんぜんほんじる》

いもつみ入《いれ》
ふき小口切《こぐちぎり》
もみわかめ

團子《だんご》どうふ
うど
しめぢ

角《かく》ゆば
よめな

松露豆腐《しようろどうふ》
粒椎茸《つぶしひたけ》
わかめせん

小串《とぐし》をさし彼《か》のたゝきたる物《もの》をゆびの中《なか》に入《い》れあぶればよく能《よ》くにぎるものなり中《なか》もよくからりと炙《あぶ》れたる時《とき》ゆびのきはより切《き》りて又《また》たゝき又《また》そこし煎《い》りて酒《さけ》をいれ燗《かん》をして出《だ》すなり。

◎ねり酒《ざけ》

玉子《たまご》の白味《しろみ》と白砂糖《しろざたう》とを冷酒《ひやざけ》にてよくねり合《あは》せ、とろり〳〵土鍋《どなべ》にかけてねり合《あは》すなり但《たゞ》し酒《さけ》一升《しよう》に玉子《たまご》白味《しろみ》二《ふた》つ白砂糖《しろざたう》一斤《きん》の割《わり》なり。

◎生姜酒《しやうがざけ》

生姜《しやうが》をおろし味噌《みそ》すこし入《い》れ鍋《なべ》にてすり、つけやきて酒《さけ》を入《い》るゝなり。

◎甘酒《あまざけ》

常《つね》の甘酒《あまざけ》とは違《ちが》ひそへといふものなり、道明寺糒《だうみやうじほしいひ》一升《しよう》を湯《ゆ》にてあらひ上《あ》げ置《お》き糀《かうじ》一升《しよう》水《みづ》一升《しよう》五合《がふ》入《い》れすり鉢《ばち》にて

篠焼《しのやき》とうふ
布袋《ほてい》しめぢ

よめな
つくし
松露《しようろ》

眞砂《まさご》とうふ
わか紫蘇《しそ》
鏡松露《かゞみしようろ》

つみ入《いれ》とうふ
わかめてまく
松露《しようろ》

ひことうふ
つけしめぢ
焼《やき》ねいも

松川《まつかは》とうふ
さゝがしうど
つぶ椎茸《しひたけ》

せんかどうふ
ねのきたけ
つぶ椎茸《しひたけ》

きんかん麩《ふ》
ほんだはら

◎座附味噌吸物《ざつきみそすひもの》

伊勢《いせ》みそ
芋《いも》つみ入《いれ》
穂《ほ》わらび

常《つね》みそ
もろこし水《する》とん
榎茸《えのきだけ》
よめ菜《な》

佐野《さの》みそ
結《むす》び白玉《しらたま》
ほていしめぢ
うど芽《め》

赤味噌《あかみそ》
すねとん
さゝがし牛蒡《ごばう》
煑《に》山椒《さんせう》

○本膳膾《ほんぜんなます》　生盛《いけもり》

けん、きんかん
しらがうど
いはたけうま煑《に》
すねせん巻《まき》
くりしやうが
わかしそ

けんばうふう
向《むかふ》　大根　あげふ　椎茸　ごます　あへまぜ
小《を》川《がは》すねせん
うみろうめん
はりくり
ふくめ生姜《しやうが》

けん同上《どうじやう》
向《むかふ》　あへまぜ
けんちんまき
もやし茗荷《みやうが》
わかめせん
くりしやうが

けん、きんかん
しらが大根《だいこん》
かたばみ菜《な》
まき柿《がき》
かうたけせん
はり生姜《しやうが》

よく擂《す》り水嚢《すゐのう》にてこし右三品《みぎみしな》を鍋《なべ》に入《い》れとろ〱とねれば忽《たちま》ち甘酒《あまざけ》を得《う》るなり。之《これ》をしぼりて使《つか》ふもよし。

◎つりん酒《ざけ》

黒豆《くろまめ》一升《しよう》いりてさまし、良《よ》き酒《さけ》一升《しよう》五合《がふ》いれてつけ置《お》き豆《まめ》やはらかにほとびたる時《とき》に用《もち》ゐるなり。

◎いり酒《ざけ》

かつをぶしかきて一升《しよう》、大梅干《おほうめぼし》鹽出《ほだ》して二十顆程《くわほど》、古酒《としゆ》二升《しよう》、たまりすこし入《い》れ、水加減《みづかげん》して一升《しよう》にせんじ絹《きぬ》でしにして使《つか》ふあり、又味淋酒《またみりんしゆ》に燒鹽《やきしほ》ばかりせんじ、たまり入《い》れてもよし。

(五)葛《くず》あん加減《かげん》

◎上《じやう》あん

良《よ》き葛《くず》を水《みづ》たくさん入《い》れて漬《つ》けおき、だしに溜《たま》り入《い》れ加減《かげん》して煮《に》たて、葛《くず》の

けん、きんかん
でせんす
白髪大根《しらがだいこん》
すゐせん卷《まき》
黒《くろ》くわゐせん
いはたけ
水《すゐ》せんじ小角《とかく》

けん、ばうふう
いりす
こはくせん
卷《まき》いはたけ
うみそうめん
くりしやうが
しらが大根《だいこん》

いり酒《さけ》
うどせん
ち卷《まき》あは麩《ふ》
せいがい海苔《のり》
花栗《はなくり》
きんかん

けん、からみ
ばうふう
みかんす
白髪《しらが》くり
うつふるいのり
かきいも
うどん麩《ふ》
くりしやうが

白髪大根《しらがだいこん》
まき水《すゐ》せん
ごろがき
くり生姜《しやうが》
青三島《あをみしま》のり

うど短冊《たんざく》
おらんだ
けんちん
あげふせん
きくらげせん
椎茸《しひたけ》せん

白《しろ》でます和《あへ》
新大根《しんだいこん》
にんじん
いりどうふ
ころがき
こんにやく
椎茸《しひたけ》

紅羊羹《べにやうかん》
きくらげ
きざみ
くわん草《ざう》

◎本膳坪《ほんぜんつぼ》

しきみろ
百合《ゆり》かん
きくらげせん
卷《まき》ぎんなん

ちんぴみそ
茶巾長《ちやきんなが》いも
大《たい》なでん小豆《あづき》

しきみろ
くりかん
まいたけ
なた豆《まめ》

同
くるみどうふ
八重《やへ》なりもやし
茶巾《ちやきん》くり

上水《うはみづ》をすてよく溶《と》きたるを絹《きぬ》でしにして入《い》れ、そろ〳〵とねり程能《ほどよ》く銀《ぎん》の出《い》でたる頃《ころ》、鍋《なべ》と共《とも》に沸湯《にえゆ》につけ置《お》くべし、但《たゞ》しだしと溜《たま》りは等分《とうぶん》にすべく鍋《なべ》は土鍋《どなべ》をよしとす。

○次《つぎ》あん

常《つね》の葛《くず》をよくとき酒《さけ》と溜《たま》りばかり溜《たま》りを多《おほ》くして煮立《にた》てねるなり。

○白《しろ》あん

長芋《ながいも》をゆで皮《かは》を去《さ》り擂鉢《すりばち》にてよく擂《す》り毛水嚢《けすゐのう》にて漉《こ》し白砂糖《しろざたう》を加《くは》へ葛《くず》をよく溶《と》き溜《たま》りすこし、だし多《おほ》くして葛《くず》をねりながら右《みぎ》の長芋《ながいも》のこしたるをねり交《ま》ぜるなり。

○わらびあん并《ならび》にところあん

次《つぎ》あんに同《おな》じ。

○かたくりあん

敷《しき》みそ
くりかん
よせぎんなん
きくらげせん

ちんぴみそ
めんとりかぶ
大《だい》なごん小豆《せうづ》

しきみそ
百合《ゆり》かん
まきいはたけ
やへなり
さたう入《いり》

かのこかん
巻午蒡《まきごばう》
きくらげせん

かたくり餅《もち》
むすびてんぷ
ころがき
みつじたて

焼大《やきおほ》くわゐ
むかご
椎茸《しひたけ》
赤《あか》みそ

くるみ
ぎんなん
きくらげ
白《しろ》さゝげ
かや　白《しろ》みそ

大《おほ》ひりようづ
せり
こせう

○二の汁《しる》

青《あを》てんぷまき
梅實《うめのみ》　わさび

ゆりの根《ね》
つくし

むすび長芋《ながいも》
生《あま》のり

○さしみ

かきいも
ところてん
花《はな》うど
わさび
かやうす小口《こぐち》
かい割《わり》な
いり酒《さけ》

水引大根《みづひきだいこん》
きくつげ
きくらげせん
ばうふう
いり酒《ざけ》

長《なが》いも長《なが》せん
葛《くず》たけ
ほんだはら
かため
干大根《ほしだいこん》
いり酒《ざけ》

上《やじう》あんのねり方《かた》に同《おな》じ但《たゞ》し溜《たま》りを少《すく》くして白砂糖《しろざたう》を入《い》るべし。

◎魚類調理法弁《ぎよるゐてうりほふならび》に秘傳《ひでん》

◎鳥《とり》の油《あぶら》とりやう

鳥《とり》の油身《あぶらみ》、油皮《あぶらかは》の所《ところ》を鍋《なべ》に入《い》れ唐茄子《たうなす》にても南瓜《なんきん》にても肉《にく》をくりぬき、よくさらひて口《くち》の方《はう》をうつむけ鍋《なべ》に入《い》れ水《みづ》にて煑《に》れば鳥《とり》の油《あぶら》一面《めん》に浮《う》き上《あが》る、さて能《よ》く煑上《にあげ》て冷《さま》し置《お》けば自然《しぜん》と油《あぶら》ばかり凝《こ》りて其《そ》の唐茄子《たうなす》の内《うち》へよるものなり。

◎砂糖《さたう》のあく取《と》りやう

砂糖《さたう》によき程水《ほどみづ》を入《い》れ煑返《にかへ》し壺《つぼ》にても手桶《てをけ》にても打《うち》あけ其《そ》の中《なか》に卵《たまご》を打《うち》わりて入《い》るれば、あくは上《うへ》へ吹《ふ》き上《あが》ると共《とも》に卵《たまご》も浮《う》き上《あが》るなり其《そ》の時《とき》あくをすく

◎本膳平《ほんぜんひら》

いんらう湯葉《ゆは》　みつば　きんかんふ　三木長芋《みきながいも》　まつたけ	巻慈姑《まきくわゐ》　みの松《まつ》たけ　かぎわらび　きんかんふ　もやし八重《やへ》なり	ちやせんゆば　大慈姑《おほくわゐ》おして　わらび穂《ほ》
けんちんふ　つみ菜《な》　しのゆば　生椎茸《なましひたけ》　まつ風《かぜ》くわゐ	島田《しまだ》ゆば　いとみつば　松露薄《しようろうす》かゞみ　笋《たけのこ》うすがさね　めまき長芋《ながいも》	としごばう　いとこんにやく　ちやせん松《まつ》たけ　ぎんなん　みつばせり
たぐりゆば　早《さ》わらび　この葉松《はまつ》たけ	粟《あは》つと麩《ふ》　長芋《ながいも》　生椎茸《なましひたけ》　松風《まつかぜ》くわゐ　そばもやし	ゆばころも　山《やま》の芋《いも》　きくらげ　はすいも
ゆず　玄よふすだれ　まき慈姑《くわゐ》　へき松露《しようろ》　やへなりもやし	ぎせいどうふ　椎茸《しひたけ》　燒《やき》ながいも　せり　むすびこんぶ	すくひ芋《いも》　椎茸《しひたけ》　わりぶき

◎猪口《ちよく》

梨子《なし》　青《あを》あへ
ほうれん草《さう》　かや小口《こぐち》たくさん
ふきのとう　もみ海苔《のり》

ひて取《と》るべし、但《たゞ》し極精進《ごくしやうじん》ならば卵《たまご》の代《かは》りに山《やま》の芋《いも》をおろし入《い》れてもよし。

○かためものゝ事《こと》

胡桃《くるみ》、黑《くろ》まめ、かやなど煮《に》て固《かた》めるには丹切飴《たんきりあめ》を加《くは》へて煮上《にあ》げ器《うつは》に押付置《おしつけお》けばやがて固《かた》まるなり。

○酒氣《さかけ》を去《さ》る法《ほふ》

酒《さけ》を鍋《なべ》に入《い》れ煮《に》え上《あが》る時《とき》、附木《つけぎ》に火《ひ》を付《つ》け酒《さけ》の中《なか》へ、かざせば燃《も》え上《あが》るなり早《はや》く吹《ふ》き消《け》し使《つか》へば酒氣《さかけ》よく去《さ》るなり。

○魚類《ぎよるゐ》を割目《われめ》なしに蒸《む》す法《ほふ》

一《ひ》と吹《ふ》き二《ふ》た吹《ふ》きしたる時《とき》、甑《こしき》の内《うち》を明《あけ》て見《み》れば内《うち》なる品《しな》に汗《あせ》の浮《う》く物《もの》なり此《こ》の汗《あせ》を蒸《む》し上《あが》るまでに度々《たび／＼》布巾《ふきん》にて拭《ぬぐ》ひ取《と》るべし、上《うへ》に汗《あせ》のると割《わ》るゝなり、又《また》ふき上《あが》るならば姑《しばら》く甑《こしき》をおろし

○茶碗《ちやわん》

せんか豆腐《とうふ》
ねのき茸《たけ》
伊勢海苔《いせのり》

茶巾長芋《ちやきんながいも》
榎《えのき》たけ
うすくず

御《ご》膳《ぜん》ゆば
早《さ》わらび
生椎茸《なましひたけ》せん

くるみもち
やへなりかん
かけ

もやし豆《まめ》
漬《つけ》しめぢ
ほくろ茄子《なす》
うす葛忍《くずしの》び山葵《わさび》

寄《よせ》くわゐ
きくらげ
みつば

つゝみゆば
長芋《ながいも》　ぎんなん
午《ご》蒡《ばう》　にんじん
小《こ》椎茸《しひたけ》こまく
つみ込《こみ》

玉子《たまご》ゆば
うづ巻麩《まきふ》
きくらげ

○臺引《だいびき》

梨子《なし》まんぢう
をらんだ飛龍《ひりよう》づ

とし午《ご》蒡《ばう》大巻《おほまき》
さめが井《ゐ》餅《もち》　あげて

花《はな》てぶ　あげて
朝《てう》せん飴《あめ》

○吸物《すひもの》

みそ
粟《あは》だんご
岩《いは》たけ
めうど

そまし
やき麩《ふ》
よめな
ふきのとう

水仙寺《すゐせんじ》のり
梅《うめ》
すまし
わり胡《こ》椒《せう》

さがらふ
うすく切《きり》
岩茸《いはたけ》
うす葛生姜汁《くずしやうがしる》

◎夏之部

一《ひ》とむしして又蒸《またむ》すべし。

○卵《たまご》の黄身《きみ》を眞中《まんなか》へ置《お》きてゆでる法《ほふ》

湯《ゆ》でる時《とき》、箸《はし》をもちて手《て》を休《やす》めずに卵《たまご》を廻《まは》してゆで上《あ》ぐれば黄身《きみ》眞中《まんなか》になるなり、又鍋《またかべ》の中《うち》へ薄板《うすいた》を入《い》れ其《そ》の板《いた》に卵《たまご》ほどの穴《あな》をほり、ゆで湯《ゆ》其《そ》の板《いた》にひたく／＼につく程《ほど》にして其《そ》の穴《あな》へ卵《たまご》を入《い》れ箸《はし》にて廻《まは》しながらゆでればよし。

○煮《に》ぬき卵《たまご》を殻《から》と共《とも》に切《き》る法《ほふ》

ゆで湯《ゆ》の内《うち》へ酢《す》を落《おと》してゆで上《あ》ぐれば庖丁《はうてう》にて自由《じゆう》に切《き》れるなり、但《たゞ》し庖丁《はうてう》にも少《すこ》し酢《す》をぬるべし。

○さし身《み》につやを出《だ》す法《ほふ》

先《ま》づ魚肉《ぎよにく》をさし身《み》の下地《したぢ》に切《き》り折《を》敷《しき》の上《うへ》に美濃紙《みのがみ》を敷《し》き其《そ》の上《うへ》に肉《にく》をならべ又上《またうへ》にも紙《かみ》を乗《の》せ其《そ》の上《うへ》に鹽燒《やきしほ》うすく

○本膳汁《ほんぜんしる》

松皮《まつかは》どうふ
十六《こ》さゝげ
小椎茸《しひたけ》

白《しろ》ごま汁《しる》
丸《まる》むき茄子《なす》
しろごまぐ

芋《いも》の子《こ》
そらまめ
青海苔《あをのり》

あげ葛切《くずきり》
さゝがし午蒡《ごばう》
粒椎茸《つぶしひたけ》

あげつみ入《いれ》
小口《こぐち》ねいも
干松露《ほしゝようろ》

黒《くろ》ごまみそ
小口茄子《こぐちなす》
ゆひきしそ

竹輪《ちくわ》どうふ
小口《こぐち》ふき
小角椎茸《こかくしひたけ》

百合《ゆり》つみ入《いれ》
小口蕗《こぐちふき》
團扇茄子《うちはなす》

新里芋《しんさといも》
さい形《がた》とうぐわん
きり胡麻《ごま》

五月汁《しる》もどき
じねんじよ乱切《らんきり》
たけのこ小口《こぐち》
ふき五分切《ぶぎり》
松川《まつかは》とうふ
こんにやくさい形《がた》

いと瓜短冊《うりたんざく》
さはしめぢ
おくれうど若葉《わかば》

○座附味噌吸物《ざつきみそすひもの》

白味噌《しろみそ》
むすびぎうひ
かゞみ松露《しようろ》
獨活若《うどわか》ば

赤味噌《あかみそ》
そば挽茶《ひきちや》ねり
葉付大根《はつきだいこん》
うすうち
紅山椒《べにさんせう》

田舎《ゐなか》みそ
葛《くず》すねとん
ちさの葉《は》
粒椎茸《つぶしひたけ》

白並半割《しろなみはんわり》
べつかふ燒新栗《やきしんぐり》
うちは茄子《なす》
粉山椒《こさんせう》

ふり置《お》き出《いだ》す時《とき》に紙《がみ》をとりのけ、さし身《み》に作《つく》れば肉《にく》につや〳〵と銀出《ぎんい》で風味《ふうみ》も特《とく》によし、但《たゞ》し庖丁《はうてう》に水《みづ》をつけることなく紙《かみ》に水《みづ》をしめし庖丁《はうてう》の刃《は》を少《すこ》しつゝ、しめして作《つく》るべし。

◎松魚《かつを》のさしみの仕《し》やう

まづ魚《うを》の頭《かしら》をおとし腹《はら》を切《き》りて能《よ》く洗《あら》ひ尾《を》に紐《ひも》をつけて姑《しばら》く吊《つる》しおき出《いだ》す時《とき》に、さし身《み》に作《つく》るべし、但《たゞ》しこれも庖《はう》丁《てう》に水《みづ》つかふべからず元來《ぐわんらい》かつをは甚《はなは》だ作《つく》りにくきものなり夫故《それゆゑ》水《みづ》を遣《つか》ひながら作《つく》るを以《もつ》て血《ち》たまるなり初心《しよしん》の者《もの》にては水氣《みづけ》なしに作《つく》り得《え》ぬものなり、其《そ》の時《とき》には皿《さら》に白砂糖《しろざたう》をしき其上《そのうへ》に作《つく》りならぶべし。

◎白玉《しらたま》たまで

よき卵《たまご》をうち割《わ》り匕《さじ》にて黄味《きみ》をすくひ

◎本膳膾《ほんぜんなます》　生盛《いけもり》

けしす
はおきぶだう
すゐせんじのり
ろろへずいき
紅《べに》くづ巻《まき》
かうたけせん
はり生姜《しやうが》
けん葉《は》ばうふう

ぶだうそ
しらがうり
小《を》川《がは》すゐせん
松《まつ》ものり
くづきり
いはたけ
はりわさび
けん同上

でます
すゐせん巻《まき》
そろへかいわり
きくらげせん
さらし麩《ふ》
ふくめ生姜《しやうが》
芽《め》たで
けん同上

たです
しらがはす
椎茸《しひたけ》うま煮《に》
まつば茄子《なす》
竹《たけ》の子《こ》皮《かは》せん
たでせん
つくり金玉糖《きんぎよくたう》
けん同上

さゝうちきうり
さらし麩《ふ》
椎茸《しひたけ》うま煮《に》
つくりかつを
しろせん
はりしやうが
けん

おろし大根《だいこん》
はじきぶだう
種《たね》ぬき
すゐせんじのり
紅葛《べにくず》まき
きくらげせん
ふくめしやうが
けん

しめうり
二《に》色《しき》麩《ふ》
きんでん長《なが》せん
そろへかいわり
ふくめしやうが
けん

ろろへずいき
天門冬《てんもんどう》
みやうがせん
かうたけせん
つくり金玉糖《きんぎよくたう》
けん

きうり塩《しほ》もみ
茄子《なす》
新生姜《しんしやうが》
かんてん
青豆《あをまめ》
黒《くろ》でます

蓮根《れんこん》うすたゝみ
きくらげせん
いどうり
みやうがの子《こ》
あげふ
むきくるみ
白和酢《しらあへす》

なたまめ小口《こぐち》
花《はな》まる小口《こぐち》
青《あを》ぐわゐ
あげ午《ご》蒡《ばう》
こんにやく
赤《あか》みしまのり

とりて白味《しろみ》ばかりに葛《くず》をすこし入《い》れよくすり焼鍋《やきなべ》に胡麻《ごま》の油引《あぶらひ》きて此上《このうへ》に丸《まる》くすくひのせて焼《や》くよき程《ほど》に金《かね》へらにてうちのへし強《つよ》く焼目《やきめ》のつかぬやうにすべし。

○かそてら玉子《たまご》

卵《たまご》をわりて山《やま》の芋《いも》おろし上々《じやうじやう》のうどんの粉《こ》と太白《たいはく》の砂糖《さたう》少《すこ》し入《い》れよくすりませ、かすてら鍋《なべ》にて焼《や》き上《あげ》るなり火加《ひか》減《げん》は口傳《くでん》なり。

○つゝみ玉子《たまご》

猪口《ちよく》の内《うち》へ厚《あつ》き紙《かみ》を押《お》し入《い》るればひだよりて色々《いろいろ》に形《かたち》そなはる此《こ》の内《うち》へ卵《たまご》をうちわり入《い》れて猪口《ちよく》と共《とも》にゆせんするなり。

○牡丹《ぼたん》たまご

胡麻《ごま》の油《あぶら》をよく煮《に》立《た》て此《こ》の内《うち》へ卵《たまご》をわ

○本膳坪《ほんぜんつぼ》

焼《やき》どうふ 角《かく》に切《きり》めんとる しぼりしる とろゝかけ ／ よせ慈姑《くわゐ》 ごまだんご 青豆《あをまめ》 くづたまり ／ ぎんなん かちくり こんにやく やへなり 椎茸《しひたけ》 白《しろ》みそ ／ しきみそ しのむき とうぐわん きくらげせん はぢき豆《まめ》

いとこ煮《に》 茶《ちや》きんいも 焼百合《やきゆり》 八重《やへ》なり ／ 山椒《さんせう》みそかけ ごまどうふ 生椎茸《なましひたけ》 みやうがうま煮《に》 ／ 花柚《はなゆ》みそ よせくわゐ 糸瓜《へちま》 よせかうたけ ／ しきみそ 角白玉《かくしらたま》 はぢきいも かうたけせん

山椒《さんせう》みそ 青豆《あをまめ》どうふ みやうがうま煮《に》 ／ くるみ味噌《みそ》かけ むしなすび ねりかたくり つぶしひたけ ／ みそあん入 葛《くず》まんぢう かうたけ たんざく 大根《だいこん》しぼり汁《しる》 ／ 寄慈姑《よせくわゐ》 きくらげ みつば

○二《に》の汁《しる》

はや竹《たけ》の子《こ》 はやなす しそ ／ よせぐるみ こほりもち ／ いもつみ入《いれ》 じゆんさい ／ 火《ひ》どりゆば さゝうち根芋《ねいも》

○さしみ

りてうち明《あ》けあげるなり黄味《きみ》中《なか》にあり白《しろ》み油《あぶら》に散《ち》りて牡丹《ぼたん》の如《ごと》し。

○ふり玉子《たまご》

ふり玉子《たまご》は白《しろ》みばかりを深《ふか》き茶碗《ちやわん》に入《い》れ茶筌《ちやせん》にてふりながら沸湯《にえゆ》をつぎかける黄味《きみ》少《すこ》しにても交《まぜ》るときは手際《てぎは》あしゝ。

○林檎《りんご》たまご

にぬき玉子《たまご》の皮《かは》をむきあつき間《あひだ》にふきんにて林檎《りんご》のなりに丸《まる》めて柚《ゆ》の葉《は》にても金柑《きんかん》の葉《は》にても軸《ぢく》につける。

○蟹《かに》はんぺい

魚《うを》のすり肉《み》に山《やま》の芋《いも》と玉子《たまご》の白味《しろみ》と塩《しほ》を加《くは》へよく擂《す》り小《ち》さき蟹《かに》の甲《かふ》をはがしてよくあらひ之《これ》に右《みぎ》のすり肉《み》を入《い》れて蒸《む》すなり。

○鴨味噌《かもみそ》

水昌《すゐしやう》てん
まきげんちん
さきねいも
岩《いは》たけ
いり酒《ざけ》

れんこん
うすたゝみ
白瓜花《しろうりはな》にきり
あげふ
はすいも
すみろ

松丹慈姑《しようたんぐわゐ》
葛《くせ》きり
やへなりよせ
いりさけ

白《しろ》うり
小《こ》しろ
花《はな》ばす
みつば
きくらげ

○本膳平《ほんぜんひら》

しあん麩《ふ》
十六さゝげ
さがらふ

長芋《ながいも》ひりやうづ
もろこし薯蕷《じよゝ》麩《ふ》
茶《ちや》せんくわゐ
たばねかいわり
大椎茸《おほしひたけ》さい形《がた》

しゆんかん
粟《あは》つと麩《ふ》
ぬのまき長芋《ながいも》
かさね松たけ
竹《たけ》の子《こ》穂《ほ》
わらび
山椒《さんせう》の芽《め》

にざまし
竹《たけ》の子《こ》
椎茸《しひたけ》
いもかるかん
いんげんせん

かさ松《まつ》たけ
伊達《だて》巻《まき》ゆば
くわゐしんじよ
かざせんまい
黒《くろ》でま麩《ふ》

しゆだゆば
いとちりめん麩《ふ》
いといんげん
まつたけせん
小《こ》ぐち長芋《ながいも》

芋《いも》の子《こ》
あげ麩《ふ》
松《まつ》まへまき

かるめらくわゐ
ちやきん茄子《なす》
いとまき長芋《ながいも》
いんげんせん
しぼりゆば

うすくず
おぼろ麩《ふ》
たけのこせん
生椎茸《なましひたけ》　たんざく

鴨《かも》の肉《にく》を酒《さけ》にていりあげたゝきて味噌《みそ》にすりまぜ、たれ味噌《みそ》にてのべて又煮《またに》返《かへ》して用《もち》ゐる、かたくも柔《やはらか》くもたれの入《い》れ加減《かげん》なり。

○あんこう肝味噌《きもみそ》

鮟鱇《あんかう》の肝《きも》を酒《さけ》にてよくゆがき焼味噌《やきみそ》とすりまぜて酢《す》にてとくなり

○玉子《たまご》しんじよ

玉子《たまご》をうちわり黄《き》にそる時《とき》は黄身《きみ》ばかり白《しろ》にする時《とき》は白《しろ》みばかりに吉野葛《よしのくず》の上等《じやうとう》なるを水《みづ》にてとき玉子《たまご》の中《うち》へ四分《ぶ》ほど入《い》れよくこねまぜて鉢《はち》の中《なか》へ入《い》れ鉢《はち》ともにてしきに入《い》れて茶碗《ちやわん》むしのやうに蒸《む》し色《いろ》のさゆるを程《ほど》にして出《いだ》しさまし置《お》けば豆腐《とうふ》の如《ごと》くなるなり、さてすましの下地《したぢ》よくこしらへ客《きやく》へ出《いだ》す前《まへ》に金杓子《かなしやくし》にてすくひ入《い》るゝなり。

○猪口《ちよく》

ふぢまめ
木《き》のめあへ

煮梅《にうめ》
こはりおろし

柚《ゆ》ねり
椎《しひ》の實《み》わりて

○茶碗《ちやわん》

揚茄子《あげなす》
あげどうふ
きくらげ
牛蒡《ごばう》さゝがしあげて
大根《だいこん》おろし

酒麩《さかふ》
竹《たけ》の子《こ》

うんめん
大椎茸《おほしひたけ》

胡麻《ごま》どうふ
丸松露《まるしようろ》
若《わか》いんげんせん
のりあん
つゆ山葵《わさび》

青豆《あをまめ》とうふ
粒《つぶ》はつたけ
うちは茄子《なす》
薄《うす》あん水《みづ》からし

長芋《ながいも》ひりやうづ
粒松茸《つぶまつたけ》
焼根芋《やきねいも》さゝうち
すまし

○臺引《だいびき》

れんこん大《おほ》まき
柚《ゆ》びし

なすかめのから焼《やき》
がんせきがや

結干瓢《むすびかんぺう》
大椎茸《おほしひたけ》
衣《ころも》きせあげて

○吸物《すひもの》

○わた蒲鉾《かまぼこ》

魚《うを》のすり肉《み》に鮑《あはび》の青《あを》わたと青粉《あをこ》すこしまぜて常《つね》の蒲鉾《かまぼこ》の通《とほ》り板《いた》につけて蒸《む》すなり。

○鱚《きす》せんべい

きすの肉《み》をおろし皮《かは》を引《ひ》きよくすきとりて焼塩《やきしほ》少しふりて板《いた》に美濃紙《みのがみ》をしき之《これ》にならべて又上《またうへ》にも美濃紙《みのがみ》をきせ又《また》板《いた》をのせ上《うへ》につよくおしを置《お》き半日《はんにち》はどにして押《お》しをのけ紙《かみ》をとりて水氣《みづけ》をよくふき又焼塩《またやきしほ》をふりて日《ひ》に干《ほ》し付《つ》けよく乾《かは》きてうすき干物《ひもの》になりたるを助《たよ》炭《たん》にかけ自然《しぜん》とかはのすなり。

○羹《に》こゞり

夏《あつ》の品《しな》なり氷《こほ》らざる時《とき》にこほりたるを見《み》する作意《さくい》なり是《これ》は羹汁《にしる》の中《なか》へ水飴《みづあめ》とわらびの粉《と》すこし入《い》れさせて羹《に》あげて鍋《なべ》

みそ
くづつみ入《いれ》
十六さゝげ
胡椒《こせう》の粉《こ》

すまし
れんにく
わかめ
ばうふう

焼目付《やきめつき》いも眞上《しんじよ》
すまし
生姜《しやうが》

割竹《わりたけ》の子《こ》
十六島《うつぷるい》のり
すまし生姜汁《しやうがじる》

◎秋之部

○本膳汁《ほんぜんしる》

おぼろ豆腐《とうふ》
はつたけさい形《がた》

焼栗《やきぐり》
わかぶき
きはしの松露《しようろ》

しの焼《やき》とうふ
油《あぶら》あげ
さゝがし午蒡《ごばう》
こさんせう

新《しん》しめぢ
小蕪《こかぶら》
皮午蒡《かはごばう》

いもつみ入《いれ》
小角《こかく》どうぐわ
はつたけ

新里《しんさと》いも
大納言《だいなごん》あづき

さい揚《あげ》どうふ
むかご
丸《まる》しめぢ

あられかたくり
しんきく
へぎ松露《しようろ》

このきもちあげて
さゝがし午蒡《ごばう》
くじらもどき

青《あを》ゆめきらず
たうもろこし
小《こ》あぶらあげ

やき栗《ぐり》
はいろ納豆《なつとう》
椎茸《しひたけ》せん

○本膳膾《ほんぜんなます》　生盛《いけもり》

のまゝ井《ゐど》の内《うち》へさげ置《お》くべし極暑《ごくしよ》にても氷《こほ》るなり。

○魚《うを》せんべい

何魚《なにうを》にても片身《かたみ》おろし皮《かは》を去《さ》り上葛《じやうくず》を粉《こ》にして絹《きぬ》のすゐのうにてふるひその葛《くず》粉にてくるみ竹《たけ》の大《おほ》へらにて能《よ》くたゝき薄《うす》くなりしだい、よきほどの猪口《ちよく》にて丸身《まるみ》につくり助炭《じよたん》に入《い》れて仕《し》上《あぐ》るなり。

○てりがつを

極上《ごくじやう》の鰹節《かつをぶし》大《おほい》なるをゑらみ皮《かは》を去《さ》り心《しん》を能《よ》く切《き》れる鉋《かんな》にて削《けづ》りはいろにかけて其《そ》の上醤油《うへしやうゆ》付くれば鼈甲《べつかふ》の如《ごと》くつや出《いづ》るなり。

○木《こ》の葉《は》がれひのはいろ

かれひに一塩《ひとしほ》あて水《みづ》にてよく洗《あら》ひ苧《を》立《たて》にならべ一日《にち》干《ほ》し夫《それ》より金網《かなあみ》にて遠火《とほび》

けん
もやしずいき
二《に》しき葛《くず》まき
ぶしゆかんせん
いはたけ長《なが》せん
くりしやうが

丸山酢《まるやます》
ありのみせん
はぢきぶだう
水《する》せん卷《まき》
岩茸《いはたけ》せん
よまき瓜《うり》
うすかゝみ
けん、きんかん

けん
からくさばうふう
おろし梨子《なし》
きくらげ小角《とかく》
うり小角《とかく》
こはくたう小角《とかく》
栗小角《くりとかく》

三ばい酢《す》
重《かさ》ねすゐせん
きんしゆば
こはくてん
岩《いは》たけせん
はりくり
けん、
からみばうふう

けん
之のまき水《する》せん
きくみ
かさね紫蘇《しそ》
ぎん菜《な》
くりせん
ふくめ生姜《しやうが》

ねりす
もやしずいき
十六島《うつぷるい》のり
きくみ
けうち紫蘇《しそ》
くりしやうが
けん

けん
しらが大根《だいこん》
このせいたあられ
柿《かき》せん
椎茸極《しひたけごく》せん
はり栗《くり》

向《むかふ》あへまぜ
大根《だいこん》
あげ麩《ふ》
しひたけ
かや小口切《こぐちぎり》
すゐせんまき
岩《いは》たけ
よせぐり
けん

ずいき
紫蘇《しそ》せん
くり生姜《しやうが》せん
白胡麻《しろごま》す
枝豆《えだまめ》すりこみ

青梨《あをなし》せん
きくらげせん
はり生姜《しやうが》
はり、かや
ぶだうむきて

大根《だいこん》おろし
丸麩《まるふ》つまみ切《きり》
きくらげせん
柿《かき》せん
合《あは》せ酢《す》

○座《ざ》附味《つきみ》噌《そ》吸物《すひもの》

よおぶり助炭《じよたん》に入《い》れ仕上《しあぐ》るなり。

○やはらか羹《に》の傳《でん》

生貝《あさがひ》、赤貝《あかゞひ》、榮螺《さゞゐ》、とこぶしの類《るゐ》は大《だい》根《こん》にてよく〳〵たゝき其大根小口切《そのだいこんこぐちぎり》にして其中《そのなか》へ米《こめ》ぬか少《すこ》し加《くは》へ釜《かま》に入《い》れ一日一夜《にちや》たき火《ひ》にて能《よ》く羹《に》るなり。

○卷魚類《まきうをるゐ》の傳《でん》

卷鯛卷《まきたひまき》はたしろ其他何魚《そのたなにうを》にても片身《かたみ》おろしにて能々《よく〳〵》骨《ほね》をぬき上身《うはみ》を去《さ》り其皮《そのかは》を鹽水《しほみづ》に漬《つ》けしばらく置《お》き引《ひ》き上《あ》げて能《よ》く水《みづ》を去《さ》りしんじよのあんばいの身《み》をつけて布《ぬの》にて卷《ま》き蒸籠《せいらう》にて蒸《む》すあり

○しんじよ

鴨《かも》、たひ、きす、あまだい、ひらめの類魚《るゐうを》の上身《うはみ》かき鯛《たひ》の如《ごと》く庖丁《はうてう》にて取《と》り擂鉢《すりばち》にて能々《よく〳〵》すき薯蕷《じよい》、玉子《たまご》の白《しろ》みを入《い》れ水《みづ》に鰹節《かつをぶし》をかきて入《い》れ能《よ》く浸《ひた》し置《お》

赤《あか》みろ
うどん麸《ふ》
うど短冊《たんざく》
いはたけべた羹《に》

なみみろ
火《ひ》どり百合《ゆり》
粒椎茸《つぶしひたけ》
こさんせう

南部《なんぶ》みそ
旭長芋《あさひながいも》
よまきいんげん
せん
こさんせう

田舎《ゐなか》みろ
茶巾《ちやきん》とうふ
ちさべた羹《に》

○本膳坪《ほんぜんつぼ》

まきゆば
あげて
山椒味噌《さんせうみそ》かけ

胡麻豆腐《ごまとうふ》
ねいも
葛《くず》たまりわさび

みしま午蒡《ごばう》
岩《いは》たけ
赤味噌《あかみそ》こくせう
胡椒《こせう》の粉

こくせう
よせぎんなん
生椎茸《なましひたけ》たんざく
がんくひ豆《まめ》

白《しろ》ごま敷《しき》みろ
黑《くろ》くわゐ
しのむき
卷《まき》かうたけ
押銀杏《おしぎんあん》

あんかけ
天王寺《てんわうじ》かぶら
燒《やき》ねいも
新海苔《しんのり》

柚《ゆ》ねりしきみろ
うらしろ
はつたけ
九日茄子《くにちなす》

しきみろ
こしたる
とうくわ
ぎんなん
きくらげ小角《こかく》

しきみそ
よせ栗《ぐり》
ちやうろぎ
はつたけ

あんかけ
だんご麸《ふ》
やきゆり
生《なま》しひたけ
あをまめ

しきみそ
ふやきかん
ぎんあんだんざく
まひ茸《たけ》

○二《に》の汁《しる》

き其水《そのみづ》だしにて身《み》をのばし甘《あま》みは味淋《みりん》酒《しゆ》を煑《に》ゝへしてさまし塩《しほ》にて塩梅《あんばい》をなし茶碗《ちやわん》の蓋《ふた》にて形取《かたどり》こしらへ大鍋《おほなべ》へ湯《ゆ》を澤山《たくさん》に入《い》れて仕《し》上《あぐ》るなり。

○蛸《たこ》やはらか煑《に》

蛸《たこ》を大根《だいこん》にて能々《よく〳〵》たゝき白豆《しろまめ》を入《い》れみりん酒《しゆ》一ぱい醤油《しやうゆ》半分《はんぶん》水《みづ》一ぱい入《い》れ火《ひ》の上《うへ》へわら灰《はい》をまき能々《よく〳〵》煑《に》て煑《に》あがる時《とき》に鍋共《なべども》に土間《どま》におろししばらく置《お》くなり。

○あわもり鯛《たひ》

小鯛《こだひ》を三枚《まい》におろして中骨《なかぼね》を毛抜《けぬき》にてよくぬき薄塩《うすしほ》をあて水《みづ》を切《き》り玉子《たまご》の白《しろ》みばかりを茶筌《ちやせん》にて沫《あわ》をたてゝ其鯛《そのたひ》のおろし身《み》へほどよくかけて蒸《む》すなり。

○かき松魚《かつを》

極上《ごくじやう》の古脊《ふるせ》の節《ふし》を小刀《こがたな》にてよく掻《か》きて

はつたけ。
よせ豆腐《とうふ》

焼栗《やきぐり》
あみのはな
じゆんきく

さき松《まつ》たけ
もみぢ海苔《のり》

○さしみ

はし瓜塩出《うりしほだ》し
かんぺうせん
むしゆり
はじきまめ

きんかん小口《こぐち》
かたくりめん
むすびあげて
よりいも
すみろ

あげこんにやく
しらも
そで

○本膳平《ほんぜんひら》

さきずいき
芋《いも》しんじよ
ぎんなん入《いり》
もやし八重《やへ》なり

はつたけ
しぼりどうふ
きくらげせん
胡麻《ごま》の油《あぶら》
おとして

さき松《まつ》たけ
湯葉《ゆば》あげて
つまみな

生《なま》まつたけ
しあんふ
百合《ゆり》しんじよ
じねんじよ
さんぎ
若芹《わかせり》

椎茸《しひたけ》たんざく
りうきう羹《かん》
かたばみ菜《な》

薯蕷《じよゝ》麸《ふ》
ひも皮松露《かはしようろ》
若《わか》みつば
わらび穂《ほ》
めまき長芋《ながいも》

角《かく》ゆば
さきまつたけ
きぬた長《なが》いも
たばねかいわり
もみぢふ

押板《おしいた》をして、すゐのうをふせて裏《うら》ごしにして薄刃《うすば》庖丁《はうてう》にてほどよくすくひ取《と》り三枚位《まいくらゐ》かさねて向《むか》ふへ置《お》く。

○比目魚小川《ひらめをがは》

前《まへ》のかつをの如《ごと》くほどよく板《いた》へのべて庖丁《はうてう》のうらにて布目《ぬのめ》を入《い》れ美濃紙《みのがみ》をしき薄鹽《うすしほ》をうち、しばしの間《あひだ》をおいてあつき湯《ゆ》をかけて好《このみ》の形《かた》にしてつかふ。

○簑《みの》きせ鱚《きす》

鱚《きす》をひらきて骨《ほね》をぬき照醬油《てりしやうゆ》をつけて遠火《とほび》にて燒《や》きさらし榧《かや》をせんにうちて簑《みの》にきせる。

○沖《おき》の石蒲鉾《いしかまぼこ》

猪口《ちよく》に美濃紙《みのがみ》をしき魚《うを》のすり身《み》を入《い》れ形《かた》をこしらへぬいて蒸《む》し摺身《すりみ》へ紅《べに》をよく合《あは》せ糊筒《のりつゝ》にていとにぬき、むした蒲鉾《かまぼこ》へかけて又《また》むすなり。

うすくず
たんば麩《ふ》
生《なま》まつたけ
かき大《おほ》そぎ
にんじんせん

あげゆば
ゆきどうふ
しん慈姑《くわゐ》
まるしめぢ
つけわらび
かも麩《ふ》

すまし
うつろとうふ
よまきいんげん
つぶはつたけ

○猪口《ちよく》

よまきいんげん
生姜味噌《しやうがみそ》あへ

天門冬《てんもんとう》
からしあへ

まきあらめ
白《しら》あへ

○茶碗《ちやわん》

里《さと》いも
きぬかづきむきて
はじき豆《まめ》
胡麻《とま》みそかけ
茶巾栗《ちやきんくり》
はつたけ
きんかんふ
あんかけ

糸《いと》こんにやく
きくらげせん
薄《うす》くず胡椒《こせう》
ちくりん、しんじよ
うどん麩《ふ》
角松露《かくしようろ》
ごまあんすり山葵《わさび》

唐《たう》のいも
唐辛醬油付燒《たうがらししやうゆつけやき》
そぐらいもかけ
茶《ちや》ぬきどうふ
もやし豆《まめ》
生《き》しめぢ
うど葛《くず》

○臺引物《だいびきもの》

○中華《ちうくわ》たまで
鯛《たひ》の身《み》をよく摺《す》り玉子《たまご》をいれてよくとき小杓子《こしやくし》にてすくひ薄鍋《うすなべ》にてほどよく焼《や》き編笠《あみがさ》の形《かた》に合《あは》せる。

○衣白魚《ころもしらうを》
まんぢゆうの上粉《じやうこ》に玉子《たまご》の白《しろ》みを去《き》り黄《き》みばかりよくねりて白魚《しらうを》をくるみ、よろしきほど合《あは》せて本胡麻《ほんごま》の油《あぶら》にてあげる。

○鯛《たへ》ばんばり
鯛《たひ》の肉《にく》にほどよく塩《しほ》をあてゝ湯《ゆ》がきよくさらして布巾《ふきん》にてしぼりゆせんにかけて茶筌《ちやせん》にてたてるなり一名《めい》をふくめ鯛《たひ》といふ。

○ひも皮鮑《かはあはび》
生貝《なまがひ》のみゝふちを去《さ》り島《しま》をうす刃《ば》にて長《なが》くむき粉《こ》葛《くず》を付《つ》けて竹《たけ》へらにてうち

○吸物《すひもの》

いも白《しら》ぎく
菊《きく》の葉《は》つけあげ

よせぐわゐ松前巻《まつまへまき》
しのだとうふ

大長芋《おほながいも》しはやき
まききぬころがき

うすみそ
すりいも
はつたけ
青《あを》のりもみて

すまし
むしり松《まつ》たけ
うどんどうふ
胡椒《こせう》

赤味噌《あかみそ》
栗《くり》しんじよ
芽《め》しろ

すまし
松露《しようろ》
胡椒《こせう》

◎冬之部

○本膳汁《ほんぜんしる》

白《しろ》みそ
もみかんぺう
長《なが》いも

竹輪《ちくわ》とうふ
丸《まる》やきとうぐわ

にんじん
さいのめ
牛蒡《ごばう》
きくらげ
とうのいも
かすじる

でいしおぼろ
どうふ
新《しん》のり

いちでくわゐ
小蕪《こかぶら》

百合《ゆり》つみ入
生《なま》わかめ

こほりどうふ
はし大根《だいこん》小口《こぐち》
三木牛蒡《みきごばう》

するひろ蕪《かぶら》
松露《しようろ》どうふ
品川のり

薯《いも》つみ入《いれ》
わかめべた煮《に》

竹輪《ちくわ》やきとうふ
若《わか》うどさゝうち
きしめぢ

うつろどうふ
粒椎茸《つぶしひたけ》
ぎん菜《な》

紐皮《ひもかは》ほどに切《き》りてゆでゝつかふ。

○鯛《たひ》とろゝ

山《やま》の芋《いも》のよろしきを擇《ゑら》びおろして擂鉢《すりばち》にてよくすり鯛《たひ》の身《み》をかまぼこのやうに擂《す》り芋《いも》とまぜて煮出《にだし》にてとき鹽梅《あんばい》してゆせんにかけてねるなり但芋《たゞしいも》の切《き》れぬやうにすべし。

○白髪《しらが》きす

きすを三枚《まい》におろして皮《かは》を去《さ》り粉葛《とくず》をつけて竹《たけ》べらにてうち一《ひ》と日《ひ》あてゝはいろへかけせんにうつ。

○どら焼《やき》しんじよ

鯛《たひ》きすの類《るゐ》は身《み》をすりて山《やま》の芋《いも》をおろしてすりまぜ煮出《にだし》にてとき鹽味《しほあぢ》して小《こ》杓子《しやくし》にてすくひ燒鍋《やきなべ》にてやくなり、但《たゞ》し金鍔《きんつば》やきの形《かたち》にする。

○魚類寄物《ぎよるゐよせもの》こしらへ樣《やう》

○座附味噌吸物《ざつきみそすひもの》

なみみそ
茶巾《ちやきん》いも
粒椎茸《つぶしひたけ》
若《わか》うどたんざく

赤《あか》みそ
雪菜《ゆきな》
氷《こほり》とうふ
さらしうど芽《め》

尾張《をはり》みろ
卷《まき》どうふ
おく菜《な》
才形松露《さいがたしようろ》

さのみそ
もろこし
しんじよ
よめ菜《な》
ゑのきたけ

○本膳膾《ほんぜんなます》　生盛《いけもり》

みかん酢《す》
二色葛卷《にしきくずまき》
紅梨《べになし》
しらがうど
つみ岩《いは》たけ
はりわさび
けん

ゆもち
しらがはす
せいがいのり
黒慈姑《くろくわゐ》
はり山葵《わさび》
けん

向《むか》ふあへまぜ
金玉糖《きんぎよくたう》
品川《しながは》のり
はり生姜《しやうが》
けん

うすがさね
ぎせい豆腐《どうふ》
寄岩茸《よせいはたけ》
ところしらが
さゝばうふう
はり生姜《しやうが》

橙酢《だいくず》
しらが大根《だいこん》
海《うみ》そうめん
岩《いは》たけせん
沖《おき》の石蓴《いしろず》かさね
はり生姜《しやうが》
けん

かさね小川《をがは》
すゐせん
なま海苔《のり》
うど小短册《こたんざく》
金糸《きんし》揚葉
はり栗《くり》
けん

あへもの
柚《ゆ》ねり小角《こかく》
みぢん大根《だいこん》
はぢきぶだう
はりうど
きくらげせん
ひのりせん
うはおき

向《むかふ》あへまぜ
紅梨《べになし》
金玉糖《きんぎよくたう》
まきわかめ
白《しろ》みしま海苔《のり》
けん

かまぼこ　玉川《たまがは》

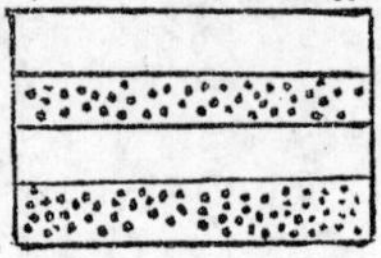

鯛《たひ》ひらめの類《るゐ》よくすり身《み》にして山《やま》の芋《いも》を加《くは》へ塩少《しほすこ》し入《い》れてよくすりまぜ黄《き》の所《ところ》へは玉子《たまご》の黄《き》みを入《い》れ白《しろ》き所《ところ》へは黒《くろ》でま粒《つぶ》にてまぜ甑《こしき》の内《うち》へ布巾《ふきん》しき、まづ黄《き》を入《い》れてよきほどの厚《あつ》さにならし次《つぎ》に白又黄又白《しろまたきまたしろ》、右《みぎ》の如《ごと》くにして布《ふ》巾《きん》をきせて蒸上《むしあ》げ小口《こぐち》より切《き》るなり。

同　春霞《はるがすみ》

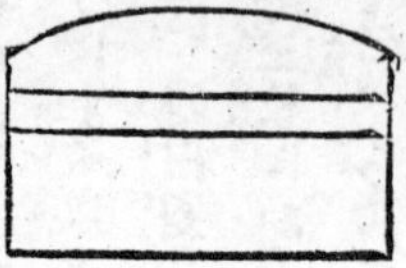

是《これ》も玉川《たまがは》の仕《し》やうと同《おな》じ但《たゞ》し萌黄《もえぎ》の所《ところ》は鮑《あはび》の青腸《あをわた》すりまぜるなり、又白《またしろ》き所《ところ》へでまを入《い》れずにする。

同　墨流《すみながし》

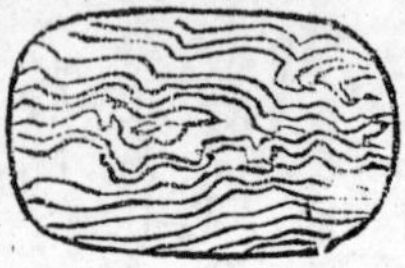

是《これ》も玉川《たまがは》のたねと同《おな》じ但《たゞ》し白《しろ》ばかりにて内《うち》へさがらめを包《つゝ》みこみて蒸《む》し上《あ》げさめて後小口《のちこぐち》より切《き》れば図《づ》の如《ごと》く模様《もやう》出《づ》るなり。

にんじんせん
れんこんせん
梨子《なし》
蜜柑《みかん》
ゆず
くるうす

椎茸《しひたけ》せん
九年母《くねんぼ》ふくろ
梨《なし》せん
根《ね》せりこまく
胡麻《ごま》す
あつなます

大根《だいこん》
椎茸《しひたけ》
かきせん
くり生姜《しやうが》
金柑《きんかん》むきかけ
けし酢《す》

○本膳坪《ほんぜんつぼ》

上赤《じやうあか》みそかけ
茶巾長芋《ちやきんながいも》
大納言《だいなごん》あづき

しきみそ
めんとり
かしゆう
まき銀杏《ぎんなん》
きくらげせん

しきみろ
むし慈姑《くわゐ》
巻椎茸《まきしひたけ》
しのうど

上赤《じやうあか》みろ羹込《にこみ》
うめ田牛蒡《だごばう》
くだこんにやく
がんくひまめ

羹《に》こみ
胡麻《ごま》とうふ
笋《たけのこ》の穂《ほ》
まき椎茸《しひたけ》

ふきみろ
茶《ちや》ぬきとうふ
羹《に》ぬきなた豆《まめ》
玄めぢ茸《たけ》

白《しろ》みろこくせう
焼栗《やきぐり》
くらま午蒡《ごばう》
いんげん豆《まめ》

しきみそ
ふゝき羹《かん》
巻《まき》ぎんなん
粒松露《つぶしようろ》

つゝみ麩《ふ》
きくらげ
くるみ
ぎんあん
つゝみ込《こみ》

大根丸《だいこんまる》むき
ふろふき
しら玉《たま》もち
柚《ゆ》みそしきて

衣《ころも》まきさつまいも
きくらげ
ぎんなん

○二《に》の汁《しる》

更紗《さらさ》玉子《たまと》

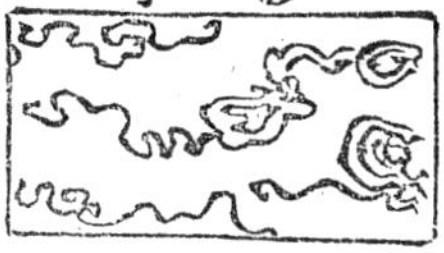

甑《こしき》の内《うち》へ薄板《うすいた》にて四寸《すん》四方位《はうぐらゐ》のわくをこしらへ但《たゞ》し厚《あつ》さはよきほどにすべし、そのわくの底《そこ》へ厚紙《あつがみ》を張《は》り玉子《たまご》よきほど打《うち》わり白《しろ》も黄《き》も一つにかきまぜ岩《いは》たけを入《い》れて右《みぎ》のわくへ流《なが》してむし上《あ》げ小口切《こぐちぎり》にするなり

琥珀《こはく》玉子《たまと》

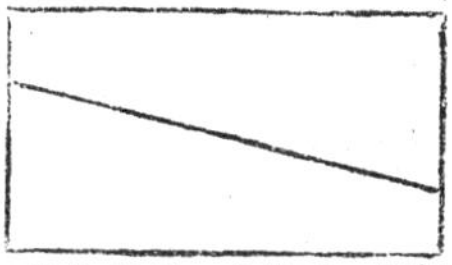

玉子《たまと》うちわり白《しろ》と黄《き》をすくひわけてまづ白《しろ》の方《はう》を前《まへ》にいふ通《とほ》りのわくの内《うち》へ入《い》れてわくを少《すこ》しかたむけ蒸《む》し上《あ》げ扠《さて》こしきをはなし又黄《またき》みの方《はう》へ寒天《かんてん》の水《みづ》を少《すこ》し入《い》れ鍋《なべ》にてかきまぜながら煮《に》かへし此水《このみづ》をすゐのうにて漉《こ》して右《みぎ》わくの内、白《しろ》のかたまりたる上《うへ》へ流《なが》し入《い》れ置《お》けばさめて後《のち》かたまる小口切《こぐちぎり》にすれば圖《づ》の如《ごと》くなり、すき通《とほ》りてうつくし。

たんざくとうふ
神馬藻《ほんだはら》

梅干《うめぼし》二《ふた》つ割《わり》
青《あを》なし

かしう
榎《えのき》たけ

○さしみ

みかんびし
天門冬《てんもんどう》さきて
むすびとうふ
みしまのり　いり酒《さけ》

九年母《くねんぼ》ふくろ
ひらきて
よせがや
岩《いは》たけ　いり酒《さけ》

氷《こほり》こんにやく
おし柿《かき》
ばうふう　いり酒《さけ》

○本膳平《ほんぜんひら》

たばねしの湯葉《ゆば》
長芋角切《ながいもかくぎり》
やきめ付《つき》

うづまき百合《ゆり》
ゆのき茸《たけ》

慈姑《くわゐ》しんじよ
りうがん麩《ふ》
竹《たけ》の子《こ》うすからみ

ぎん菜《な》
生《なま》しひたけ
羽衣麩《はごろもふ》

もやし三ッ葉《みつば》

もしはこんぶ
漬《つけ》はつたけ

こんぶ
うづまきゆり
いちごくわゐ
かさまつたけ
ふゆ菜《な》せん
うどたんざく

そまし
けんちん飛龍頭《ひりようづ》
せり
椎茸《しひたけ》せん

うすくず
おぼろゆば
松露長《しようろなが》せん
にんじんせん

宇治橋《うぢはし》玉子《たまご》

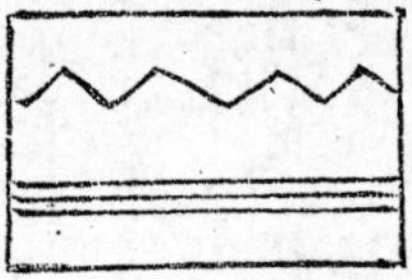

まづ魚《うを》のすり身《み》に青《あを》粉《こ》をまぜかまぼこにして右《みぎ》の如《ごと》くわくの内《うち》にあはせて切《きり》、上《うへ》をがんぎに切《き》りて入《い》れ置《お》き玉子《たまご》の白《しろ》と黄《き》をわけ、そのわくの内《うち》へまづ白《しろ》をながし一とむしして又《また》その上《うへ》へ黄《き》をながし又《また》一とむしして青《あを》かまぼこを入《い》れてよく蒸《む》しあげるなり幾筋《いくすぢ》にても此《かく》の如《ごと》し但《たゞ》し打《う》ちかへして蒸《む》すなり。

鮫《さめ》渦巻《うづまき》

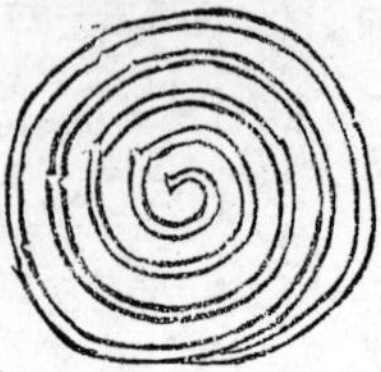

鮫《さめ》のうづまきは鮫《さめ》のさし身《み》に盛《も》り合《あは》すものにて鮫《さめ》の皮《かは》こけばたよくこそげ、よくゆがきて水《みづ》にて洗《あら》ひ、さめの身《み》をくづしたゝきて生《なま》にて右《みぎ》の皮《かは》にてしつかりまきこみ

揚《あげ》ゑあん麩《ふ》
つくばね湯葉《ゆば》
たけのこくわゐ
もやし三《み》つ葉《ば》

大《おほ》まきゆば
大椎茸《おほしひたけ》
せり根《ね》

さしま午蒡《ごばう》
にんじんふとに
ごまどうふ
青《あを》のり

○猪口《ちよく》

いり納豆《なつとう》
大根《だいこん》おろし

柚《ゆ》ふくろ
白砂糖《しろさたう》かけ

生《なま》ぐりもみて
梅《うめ》ひしほ和《あへ》

○茶碗《ちやわん》

よせいも
天王寺蕪《てんわうじかぶら》
葛《くず》かけ

氷《こほり》どうふ
もみ干瓢《かんぺう》

氷《こほり》こんにやくせん
せりやき
柚《ゆ》せん

麥《むぎ》おぼろどうふ
せいらう麩《ふ》
うすあん

みの松《まつ》たけ
たぐりゆば
うど
海苔《のり》したぢ

漬初茸《つけはつたけ》
しきし麩《ふ》
おく菜《な》
すまし

○臺引《だいびき》

柚《ゆ》みそゆがまとも
おぶまきとうふ

薯蕷《じよ》かまぼこ
大椎茸《おほしひたけ》

尾張大根《をはりだいこん》　あか煑《に》
のりかば焼《やき》

又《また》さつと沸湯《にえゆ》へ通《とほ》し引《ひ》き上《あ》げて小口《こぐち》より切《き》るなり。

かまぼこ

松前巻《まつまへまき》

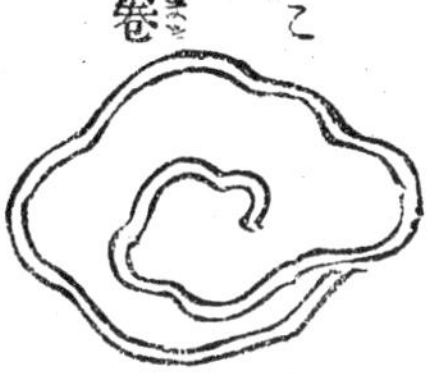

魚《うを》のすり身《み》を青《あを》こんぶにて巻《ま》きてゆで小《こ》口《ぐち》より切《き》れば上圖《じやうづ》の如《ごと》し。

藤花《ふぢのはな》

玉子《たまご》

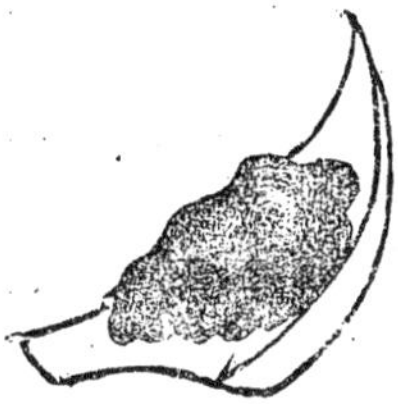

にぬき玉子《たまご》を上圖《じやうづ》の如《ごと》く形《かた》に切《き》りて黄《き》みを除《のぞ》き山椒《さんせう》のあら味噌《みそ》のせる。

押鯛《おしだひ》

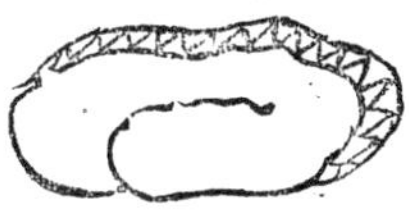

中鯛《ちうだひ》の身《み》の肉を酢《す》につけ焼《やき》塩《しほ》つよくして押《おし》をおき、さて小口切《こぐちぎり》にして出すなり飯《いひ》なし鮨《すし》ともいふ。

○吸物《すひもの》

みろ
きぬあづき芋《いも》むきて
かい割菜《わりな》
しぼり生姜《しやうが》

ゆじたて
そばがきつみ入《いれ》
午蒡《ごばう》みそ漬《づけ》

つまみいも
青《あを》のり
すまし胡椒《こせう》

かも瓜《うり》こほろ
粒椎茸《つぶしひたけ》
うす葛山椒《くずさんせう》

第二章　四季混雑精進献立《しきこんざつしやうじんこんだて》

○膾《なます》

揚麩《あげふ》
大根《だいこん》
かうたけ
みつば
めしろ

大こん
椎茸《しひたけ》
芹《せり》
はなはす
あげゆば

きざみちよろぎ
きくらげ
紅羊羹《べにやうかん》
かうたけ
刻《きざ》み栗《くり》

うど
みる
割栗《わりくり》
岩茸《いはたけ》
ぎをんぼう

針《はり》うど
紅葛《べにくず》きり
わりぎんなん
小《こ》せん椎茸《しひたけ》
海《うみ》ろうめん

天門冬《てんもんどう》
かうたけ
うくひす菜《な》
大根《だいこん》はり
はじかみ

粒松茸切重《つぶまつたけきりかさね》
大根《だいこん》たんざく
きくらげ
ぎをんぼう
みつばぢく
ちやうろぎ

千枚《せんまい》しろ
をくらの
岩《いは》たけ針《はり》
大根小口切《だいこんこぐちぎり》
割栗《わりくり》

紅《べに》あるへい糖《たう》
岩《いは》たけ
糸《いと》ゆば
みつばぢく
大《だい》こん

うどたんざく
かうたけ
糸《いと》こんにやく
にしき根《ね》
針《はり》くわん草《ざう》

きうり切重《きりかさね》
芽《め》しろ
小《こ》ゆりね
紅《べに》ふのやき
岩《いは》たけ

赤《あか》ろこんはり
こほりさたち
いはたけ
めたで
はりくり
だいこん
わさび

烏賊《いか》
松風《まつかぜ》

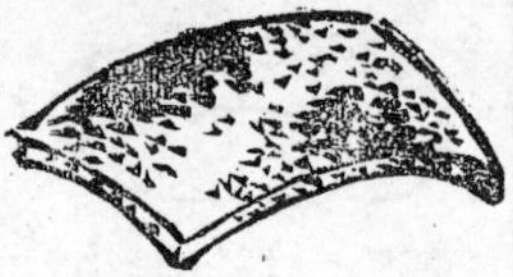

是《これ》はするめにてするなり、するめよくひやして薄《うす》へぎにして醤油酒《しやうゆさけ》つけやき罌粟《けし》をふりまく。

◎精進調理法幷に秘傳《しやうじんてうりはふならびにひでん》

◎水《すゐ》せん卷《まき》

素人《しろうと》には甚《はなは》だ拵《こしら》へがたき料理《れうり》なれども幾度《いくたび》もする時《とき》は自然《じせん》と其《そ》の手加減《てかげん》をさとるものなり、其《そ》の割合《わりあひ》は

葛《くず》一合《がふ》　砂糖蜜《さたうみつ》五勺《しやく》　水《みづ》五勺《しやく》

にして之《これ》に準《じゆん》じて分量《ぶんりやう》に多少《たせう》あるべし、紅色《べにいろ》は鍋《なべ》一枚《まい》に紅目方《べにめかた》三分《ぶん》ほど解《と》き紅《べに》の水《みづ》にて葛《くず》をとくなり、黄色《きいろ》は山梔《くちな》子《し》を水《みづ》につけおき右《みぎ》の黄水《きみづ》にてとくなり、さて葛《くず》をよく解《と》きすゐせん鍋《なべ》に入《い》

大根《だいこん》 羊羹《やうかん》 岩《いは》たけ くわんさう 割栗《わりくり》	あげゆば 椎《しひ》たけ せり 生姜《しやうが》 きくらげ	紅梨《べになし》 青《あを》ふのやき 岩《いは》たけ みつばちく 白髪大根《しらがだいこん》	みつ漬《づけ》柚皮《ゆかは》 椎茸《しひたけ》 だいこん つくし 芽《め》しろ
白《しろ》うり 小《こ》しそ 揚《あげ》ぎをんばう みつば きくらげ	松露《しようろ》 大根《だいこん》 ふのやき みる 柚《ゆ》さたう漬《づけ》	水《すゐ》せんじ角切《かくぎり》 ひしぎ銀杏《ぎんあん》 よし原梅《はらうめ》 小《こ》しめぢ つまみやうかん	にしき根《ね》 しめぢ 岩《いは》たけ くり 氷砂糖《こほりさたう》
花《はな》ばす つまみやうかん ぎんなん 割栗《わりくり》 たゝきしろ	まつな 紅《べに》やうかん ちやうろぎ 小《こ》しそ 大《だい》こん	とさか海苔《のり》 白《しろ》かん みる きざみしそ 穗蓼《ほたで》	針午蒡《はりごばう》 同獨活《うど》 同きくらげ 紅《べに》やうかん きうり
大根《だいこん》きりかさね はなばす 糸《いと》ひじき ちさ 紅《べに》やうかん	五色小茶巾《ごしきこちやきん》 岩《いは》たけ はすいも 栗《くり》 大根《だいこん》小口《こぐち》きざみ	卷大根《まきだいこん》 ぎをんばう 椎茸《しひたけ》 みつば あまのり	くわんざう なんきん やうろん 岩《いは》たけ まつ茸《たけ》

れむらにならぬやうにかきませ厚《あつ》くならぬやうにして湯《ゆ》を煮《に》たて波《なみ》のたゝぬやうに水《すゐ》せん鍋《なべ》を湯《ゆ》の上《うへ》へかざし一面《めん》に白《しろ》くなりたる時鍋《ときなべ》を湯《ゆ》の中《なか》へ二三べんもくゞらすべし水色《みづいろ》になり鍋《なべ》の底見《そこみ》ゆるやうになるべし其時布巾《そのときふきん》にて水氣《みづけ》をとり巻《まき》ながら取《とり》なほすなり、大《おほ》きく巻《ま》くには幾枚《いくまい》もかさねかけて巻《ま》き小口《こぐち》より切《き》るべし。

○金《きん》てん銀《ぎん》てん

砂糖蜜《さたうみつ》は氷砂糖《こほりさたう》五十目《め》に水《みづ》一合《がふ》の割《わり》合《あひ》なり。

かんてん類《るゐ》は水《みづ》たくさんに拵《こしら》へるほど和《やは》らかにて自由《じゆう》になるなり堅過《かたす》ぐれば折《を》れるものなり、三品砂糖少《ぼんさたうすこ》し入《い》るべし角寒天《かくかんてん》一本《ぽん》に水《みづ》七合《がふ》ほどにてよし。

○薯蕷饅頭《じよよまんぢゆう》

松《まつ》たけ切重《きりかさね》 紅《べに》ふのやき 大《だい》こん なし みつば	みつ漬梨《づけなし》 大粒小豆《おほつぶあづき》 松茸切重《まつだけきりかさね》 わりくり みつばちく	海《うみ》そうめん 葛切《くずきり》 岩《いは》たけ みつ漬柚《づけゆ》 芽《め》しそ	御所柿《ごしよがき》 岩《いは》たけ くわんざう
紅《べに》なし 岩《いは》たけ 糸《いと》こんにやく せり せうせん切《きり》	巻白瓜《まきしろうり》 かうたけ ちさのとう 白《しろ》かん わりくり	つくし 青《あを》ざうひ きくらげ	きざみ上湯葉《あげゆば》 かうたけ 海素麺《うみそうめん》
紅寒天《べにかんてん》 きくらげ きうり 大根《だいこん》 しろ	白髪大根《しらがだいこん》 はりうど はり牛房《ごばう》 はりきくらげ あげふ糸切《いときり》	巻《まき》ざうひこんぶ 羊羹《やうかん》 せりのちく	じゆんさい 葛《くず》きり 岩《いは》たけ
黄葛切《きくずきり》 きうり はなはす うど わさび	霰《あられ》ざうひ 小《こ》せう椎茸《しひたけ》 あられ栗《ぐり》 割《わり》れげ銀杏《ぎんなん》 みつばちく	きうり 椎茸《しひたけ》 紅羹《べにかん》	にしき根《ね》 大《だい》こん 天門冬《てんもんどう》 岩《いは》たけ みつばちく

長芋《ながいも》を生《なま》にてよく摺《す》り手《て》の平《ひら》へのべあんを入《い》れ助炭《じよたん》にかけて蒸《ひ》し拵《こしら》ふるなり

○挽茶長《ひきちやなが》せん

挽茶《ひきちや》をせんに製《せい》するには極上《ごくじやう》の長芋《ながいも》を長《なが》せんにうち鹽湯《しほゆ》にてぬめりを取《と》り一本《ぽん》づゝ挽茶《ひきちや》にくるみ一日日《にちひ》ゞあてゝ乾《かは》かし助炭《じよたん》にかけて仕《し》上《あぐ》るなり、然《しか》る時《とき》は挽茶《ひきちや》、芋《いも》の中《なか》まで色付《いろつ》くなり。

○胡麻鹽《ごましほ》せん

胡麻鹽《ごましほ》をよく切《き》り絹《きぬ》ふるひにてふるひ扨長芋《さてながいも》のせんにうちたるにて前《まへ》の挽茶《ひきちや》せんと同《おな》じやうに製《せい》す。

○青海苔《あをのり》せん　品川海苔《しながはのり》せん

何《いづ》れも細《こま》かにふるひ仕様《しやう》は前《まへ》に同《おな》じ。

○子持海苔《こもちのり》

極上《ごくじやう》の長芋《ながいも》をやはらかに湯煮《ゆに》し皮《かは》をむき水嚢《すゐのう》にて裏《うら》ごしになし三品白砂糖《さんぼんしろさたう》と

もみちさ かうたけ ぎをんぼう 水《みつ》くわゐ ふのやき	○汁《しる》	薄《うす》やき豆腐《とうふ》 粒椎茸《つぶしひたけ》 白《しろ》みそ はな柚《ゆ》	粒椎茸《つぶしひたけ》 わりぶき 同	よめな 干大根《ほしだいこん》	山《やま》の芋《いも》 丸《まる》めて 青《あを》のり
角切寒晒《かくぎりかんざらし》 せりぢく 椎茸《しひたけ》		岩《いは》たけ 結湯葉《むすびゆば》 白味噌《しろみそ》 はなゆ	根《ね》いも すりごま 白《しろ》みそ	うきふ はうれん草《さう》	刻椎茸《きざみしひたけ》 きくな こまく
蜜煮《みつに》きんかん 花《はな》はす ちさのとう		葉付《はつき》かぶら きくらげ 白味噌《しろみそ》	つまみ こんにやく じゆんさい	つまみふ みつば 葉《は》さき	もづく からし
きざみ筍《たけのこ》 かうたけ みつば 黄《き》すゐとん 大こん		竹輪《ちくわ》とうふ 結《むすび》ひじき 赤《あか》みそ からし	岩《いは》たけ きくな たゝき	とうふ 大采切《おほさいぎり》 淺草《あさくさ》のり	はうれん草《さう》 ちやうろぎ

焼塩《やきしほ》にて味《あぢ》をつけ品川海苔《しながはのり》に薄《うす》くのべ一日干《ほ》して思《おも》ふまゝに切《き》り助炭《じよたん》にかけて仕上《しあ》ぐるなり。

○湊《みなと》でんがく

豆腐《とうふ》を擂鉢《すりばち》にてよくそり毛《け》ずゐのうにて裏《うら》ごしになし品川海苔《しながはのり》にほどよくのべ山椒醤油《さんせうしやうゆ》にて付焼《つけやき》にするなり蒲焼《かばやき》にてもよし。

○慈姑蒲焼《くわゐかばやき》

慈姑《くわゐ》をよくすりおろし、うどんの粉《こ》を少《すこ》し入《い》れ浅草海苔《あさくさのり》にのべ油《あぶら》にてあげ串《くし》をうち蒲焼《かばやき》にするなり。

○琥珀胡桃《こはくくるみ》

飯田胡桃《いひだくるみ》を極熱《ごくあつ》き湯《ゆ》に漬《つ》け澁皮《しぶかは》を去《さ》りみりん酒《しゆ》と焼塩《やきしほ》を煮詰《につ》め味《あぢ》をつけるなり。

○玉章長芋《たまづさながいも》

百合根《ゆりね》 みつば 葉《は》さき	結干瓢《むすびかんぺう》 岩茸《いはたけ》	ごばう さゝがき つまみ こんにやく	午蒡《ごばう》銭切《ぜにきり》 せりこまく	長《なが》いも しひたけ きらず	芋子松《いものこまつ》たけ くだとうふ
かもうり すりごま	かいわりな 煮《に》ころし たうがらし	つくし 浅草《あさくさ》のり	慈姑《くわゐ》 まるめて 浅草《あさくさ》のり	結干瓢《むすびかんぺう》 なたまめ せん	輪大根《わだいこん》 すりごま
山の芋《やまのいも》 すり流《なが》し 青《あを》のり	あられ とうふ たゝきな	きんかんふ 小《こ》しそ	小《こ》いも くだどうふ	新《しん》ずいき よりごま からし	大切《おほぎり》とうふ 浅草海苔《あさくさのり》
葉付大根《はつきだいこん》 粒椎茸《つぶしひたけ》	むかご きざみゆば	さつまいも 小采《こさい》 たゝきあ	なんきん すりごま	わかめ ゆりね 輪《わ》たうがらし	干《ほし》かぶら 粒椎茸《つぶしひたけ》

長芋《ながいも》を短冊《たんざく》に切《き》り盬水《しほみづ》に漬《つ》けて一夜《や》置《お》くべし自由《じゆう》に結《むす》ばるゝなり扨幾度《さていくど》も水《みづ》を代《か》へ盬出《しほだ》しをして竹《たけ》のひでにてとめ蒸籠《せいらう》にて蒸《む》し揚《あぐ》るなり。

○竹《たけ》の子《こ》慈姑《くわゐ》

極上《ごくじやう》なる大慈姑《おほくわゐ》を盬水《しほみづ》につけ置《お》き薄《うす》く菓物《くだもの》の皮《かは》をむくやうに心《しん》の所《ところ》までむきて笋《たけのこ》の穗先《さき》の如《ごと》く巻《ま》きのばし竹《たけ》のひでにて巻止《まきとめ》をなし盬出《しほだし》をして蒸籠《せいらう》にて蒸《む》し其《そ》のまゝ味《あぢ》をつけ二《ふた》つに割《わ》り庖丁《はうてう》すべし。

○花星枝《くわせいし》

梅《うめ》の枝《えだ》ぶりよき所《ところ》を二三寸《ぜん》に切《き》り莟《つぼみ》のある所《ところ》へ葛《くず》をとき紅《べに》にて色《いろ》をつけ三品《さんぼん》砂糖《さたう》をすこし加《くは》へ紅白《こうはく》をまぜて枝《えだ》をまはしながら莟《つぼみ》へとめ、じよたんにて仕《し》上《あぐ》るなり。

根《ね》いも もみ青《あを》のり	倉橋大根《くらはしだいこん》 大《おほ》わぎり こくせう 淺草《あさくさ》のり	結《なす》ひ麩《ふ》 淺草《あさくさ》のり 盬《しほ》し立《たて》	あげ栗《くり》 みる 赤《あか》みそ	水《すゐ》せんじ へぎうど すまし	押栗《おしくり》 淺草《あさくさ》のり 白《しろ》に赤《あか》みそ 二分
かぶら こくせう すり生姜《しやうが》	しめぢ とさかのり すまし こせう	松露《しようろ》 まつ菜《な》 すまし	つくし 青《あを》のり 長《なが》にて すまし	天門冬《てんもんどう》 結《なす》びみつば すまし	おぼろどうふ しめぢ うすくず
小茄子《こなす》 丸《まる》にて すりごま	へぎ山《やま》うど 粒椎茸《つぶしひたけ》 うすくず	わりぶき ぎんなん 赤《あか》みそ	渦巻瓜《うづまきうり》 うつぷるい すまし	盬《しほ》まつ茸《たけ》 つまみな うすくず しやうが	こんにやく 油《あぶら》こかし 岩《いは》たけ すまし
おとし芋《いも》 もみ青《あを》のり	なめたけ ぎんなん うすくず	じゆんさい やきくり うすくず しやうが	百合根《ゆりね》 長青《ながあを》のり すまし	ひら茸《たけ》 青《あを》こんぶ すまし	かぎわらび 揚《あげ》とうふ むすびて そまし こせう

○梨子羹《なしかん》

極最上《ごくさいじやう》の梨《なし》のよき所《ところ》をわさびおろしにておろし擂鉢《すりばち》にて能《よ》く擂《す》り毛《け》すゐのうにて裏《うら》ごしにしかんてんをよく和《やはらか》に煮《に》梨《なし》とかんてんと合《あは》せ三盆《さんぼん》砂糖《さたう》と焼塩《やきしほ》にて味《あぢ》をつけよき程《ほど》の塗《ぬり》もの〻箱《はこ》にながし冷《さ》めたる所《ところ》をいかにも庖丁《はうてう》すべし。

○柚子羊羹《ゆずやうかん》

青柚子《あをゆず》の皮《かは》をかりをむきおとし湯《ゆ》にて能《よ》くやはらかに煮《に》水《みづ》をかへ三日《みつか》ほど水《みづ》にて晒《さら》し苦味《にがみ》を去《さ》り擂鉢《すりばち》にてよく擂《す》りするのうにて漉《こ》し、かんてんを煮解《にとか》してまぜ砂糖《さたう》と焼《やき》しほにて味《あぢ》をつけ清《きよ》き塗《ぬり》もの〻箱《はこ》に流《なが》すべし。

○梅羊羹《うめやうかん》

豊後梅《ぶんごうめ》を水《みづ》にて洗《あら》ひよく／＼湯煮《ゆに》をして二日《ふつか》ほど水《みづ》にさらし酢味《すみ》を去《さ》り種《たね》を

○坪《つぼ》

平皿《ひらさら》、菓子椀《くわしわん》、ふたもの、たき出《だ》し、大平《おほひら》にもよし

むしりこんにやく ぎんなん 粒椎茸《つぶしひたけ》 こしあん	焼栗《やきくり》 若牛房《わかごばう》 岩《いは》たけ いとこに	生《なま》ゆば 椎茸《しひたけ》 牛房《ごばう》せん くわゐ みつば	寄慈姑《よせくわゐ》 きくらげ みつば
小芋《こいも》 生《なま》ゆば うすくず さんせう	寄《よせ》ぎんなん あらめ すまし はな柚《ゆ》	角揚《かくあげ》とうふ 椎茸《しひたけ》 ながいも 豊後梅《ぶんごうめ》 かいわり菜《な》	東寺《とうじ》ゆば 椎茸《しひたけ》 かいわり菜《な》
牛房《ごばう》せん さがらふ 采切《さいぎり》 すまし	筍《たけのこ》がんさき 岩《いは》たけ 薄葛《うすくず》	かやく麩《ふ》 岩《いは》たけ さ〻げ	小茄子《こなす》 椎茸《しひたけ》 さ〻げ
甲州《かふしう》にうめ きくらげ しほ仕立《したて》 おろし大根《だいこん》	わかぶき 押《おし》くわゐ 薄葛《うすくず》 こせう	松《まつ》たけ 煮梅《にうめ》 青豆《あをまめ》	さがら麩《ふ》 山《やま》の芋《いも》 きくな

ぬきて摺鉢《すりばち》にて能《よ》く摺《す》りすゐのうにて漉《こ》しかんてんを微細《こまか》にたゝき、みりん酒《しゆ》にて遠火《とほび》にて煑解《にとか》しすゐのうにて梅《うめ》の中《なか》へ漉《こ》し込み久介葛《きうすけくづ》をとき梅《うめ》一升《しよう》ほどならば葛《くづ》五勺《しやく》ほどとき三品《しな》を合《あは》せ清《きよ》き箱《はこ》に流《なが》しさめて庖丁《はうてう》すべし。

◎巻《まき》けんちん

豆腐《とうふ》をよく湯煑《ゆに》し袋《ふくろ》に入《い》れ水《みづ》をしぼり細《こま》かにほぐし味《あぢ》をつけ銀杏《ぎんなん》、小口《こぐち》牛蒡《ごばう》、きくらげ、麻《あさ》の實《み》の類《るゐ》を入《い》れ煎豆腐《いりどうふ》に仕《し》あげ平《ひら》ゆばの上《うへ》にのべ巻《ま》きて美濃紙《みのがみ》にくるみ蒸籠《せいらう》にて蒸《む》し上《あ》げ紙《かみ》をとりて味《あぢ》をつけ小口《こぐち》より切《き》るべし。

◎巻《まき》うど

うどに味《あぢ》をつけ二寸位《すんぐらゐ》に切《き》り千枚漬《せんまいづけ》の紫蘇《しそ》の葉《は》はうれん草《さう》の葉《は》などにて巻《ま》くなり。

玉子《たまご》ゆば うす巻麩《まきふ》 きくらげ	ばくたい 岩茸《いはたけ》 青《あを》こんぶ	夕顔《ゆふがほ》 さがら麩《ふ》 岩《いは》たけ	かも瓜《うり》 椎茸《しひたけ》 水《すゐ》せんじ	茶《ちや》せん 松茸《まつたけ》 東寺《とうじ》ゆば はうれん草《さう》	眞上薯《しんじやういも》 きくらげ 煑梅《にうめ》
寄銀杏《よせぎんなん》 岩茸《いはたけ》 あらせいたう	水牡丹《みづぼたん》 大栗《おほぐり》 きくらげ	白瓜渦《しろうりうづ》 岩《いは》たけ あげゆば	きんしゆば 粒椎茸《つぶしひたけ》 いんげん豆《まめ》	うど 丸《まる》むき 大椎茸《おほしひたけ》 かいわり	安平麩《あんぺいふ》 岩《いは》たけ 青豆《あをまめ》
大焼栗《おほやきぐり》 すゐせんじ 粒椎茸《つぶしひたけ》	竹《たけ》の子《こ》 椎茸《しひたけ》 かいわり	寄《よせ》こんにやく 岩《いは》たけ さゝげ	糸《いと》こんにやく ぎんなん 粒椎茸《つぶしひたけ》	ごまとうふ 岩《いは》たけ みつば	栗《くり》 ひりやうづ うのもうり みつば
しめぢ 土佐麩《とさふ》 ぶんどう もやし	寄百合《よせゆり》 きくらげ はすいも	そぼろ瓜《うり》 玉子《たまご》ゆば みつば	茶《ちや》せんふき くわゐ きくらげ	みやうが 粒椎茸《つぶしひたけ》 結《むすび》ゆば	干瓢《かんぺう》 角焼眞上《かくやきしんじやう》 さゝげ

○定家煮《ていかに》

焼酎《しやうちう》と焼塩《やきしほ》にて味《あぢ》をつけ煮《に》るを定家煮《ていかに》といふなり。

○葡萄羹《ぶだうかん》

葡萄《ぶだう》をはぢき種《たね》をとり能《よ》く摺《す》りて葡萄《ぶだう》の水《みづ》一合《がふ》ほどならば葛《くず》の粉《こ》八勺《しやく》ほど入《い》れ焼塩《やきしほ》にて塩梅《あんばい》し火《ひ》にかけよくねりあはせ筥《はこ》にながし水《みづ》ゑ冷《ひや》しさめて後庖丁《のちはうてう》すべし。

○巻蓮根《まきれんこん》

蓮根《れんこん》の四方《しはう》を去《さ》り幾本《いくほん》も組《く》みあはせ平《ひら》干瓢《かんぺう》にて巻《まき》ながら葛《くず》の粉《こ》をふりかけ、かたく巻《ま》きしめ胡麻《ごま》の油《あぶら》にてあげ味淋《みりん》と醤油《しやうゆ》にて味《あぢ》をつけるなり午蒡《ごばう》にても同《おな》じ。

○思案麸《しあんふ》

生麸《なまふ》に山《やま》の芋豆腐《いもどうふ》をすり交《ま》ぜ丸《まる》めて湯《ゆ》

大根輪切《だいこんわぎり》 生《なま》あげ どうふ	水菜《みづな》 大《おほ》ひりやうづ	梅衣《うめころも》 岩茸《いはたけ》 三《み》つ葉《ば》	銀杏蒸《ぎんなんむし》 粒椎茸《つぶしひたけ》 はそいも
むしりあげ こんにやく 午蒡《ごばう》 さゝがき	煮梅《にうめ》 竹《たけ》の子《こ》 岩茸《いはたけ》	ゆば せん切《ぎり》 押《お》し栗《くり》 きくらげ	寄《よせ》けんちん わらび はうれん草《さう》
たゝき こんにやく 油《あぶら》あげ 根《ね》せり しやうが	わらび 玉子《たまご》ゆば きくらげ	丸《まる》ゆりね あげて きくらげ きくな	衣《ころも》かけ れんこん 岩茸《いはたけ》 かいわり
かしら芋《いも》 やき目付《めつけ》 岩茸《いはたけ》 葛煮《くずに》	寄午房《よせごばう》 しめぢ かいわり菜《な》	寄《よせ》ひじき 夕顔《ゆふがほ》 かいわり	すくひ芋《いも》 椎茸《しひたけ》 わりぶき

○二《に》の汁《しる》

土筆《つくし》 焼百合《やきゆり》 うどれんざく	とろゝこんぶ かんな芋《いも》 こせう
初霜《はつしも》 莫筏海《はゝたいめ》	雪菜《ゆきな》 つくし
小玉《こだま》ゆり 青平《あをひら》こんぶ こせう	すゐせんじ海苔《のり》 ゐのきたけ
火《ひ》どりゆば さゝうち根芋《ねいも》	玉章《たまづさ》いも いぶき茗荷《みやうが》

煮《に》しさめて照《て》り醤油《しやうゆ》にて鹽梅《あんばい》すべし。

○鯨《くじら》くわゐ

慈姑《くわゐ》をおろし、能々《よく〳〵》摺《す》り昆布《こんぶ》を黒焼《くろやき》にしてすり交《ま》ぜ皮《かは》の厚《あつ》さにのべ其《そ》の上《うへ》に摺《す》りたる慈姑《くわゐ》に粉《こ》くず少《すこ》し入《い》れ鯨《くじら》の肉《にく》の如《ごと》くのべ薄《うす》く切《き》り胡麻《ごま》の油《あぶら》にてあげるなり團扇《うちは》茄子《なす》さゝがし午蒡《ごばう》にて汁《しる》にすべし。

○菊豆腐《きくどうふ》

豆腐《とうふ》を二寸《すん》四方《はう》ほどに角取《かくどり》半分《はんぶん》より深《ふか》く庖丁目《はうてうめ》を入《い》れ又《また》よき程《ほど》に角取《かくど》り湯《ゆ》に投《とう》ずれば菊《きく》の花《はな》の如《ごと》くなるなり。

○芋《いも》しんじよ

薯蕷にすり豆腐《どうふ》をすりまぜ饂飩粉《うどんこ》を入《い》れ金杓子《かなしやくし》にてすくひ切《き》り湯煮《ゆに》して使《つか》ふなり。

○雁《がん》もどき

○吸物《すひもの》

すまし 松露《しようろ》 若狹《わかさ》大根《だいこん》	しほ仕立《したて》 海《かい》ぶのり かんな芋《いも》	同 眞砂《まさご》どうふ つくばね	すまし うす卷瓜《まきうり》 すゐせんじのり	同 金柑麩《きんかんふ》 芽《め》しろ
同 つくし 榎茸《えのきだけ》	すまし 火《ひ》どりゆり すゐせんじ 小角《こかく》	さげ湯《ゆ》 莫佊海《ばくだいかい》 かぐし山葵《わさび》	同 蕗《ふき》のとう 土筆《つくし》	同 生椎茸《なましひたけ》 みるふさ
同 じゆんさい 山椒《さんせう》 うど芽《め》	同 茶《ちや》せんうど みるふさ	葛白玉《くずしらたま》 生姜《しやうが》 しぼり汁 はな柚《ゆ》	同 白玉芋《しらたまいも》 もみ海苔《のり》	同 葛《くず》たけ 柚《ゆ》の花《はな》
同 初茸《はつたけ》 うちは茄子《なす》 山椒《さんせう》	同 しめぢ茸《たけ》 茗荷《みやうが》たけ せん	燒粒《やきつぶ》みろ かつら芋《いも》 梅仁《ばいにん》	同 結《むす》ひどうふ 干《ほし》のりせん	同 茶《ちや》きんゆば めうど

蒟蒻《こんにやく》の極上等《ごくじやうとう》なるを庖丁《はうてう》ぶりをつけて小口切《こぐちぎり》にし鹽《しほ》にていかにも能《よ》くあらひもみさらして幾度《いくど》も水《みづ》にて流《なが》しさて水《みづ》氣《け》をとり葛粉《くず》へくるみ油《あぶら》にて揚《あ》げ味《あぢ》を付《つ》けるなり。

○龍眼松茸《りうがんまつたけ》

極小《ごくちい》さき松茸《まつたけ》の根《ね》もとを丸《まる》くむき生麩《なまふ》に一《ひと》つづゝ包《つゝ》み油《あぶら》にてあげ味《あぢ》をつけ使《つか》ふなり。

○筍巻《たけのこまき》

筍《たけのこ》を湯煮《に》して二《ふた》つに割《わ》り節《ふし》をすり取《と》り味《あぢ》をつけ布巾《ふきん》にて押《お》し平《ひら》ゆばの上《うへ》にならべ葛《くず》をふりつなぎにし又其《またそ》の上《うへ》へ筍《たけのこ》をならべ葛《くず》をふり、やり違《ちがひ》にならべてかたく巻《ま》き榧《かや》の油《あぶら》にて揚《あ》げ小口《こぐち》より切《き》りつかふなり。

○長芋《ながいも》のせん弁《あらび》に結《むす》びやう

同 挽茶白玉《ひきちやしらたま》 冷《ひや》し葛《くず》 生姜《しやうが》 しぼり汁《しる》	すまし 百合《ゆり》しんじよ すねせんじ 肉桂《にくけい》	同 みづから こんぶ 玉《たま》づさ芋《いも》	しほしたて はぢき葡萄《ぶだう》 ふくろゆば 大根《だいこん》しぼり汁《しる》	同 しやうが汁《しる》 青《あを》すたれふ ゆりね
同 柚餅《ゆもち》 さい形《がた》 櫻實《さくらのみ》 しぼづけ	同 南部《なんぶ》あられ 梅干《うめぼし》せん 玉《たま》わさび	同 あられどうふ 櫻《さくら》の花《はな》	うすくず なめたけ 花柚《はなゆ》	すまし つまみ芋《いも》 青《あを》のり こせう
ひき茶《ちや》 すまし 燒飯《やきめし》	同 淸水《きよみづ》まき のし梅《うめ》 かつらわさび	同 青結《あをむすび》こんぶ つくばね	同 わさび いとこん にやく	うすくず さんせう かも瓜《うり》 粒椎茸《つぶしいたけ》
すまし 櫻《さくら》の葉《は》 みそ漬《づけ》 百合《ゆり》 つみ入れ	同 しその穂《ほ》 卷葉《まきは》 じゆんさい こせう	同 羽子板《はといた》 ながいも つくばね	同 ぎんなん 岩《いは》たけ	赤《あか》みそ さんせう 粒《つぶ》まつたけ くわんざう

長芋《ながいも》を長《なが》せんに打《う》ち或《あるひ》は樣々《さま〴〵》に結《むす》ぶに折《を》れ易《やす》きものなり、此《こ》の時《とき》は鹽《しほ》をぬり付《つ》けて打《う》つべし、又結《またむす》ぶには鹽水《しほみづ》につけてよし。

○豆腐《とうふ》の結《むす》びやう

沸湯《にえゆ》の中《なか》へ姑《しばら》く入《い》れ置《お》き、さて手《て》のさへらるゝ程《ほど》の湯《ゆ》の中《なか》にて結《むす》ぶべし自由《じゆう》になるなり、すべて饂飩豆腐《うどんとうふ》など打《う》つには沸湯《にえゆ》に入《い》れてよし。

○梅干《うめぼし》のせん

梅干《うめぼし》の肉《にく》をせんにうつには肉《にく》をとり擂《すり》鉢《ばち》にてよく擂《す》り水嚢《すゐのう》にて漉《こ》し薄《うす》く板《いた》にすり付《つ》けて、じよたんにて乾《かは》かしせんにうちて酢《す》にしめしとるべし。

○黑胡麻《くろごま》の皮《かは》をむく法《はふ》

黑胡麻《くろごま》をむきて使《つか》へば白胡麻《しろごま》よりは一段風味《たんふうみ》よし之《これ》をむくには、いりたての

すまし 輪《わ》たうがらし さつま芋《いも》の精《せい》 ばくたい 岩《いは》たけ	うすみそ すくひ芋《いも》 もみ青《あを》のり こせう	同 安平麩《あんぺいふ》 すり生姜《しやうが》	うすくず 百合根《ゆりね》 糸《いと》ゆば こせう	白《しろ》みそ きくな たうがらし
しは仕立《したて》 葛《くず》よせ ぎんなん おろし大根《だいこん》	すまし 揚結《あげむす》びふ 茶《ちや》せんねぎ すり生姜《しやうが》	同 きむしり 茄子《なす》 すり生姜《しやうが》	すまし けんぱなし あらめ こせう	しは仕立《したて》 みよしの たゝきな
うすみそ 茶《ちや》せん松茸《まつたけ》 さがらめ 柚《ゆ》	同 衣《ころも》かけ 押こんにやく 午房《ごばう》さゝがき さんせう	すまし 甲州梅《かふしうゝめ》 はそいも こせう	同 ふだうの肉《にく》 淺草《あさくさ》のり こせう	すまし 太郎梅《たらうゝめ》 茶《ちや》せんぶき こせう
すまし 寄《よせ》ぐわゐ 糸午房《いとごばう》 こせう	うすくず 栗眞上《くりしんじやう》 きくらげ わさび	同 むかご 淺草《あさくさ》のり こせう	赤《あか》みそ かいわりな にてるし わたうがらし	うすくず 青《あを》そば かちくり はな柚《ゆ》

胡麻《ごま》を熱《あつ》き茶《ちや》の煑花《にばな》に入《い》るれば皆《みな》はせてむけるなり。

○胡桃《くるみ》の甘皮《あまかは》をむく法《はふ》

熱《あつ》き湯《ゆ》に投《とう》じ楊枝《やうじ》の先《さき》にて濕《しめ》りたる布《ふ》巾《きん》にて靜《しづ》かに拭《ふ》くべし、かや、勝栗《かちぐり》の澁《しぶ》も之《これ》に同《おな》じ。

○干《ほ》したる椎茸《しひたけ》を生《あま》にする法《はふ》

新椎茸《しんしひたけ》の裏《うら》のいかにも白《しろ》きを擇《にら》びて砂《さ》糖水《たうみつ》に漬《つ》くれば生《あま》になるなり。

○鹽茸《しほたけ》鹽筍《しほたけのこ》しほの出《だ》しやう

水《みつ》の中《なか》へ大根《だいこん》を生《あま》にて切《き》り入《い》れ置《お》けば鹽早《しほはや》く出《で》るなり。

○初《はつ》たけの砂《すな》とりやう

初《はつ》たけに限《かぎ》らず、ゑのきたけ、しめぢたけ、など能《よ》く洗《あら》ひても裏《うら》のふの間《あひだ》に入《い》りたる砂落《すなお》ちかぬるものなり、是《これ》を落《おと》すには、ふせて茎《ぢく》の所《ところ》を箸《はし》にて挾《はさ》み外《ほか》

○猪口《ちよく》

蓮根《れんこん》 ひじき そろへて 木《き》のめみそ	栗《くり》 きくらげ 煑梅《にうめ》 さたう 肉和《にくあへ》	うど 丸《まる》むき きくらげ けしみそ	なたまめ かうたけ しらあへ	きうり ゆりね たうがらし そみそ
黒《くろ》くわゐ ゆりね 木《き》のめみそ	梨《なし》 かうたけ 梅《うめ》みそ	押《おし》ぐわゐ 長《なが》ひじき 青《あを》のりみそ	揚《あげ》つまみ こんにやく きくらげ しらあへ	なんきん 小《と》才切《さいきり》 岩《いは》たけ しらあへ
長芋《ながいも》 きくらげ さんせうみそ	ぎんなん 平《ひら》あらめ こせうみそ	かも瓜《うり》小《と》才《さい》 をのみ 黒《くろ》ごまみそ	はじき豆《まめ》 揚糸《あげいと》 こんにやく きのめみそ	ふりいも きくらげ きのめあへ
糸《いと》こんにやく 干大根《ほしだいこん》 ごまみそ	蒸栗《むしぐり》 ふき たうがらし みそ	竹輪《ちくわ》とうふ きくらげ にくあへ	白瓜《しろうり》 丸《まる》むき きくらげ きのめみそ	こんにやく たんざく さや豆《まめ》 ごまみそ

の箸《はし》にて笠《かさ》の上《うへ》よりたゝけば砂皆落《すなみなお》つるなり茸類《たけるゐ》はいづれも同《おな》じ。

◎筍の苦味《たけのとにがみ》ぬきやう

筍《たけのこ》によりて苦味《にがみ》あり、ゑぐきものあり然《しか》る時《とき》は、たうがらしを丸《まる》にて入《い》れて湯出《ゆで》るをよしとす苦味悉《にがみことごとく》去るなり。

◎蜜柑《みかん》の筋《すぢ》とりやう幷《ならび》に種《たね》とも薄《うす》く切《き》る法《はふ》

紀州《きしう》蜜柑《みかん》の皮《かは》をむきて姑《しばら》く沸湯《にえゆ》につけ濕《しめ》りたる布巾《ふきん》にて拭《ふ》けば筋《すぢ》よく取《と》れて少《すこ》しも殘《のこ》らず薄《うす》く切《き》るにも種《たね》とも能《よ》く切《き》れるなり。

◎をでの湯出《ゆで》やう

隨分細《ずゐぶんほそ》きをでを能《よ》く洗《あら》ひ、ゆで湯《ゆ》の中《なか》へ鋼の杓子《あかゞねしやくし》にても、ちろりの蓋《ふた》にても入《い》れ又笹《またさゝ》の葉《は》四五枚《まい》入れてゆで引《ひ》き上《あげ》て灰《はい》にて洗《あら》ふべし但《たゞ》しをでに二色《いろ》あり

たけのこ 長《なが》ひじき しやうがみそ	ぎぎんぼう みつば　ゆ養して こせうすみろ	ふきのとう なし さんせうみろ	きざみ筍《たけのこ》 かうたけ きのめみそ	芋《いも》の子《こ》 まつたけ　笠計《かさばかり》 柚《ゆ》ずみそ	にんじん　せん切《ぎり》 きくらげ でまみそ
れんこん みる わさびすみそ	天門冬《てんもんどう》 みつば でますみそ	御所《ごしよ》がき きくらげ ごまみろ	午房《ごばう》わ切《ぎり》 さんせうみろ 青《あを》のりかけ	松露《しようろ》 岩《いは》たけ こせうみそ	小茄子《こなす》　丸《まる》にて さんせう　みろ
割栗《わりくり》 粒椎茸《つぶしひたけ》 しらあへ	あかぎ 上《あ》げかや でまみろ	せんべいふ 岩《いは》たけ しやうがすみそ	ほし蕪《かぶら》 きくらげ きのめみそ	生揚《なまあげ》とうふ　さい切《きり》 ひじき さんせうみそ	さつまいも 岩《いは》たけ でまみそ
あげむしり　こんにやく きくらげ ねぎみそ	かちくり　もどし うこぎ こせうみろ	焼栗《やきぐり》 糸《いと》こんにやく ふきみそ	かうたけ　一種《しゆ》 たうがらし　みろ	はゝき木《ぎ》 でまみそ	午房《ごばう》　せん切《ぎり》 かいわりな でまみろ

太《ふと》きものはよろしからず細《ほそ》き程奇麗《ほどきれい》にして味《あぢ》もよし。

◎もづくの洗《あら》ひやう

塩《しほ》もづくにても生《なま》にても温湯《ぬるゆ》にて灰《はい》をもみ付《つ》け洗《あら》ふべし、ぬまりとれてよし。

◎海松房洗《みるぶさあら》ひやう

熱《あつ》き灰《はい》に姑《しばら》く埋《うづ》み置《お》き引《ひ》き出《だ》して水《みづ》にて能《よ》くふり洗《あら》ふべし。

◎ひねの蕎麦粉《そばこ》を新蕎麦《しんそば》の如《ごと》くする法《ほふ》

蕎麦《そば》をこねる時沸湯《ときにえゆ》にて捏《と》ね蓼《たて》の絞《しほ》り汁《しる》を入《い》るれば香出《にほひい》でゝ新蕎麦《しんそば》の如《ごと》し。

◎うしほ

よき昆布《こんぶ》塩《しほ》のまゝ水《みづ》にて煮出《にだ》し、たまり少《すこ》し酒《さけ》すこし落《おと》して塩梅《あんばい》するなり、もづく、とさかのり、みるぶさ、ところてん草《くさ》、焼《やき》いも、さき松茸《まつたけ》の類《るゐ》よろし。

豊後梅《ぶんごうめ》 梅が香《うめがか》あへ	しのうど 干《ほし》ぶだう 丁子《てうじ》みそ	ありのみ（梨） かうたけ 青《あを》あへ	煮梅《にうめ》 ともあん かけ
木《き》の葉百合《はゆり》 天門冬《てんもんどう》 きのめあへ	よめな つくし かやのせん ひたしもの	いんげん 沖《おき》の石《いし》 からしあへ	ちよろぎ 茗荷《みやうが》 梅《うめ》あへ
大《だい》こん せん切《ぎり》 きくらげ さんせうみそ	かしらいも 大才切《おほさいぎり》 からしみそ	ありくり ひらたけ さんせうみそ	ちよろぎ きくらげ きのめみそ
きざみうど ぎんなん わさびすみそ	しめぢ こせうみそ	生《なま》れんこん きくらげ たですみそ	ゐんどう豆《まめ》 きくらげ こせうみそ

◎茶碗《ちやわん》

あんかけ ごまどうふ たけのこせん 丸松露《まるしようろ》	うすくず けしどうふ なまのり ゑのきたけ	あんかけ くるみどうふ 焼根芋《やきねいも》	わさびうすくず 青豆《あをまめ》どうふ にんじん 椎茸《しひたけ》 うちませ
せんかどうふ はつたけ	山《やま》かけ 麦《むぎ》おぼろどうふ あをのり	のりかけ そばおぼろ どうふ 大根《だいこん》せん	くるみみそかけ 焼《やき》おぼろ どうふ

○いり酒《さけ》
豆腐《とうふ》をでんがくほどに切《き》り焼《や》きて梅干《うめぼし》、干《ほし》かぶらなど入《い》れ古酒《としゆ》にてせんじ漉《こ》してつかふ。

○てつぱう焼《やき》
筍《たけのこ》を皮《かは》のまゝ生《なま》にて根《ね》をきりはなし内《うち》の節《ふし》をぬきて酒《さけ》しほにたまりを加《くは》へつぎ込《こ》み切口《きりくち》を大根《だいこん》にてふさぎ、わら灰《ばい》の内《うち》に入《い》れて焼《や》くなり。さて之《これ》を出《いだ》し皮《かは》をむきて切《き》れば内《うち》へつぎたる醤油《しやうゆ》しみて甚《はなは》だ美味《びみ》なり。

○きじ焼《やき》
豆腐《とうふ》を小《ちい》さく切《き》り塩《しほ》をつけて焼《や》くをいふ。

○山《やま》かけそば
そばのしたじへ山《やま》の芋《いも》すり入《い》れてろばを盛《も》りしたじをつくしてかけ上《うへ》へ其《その》

ゆばはり あげ水《すゐ》せん ぎんなん みつば くだてんにやく しようろ	くずたまり 寄《よせ》いも 岩《いは》たけ わさび	同 かもうり きくらげ さんせう	同 夕顔切重《ゆふがほきりかさね》 すだれ麩《ふ》 こせう	同 さがらふ きくらげ しやうが汁《しる》
うすくず しきし麩《ふ》 こんぶたんざく	同 玉子《たまご》ゆば さやまめ わりこせう	同 安平麩《あんぺいふ》 青《あを》まめ しやうが汁《しる》	同 へちま つぶ椎茸《しひたけ》 しやうが	同 岩《いは》たけ 小豆《あづき》 こせう
すまし あげしよふ麩《ふ》 おかせり まつたけ	同 茶《ちや》せん松《まつ》たけ 青豆《あをまめ》 しぼり柚《ゆ》	同 煑梅《にうめ》 ぎうひ こせう	同 いこみ筍《たけのこ》 岩《いは》たけ 花《はな》さんせう	同 蒸栗《むしぐり》 岩《いは》たけ せんせう
水《みづ》からし たけのこ くず煑《に》	同 しめぢ ぎんなん せうが汁《しる》	同 栗眞上《くりしんじやう》 岩《いは》たけ ふきのとう	同 角焼《かくやき》とうふ はじき豆《まめ》 しやうが	同 かんざらし はうれん草《さう》 しやうが

芋《いも》をこのける。

○水《する》とん

上々《じやうじやう》のうどん粉《こ》に葛粉《くず》を合《あは》せ沸湯《にえゆ》にてねり合《あは》せ汁《しる》にたてゝつみ入《い》るゝなり。

○そばがい餅《もち》

上々《じやうじやう》のそば粉《こ》味噌《みそ》汁《しる》にたてゝこね、かたき程《ほど》におし、又湯《またゆ》を煑《に》たて其《その》内《うち》へ入《い》れて少《すこ》し煑《に》てよきほどに切《き》りて出《いだ》すあり、みそうすき方《はう》よし、そば切《きり》したじ薬味《やくみ》にて出《いだ》す。

○けいらん

餅米《もちごめ》六分《ぶ》うる米《ごめ》四分《ぶ》を水《みづ》にてこね中《なか》へ上々《じやうじやう》の黒砂糖《くろざたう》をつゝみ金柑《きんかん》ほどに丸《まろ》めてゆでるなり汁《しる》はうす味噌《みそ》にたまりだし入《い》れて煑《に》るなり。

○薯蕷《じよい》めん

山《やま》の芋《いも》おろし、もち米《ごめ》六分《ぶ》うる四分《ぶ》、

同 寄牛房《よせごばう》 結《むす》びもやし さんせう	同 長《なが》いも なめたけ こせう	同 山《いま》の芋《いも》 長青《ながあを》のり 粒椎茸《つぶしひたけ》 こせう	一口《ひとくち》なすび 白《しろ》みそ敷《しき》 すり柚《ゆ》	うど丸《まろ》むき 岩《いは》たけ 白《しろ》みそに赤《あか》みそ 二分《にぶ》
同 寄《よせ》とうふ 岩《いは》たけ 輪《わ》たうがらし	同 葛《くず》よせゆりね かうたけ 青《あを》のり	同 松茸《まつたけ》かさ計《ばかり》 切目入《きりめいれ》 青《あを》まめ こせう	堀川午房《ほりかはごばう》 大輪切《おほわぎり》 白《しろ》みそ敷《しき》 青《あを》のりかけ	にんじん おとさき とりて 白《しろ》みそ赤《あか》みそ 合《あはせ》
同 かしいも 油《あぶら》あげ せんべいふ こせう	同 柿《かき》まんぢう ぶんどうもやし さんせう	同 根《ね》いも ぎんなん すりしやうが	蓮根《れんこん》 五分切《ごぶぎり》 わさびみそ敷《しき》	さがらふ さんせうみそ敷《しき》
同 丸《まる》ゆりね 岩《いは》たけ こせう	同 若大根丸《わかだいこんまる》むき 金糸《きんし》ゆば こせう	粒松茸《つぶまつたけ》 白《しろ》みそにて 柚《ゆ》の酢《す》しぼり込《こみ》	胡麻豆腐《ごまどうふ》 大角切《おほかくぎり》 きのめみそ敷《しき》	焼《やき》くり さや豆《まめ》 ごまみそ敷《しき》

山《やま》の芋《いも》にてこね切麥《きりむぎ》の如《ごと》くうつなり但《たゞ》しゆでかげんハ煮《に》ばたち浮《う》き上《あが》る時《とき》すくひ上《あ》げてよし。

◎午蒡《ごばう》もち

午《ご》蒡《ばう》をよくゆでゝたゝき擂鉢《すりばち》にてよくすり、もちうる四六にして砂糖《さたう》を入《い》れ右《みぎ》の午《ご》蒡《ばう》と一《ひと》つにすりませ丸《まる》めて湯煮《ゆに》して引《ひ》き上《あ》げさて胡麻《ごま》の油《あぶら》にてあげるなり。

◎雪《ゆき》もち

うる米一升《しよう》もち米《ごめ》三合《がふ》を粉《こ》にして水《みづ》にて少《すこ》ししめし置蒸籠《おきせいらう》に布《ぬの》をしき右《みぎ》の粉《こ》を入《い》れて間《あひだ》へころがきの種《たね》をぬきたるをひろげて入《い》れ蒸《む》し上《あ》げて切《き》るなり黄《き》にする時《とき》はくちなしの水《みづ》なり。

◎御所《ごしよ》さま餅《もち》

四分《ぶ》六分《ぶ》の粉《こ》に山《やま》の芋《いも》おろしてこねて小《ちい》

さつまいも 岩《いは》たけ 塩《しほ》むし ごまみそ敷《しき》	しめぢ 白《しろ》みそ しぼり柚《ゆ》
むかご 砂糖《さたう》みそ	むすび ぜんまい やきくり わさびみそ
かしらいも 大角切《おほかくぎり》 塩《しほ》むし さんせうみそ	干蕪酒《ほしかぶらさけ》むし たうがらしみそ 青《あを》のりふりて
大《おほ》かぶら さんせうみそ敷《しき》	よせぎんなん うこぎ こせうみそ

◎さしみ皿《さら》

ゆでし葛《くず》ねり しら瀧《たき》こんにやく さきわかめ はり栗《くり》 うつぷるい海苔《のり》	ちんぴみそ 猪口《ちよく》　いり酒《さけ》 わさび
三色葛《みいろくず》きり 紅《べに》すゐせん巻《まき》 胡瓜《きうり》うすかゞみ つみいは茸《たけ》 しらが芋《いも》	からしみそ 猪口《ちよく》　煮返醤《にかへししやう》 油《ゆ》
金玉糖《きんぎよくたう》 瓜《うり》ひもかは 海《うみ》そうめん かつらうど きんしゆば	花柚《はなゆ》みそ 猪口《ちよく》　わさび醤《しやう》 油《ゆ》
ゆもち短冊《たんざく》 はぢきぶだう 大根《だいこん》みぢん さらし獨活芽《うどめ》 品川海苔《しながはのり》	三《み》しは酢《す》 猪口《ちよく》 わさび

さく平目《ひらめ》にとり味噌汁《みそしる》にてよく羹《に》て引《ひ》き上《あ》げて餅《もち》ばかり盛《も》り砂糖《さたう》をせんじかけて出《いだ》す但《たゞし》さたう一升《しよう》に水《みづ》四合《がふ》入れてよし。

○柚餅子《ゆべし》

米《こめ》の粉《こ》五合《がふ》、柚大五つ《ゆずだいいつ》皮《かは》と種《たね》とをとり、よくたゝきてすり味噌《みそ》よきほど白砂《しろざ》糖《たう》入れてよくすりまぜ毛《け》ずゐのうにて漉《こ》し古酒《こしゆ》盃《さかづき》に五はい入《い》れ米《こめ》の粉《こ》入れてよくもみ合《あは》せ蒸籠《せいろう》にてむしあげ日《ひ》に干《ほ》すなり但《たゞ》し米《こめ》の粉《こ》の處《ところ》を道明寺《だうみやうじ》にてするもよし又《また》柚《ゆ》の皮白《かはしろ》の所《ところ》をすきとり之《これ》につめて蒸《む》すもよし、又《また》みかんの皮《かは》に包《つゝ》みてよし或《あるひ》は味噌《みそ》を加《くは》へずたまりにてするもあり或《あるひ》は粉《こ》たうがらしを入《い》るゝもあり。ころがきをすりて入《い》るゝもあり。

日《ひ》の出《で》こんにやく
金《きん》てんさい形《がた》
八《や》しま海苔《のり》
唐草防風《からくさばうふう》
猪口《ちよく》　燒《やき》たうがらしみそ　いり酒わさび

鯨豆腐《くじらどうふ》
二色《にしき》すゐせん巻《まき》
そろへもづく
若《わか》わけぎ
とり獨活《うど》
猪口《ちよく》　からしみそ　わさび醤油《しやうゆ》

葛《くず》かつは
ぎんかは作《つく》り
かき芋《いも》日《ひ》の出《で》
海《うみ》そうめん
かつら蓮根《れんこん》
猪口《ちよく》　からし酢　みそ　さたうみつ　わさび

唐豆腐《からどうふ》
作《つく》りかさね
かんな生栗《なまぐり》
黒《くろ》くわゐせん
梨《なし》うすかさね
ときいちご
猪口《ちよく》　やきたうがらし　すみそ

花蓮根《はなれんこん》
うどたんざく
花《はな》くずきり
にしき麩《ふ》
みるふさ
猪口《ちよく》　からし酢《す》みそ

紅白《こうはく》すゐせん巻《まき》
生海苔《なまのり》
青糸《あをいと》こんぶ
白《しろ》みしまのり
からくさ防風《ばうふう》
猪口《ちよく》　わさび醤油《しやうゆ》　からしみそ

くずかんさしみ作《つく》り
しらが獨活《うど》
おご、そろひ
はすいもせん
六條《ろくでう》
猪口《ちよく》　すみそ

○臺引《だいひき》

牡丹《ぼたん》ゆず
くりねり羹《かん》

龍田《たつた》かん
木目長芋《もくめながいも》

百合羹《ゆりかん》
千鳥《ちどり》みそ

木目《きのめ》かん
寄銀杏《よせぎんなん》

〇柚《ゆ》ねり

柚《ゆ》の皮《かは》ばかり裏《うら》の白《しろ》をすきとり、いかにも細《こま》かに刻《きざ》み又《また》すりばちに入《い》れてよく摺《す》り白砂糖《しろざたう》入《い》れ、みりん酒《しゆ》すこし入《い》れて土鍋《どなべ》にてねり膏《あぶら》の如《ごと》くするなり又《また》一方《ばう》柚《ゆ》の實《み》を丸《まる》にてよく白筋《しろすぢ》をとりて外《ほか》より庖丁目《はうてうめ》かろく入《い》れて種《たね》をぬきとり丸《まる》のまゝみりん酒《しゆ》にかげおとしてよく煑《に》つめ丸《まる》にて盛《も》り合《あは》せつかふもよし又《また》一袋《ふくろ》つゞにむしりて右《みぎ》のごとくするもあり又皮《またかは》も袋《ふくろ》も種《たね》もすて肉《にく》ばかり煑《に》るもあり。

〇濱名《はまな》納豆《あつとう》

豆《まめ》一斗《と》みその如《ごと》く煑《た》き上《あ》げうどんの粉《こ》一斗《と》入《い》れ合《あは》せて拡《とも》をふたにして三日《みつか》はどねさせ、さて蓋《ふた》をとりすこしさまして上下《うへした》へかへして又《また》ねさせ、よくねた

菊煑《きくに》柚《ゆず》 みなとあげ	梨子《なし》 まんぢう 朝日《あさひ》芋《いも》	押《おし》くわゐ 結《むすび》ふき 長《なが》わかめ 火《ひ》どり	長午《ながご》房《ばう》 青《あを》のり衣《ころも》 油《あぶら》あげ はいろゆば	へちま でんがく きんし ゆば
よせ柿《かき》 粉《こ》ふき 長芋《ながいも》	菊《きく》こんぶ 若菜巻《わかなまき》	はいろゆば 栗《くり》 衣《ころも》かけ油揚《あぶらあげ》 長青《ながあを》のり	午房《ごばう》 淺草巻《あさくさまき》 柿《かき》まんぢう	衣《ころも》かけ 揚蓮根《あげれんこん》 あら漬《づけ》 結《むすび》ふき
紅《べに》すゐせん 伊達巻《だてまき》 よせくるみ	よせ蜜柑《みかん》 大巻《おほまき》 すゐせん こはく くるみ	長《なが》ひじき けしかけて 燒栗《やきぐり》 おして	むかご 付《つけ》やき かげ 長《なが》かき餅《もち》	衣《ころも》かけ 小松《こまつ》たけ 丸《まる》あげ あらめ 火どり
重《かさ》ねかうたけ 宇治橋芋《うぢはしいも》	澤邊《さはべ》 ながし 松風《まつかぜ》 くわゐ	ふきのとう でんがく 水引《みづひき》 こんぶ	長《なが》いも 付《つけ》やき 色《いろ》かきもち はいろ	梨子《なし》 やはず切《ぎり》 わかめ はいろ

る時水《ときみつ》六塩《しほ》三にてつくり入《い》る時々《ときぐ》かきませてよし三十日《にち》ほどにしてなれるなり。

○梅酒《うめざけ》

生梅《あまうめ》のよくつへたる傷《きず》のなきを、ざるに入《い》れおき上《うへ》より藁灰《わらはい》をかけ沸湯《にゆ》をかけ水氣《みづけ》の干《ひ》たる時一《ときひと》つ宛《づゝ》ふきんにてよく拭《ふ》き深《ふか》き壺《つぼ》に入《い》れ上々《じやうぐ》の古酒《こしゆ》を梅《うめ》の上《うへ》にひたるほど入《い》れ白砂糖《しろざたう》よき程《ほど》みの紙《がみ》の袋《ふくろ》に入《い》れて酒《さけ》より上《うへ》にさげて蓋《ふた》をしめ目《め》ばりして置《お》くなり砂糖《さたう》は水《みづ》になりてたれ落《お》つるなり。

○梅《うめ》びしほ

大《おほ》きく肉《にく》あつき梅干《うめぼし》の種《たね》をぬきよくすり白砂糖《しろざたう》たくさんに入《い》れよくすりませ水嚢《するのう》にて漉《と》そなり。

○更紗梅《さらさうめ》

半紅染《はんぺにそめ》 梨《なし》 菊《きく》の葉《は》 衣《ころも》かけ上《あ》げ	寄《よせ》ゆりね あげて 結大根《むすびだいこん》 あさづけ	あげ 柿衣《かきころも》 ゆば 付《つけ》やき	初《はつ》たけ 塩《しほ》やき かちくり	うど 浅草《あさくさ》まき あげ 塩煎餅《しほせんべい》
柚《ゆ》まんぢう 廣《ひろ》しまのり	寄午房《よせごはう》 あげて 初霜《はつしも》 はいろ	松《まつ》たけ付焼《つけやき》 さつまいも せん切《ぎり》 あげて	寄《よせ》かや 花《はな》こんぶ	大焼栗《おほやきくり》 あげ こんぶ
衣《ころも》かけ油上《あぶらあげ》 にんじん 新葉《しんば》 氷砂糖《こほりさたう》	寄《よせ》こんにやく 結《むすび》ひじき	寄《よせ》ぎんなん 塩《しほ》のり	きんかん 蜜煮《みつに》 へぎ蕪《かぶら》 塩《しま》おし	蕗《ふき》のとう 付《つけ》やき しそ 砂糖巻《さたうまき》
同 ころがき みづから はいろ	筍《たけのこ》 がんさき でんがく はいろゆば	甘煮《うまに》みかん 塩煮《しほに》百合《ゆり》	初《はつ》たけ 付《つけ》やき 柚《ゆ》びし	太郎梅《たらうめ》 衣《ころも》かけ 菊《きく》の花《はな》

小梅干《こうめぼし》うちわり種《たね》の内《うち》の仁《にん》をとりすて肉《にく》も身《み》も共《とも》によく〳〵たゝき白砂糖《しろさたう》入《い》れてすり紫蘇《しそ》の塩《しほ》につけたるを細《こま》かにたゝきまぜるなり。

○甘露梅《かんろばい》

青小《あをこ》梅塩《うめしほ》につけおき、つかりたる時出《ときいだ》して打《うち》わり種《たね》をとりすて其《そ》の跡《あと》へ朝倉《あさくら》山椒《さんせう》或《あるひ》は粒《つぶ》こせうなど入《い》れ割《わ》りたる梅《うめ》を合《あは》せ紫蘇《しそ》の葉《は》にて包《つゝ》み砂糖蜜《さたうみつ》に酒《さけ》を加《くは》へて付《つけ》るなり夏《なつ》より冬《ふゆ》まで目張《めばり》しておくべし。

○水引大根《みづひきだいこん》

よき大根《だいこん》をはきまゝにうすくむき、よくそろへ薄刃《うすば》にて手《て》を定《さだ》めてほそく引《ひ》き半《なか》ばより梅酢《うめず》につけるなり。

○薯玉川《いもたまがは》

長芋《ながいも》をよくゆで皮《かは》を去《さ》り毛水嚢《けすゐのう》にて漉《と》

れん根《こん》
しほ煮《に》
浅草《あさくさ》のり

長芋《ながいも》
しほ煮《に》
かもうり
砂糖漬《さたうづけ》

かしいも
付《つけ》やき
太郎梅《たらうめ》

しめぢ付焼《つけやき》
長青《ながあを》のり
火《ひ》どりて

○重引《ぢうひき》

堀川午房《ほりかはごばう》
みりん煮《に》
くず溜《たまり》
青《あを》のりかけ

天王寺蕪《てんわうじかぶら》
むして葛煮《くずに》
すり生姜《しやうが》
かけて

木津《きづ》にんじん
太《ふと》き處計《ところばかり》
湯煮《ゆに》葛溜《くずたまり》
青《あを》のり

上《じやう》くわゐ
おとさき切《きり》
みりん醤油《しやうゆ》
煮付《につけ》

白《しろ》うど
太《ふと》きもの皮《かは》
をとり湯煮《ゆに》
して葛《くず》かけ
わさび

大栗《おほくり》
みそ煮《に》

土佐麩《とさふ》
あま煮《に》
こしいも
かけこせう

蓮根《れんこん》
ゆ煮《に》して
なごやみそ
みりん入《いれ》て
煮《に》る

長《なが》せんくわゐ
たうがらし
みそさんがく

同
こせう醤油《しやうゆ》
付《つけ》やき

れんこん
湯煮《ゆこ》みりん
醤油付焼《しやうゆつけやき》
こせう

同
ゆ煮《に》して
くず煮《に》にし
こしいも
かけ

し、くちなしにて色《いろ》をつけ白《しろ》の所《ところ》へは黒胡麻《くろごま》ちらしわくに入《い》れて蒸《む》すなり。

◎春霞《はるがすみ》

百合根《ゆりね》をよく蒸《む》し毛水嚢《けすゐのう》にて漉《こ》し青《あを》き所《ところ》へは挽茶《ひきちや》にて色《いろ》を付《つけ》るなり塩加減《しほかげん》むし方切《かたき》り方《かた》は魚類《ぎよるゐ》の春霞《はるがすみ》に同《おな》じ。

◎いも白魚《しらうを》

長芋《ながいも》の漉《こ》したるに白砂糖《しろざたう》と焼塩《やきしほ》を入《い》れて白魚《しらうを》の形《かたち》につくるなり。

◎まきぎぬ

上々《じやう〳〵》のうどん粉《こ》、白砂糖《しろざたう》、醤油《しやうゆ》に水《みづ》を加《くは》へ。ねりやき鍋《なべ》に胡麻《ごま》の油引《あぶらひ》きて火《ひ》にかけ右《みぎ》のうどん粉《こ》をながし金鍋《かなあべ》にて引《ひき》かへし焼《や》けば薄《うす》き絹《きぬ》にある、それに長芋《ながいも》のこしたるを心《しん》に入《い》れて巻《まき》せんべい程《ほど》にまき又《また》すこし、やき鍋《なべ》にてやくなり、焼《や》き加減《かげん》は色《いろ》の變《かは》りたるを度《ど》と

長芋《ながいも》 白醤油《しろしやうゆ》 みりん羹《に》 べにこし いも	松《まつ》たけ 中《ちう》ひらき かさばかり こせうみそ でんがく	同 せうがみそ みりんにて ゆるめ田楽《でんがく》	百合根《ゆりね》 丸《まる》にて葛羹《くずに》 青《あを》のり	さがらふ みりん醤油《しやうゆ》 羹《に》つめ こしいもかけ
同 葛羹《くずに》して 上《うへ》より青《あを》のり もみかけ	同 つぼみ計《ばかり》 根本切《ねもときり》とり 葛羹《くずに》にし すり生姜《しやうが》	かしらいも 角切《かくぎり》にして くず羹《に》 しやうが	同 丸《まる》にて山椒《さんせう》 みそでんがく	同 きのめみそ羹《に》 刻《きざみ》きくらげ
同 さんせうみそ でんがく	同 中《ちう》ひらき 笠《かさ》ばかり こせう醤油《しやうゆ》 付《つけ》やき	同 湯羹《ゆに》し味噌《みそ》羹《に》 青《あを》のり	同 丸《まる》にてたゝき みそ羹 ふきのとう	よせ銀杏《ぎんなん》 くず羹《に》 すり生姜《しやうが》
同 色付《いろつき》にして ふりこせう 淺草《あさくさ》のり かけ	蕗《ふき》のとう たうがらし みそでんがく	同 たうがらし みそでんがく	同 こせう。山椒《さんせう》 醤油付焼《しやうゆつけやき》	同 きのめみそ かけ

す。

○蘭花《らんくわ》

ひねのそら豆水《まめみづ》につけおき、ふやけたる時水氣をさり、そら豆《まめ》の頭《かしら》へ小刀目《こがたなめ》ひとつ入《い》れ胡麻《ごま》の油《あぶら》にて揚《あ》ぐれば四《よ》つ花《はな》にひらきて蘭《らん》の花《はな》の如《ごと》し。

○紫蘇《しそ》千枚漬《せんまいづけ》のほいろ

千枚《せんまい》づけのしそ一枚《まい》づゝへがし水《みづ》にて能々《よく〳〵》洗《あら》ひまた一枚《まい》つゝひろげ、じよたんにて仕上《しあ》ぐるなり。

○ちゞれうど

よき獨活《うど》をうすくむきてなぞへに切《き》り水《みづ》に浸《ひた》せば一しはよくちゞれる。

○長芋羊羹巻《ながいもやうかんまき》

長芋《ながいも》をうすくむき羊《やう》かんのよくつへたるを薄《うす》くあげ渦《うづ》にまきて其《そ》の上《うへ》を紙《かみ》にて巻《ま》き紙捻《こより》にてむすびよく蒸《む》して小口《こぐち》

寄《よせ》ゆりね
くず羹《に》
わさび

同
山椒《さんせう》みそ
かけ

寄栗《よせくり》
葛溜《くずたまり》かけ
わさび

同
山椒《さんせう》みそ
かけ

○丼物《どんぶりもの》

篠《しの》うど
さい形松露《がたしようろ》
さん木《ぎ》松《まつ》たけ
木《き》のめあへ

筍《たけのこ》の穗《ほ》
ちよろぎ
佛手柑《ぶつしゆかん》
辛子《からし》あへ

丸《まる》むきむかご
しの蓮根《れんこん》
うど芽《め》
胡麻《ごま》みそ和《あへ》

いかり防風《ばうふう》
もづく
ゆもちさい形《がた》
みぢん大根《だいこん》
はぢき葡萄《ぶだう》
海苔《のり》す敷《しき》

黃菊《きぎく》
おろし大根《だいこん》

はぢき葡萄《ぶだう》
す醤油《しやうゆ》

○鉢肴《はちさかな》

自然生《じねんじやう》
きのめでんがく
けんちん巻《まき》
ぢく菜《な》からし漬《づけ》
かしめ長《なが》せん
ふりせうが

大長芋金《おほながいもきん》とん羹《に》
よせ椎茸《しひたけ》
蒲公英《たんぽゝ》きりあへ
しのうど
おちやら漬《づけ》
青羹《あをに》たうがらし

海苔《のり》蒲燒《かばやき》くわゐ
五《ご》もく卯《う》の花《はな》
羹《に》山椒《さんせう》

大梅田《おほうめだ》午房《ごばう》
紅《べに》ふくめ
揚《あげ》はす、でんがく
よめな味噌漬《みそづけ》
新生姜《しんしやうが》

より切《き》る。

○柿《かき》ころもかけ

柿《かき》のたねを取《と》り内《うち》を外《そと》へ引《ひ》きかへし、うどん粉《こ》のうすぎぬをやきなべにて包《つゝ》みて小口《こぐち》よりうすく切《き》るなり。

○まきけんちん

芹又《せりまた》は水菜《みづな》の類《るゐ》うそく味《あぢ》をつけ獨活《うど》、ふき或《あるひ》はちりめん麸《ふ》いづれも味《あぢ》をつけ右《みぎ》の青物《あをもの》と一《ひと》つにして平湯葉《ひらゆば》にて小巻《こまき》にして胡麻《ごま》の油《あぶら》にてさつとあげ厚小口《あつこぐち》に切《き》る。

○大《おほ》まき蓮根《れんこん》

蓮根《れんこん》の四方《はう》をすへかゝるほど切《き》り去《さ》り何本《なんぼん》も寄《よ》せ平干瓢《ひらかんぺう》にて葛《くず》の粉《こ》ふりながらまき付《つ》けて酒醤油《さかしやうゆ》にて煮《に》づけ大《おほ》ばすに切《き》るなり。

○葛《くず》たけ

筏午蒡《いかだごばう》 糸《いと》みつば からし漬《づけ》 大生栗《おほなまぐり》うば玉《たま》 長《なが》ひじき かつら生姜《しやうが》 てり煮《に》	挽茶煮長芋《ひきちやにながいも》 結《むす》びひじき よせかうたけ よまきいんげん 青煮《あをに》 みそやき生姜《しやうが》	伊達巻松風《だてまきまつかぜ》 くわゐ しぼり ゆば山椒焼《さんせうやき》 新《しん》ずいき ふくめ漬《づけ》 蕗《ふき》のとうみろ漬《づけ》 氷山椒《とほりさんせう》
清水米《きよみづまい》のり巻《まき》 ばうふう、 あま酢《す》 かたばみ菜《な》 湯葉巻《ゆばまき》 ぼたん煮《に》柚子《ゆず》 こほり生姜《しやうが》	菊《きく》くわゐ 若大根《わかだいこん》 あちやら漬《づけ》 筏午蒡《いかだごばう》 うこぎ味噌漬《みそづけ》 わさび短冊《たんざく》 てりに	さんぎかえう むぎこむし へちまでんがく うこぎ切《きり》あへ たぐりゆば 山椒《さんせう》やき うはみづ
みなと蒲焼《かばやき》 べつかふ根芋《ねいも》 白《しろ》でます 唐煮《たうに》みかん 糸蕗青煮《いとふきあをに》 すづけ生姜《しやうが》	茶巾《ちやきん》いも 茄子《なす》 菊《きく》の芽《め》あげ出《だ》し 裏白大椎茸《うらしろおほしひたけ》 日光《につくわう》たうがらし	おくれ茄子《なす》 かめの子《こ》焼《やき》 いりでぎやう 生姜《しやうが》みろ漬《づけ》
自然生《じねんじやう》すなこし 伊達《だて》まきこんぶ はうれん草《さう》 しの巻《まき》 かさねあらめ かそ漬山葵《づけわさび》	くわゐけんちん 松露《しようろ》でんがく 青串《あをくし》 皮午蒡《かはごばう》かさね 旨煮《うまに》 そろひせんまい しのむき生姜《しやうが》	伊達巻《だてまき》ゆば さんせうやき よめなきりあへ きせん 青《あを》たうがらし 熟煮《つにに》

葛《くず》の粉《こ》を沸湯《にえゆ》にてよくねり初茸《はつたけ》の形《かたち》を手《て》にてひねり湯煮《ゆに》をして、水《みづ》へとるなり。

○くるみ餅《もち》

胡桃《くるみ》のあま皮《かは》をよく去《さ》り米《こめ》の粉《こ》、味噌《みそ》白砂糖《しろざたう》を入《い》れまぜて甑《こしき》にて蒸《む》し臼《うす》にて餅《もち》につくなり。

○梨子《なし》まんぢう

上々《じやうぐ》の水梨《みづなし》の両方《りやうはう》の小口《こぐち》を切《き》り小刀《こがたな》にて中《なか》の心《しん》をくりぬき此《こ》の中《なか》へ上々《じやうぐ》の饅《まん》頭《ぢゆう》二《ふた》つにぎり押《お》し入《い》れ蒸《む》して小口《こぐち》より切《き》る。

○よせがや

榧《かや》の澁皮《しぶかは》をよくむき酒醤油《さけしやうゆ》にて味《あぢ》をつけ寒天濃《かんてんこ》く煮《に》て之《これ》にかきませ箱《はこ》に入《い》れて之《これ》をさましかためて如何《いか》やうにも之《これ》を切《き》るなり。

○硯蓋《すゞりぶた》

ともゑぐわゐ
宇治《うぢ》はしいも
松《まつ》ばでんぶ
みかんびし
かんろ梅《うめ》
柚子《ゆず》まんぢう
むきぐるみ
自然生《じねんじやう》でんがく
青串《あをぐし》
鹽《しほ》せんまい
すづけ

黒《くろ》くわゐ金《きん》とん
甘露梅《かんろばい》
つけ燒《やき》まひたけ
水晶《すゐしやう》こんぶ長《なが》せん
粉《こ》ふき栗《くり》
燒目《やきめ》付《つき》大長芋《おほながいも》
ぶしゆ柑湯煮《かんゆに》
葉付大根《はつきだいこん》
紅水《べにすゐ》せん

松露《しようろ》うま煮《に》
百合羹《ゆりかん》
しそまき蓮根《れんこん》
天門冬《てんもんどう》しそ巻《まき》
つくし三しほ漬《づけ》
さわらび
みそ漬防風《づけばうふう》
生椎茸《なましひたけ》きのめ燒《やき》
朝日芋《あさひいも》
こはくくるみ

筍《たけのこ》からし煮《に》
氷室葛《ひむろくず》
さん木《ぎ》うど
しそ巻《まき》
しのまき柚子《ゆず》
柚《ゆ》ねり羹《かん》
松風《まつかぜ》くわゐ
うら白椎茸《しろしひたけ》
梅《うめ》ひしほ
長《なが》せん
雪見《ゆきみ》しそ

角長《かくなが》いも
ゆずうま煮《に》
朝日《あさひ》ばうふう
松風《まつかぜ》くわゐ
ちどりみそ
湯葉《ゆば》でんぶ煮《に》
松露《しようろ》うま煮《に》

麩《ふ》かた煮《に》けしふりて
椎茸《しひたけ》
あつやきとうふ
長《なが》ゆば
長《なが》いも定家《ていか》煮《に》
水《みづ》あしむきかけ
がんくひまめ

茶《ちや》きん栗《くり》
うれしの巻《まき》
きんかん唐煮《たうに》
めんとり長芋《ながいも》
きんしゆば
水牛《すゐぎう》こんぶ
長《なが》せん
はつたけ
きのめでんがく

土筆《つくし》ふくみ漬《づけ》
黒《くろ》くわゐ
あちやら漬《づけ》
丸山《まるやま》かん
粒椎茸定家煮《つぶしひたけていかに》
花柚《はなゆ》うま煮《に》
木目羹《もくめかん》
砂《すな》ごし長芋《ながいも》

○酒麩《さかふ》

生麩《なまふ》に上々《じやうぐ》のうどん粉《こ》を加《くは》へよくすり鍋《なべ》に竹《たけ》の皮《かは》しきて其《そ》の上《うへ》に入《い》れ鍋《なべ》一ぱいに酒《さけ》を入《い》れ煮《に》えひるまで煮《に》かためてさて醬油《しやうゆ》にて少《すこ》し味《あぢ》をつけさまして切《き》るなり。

○松丹慈姑《しようたんくわゐ》

生《なま》にておろし丸《まろ》めて油《あぶら》にて揚《あげ》る。

○慈姑《くわゐ》まつまへ卷《まき》

慈姑《くわゐ》をおろし上々《じやうぐ》のうどん粉《こ》、白砂糖《しろざたう》を入《い》れてよくすり青昆布《あをこぶ》にて卷《ま》きてこみ甑《こしき》にて蒸《む》しさて小口《こぐち》より切《き》るなり。

○金糸午房《きんしごばう》

午房《ごばう》を細《ほそ》く長《なが》せんにうち白水《しろみづ》にてよくさらし水氣《みづけ》をよく取《と》り去《さ》り榧《かや》の油《あぶら》にてあげる。

○玉《たま》づさ午房《ごばう》

黒《くろ》くわゐ金《きん》とん
きんしゆば
よせかちくり
うら白椎茸《しろしひたけ》
甘露《かんろ》ふき

きやう午蒡《ごばう》
こぶまき
長《なが》ぶき
かちぐりうまに
かい割菜《わりな》
味噌漬《みそづけ》
たんざく

甘露茄子《かんろなす》
竹《たけ》の子《こ》くわゐ
さくら麩《ふ》でま
加賀《かゞ》煮《に》
鹽《しほ》わらび
三しほ漬《づけ》
はいろこんぶ

芽《め》うど
けしすあへ
天門冬《てんもんどう》青茶《あをちや》あへ
きやら蕗《ふき》
佛手柑《ぶつしゆかん》うま煮《に》
葡萄《ぶだう》しぐれ煮《に》

○會席向皿《くわいせきむかふざら》

海苔《のり》酢敷《すしき》
かきいも
日光岩茸《につくわういはたけ》
べた煮《に》
かくしわさび

けし酢和《すあへ》
白《しろ》なまゆば
すゐせんじ海苔《のり》
じゆん菜《さい》まき葉《は》
あられ生姜《しやうが》

いり酒《さけ》
水《すゐ》せんじ海苔《のり》
もづく
茗荷《みやうが》たけ
わさび

辛子《からし》酢《す》
きんかん麩《ふ》
椎茸《しひたけ》極《ごく》せん
うど芽《め》たんざく
はりわさび
かや小口《こぐち》きり

粒《つぶ》みそ利休《りきう》ぬた
焼松《やきまつ》たけせん
はぢき葡萄《ぶだう》
唐草防風《からくさばうふう》

ごます和《あへ》
つみ若《わか》め
さゝうち獨活《うど》
天門冬《てんもんどう》せん

午房《ごばう》の皮《かは》をうすくへぎ細長《ほそなが》に切《き》りよくさらして玉章《たまづさ》に結《むす》びて味《あぢ》つける。

〇薯蕷羹《じよかん》

太《ふと》き自然生《じねんじやう》の皮《かは》をさりおろしてよくすり道明寺《だうみやうじ》と上々《じやうぐ》のうどん粉《こ》入《い》れて蒸籠《せいらう》にてむし上《あ》げさまして大《おほ》きく切《き》り胡麻《ごま》の油《あぶら》にて上《あ》げ味《あぢ》をつける。

〇まるめろ　又佛手柑《ぶしゆかん》

皮《かは》と身《み》をよきほどづゝにそぎて葛《くず》の粉《こ》にくるみ胡麻《ごま》の油《あぶら》にて上《あ》げ焼塩《やきしほ》ふるなり。

〇龍眼肉《りうがんにく》

うち割《わ》りて皮《かは》と種《たね》とを去《さ》りうどんの粉《こ》に生姜《しやうが》のしぼり汁《しる》と焼塩《やきしほ》とを入《い》れて衣《ころも》にかけ芥子《けし》の油《あぶら》にて揚《あ》げる。

〇ふづく

上々《じやうぐ》のうどん粉《こ》に砂糖《さたう》と山《やま》の芋《いも》おろし

〇同汁《しる》

南部《なんぶ》みそ へぎ松露《しようろ》 よめ菜《か》	から汁《しる》 はつたけ よまきいんげん
尾張《をはり》みそ つくし あられ豆腐《とうふ》	赤《あか》みそ 松露《しようろ》とうふ おろし冬瓜《とうぐわ》 やへなり
芋《いも》すりながし とろゝ汁《しる》 青海苔《あをのり》	同 白《しろ》さゝげ ふき小口切《こぐちぎり》 よもぎたゝき

〇同椀盛《わんもり》

つくし 裂松茸《さきまつたけ》 萌《もやし》そば	鍵《かぎ》わらび かゝみ大根《だいこん》 ふき
いもしんじよ 榧油揚《かやあぶらあげ》 みつば	まひ茸《たけ》 もち鯨《くじら》 午房《ごばう》さゝがし
火取長芋《ひどりながいも》 生椎茸《なましひたけ》 うぐひす菜《な》	筍《たけのこ》　うすうち 松露《しようろ》 もやしみつば

〇同焼物《やきもの》

大長芋《おほながいも》　つけ焼《やき》 蕗《ふき》の薹《とう》　甘露《かんろ》煮《に》
松《まつ》たけ　塩《しほ》やき うてぎの　きりあへ
若茄子《わかなす》　かめの子《こ》焼《やき》 たうがらし　青煮《あをに》

入《い》れて蕎麦《そば》の加減《かげん》にのしいろくの形《かたち》に切《き》り或《あるひ》は卷《ま》きて小口《こぐち》より切《き》り又《また》は結《むす》び玄らしぼりにて揚《あげ》る、但《たゞ》し常《つね》には玉《たま》子《ご》を入《い》れて芋《いも》は入《い》れず普茶《ふちや》にて芋《いも》を入《い》るゝなり○

○おらんだ味噌《みそ》

豆《まめ》をよく炒《い》りて細《こま》かに引《ひ》きわり唐《たう》がらし、胡麻《ごま》、陳皮《ちんぴ》、あさのみ、けし、など上々《じやうぐ》の赤味噌《あかみそ》にまぜ庖丁《はうてう》にてよくよく切《き》りまぜ此《こ》の味噌《みそ》を胡麻《ごま》の油《あぶら》にていり、よき日《ひ》に二日《ひ》ほどほし手《て》にて能《よ》くもむなり○

○じゆんさい砂《さ》糖《たう》煮《に》

白砂糖《しろさたう》にみりん酒《しゆ》やき塩少《しほすこ》し加《くは》へて煮《に》かへし絹《きぬ》ごしにして之《これ》にてじゆんさいを煮《に》るなり○

○てり煮柚子《にゆず》

長《なが》ひじき　はつたけ
こまく　山椒焼《さんせうやき》

炒卵《いりう》の花《はな》　へちまでんがく
煮山椒《にさんせう》

ほいろゆば　蕗《ふき》のとうでんがく
水引《みづひき》こんぶ

○吸物《すひもの》

木《こ》の葉百合《はゆり》　じゆんさい
やき目付《めつけ》　胡椒《こせう》

海藤花《かいとうくわ》　はぢき葡萄《ぶどう》

すゐせんじ海苔《のり》　土筆《つくし》

獨活芽《うどめ》　あられ豆腐《とうふ》　生海苔《あまのり》

莫筏海《はくたいかい》　しのびわさび

みるふさ　焼《やき》ふきの薹《とう》

○ひたし物《もの》

菊若葉《きくわかば》　午蒡《ごばう》の皮《かは》

蒲公英《たんぽゝ》　つくし　くるみ醤油《しやうゆ》

うどめ　たんざく　芹《せり》の根《ね》　柚子《ゆず》醤油《しやうゆ》

干大根《ほしだいこん》　わかめ　煮切醤油《にきりしやうゆ》

おろし大根《だいこん》　焼《やき》はつたけ　山葵《わさび》せん

よめな　つくし　焼松茸《やきまつたけ》　煮切《にきり》しやうゆ

竹《たけ》の子《こ》　さんぎ　新《しん》さやそら豆《まめ》　けし醤油《しやうゆ》

もやし　根芋《ねいも》　たゝき午蒡《ごばう》　ごまみそ醤油《しやうゆ》

柚《ゆ》の皮《かは》をむき六《む》つほど庖丁目《はうてうめ》を入《い》れ能《よ》くゆで、水《みづ》に取《と》り核《たね》と肉《にく》を去《さ》り能《よ》く水《みづ》をしぼり味淋酒《みりんしゆ》にて又能々《またよくく》羮《に》つめ氷《こほり》おろしを入《い》れしばらく又羮《またに》て焼塩《やきしほ》入れ羮《に》上《あぐ》るなり。

蜜柑《みかん》は仕様同斷《しやうどうだん》と小口切《ぐちぎり》にして羮《に》る、

金柑《きんかん》も仕様同斷《しやうどうだん》但し丸羮《まるに》なり。

○水晶昆布《すゐしやうこんぶ》

菓子昆布《くわしこんぶ》よくゆで裏表《うらおもて》とも庖丁《はうてう》にてすき中《なか》の白《しろ》き所《ところ》を短冊《たんざく》に切《き》り味淋《みりん》にて能《よ》く羮仕上《にしあ》げ際《ぎは》に焼塩《やきしほ》いれて塩梅《あんばい》つけるなり。

○紫《むらさき》でんぶ

紫蘇《しそ》の實《み》を旨羮《うまに》にして錦糸湯葉《きんしゆば》と生姜《しやうが》につやを入《い》れて合《あは》せる。

○天門冬《てんもんどう》きぬた巻《まき》

白瓜《しろうり》をうすくむき天門冬《てんもんどう》を笹打《さゝうち》にして

みつは ごま又《また》は けし	わらび 白《しろ》ごます 醤油《しやうゆ》	はうれん草《さう》 すりけし す醤油《しやうゆ》 はり栗《くり》	あかざ すり山椒《さんせう》 醤油《しやうゆ》 はり午蒡《ごばう》	くわん草《さう》 ごます 醤油《しやうゆ》 針生姜《はりしやうが》
せり す醤油《しやうゆ》 黒《くろ》ごま	ぶんどう もやし 黒《くろ》ごますりて 醤油《しやうゆ》	葉《は》にんじん すりごま 生醤油《きしやうゆ》	うこぎ すりけし 生醤油《きしやうゆ》 針午蒡《はりごばう》	午蒡新葉《ごばうしんは》 黒《くろ》ごま 醤油《しやうゆ》 はり午蒡《ごばう》
よめな 干大根《ほしだいこん》 はりはり す醤油《しやうゆ》	かいわり菜《な》 生醤油《きしやうゆ》 もみごま	ちさ す醤油《しやうゆ》 針生姜《はりしやうが》	くこ 生醤油《きしやうゆ》 ふりけし	竹《たけ》の子《と》 末皮《すゑかは》 す醤油《しやうゆ》 こせう
たんぽゝ すりごま 醤油《しやうゆ》	きくな 生醤油《きしやうゆ》 針栗《はりくり》 上《うへ》にまく	ふき若葉《わかば》 白《しろ》ごますりて たくさん 生醤油《きしやうゆ》	つくし 胡椒酢《こせうす》 醤油《しやうゆ》 はりかや	刻筍《きざみたけのこ》 きのめ醤油《しやうゆ》か 生醤油《きしやうゆ》 すりごま

きぬたの形《かたち》にまき煮《に》きりみりんの塩味《しほみ》にて芥子《からし》をとき美濃紙《みのがみ》をのせ其《そ》の上《うへ》に流《なが》しかける。

○火取蜜柑《ひどりみかん》

蜜柑《みかん》を小口《こぐち》よりうすくへぎ板《いた》にならべ一日干《ほ》し其上《そのうへ》にてじよたんに入《い》るゝなり。

○のし梅《うめ》

極製《とくせい》の梅《うめ》びしほへときくずを入《い》れよく合《あは》せ蒲鉾板《かまぼこいた》やうのものへつけて蒸《む》しよろしく庖丁《はうてう》す。

○寄《よ》せ物《もの》こしらへ様《やう》

上々《じやう／＼》の長《なが》いもよくゆで皮《かは》をさり毛水嚢《けすゐのう》にて漉《こ》しもろこしの粉《こ》と白砂《しろざ》糖《たう》とたまりを入《い》れておしませ甑《こしき》の内《うち》へわくを

時雨《しぐれ》

薯《いも》

茗荷《みやうが》の子《こ》きざみ ごます 醤油《しやうゆ》	さゝげ 生醤油《きしやうゆ》 すりごま	いんげん 山椒醤油《さんせうしやうゆ》	刻《きざみ》まつ茸《たけ》 柚醤油《ゆずしやうゆ》 こせう	干《ほし》ずいき さんせう 醤油《しやうゆ》
蓮《はす》いも す醤油《しやうゆ》 ふりごま	はゝきゞ 生醤油《きしやうゆ》 ふりけし	ずいき ごます 醤油《しやうゆ》 刻《きざみ》かや	みぶ菜《な》 からし 醤油《しやうゆ》	鶏頭《けいとう》の葉《は》 生醤油《きしやうゆ》 ふりけし
けしな 生醤油《きしやうゆ》 はりくり	なすび ごま醤油《しやうゆ》	干瓢《かんぺう》 生《き》じやうゆ もみごま	干《ほし》わらび さんせう 醤油《しやうゆ》 はり栗《くり》	にんじん 新葉《しんば》 生醤油《きしやうゆ》 ふりごま
かぶら菜《な》 煮《に》ころし ごま醤油《しやうゆ》	根《ね》いも す醤油《しやうゆ》 すりごま	ぜんまい こせう 醤油《しやうゆ》	蓮《はす》の若葉《わかば》 せうが 醤油《しやうゆ》 きざみかや	ひゆ こせう 醤油《しやう》 きざみかや

入《い》れ布巾《ふきん》をしき右《みぎ》の芋《いも》をうすく入《い》れ又《また》もろこしの入《いり》たるをうすく入《い》れ又白《またしろ》の芋又《いもまた》もろこしのいも入《い》れて蒸《む》し上《あぐ》るなり。

かるかん蒸《むし》

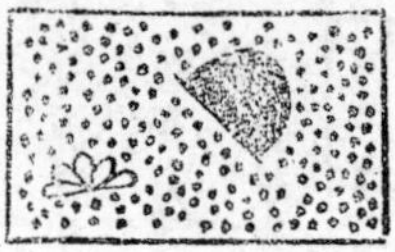

中《ちう》みぢん粉《こ》に白砂糖《しろざたう》と塩《しほ》かげんしてあくを入《い》れてこね又赤《またあか》みそにうどんの粉《こ》加《くは》へ白砂糖《しろざたう》入《い》れよくすり柚子《ゆず》二つに割《わ》りて肉《にく》を去《さ》り此内《このうち》へ味噌《みそ》をつめ又《また》みかんむきてよく筋《すぢ》をきりて一《ひと》つ此《と》の二品《しな》をこねたるみぢん粉《こ》にて甑《こしき》につめてむしあげ、すのたつを去るしに冷《さま》して取《と》り出《だ》し小《こ》口切《ぐちぎり》にするなり

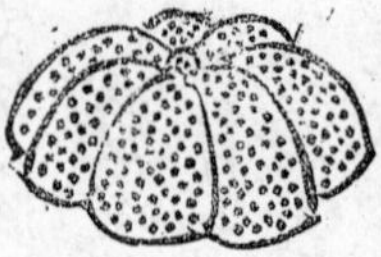

右《みぎ》のみぢん粉《と》くちなしの水《みづ》につけ白砂糖《しろざたう》としほ加《か》減《げん》して入《い》れあくにてこね圖《づ》の如《ごと》く打《うち》がたにてあん

◎香《かう》の物《もの》

煮山椒《にさんせう》 まきなづけ もりくち みそづけなす はなしほ	新漬花《しんづけはな》まる みそ漬胡瓜《づけきうり》 からじ漬《づけ》なす	ぬか漬大根《づけだいこん》 とうぐわ みろ漬《づけ》	はだな大根《だいこん》 みろづけ 京菜《きやうな》 黒《くろ》でま塩漬《しほづけ》	天王寺蕪《てんわうじかぶら》 みろづけ からし菜《な》
新澤庵《しんたくあん》 からじつけ茄子《なす》 みろづけ瓜《うり》	きうり新漬《しんづけ》 かぶらみそ漬《づけ》 日光《にっくわう》たうがらし	からし漬《づけ》なす よまき胡瓜《きうり》	新《し》たくあん うす切《きり》 とうたち菜《な》 からし漬《づけ》	花落《はなおち》なす きうり 糠漬《ぬかづけ》
いんらう漬瓜《づけうり》 みそ漬大根《づけだいこん》 なら漬瓜《づけうり》	新漬《しんづけ》なす 千枚漬《せんまいづけ》しそ 丸漬瓜《まるづけうり》	大阪《おほさか》 淺漬《あさづけ》	二年子大根《にねんとだいこん》 とも葉《は》 生姜《しやうが》みろ漬《づけ》 大阪漬《おほさかづけ》	もみ大根《だいこん》 塩《しほ》おし 小《と》なす みそ漬《づけ》
おしうり ならつけなそ 新大根《しんだいこん》	ほそね大根《だいこん》 京菜《きやうな》みそ漬《づけ》 あた豆粕漬《まめかすづけ》	若大根《わかだいこん》 當座漬《たうざづけ》 古茄子《ふるなす》 甘醤油《あましやうゆ》づけ	百一《ひやくいち》なす からじづけ 守口大根《もりぐちだいこん》 かくあへ	蛇《じや》の目《め》 花丸《はなまる》 新生姜《しんしやうが》 ぬか漬《づけ》

に赤味噌《あかみそ》さんせうと砂糖《さたう》入《い》れて丸《まる》めて之《これ》を入《い》れ右《みぎ》のみぢん粉《こ》にて包《つゝ》み、うちがたにてぬき甑《こしき》にならべて蒸《む》すなり。

椿《つばき》みそ

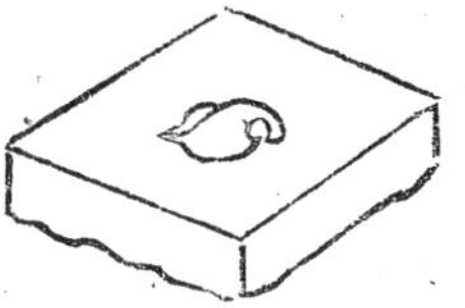

赤味噌《あかみそ》よくすり、わらびの粉《こ》入《い》れ白砂糖《しろざたう》と水《みづ》すこし加《くは》へ甑《こしき》の内《うち》のわくに入《い》れ、むきぐるみ配《くば》りて上《うへ》におき蒸《む》し冷《さま》して四角《しかく》に切《き》るなり圖《づ》の如《ごと》く、くるみ一つづゝ中《なか》に置《お》きて切《き》る。

無名

道明寺《だうみやうじ》と長芋《ながいも》とおろし白砂糖《しろざたう》を入《い》れ赤《あか》き所《ところ》は赤味噌《あかみそ》入れてこね甑《こしき》の内《うち》のわくへ入《い》れてむす

むしかげん前《まへ》に同《おな》じ。

さつまいもふかして皮《かは》を去《さ》り毛《け》水嚢《すゐのう》に

瓜丸《うりまる》づけ
かみなりぼし
青《あを》たうがらし
ともは
鹽《しほ》おし

白瓜《しろうり》らん切《きり》
小《こ》なす小口《こぐち》
しそこまく
たで鹽押《しほおし》

よまき胡瓜《きうり》
みろ漬《づけ》
もりぐち
かくあへ

九日大《くにちだい》こん
當座《たうざ》ぼし
ぬか漬《づけ》
同とも葉《は》
押漬《おしづけ》

名殘《なとり》なす
三割《みつわり》づけ
くき菜

花《はな》まる
かす漬《づけ》
生姜《しやうが》
みろ漬《づけ》

牛房《ごばう》みそ漬《づけ》
干大根《ほしだいこん》
ひしほ
醤油《しやうゆ》づけ

小蕪《こかぶら》
早《はや》みろ漬《づけ》
同とも葉《は》
おしづけ

澤庵漬《たくあんづけ》
はさみなす
大根《だいこん》
みそ漬《づけ》

かてひ
雷《かみなり》ぼし
みりんづけ
うど
みそづけ

水菜《みづな》
からし漬《づけ》

蕪《かぶら》みそ漬《づけ》
大根《だいこん》かすづけ
なら漬瓜《づけうり》
花《はな》しは
山椒《さんせう》

うどみそ漬《づけ》
大根新漬《だいこんしんづけ》
瓜《うり》なら漬《づけ》

ほそ根大《ねだい》こん
なら漬《づけ》
花丸瓜《はなまるうり》
千枚《せんまい》づけしそ

押瓜《おしうり》
かうじ漬《づけ》あをそ
巻菜《まきな》づけ

なす
からし漬《づけ》
いと瓜《うり》みそ漬《づけ》
西瓜《すゐくわ》かす漬《づけ》

むき干瓜《ほしうり》
新《しん》づけなす
なたまめ
かすづけ

初《はつ》なす
鹽出《しほだ》し
なら漬《づけ》
きうり

うどみそ漬《づけ》
ほそね大根《だいこん》
もみ大根《だいこん》
一夜《いちや》づけ

同

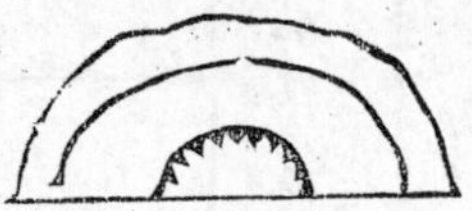

て漉《こ》しうどんの粉《こ》と白砂《しろざ》糖《た》入《いれ》しは加減《かげん》してよくこね板《いた》にかやをならべ之《これ》を心《しん》にしてかまぼこなりにいもを付《つ》け又《また》をぐら芋《いも》に紅《べに》をまぜ白砂糖《しろざたうい》入れて之《これ》にて圖《づ》の如《ごと》く上《うへ》を包《つゝ》みてむし上《あ》げ小口《こぐち》より切《き》るなり。

無名

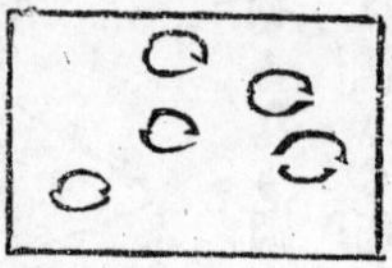

長《なが》いも生《なま》にて皮《かは》をよく去《さ》りおろして、うどんの粉《こ》白砂《しろざ》糖鹽《たうしほか》加減《げん》して入《い》れすりばちにてよく摺《す》り大納《だいな》言小豆《ごんあづき》を煮《に》て此種《このたね》へ入《い》れませ甑《こしき》の内《うち》のわくへふきんを布《し》きてながし入《い》れむし方《かた》いづれも前《まへ》に同《おな》じ。

同

慈姑《くわゐ》を生《なま》にて皮《かは》をさり、うどんの粉《こ》と白砂糖赤《しろざたうあか》みそのたれを入《い》れて摺鉢《すりばち》にてよくすり板《いた》の上《うへ》に角《かく》に

新《しん》たくあん
唐瓜《たうぐわ》みそ漬《づけ》
かうじ漬《づけ》なす

花丸一《はなまるひと》しほ
うど粕漬《かすづけ》
西瓜《すゐくわ》みそ漬《づけ》

いんらう漬《づけ》 瓜《うり》
京菜《きやうな》 みそ漬《づけ》

第四編　精進調理法《しやうじんてうりほふ》

◎茶碗蒸《ちやわんむし》

生《なま》ゆばを摺鉢《すりばち》にてよくすり其處《そこ》へ山《やま》の芋《いも》を生《なま》にて皮《かは》をとり、わさびおろしにてすりおろし両品《りやうしな》をいかにもよく摺《す》り合《あは》し程《ほど》よき時《とき》に極上《ごくじやう》の葛《くず》粉を水《みづ》にてとき少《すこ》しづゝ入《い》れて幾度《いくど》にもよくすり合《あは》し、さて昆《こん》布《ぶ》だしに酒《さか》しほ少《すこ》し入《い》れ醤油《しやうゆ》をよき加減《かげん》に合《あは》し其汁《そのしる》にて程《ほど》よく摺《す》り延《のば》して加益《かやく》には

しめぢ　やきくり　きくらげ　皮午房《かはごばう》

など時々《ときどき》見計《みはから》ふべし、さて是等《これら》のもの茶碗《ちやわん》に入《い》れその上《うへ》より右《みぎ》の合《あは》したる汁《しる》をよき程《ほど》に盛《も》り蒸籠《せいらう》にならべて蒸《む》すべし、蒸《む》し上《あが》りて出《いだ》す時《とき》干山椒《ひさんせう》を上《うへ》に置《お》くべし。

○此《こ》の外《ほか》、豆腐《とうふ》仕《し》立《たて》、栗仕《くりし》立《たて》、銀杏仕《ぎんなんし》立《たて》、浅草海苔《あさくさのり》仕《し》立《たて》、青《あを》のり仕《し》立《たて》など種々《しゆぐ》あれども大同小異《だいどうせうい》なるを以《もつ》て畧《りやく》す。

○葛《くず》にふめん

あつくつけ甑《こしき》に入《い》れて蒸《む》す但《たゞ》し上《うへ》へ青《あを》こんぶを張《は》り付《つ》くれば一段《だん》見《み》事《ごと》なり。

◎飯《めし》炊《た》きやう

◎玉子《たまご》飯《めし》

常《つね》の如《ごと》く米《こめ》を能《よ》く炊《か》しき、すこし和《やは》らかに仕《し》かけ焚《たき》て木《き》をひき玉子《たまご》を人數《にんぞ》相《さう》應《おう》に打《う》ち割《わ》り能《よ》くかきまはし上《うへ》よりさぶりとかけ釜《かま》の中《なか》にてませ合《あは》せ暫《しばら》く蓋《ふた》をおし置《お》くべし其《そ》の後《のち》釜《かま》より直《たゞ》ちに盛《も》り出《いだ》すか又《また》食籠《じきらう》にうつし出《いだ》すもよし、かけ汁《しる》、鰹《かつを》のだし醤油《しやうゆ》かげんして、胡《こ》椒《せう》、淺草海苔《あさくさのり》、葱《ねぎ》の小《こ》口《ぐち》、たうがらし等《とう》を加役《かやく》とす。

◎網雜魚《あみざこ》飯《めし》

常《つね》の如《ごと》く飯《めし》を仕《し》かけ、すこし和《やは》らかに炊《た》き木《き》を引《ひ》く前《まへ》に網雜魚《あみざこ》を上《うへ》に置《お》くべし尤《もつと》も雜魚《ざこ》の塵《ちり》をよく善《よ》く洗《あら》ひて遣《つか》ふ

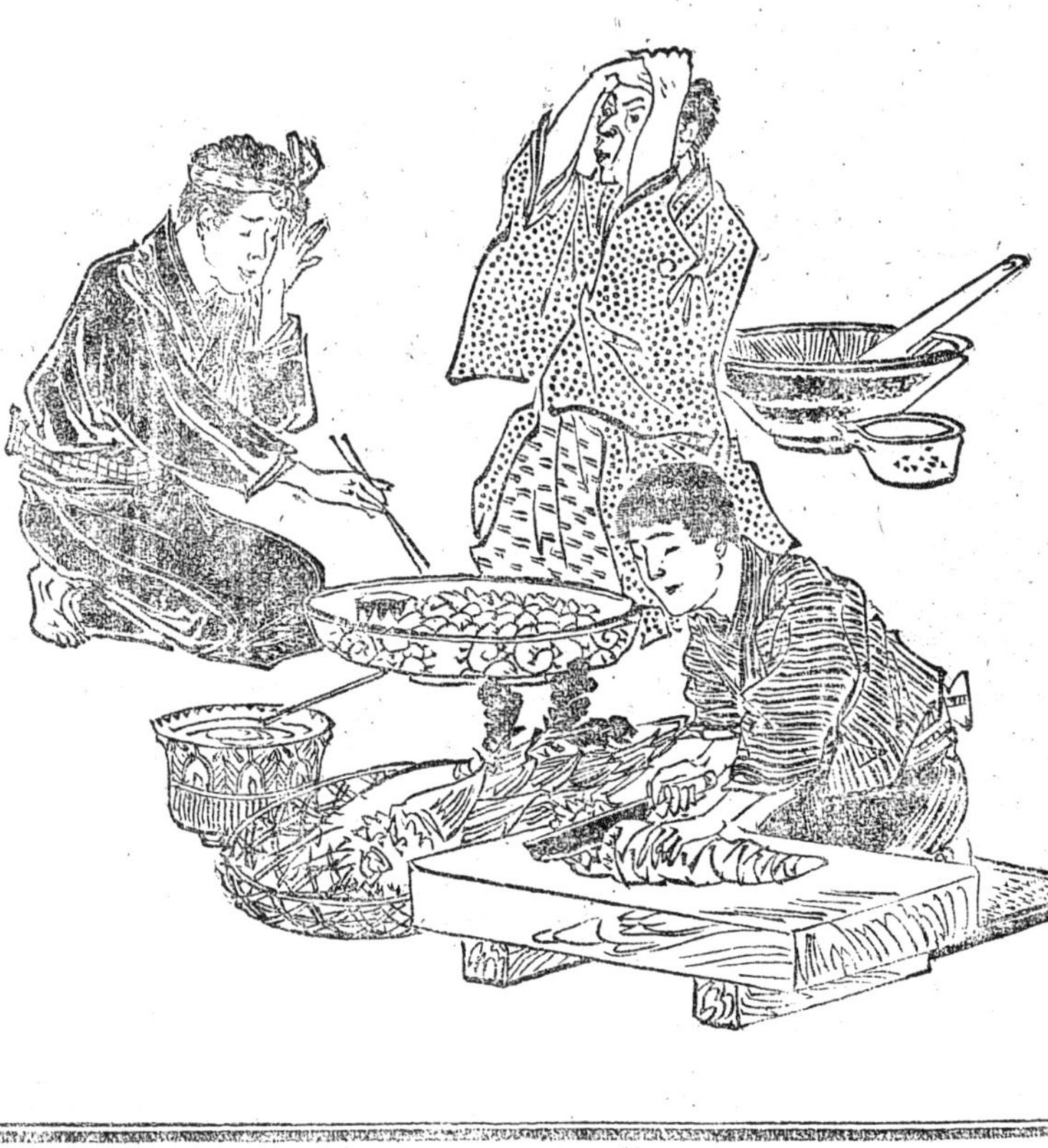

べし汁《しる》の加減《かげん》あまり甘《あま》きは却《かへり》て味薄《あぢうす》し、すこし辛《から》きこのたにすべし加益《かやく》は淺草《あさくさ》海苔《のり》、葱《ねぎ》の小口《こぐち》、たうがらし、大根《だいこん》おろしなり。

◎かぴたん飯《めし》

此仕《このし》やうは先《ま》づ飯《めし》は通例《つうれい》のごとく少《すこ》しやはらかに炊《かし》きさて鯛《たひ》の大小《だいせう》にかぎらず何枚《なんまい》にても其《そ》の時《とき》に應《おう》ずべし水洗《みづあらひ》をよくし三枚《まい》におろし両肉《りやうにく》の腹骨《はらぼね》をすきとり平作《ひらづく》りにして先《ま》づ鉢《はち》などに入《い》れ置《お》き殘《のこ》りし尾首中骨《をかしらちうぼね》などもみな細《こま》かに切《き》りて良《よ》き火《ひ》にて能《よ》く燒《や》きて藥研《やげん》にておろし（擂鉢《すりばち》にて擂《す》るもよし）金水嚢《かなすゐのう》にてふるひ殘《のこ》りし粕《かす》をば炮烙《はうらく》にて煎《い》り幾《いく》度《ど》も此《かく》の如《ごと》くして殘《のこ》らず粉《こ》となし、さて味噌汁《みそしる》を常《つね》の如《ごと》く焚《た》きて鉢《はち》などにうつし入《い》れて右《みぎ》の粉《こ》とまぜ合《あは》すべし（味《み》

極上《ごくじやう》のそうめんを常《つね》の如《ごと》く湯煮《ゆに》し水《みづ》にうつし直《たゞち》に手《て》を入《い》れず最初《さいしよ》は箸《はし》にてかきまはし其水《そのみづ》をとり捨《す》て、その後手《のちて》にて能《よ》くもみ洗《あら》ひ幾度《いくど》も水《みづ》を代《か》へていかきに揚《あ》げおき、こんぶ豆《まめ》のだしに椎茸《しひたけ》の漬水《つけみづ》をまじへ醤油酒《しやうゆさけ》しほ加減《かげん》よく合《あは》し葛《くず》をよき程《ほど》にのばし

せり　みつば　ねぎ　きくな　かいわり　椎茸《しひたけ》　はうれん草《さう》　松《ま》たけ　しめぢ　燒栗《やきぐり》　銀杏《ぎんなん》　慈姑《くわゐ》　長芋　かうたけ　麩《ふ》の類《るゐ》　岩《いは》たけ　ゆば

などの中《うち》にて三種《しゆ》か五種《しゆ》取《と》り合《あは》せ加益《かやく》につかふべし、さて器《うつは》にそうめんを盛《も》り上《うへ》にかやくを置《お》き右《みぎ》の薄葛《うすくず》をかけて出《いだ》す葛《くず》は少《すこ》し濃《こ》き方《かた》よろし菓子椀《くわしわん》又《また》は大平梅《おほひらうめ》わんなどによし吸口《すひくち》は

生姜《しやうが》　胡椒《こせう》　きのめ　山椒《さんせう》　花柚《はなゆ》　柚《ゆ》の皮《かは》　唐辛《たうがらし》　わさび　の類《るゐ》

◎てくせう麵《めん》

是《これ》も前《まへ》の如《ごと》く極上《ごくじやう》の素麵《さうめん》を湯煮《ゆに》し洗《あら》ひて、こんぶだしよくし、扨料《さてれう》理白《りしろ》みそを擂《す》りて少《すこ》し濃《こ》き方《はう》に仕《し》かけ沸《に》ゑたる時飯《ときめし》のとり湯《ゆ》を合《あは》し大抵《たいてい》とろりとある程《ほど》の加減《かげん》にすべし、若《も》し飯《めし》のとり湯《ゆ》なきときは二文《もん》どりの餅《もち》を最初《さいしよ》にだし煮《に》る時《とき》より入《い》れて程《ほど》よき時其餅《ときそのもち》をとり去《さ》りて用《もち》うべし又土鍋《またどなべ》にて別《べつ》に煮《に》てねまりたる汁《しる》を入《い》るゝ其《そ》の余《よ》はわら

噌《そ》も燒味噌《やきみそ》にすれば風味《ふうみ》一層《そう》よろし）其《そ》の後前《のちまへ》に作《つく》りたる肉《にく》と右《みぎ》の汁《しる》と一所《ところ》に席《せき》に出《いだ》すべし尤《もつと》も喰《く》ひやうは常《つね》の如《ごと》く飯《めし》を茶碗《ちやわん》に盛《も》り其上《そのうへ》に作《つく》り身《み》を置《お》きて彼《か》の汁《しる》をかけて食《くら》ふなり、加益《かやく》には

唐辛《たうがらし》　淺草海苔《あさくさのり》　陳皮《ちんぴ》　葱小口《ねぎこぐち》

干山椒《ひさんせう》

右《みぎ》五品《しな》を手鹽皿《てしほざら》に入《い》れて出《いだ》すなり、魚《うを》の多少《たせう》は人數《にんぜ》によりて見《み》はからふべし大凡《おほよ》そ魚飯《ぎよはん》の中《うち》これほど美味《びみ》なるものなく上戸《じやうご》も賞味《しやうび》し下戸《げと》も賞味《しやうみ》す實《じつ》に魚《ぎよ》飯《はん》の最上《さいじやう》なり試《こゝろ》みて知《し》り給《たま》へ。

○鯛飯《たひめし》

是《これ》も魚《うを》の水洗《みづあら》ひをよくし三枚《まい》におろし腹骨《はらほね》をすきとり其《そ》の後川水《のちかはみづ》にて右《みぎ》のあらひを笊《ざる》などに入《い》れて湯《ゆ》煮《に》し之《これ》をとりのけ跡《あと》の湯《ゆ》に直《すぐ》に米《こめ》を仕《し》かけて炊《かし》くべび粉《と》かんざらし粉《と》を用《もち》ゐるもよし飯《めし》のとり湯《ゆ》、餅《もち》のうはずみは味格《あぢかく》別美《べつび》なり、さて加益《かやく》は前《まへ》に出《いだ》しゝ物《その》の類《るゐ》を見合《みあは》せて用《もち》ゐ前《まへ》の如《ごと》く岡《をか》入《いれ》にして右《みぎ》の汁《しる》をためて出《いだ》すべし吸口《すひくち》も前《まへ》に同《おな》じ。

○葛《くず》かみなり

是《これ》はから鍋《なべ》にかやの油《あぶら》を少《すこ》し入《い》れよくいり付《つ》け其所《そこ》へ椎茸《しひたけ》、せり、くわゐ、むしりこんにやく、きくらげ、などを入《い》れていり付《つ》け醬油《しやうゆ》少《すこ》し落《おと》しこのきまぜ其中《そのなか》へ豆腐《とうふ》を入《い》れまぜ合《あは》してこんぶだし加減《かげん》よく仕《し》掛《か》け程《ほど》よき時分《じぶん》に極上《ごくじやう》の葛《くず》をときて、とろりとする程《ほど》に引《ひ》きてふき上《あが》りたる時《とき》を度《ど》とし器《うつは》に盛《も》り出《いだ》すべし、山椒《さんせう》。胡椒《こせう》、生姜汁《しやうがじる》、わさびなど用《もち》うべし、豆腐《とうふ》はきぬごしのおぼろ尤《もつと》もよし油《あぶら》はかやなくば胡麻《ごま》にてもよし、加益《かやく》は時《とき》の好《この》みに應《おう》ずべし。

○味噌《みそ》かみなり

製法前《せいほふまへ》に同《おな》じ葛《くず》のかはりに味噌《みそ》をかけるを異《こと》なりとするのみ。

○かみなり饂飩《うどん》

太《ふと》うちのうどんをよく煮《に》拔き前《まへ》の如《ごと》くから鍋《なべ》に油《あぶら》を少《すこ》しいり付《つ》け先《ま》づかやくの類《るゐ》を入《い》れてかきまぜ豆腐《とうふ》を半丁《はんてう》ばかりそのまゝ入《い》れて又《また》よくまぜ合《あは》す、そこへ昆布《こんぶ》だし酒《さか》しほ醬油《しやうゆ》の加減《かげん》よく汁《しる》をしかけ、

し、さて木《き》を引《ひ》かんとする前《まへ》、彼《か》の両《りやう》肉《み》を其《そ》のまゝ上《うへ》に置《お》き炊《かし》き終《をは》らば其《そ》の肉《み》を取《と》り出《いだ》し楊枝《やうじ》などにて細《こま》かくむしり新《あたら》しき布巾《ふきん》に包《つゝ》みてもむべし、之《これ》を飯《めし》にまぜ合《あは》して食《くら》ふなり、かけ汁《じる》は鰹《かつを》のだし醤油《しやうゆ》加減《かげん》すべし、加益《かやく》は

大根《だいこん》おろし　葱《ねぎ》小口《こぐち》　淺草海苔《あさくさのり》
唐辛《たうがらし》

等《とう》なり、又《また》一種《しゆ》蓮根《れんこん》の皮《かは》を取《と》り小口《こぐち》より切《き》り（太《ふと》くは二《ふた》つに切《き》りて小口切《こぐちぎり》にすべし）さて米《こめ》を仕《し》かける時《とき》一所《しよ》に入《い》れ合《あは》せて炊《かし》くことあり。

◎黒人飯《くろすめし》

是《これ》は前《まへ》に出《いだ》せしかぴたん飯《めし》の魚肉《ぎよにく》を、このしろにてするあり、先《ま》づ魚《うを》の両肉《りやうみ》をおろし腹骨《はらぼね》をすきとり皮《かは》を引《ひ》きて筋《すぢ》違《ちがひ》に平作《ひらづく》りにし骨《ほね》を焼《や》き、粉《こ》にはたきよく煮《に》上《あが》りて右《みぎ》のうどんを客《きやく》一人《にん》に十筋《とをすぢ》ばかり器《うつは》に入《い》れ其上《そのうへ》に加益《かやく》汁《しる》とも程《ほど》よく盛《も》りて出《いだ》すべし、加役吸口《かやくすひくち》好《この》みにまかす。又《また》味《み》噌《そ》汁《しる》だしにてもよし。

◎そぼろこんにやく

灰氣少《はいけすくな》きこんにやくを庖丁《はうてう》にて四五枚《まい》におろし立《たつ》に小口《こぐち》より刻《きざ》み鹽《しほ》にてもみ水《みづ》にてよく洗《あら》ひながし水氣《みづけ》を布巾《ふきん》にてひたしとり油《あぶら》にてこかし直《すぐ》に井戸水《ゐどみづ》入《い》れて油氣《あぶらけ》をあらひとりて扨《さて》こんぶ出《だ》し酒《さけ》しは醤油《しやうゆ》かげんよくしてこんにやくを入《い》れて極上《ごくじやう》の葛《くず》をひき出《いだ》すべし、

ひさんせう　青山椒《あをさんせう》　こせう　たうがらし　わさび　すり生姜《しやうが》

など吸口《すひくち》に用《もち》ゐてよし。

○此《こ》のほかに、こんにやくの調理方《てうりかた》には

つらゝこんにやく　作《つく》りこんにやく　和蘭和《おらんだあへ》　白和《しらあへ》　煎出《いりだ》し　霰《あられ》
汁《しる》（小《ちい》さく霰《あられ》の如《ごと》く切《き》るをいふ）　みぞれ汁《しる》（たゝきたるをいふ）

などあれども大同小異《だいどうせうい》なるを以《もつ》て畧《りやく》す。

◎栗《くり》の白和《しらあへ》

生栗《なまぐり》の小《ちい》さきものを焼《や》きて皮澁《かはしぶ》ともよくとりて胡麻《ごま》の油《あぶら》を鍋《なべ》に煎《い》り付《つ》け其《そ》の中《なか》にてかきまぜ大《たい》てい油《あぶら》のゆきとゞきたる時《とき》にとり出《いだ》し水《みづ》

味《み》噌汁《そしる》に和《ま》せ合《あは》せて出《いだ》すなり加益《かやく》は
葱小口《ねぎこぐち》　陳皮《ちんぴ》　浅草海苔《あさくさのり》　唐辛《たうがらし》
なり其《そ》の他《た》のことすべて、かびたん飯《めし》
と同《おな》じ。

◎鯔飯《ぼらめし》

魚《うを》の大小《だいせう》を問《と》はず水洗《みづあらひ》をよくして三枚《まい》におろし腹骨《はらぼね》をすきとり皮《かは》を引《ひ》き平《ひら》に作《つく》りさてかけ汁《しる》には
醤油《しやうゆ》大　酒《さけ》中　梅干《うめぼし》一　鰹《かつを》大
右《みぎ》四品《しな》をよく煮《に》かへし水嚢《すゐのう》にて漉《こ》し冷《さま》し置《お》き、さて茶碗《ちやわん》に飯《めし》を盛《も》りて作《つく》り肉《み》を上《うへ》におき、かけ汁《しる》にて食《くら》ふべし加益《かやく》は前《まへ》に同《おな》じ、甚《はなは》だ美味《びみ》なり。

◎鰯飯《いわしめし》

常《つね》の如《ごと》く飯《めし》を仕《し》かけ木《き》を引《ひ》く前《まへ》に鰯《いわし》の三枚《まい》にへぎたるものを上《うへ》に置《お》き木《き》をひき終《をは》りて、よくうまし其《そ》の後《のち》、鰯《いわし》をとにてさつと洗《あら》ひ上《あ》げ油《あぶら》をとり扨白《さてしろ》みそ三分《ぶ》豆腐《とうふ》七分《ぶ》のつもりにてよくすり合《あは》し其所《そと》へ右《みぎ》の栗《くり》ときくらげを一所《しよ》に入《い》れて和《あ》へ、こせう、わり山椒《さんせう》など添《そ》へて出《いだ》すべし。

◎同あんぺい

生《なま》にて皮渋《かはしぶ》ともよくとり、わさびおろしにてすりおろし其所《そこ》へ大抵《たいてい》大栗《おほくり》十、山《やま》の芋《いも》三分位《ぶぐらゐ》の割合《わりあひ》にてすりおろしいかにもよく摺《す》り合《あは》せ、さて極上《ごくじやう》の葛粉《くず》を水《みづ》にてときいれて程《ほど》よくゆるめ茶碗《ちやわん》に入《い》れて蒸《む》すべし蒸《む》し上《あが》りて菓子椀《くわしわん》にうつすか又《また》は其《そ》の儘《まゝ》にても葛溜《くずたまり》を上《うへ》よりかけ、すり生姜《しやうが》置《お》きて出《いだ》すべし。

◎同あんぺい綴《とぢ》

仕《し》やう前《まへ》に同《おな》じ加益《かやく》は
椎茸《しひたけ》　ぎんなん　たはら麩《ふ》　きくらげ　揚蒟蒻《あげこんにやく》
などを茶碗《ちやわん》又《また》は鉢《はち》に入《い》れ上《うへ》より前《まへ》の如《ごと》くときたるものをかけて蒸《む》すべし、蒸《む》し上《あが》りて葛溜《くずたま》りをかけ山椒《さんせう》、すり生姜《しやうが》などおきて出《いだ》す。

○此《こ》の外《ほか》栗《くり》の調理法《てうりほふ》は
田楽《でんがく》　黒和《くろあへ》　味噌煮《みそに》　寄《よ》せ栗《くり》　たうがらし味噌煮《みそに》　などあれども
大同小異《だいどうせうい》あるを以《もつ》て略《りやく》す。

りのけ飯《めし》を茶碗《ちやわん》に盛《も》り其《そ》の上《うへ》に置《お》き、かつを出《だ》し醤油加減《しやうゆかげん》よくし上《うへ》よりかけて食《くら》ふべし、又食籠《またじきらう》にて合《まぜ》へ交《あは》すもよし。

又《また》一種常《しゆつね》の如《ごと》くに飯《めし》を仕《し》のけ扨鰯《さていわし》の首《かしら》をとりて能《よ》く洗《あら》ひ仕《し》かけたる飯《めし》の上《うへ》に逆《さか》さまに幾《いく》つもさし込《こ》み置《お》き焚《た》き仕舞《しま》ひたる後、尾先《をさき》をつまみて引《ひ》けば骨《ほね》はのこらせ抜《ぬ》けて肉《み》は跡《あと》にのこる夫《それ》を盛《も》りてをましかけ、汁《しる》にて出《いだ》すもあり、加益《かやく》は前《まへ》に同《おな》じ。

○鶏飯《けいはん》

かしわの若《わか》き柔《やは》らかなる者《もの》を羽尾首腸《はねをかしらわた》とも取《と》り去《さ》り丸《まる》なりにて水洗《みづあらひ》をよくし其《そ》のまゝ之《これ》を湯《ゆ》煮《に》し、その湯《ゆ》に飯《めし》を去かけて炊《かし》くべし、さて鳥《とり》の肉《み》を随分《ずゐぶん》こまかにむしり木《き》を引《ひ》く前《まへ》に飯《めし》の上《うへ》に置《お》

○慈姑《くわゐ》

茶碗《ちやわん》むし　田樂《でんがく》　しんじよ　付焼《つけやき》　太鼓煮《たいこに》　淺草巻揚《あさくさまきあげ》　ひしぎ　眞《しん》丸《まる》　寄《よせ》くわゐ　黒和《くろあへ》　などの調理法《てうりはふ》あれども別段《べつだん》變《かは》りたる節《ふし》なきを以《もつ》て略《りやく》すよろしく前條《ぜんでう》を參考《さんかう》して拵《こしら》ふべし。

○葡萄肉薄葛《ぶだうみうすくず》

昆布《こんぶ》だしに酒《さか》しほ醤油《しやうゆ》とも下地《したぢ》をかげんよくし極上《ごくじやう》の葛《くず》をほどよく引《ひ》きさて葡萄《ぶだう》の大粒《おほつぶ》なるものゝ肉《み》をとり出《だ》し中《なか》の種《たね》をとりのけ吸物《すひもの》椀《わん》ゑ五《い》つばかり入《い》れきくらげをあしらひ右《みぎ》の薄葛《うすくず》をためて出《いだ》すべし、わさび、しやうが、こせう好《このみ》にまかせて吸口《すひくち》につかふ。

○同砂糖仕立《さたうしたて》

大粒《おほつぶ》なるぶだうの肉《み》を出《いだ》し種《たね》を去《さ》り白砂糖《しろさたう》を湯《ゆ》せんにし、ほてりをよくとり、みつとあしして少《すこ》しづゝ茶碗《ちやわん》に入《い》れ焼塩《やきしほ》少《すこ》し加《くは》へ其所《そこ》へ右《みぎ》の肉《み》を入《い》れ白湯《さゆ》を程《ほど》よくためてこせう、わさび、生姜汁《しやうがしる》など入《い》れ蓋《ふた》をして出《いだ》すべし、又氷《またこほり》おろしを使《つか》ふもよし。

○同三品酢《みしなす》

太白砂糖《たいはくさたう》三分《ぶ》、白醤油《しろしやうゆ》三分《ぶ》、上酢《じやうす》四分《ぶ》、共《とも》に煮《に》かへしよく冷《さま》しさて前《まへ》の如《ごと》く大粒《おほつぶ》のぶだうの肉《み》を出《いだ》し、きくらげ、割栗《わりぐり》と三品《みしな》を小鉢《こはち》に

焚《た》き終《をは》りて交《ま》ぜ合《あは》し、かつを出《だ》し醬油《しやうゆ》加減《かげん》して汁《しる》を仕立《した》て加益《かやく》は
　おろし大根《だいこん》　葱小口《ねぎこぐち》　唐《たう》がらし　を
用《もち》ゐるなり。
又《また》一種《しゆ》常《つね》の如《ごと》く鳥《とり》を料理《れうり》し、さやみものゝ肉《み》ばかりを飯《めし》の上《うへ》に木《き》を引《ひ》く前《まへ》に置《お》き肉《み》に火《ひ》の通《とほ》りたる時分《じぶん》に取《と》り出《だ》し細《こま》かにむしりて飯《めし》にまぜ合《あは》すものなりかけ汁《しる》、加益《かやく》とも前《まへ》に同《おな》じ。

○千疋飯《せんびきめし》

是《これ》は縮緬《ちりめん》ざこの色白《いろしろ》くして良《よ》き品《しな》の塵《ちり》を十分《ぶん》に去《さ》りて幾度《いくど》も洗《あら》ひ飯《めし》の出來《でき》る前《まへ》に上《うへ》に置《お》くなり、炊《かし》き終《をは》らば能《よ》くまぜ合《あは》せ、かけ汁少《しるすこ》しうすく仕立《した》つべし
加益《かやく》は前《まへ》に同《おな》じ。

○小鳥飯《ことりめし》

是《これ》は雀《すゞめ》、ひばり、うづら、つむぎ、む

入《い》れ右《みぎ》の酢《す》をためて上《うへ》にわさびを置《お》き七《さち》を付《つ》けて出《いだ》す酒菜《さかな》に尤《もつと》もよし。

○同葛《くず》とぢ

極上《ごくじやう》の葛《くず》に白砂《しろさ》糖蜜《たうくつ》を少《すこ》し入《い》れ水《みづ》にて解《と》き葛切《くずきり》の加減《かげん》にして煮《に》る色《いろ》の變《かは》りたる時《とき》を度《ど》として重箱《ぢうばこ》に入《い》れ其中《そのうち》へ前《まへ》の如《ごと》く葡萄《ぶだう》の肉《み》を入《い》れかきまぜて冷《ひや》しおき少《すこ》しかたまりたる時《とき》井《ゐ》戸《ど》水《みづ》にひやし其後《そのゝち》箱《はこ》を離《はな》しいかやうとも切《き》りて冷《ひや》しもの又《また》は小鉢《こばち》に入《い》れてわさび酢《す》、しやうが酢《す》、三盃酢《ばいず》、いりざけなど心《こゝろ》まかせに用《もち》うべし。

○筍《たけのこ》

いこみ　田樂《でんがく》　黒酢味噌和《くろすみそあへ》　けんちん　なます　吸物《すひもの》　いり出《だ》し
臭和《くさあへ》　しら和《あへ》　ひたし物《もの》　酢味噌《すみそ》　肉和《にくあへ》　など種々《しゆぐ》あれど別《べつ》に變《かは》りたる節《ふし》なきを以《もつ》て之《これ》を略《りやく》すよろしく前諸法《ぜんしよほふ》を參考《さんかう》して夫々《それぐ》調理《てうり》すべし。

○松茸粒煮《まつたけつぶに》

芋《いも》の子《こ》といふ小《ちい》さき松茸《まつたけ》の根《ね》をとりすて、くるりと丸《まる》くつぶの如《ごと》くむきたるを澤山《たくさん》にこしらへて扨《さて》から鍋《なべ》に入《い》れて煎付《いりつ》けよくかきまぜ生醬油酒《きしやうゆさけ》しほ少《すこ》し加《くは》へて汁《しる》たまらざるやう煮《に》て直《たゞち》に蓋《ふた》ある小鉢《こばち》など

く、其《そ》の他《た》の小鳥類《ことりるゐ》何《なに》にても細《こま》かくたゝき前諸法《ぜんしよほふ》の如《ごと》く飯《めし》の上《うへ》に置《お》き其《そ》の後《のち》よく交《ま》ぜ合《あは》して出《いだ》すなり。加益《かやく》かけ汁《しる》ともに前《まへ》に同《おな》じ、但《たゞ》したゝみ身《み》は細《こ》まかきほどよろし。

○櫻飯《さくらめし》

是《これ》は中《ちう》なる蛸魚《たこ》をばさつと湯煮《ゆに》して足《あし》を一本《ぽん》づゝ小口《こぐち》よりいかにも薄《うす》く切《き》り作《つく》りにして前《まへ》の如《ごと》く飯《めし》の出來《でき》る前《まへ》に上《うへ》に置《お》き其《そ》の後《のち》よく交《ま》ぜ合《あは》せて出《いだ》すなりかつを出《だ》しかけ汁《しる》。加益前《かやくまへ》に同《おな》じ。

○蜆飯《しゞみめし》

是《これ》は蜆《しゞみ》のよき物《もの》を湯煮《ゆに》し肉《にく》を出《いだ》し水《みづ》にて洗《あら》ひ前《まへ》の如《ごと》く飯《めし》の出來《でき》る前《まへ》に上《うへ》に置《お》き其《そ》の後《のち》よく交《ま》ぜ合《あは》せて出《いだ》すなり、かけ汁加益《しるかやく》ともに前《まへ》に同《おな》じ、但《たゞ》し通常《つうじやう》の肉蜆《みしゞみ》は石灰《いしばい》の氣《け》ありて風味《ふうみ》あしゝ別《べつ》にうつし、こせうの粉澤山《たくさん》にふりて出《いだ》すべし、是《これ》は金杓子《かなしやくし》にてかきまぜるは、さびくさくして惡《あ》しゝ木杓子《きしやくし》を遣《つか》ふべし。

○同龍眼《りうがん》もどき

是《これ》も前《まへ》の如《ごと》く芋《いも》の子《こ》といふ小《ちい》さき松茸《まつたけ》の根《ね》もとを丸《まる》むきにし生麩《なまふ》にて一《ひと》つ宛《づゝ》つゝみ榧《かや》の油《あぶら》にて揚《あ》げ、あしらひ物《もの》にはきくらげ くわん艸《ぞう》 うど 岩《いは》たけ 百合根《ゆりね》 みつば せり ぎんなん みる 長青《ながあを》のり 海苔《のり》 午房《ごばう》 などの中《うち》にて取《と》り合《あは》せ大《おほ》平《ひら》、菓子椀《くわしわん》、吸物《すひもの》、坪《つぼ》など心《こゝろ》まかせに用《もち》うべし。

○同けんちん卷《まき》

随分太《ずゐぶんふと》き松茸《まつたけ》の笠《かさ》ぎはより切《き》り根《ね》もとをとり去《さ》りさつと湯煮《ゆに》し竪《たて》にうすく切《き》れざるやうにむきて平《ひら》に延《のば》し其上《そのうへ》にうどん粉《こ》をひたとぬり栗《くり》、きくらげ、みつばのぢくを置《お》き端《はし》より卷《ま》きて胡麻《ごま》かやなどの油《あぶら》にてあげ小口切《こぐちぎり》にするなり。

○此《こ》の外味噌煮《ほかみそに》、葛煮《くずに》、煎出《いりだ》し、田樂《でんがく》、ひたし物《もの》、むし松《まつ》たけ、三盃酢《さんばいず》。燒松《やきまつ》たけ、湯松茸《ゆまつたけ》など種々《しゆぐ》あれども其《そ》の仕《し》やう通常《つうじやう》なればこゝに説《と》くの要《えう》もなかるべし。

○午房《ごばう》けんちん卷《まき》

此方《このはう》にて湯煮《ゆに》して取《と》りたる肉《み》は味格別《あぢかくべつ》美《び》なりとす。

〇鳥貝飯《とりがひめし》

鳥貝《とりがひ》を生《なま》にて細《ほそ》く作《つく》り、いかきやうの物《もの》に入《い》れ沸湯《にえゆ》を上《うへ》より二三度《ど》もかける飯《めし》は常《つね》の如《ごと》く炊《かし》きて櫃《ひつ》などにうつすと鳥貝《とりがひ》を交《ま》ぜ合《あは》せて出《いだ》すなり、かけ汁《しる》加益《かやく》とも前《まへ》に同《おな》じ、釜《かま》の中《なか》にて飯《めし》の上《うへ》に置《お》きては餘《あま》りてはくなりて風味《ふうみ》よろしからず。

〇泥鰌飯《どぢやうめし》

太《ふと》き泥鰌《どぢやう》の子《こ》を持《も》ちたるを湯煮《ゆに》して首《かしら》をとり胴骨《どうぼね》を指《ゆび》にてつまみ楊枝《やうじ》竹串《たけぐし》等《とう》の物《もの》にてしごき肉《み》ばかり取《と》りて木《き》を引《ひ》きて後《のち》、飯《めし》の上《うへ》に置《お》くべし、かつを出《だ》し醤油加減《しやうゆかげん》して出《だ》す。
又泥鰌《またどぢやう》の湯煮《ゆに》したる煮汁《にしる》に味噌汁《みそしる》を仕《し》

太《ふと》き午房《ごばう》の上皮《うはかは》を庖丁《はうてう》にてよくこそげとり四五寸計《ずんばかり》に切《き》りてさつと湯煮《ゆに》し竪《たて》に庖丁《はうてう》を入《い》れて皮《かは》を取《と》り眞《しん》を去《さ》り立《たつ》に切《きれ》はなれざるやうに幾《いく》つも切《き》り込《と》み平《ひら》に押延《おしのば》しうどん粉《こ》を水《みづ》に少《すこ》し醤油《しやうゆ》おとしてほどよくゆるめ午房《ごばう》の上《うへ》にのべて其上《そのうへ》へひしぎ銀杏《ぎんあん》、椎《しひ》たけ、みつばのおくなどをあらべ端《はし》より巻《ま》きて油《あぶら》にてあげ小口切《こぐちぎり》にして取《と》り肴《さかな》、重引《ぢうびき》、菓子椀《くわしわん》などに用《もち》ゐてよし。

〇同笹《さゝ》がき寄《よせ》

常《つね》の如《ごと》く笹《さゝ》がきになし湯葉《ゆば》、うどん粉《こ》、かんざらし粉《こ》をすりまぜたる中《なか》にかきまぜ油《あぶら》にて揚《あ》げるなり、あしらひものは
椎茸《しひたけ》　岩《いは》たけ　松茸《まつたけ》　しめぢ　麩《ふ》　みつば　芹《せり》　根芋《ねいも》　うど　みづな　ねぎ　きくな
など一二品《ひんと》取《と》り合《あは》すべし。

〇同大銭煮《おほぜにに》

午房《ごばう》の上皮《うはかは》をよくこそげ一分切《ぶぎり》に皮《かは》のきはまで庖丁《はうてう》にて切《き》り込《と》み十《とを》宛《づゝ》ほどつゝけて切《きり》はなし飯《めし》のとり湯《ゆ》と水《みづ》にて如何《いか》にもよく湯煮《ゆに》し其《その》後《のち》とり出《いだ》して午房《ごばう》の眞中《まんなか》を楊枝《やうじ》にて通《とほ》し其所《そと》へ細《ほそ》き湯葉《ゆば》を通《とほ》して跡《あと》先《さき》を結《むす》びさて味淋《みりん》五分《ぶ》醤油《しやうゆ》三分《ぶ》水《みづ》二分《ぶ》ほどのかげんにてよく煮詰《につ》め

かけ酒《さけ》は少《すこ》し入《い》れてよく焚《た》き、かけ汁《しる》にして食《くら》ふもよし加益《かやく》は
干山椒《ひさんせう》 葱小口《ねぎこぐち》 浅草海苔《あさくさのり》 椎茸《しひたけ》こま〴〵 等《とう》なり。

◎鯛《たひ》の子飯《こめし》

鯛《たひ》の眞子《まこ》をさつと湯煮《ゆに》し上《うへ》の袋《ふくろ》を取《と》り捨《す》て水《みづ》の中《なか》にて能《よ》くほどき布巾《ふきん》などにて包《つゝ》みてもむ時《とき》はさらりとなる、さて之《これ》を木《き》を引《ひ》く前《まへ》に飯《めし》の上《うへ》に置《お》き食籠《じきろう》へうつす時《とき》よく交《ま》ぜ合《あは》して出《いだ》すべし、かつを出《だ》し醤油《しやうゆ》加減《かげん》して加益《かやく》に
木《き》の芽《め》 小紫蘇《こしそ》 胡椒《こせう》
等《とう》にて出《いだ》すなり、人數《にんぞう》の多少《たせう》によりて子《こ》も加減《かげん》すべけれども大抵《たいてい》三人位《にんぐらゐ》の客《きやく》ならば大《おほい》なる子《こ》一腹《はら》にてよし、ぼらの子《こ》、さはらの子《こ》、鯉《こひ》の子《こ》、鮒《ふな》の子《こ》も之《これ》に準《じゆん》じて飯《めし》を炊《かし》くべし、いづれも風味《ふうみ》蓋物《ふたもの》に入《い》れて出《いだ》すべし。

○此《こ》の外《ほか》、紫蘇巻《しそまき》、海苔巻《のりまき》、葛煮《くずに》、青海苔《あをのり》かけ、酢午房《すごばう》、たゝき午房《ごばう》などあれども其《そ》のこしらへやう格別《かくべつ》かはりたる節《ふし》なければ之《これ》を畧《りやく》す。

◎ぎんなん押寄《おしよせ》

よき銀杏《ぎんなん》を生《なま》にて打《う》ち割《わ》り上《うへ》の皮《かは》をとり澁《しぶ》は沸湯《にえゆ》にひたして布巾《ふきん》にてふきとり俎板《まないた》の上《うへ》に置《お》き庖丁《はうてう》のむねにてたゝきうどんの粉《こ》をつなぎに少《すこ》し入《い》れよき程《ほど》にとり榧《かや》の油《あぶら》にてよく揚《あ》げ。
岩《いは》たけ きくらげ 椎茸《しひたけ》 しめぢ 松《まつ》たけ 麩《ふ》 根《ね》いも かいわり菜《な》 はすいも みつば 芹《せり》 ゆば くわん艸《さう》 さゝげ
などの中《うち》一二品《ひん》あしらひて出《いだ》すべし。

○此《こ》の外《ほか》銀杏《ぎんなん》むし、すくひ銀杏《ぎんなん》、しんじよなどの調理法《てうりほふ》あれども何《いづ》れも擂鉢《すりばち》にてよく擂《す》りたる上《うへ》に夫々《それ〴〵》とり合《あは》せてすることなれば之《これ》を略《りやく》す。

◎柿《かき》けんちん

ぎをんぼうの跡先《あとさき》を切《き》りとり種《たね》をとり去《さ》り小口《こぐち》より刻《きざ》み擂鉢《すりばち》に入《い》れてよくすりつぶし其所《そこ》へかんざらし粉《こ》と極上《ごくじやう》の葛《くず》粉を等分《とうぶん》にして加《くは》

よきものなり。

○鱧飯《はもめし》

是《これ》は中頃《ちうごろ》なる鱧《はも》をよく洗《あら》ひ中骨脊骨《なかぼねせぼね》のひれを取《と》り去《さ》り小口《こぐち》より骨切《ほねきり》の如《ごと》くにざく／＼と切《き》りはなし、いかきなどに入《い》れて沸湯《にえゆ》を二三度《ど》上《うへ》より注《か》け其《そ》の後《のち》飯《めし》の上《うへ》に置《お》く事前《ことまへ》のごとし、かつを出《だ》し醤油加減《しやうゆかげん》し加益《かやく》は

葱小口切《ねぎこぐちぎり》　生姜《しやうが》しぼり汁《しる》　なり

○海老飯《えびめし》

伊勢海老《いせえび》を鹽湯《しほゆ》煮《に》して肉《み》をとり出《だ》し楊《やう》枝竹串《じたけぐし》などの先《さき》にて細《こま》かくほどき飯《めし》の上《うへ》に置《お》くこと前《まへ》の如《ごと》し炊《かし》き終《をは》りて、かつを出《だ》し醤油加減《しやうゆかげん》して出《いだ》す加益《かやく》は

胡椒《こせう》　淺草海苔《あさくさのり》　木《き》の芽《め》　等《とう》なり。

○蛤飯《はまぐりめし》

是《これ》も小《ちい》さき蛤《はまぐり》の肉《にく》を湯《ゆ》煮《に》して水《みづ》にて

へよくすり合《あは》せ生湯葉《なまゆば》の上《うへ》に右《みぎ》のすり合《あは》したるものを延《の》べ午房《ごばう》、みつば、きくらげ、椎茸《しひたけ》などをすべて一緒《しよ》に味《あぢ》を付《つ》け程《ほど》よく上《うへ》にならべ端《はし》より巻《ま》きてとめ其後《そのゝち》かや又《また》はごまの油《あぶら》にてあげ小口切《こぐちぎり》にするなり。

○同白和《しらあへ》

ぎをんぼうの跡《あと》さきれねともとりすて庖丁《はうてう》のむねにてたゝき、つなぎを入《い》れてたゝき交《ま》ぜ銀杏《ぎんあん》一《ひと》つ中《なか》に包《つゝ》みてまるめ榧《かや》の油《あぶら》にてあげ、さてきくらげ百合根《ゆりね》など一緒《しよ》に白和《しらあへ》にすべし、但《たゞ》し白《しら》どうふ一丁《てう》に白《しろ》みろ四分《ぶ》の割《わり》なり胡麻《ごま》を用《もち》うべからず。

○同黒和《くろあへ》

前《まへ》の如《ごと》くになし黒豆《くろまめ》をみりんにて煮出《にだ》したる汁《しる》にて程《ほど》よくすり延《の》ばし和《あ》へるなり。

○同小倉《をぐら》もどき

ぎをんぼうのへたたね共《とも》とり去《さ》り目《め》なしの摺鉢《すりばち》にてよく摺《す》り別《べつ》に上《じやう》等《とう》の羊羹《やうかん》をとりよせ柿《かき》に應《おう》じ等分《とうぶん》に入《い》れてすりまぜ其所《そこ》へかんざらしの粉《こ》を湯《ゆ》にてこねたる物《もの》を三分《ぶ》ばかりすり合《あは》し鉢《はち》に入《い》れて蒸《む》すべし、むし上《あ》げて少《すこ》しさまし箸楊枝《はしやうじ》などにて程《ほど》よくはさみとり小茶碗《こちやわん》

さつと洗《あら》ひ布巾《ふきん》にて水氣《みづけ》をしたり取《と》り其《そ》の後《のち》前《まへ》の如《ごと》く飯《めし》の上《うへ》に置《お》くなり、かけ汁《しる》は味噌《みそ》汁《しる》又《また》はかつを出《だ》し醤油《しやうゆ》いづれにてもよし加益《かやく》は

山椒《さんせう》　小紫蘇《こしそ》　葱小口《ねぎこぐち》　唐《たう》がらし
胡椒《こせう》

等《とう》なり、なほ此《こ》の他《た》にまて貝《がひ》、あさり、鮑《あはび》、赤貝《あかゞひ》いづれも仕《し》やうは前《まへ》に同《おな》じ。

◎でもく飯《めし》

飯《めし》は前《まへ》の如《ごと》く炊《かし》きて木《き》を引《ひ》く時《とき》に加益《かやく》として入《い》るゝ者《もの》は

白魚《しらうを》　薄燒玉子《うすやきたまご》　しめぢ
岩《いは》たけ　岩《いは》たけ　三つ葉《ば》
せり　かまぼこ　きんこ
松茸《まつたけ》　赤貝《あかゞひ》　たいらぎ
栗《くり》　百合根《ゆりね》　岩茸《いはたけ》
きくらげ　まつな　せり

か吸物椀《すひものわん》に入《い》れて、すまし又《また》はうすくず、塩仕立《しほしたて》いづれにても胡椒《こせう》、わさび、生姜汁《しやうがしる》、丁子《てうじ》の露《つゆ》、見《み》はからひて用《もち》うべし。

◎同しんじよ

是《これ》も前《まへ》の如《ごと》く目《め》なし擂鉢《すりばち》にてすり水《みづ》にてうすくのばし毛水嚢《けすゐのう》にて漉《こ》し暫《しばら》くおきて上《うへ》にすみたる水《みづ》をとりのけ扨別《さてべつ》に山《やま》の芋《いも》をおろしよくすりたるものを極上《ごくじやう》の葛《くず》粉とかんざらし粉《こ》とを水《みづ》にてのべたるを入《い》れ柿《かき》の精《せい》と一所《しよ》により合《あは》せ借箱《かりばこ》に入《い》れて蒸《む》すなり、あしらひは見計《みはから》ひにすべし。

○此《こ》の外《ほか》に

ちよろぎ　田樂《でんがく》　付燒《つけやき》　黒和《くろあへ》　甘煮《うまに》　寄衣《よせころも》
糸瓜《へちま》　田樂《でんがく》　味噌《みそ》かけ　味噌煮《みそに》　葛溜《くずたまり》　煮出《いりだし》
大根《だいこん》　風呂吹《ふろふき》　酢大根《すだいこん》　海苔酢和《のりすあへ》　青《あを》のり掛《かけ》　淺漬《あさづけ》　酢漬《すづけ》
もみ大根《だいこん》
かぶら　風呂吹《ふろふき》　早《はや》くき　ふとに
蓮根《れんこん》　白和《しらあへ》　砂糖味噌和《さたうみそあへ》　もろみかけ　酢蓮《すはす》　梅肉和《ばいにくあへ》　煎出《いりだし》
海苔酢《のりず》、葛溜《くずたまり》かけ　いてみ蓮《はす》　田樂《でんがく》

などあり、しめぢ茸《たけ》、はつ茸《たけ》、獨活《うど》などにも種々《しゆぐ》調理法《てうりはふ》あれども

いか
焼栗《やきぐり》
車海老《くるまゑび》
椎茸《しひたけ》
みつば

赤貝《あかがひ》
かうたけ
栗《くり》
午蒡《ごばう》
鯛《たひ》
みつば

あはび
椎茸《しいたけ》
ぎんなん
焼玉子《やきたまご》
かれひ
みつば

しんじよ
岩《いは》たけ
玉子《たまご》
小《こ》しそ
百合根《ゆりね》
せり

かまぼこ
きくらげ
きんこ
鳥《とり》
くし貝《がひ》
せり
しめぢ

伊勢海老《いせゑび》
慈姑《くわゐ》
しそ
椎茸《しひたけ》
玉子《たまご》
午蒡《ごばう》・
みつば

など時《とき》に應《おう》じて見《み》はからひ入《い》るべし、炊《かし》き終《をは》らばよく交《ま》ぜ合《あは》して、かつを出《だ》し醤油《しやうゆ》加《か》減《げん》して出《いだ》すなり。

調理方秘傳　終

紙数《しすう》限《かぎ》りあるを以《もつ》て之《これ》を略《りやく》す
なほ上欄《じやうらん》の精進料理法《しやうじんれうりはふ》弁《ならび》に秘傳《ひでん》の部《ぶ》を参考《さんかう》すべし。

新撰料理獨案内　終

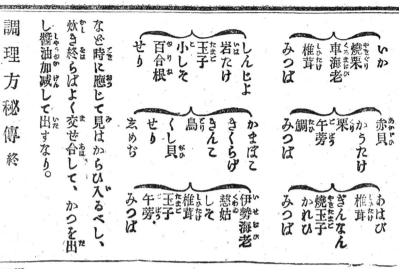

明治廿八年十二月九日印刷
同廿八年十二月十五日發行
同三十年五月八日第三版

版權所有

著作者　三田村熊之介
大阪市東區安土町四丁目百十五番邸

發行者　石塚猪男藏
大阪市西區阿波座一番町六十番邸

印刷者　矢野松之助
大阪製本印刷株式會社

發賣元　鹿田書店
大阪市心齋橋筋安土町南へ入

食育資料集成　第二回　第1巻　解説

山下光雄

食育教育の黎明期の状況

近代日本の幕開けは、文化八（一八一一）年徳川家斉の命を受けフランス語の「百科事典」（ノエル・ショメール著）のオランダ語版を底本に半世紀以上の年月を費やし翻訳した「厚生新編」があります。その内容は飲食、料理、養生など多方面にわたり、百科全書にふさわしいものとなっています。

幕末・明治初期の日本は、西洋科学の導入のため開成学校や慶應義塾関係者、また新しい教科書作成のために文部省などが各分野で必要とする情報の翻訳が行われています。さらに、政府（文部省）は全般的に必要な知識を得る資料につき検討の結果、イギリス人ウイリアム・チェンバーズとロバート・チェンバーズ兄弟による Information for the People を「百科全書」と翻訳して刊行することにし、翻訳者は文部省の箕作麟祥、慶應義塾、文部省、大学東校などの関係者による「翻訳プロジェクト」が決定します。翻訳項目を見ると天文学、気中現象学など九三項目にわたり、食育に深く関係するものは「養生」、「食物編」、「食物製法」、「医学」などがあります。

またこの時期と同じ明治九年、米国ハスケル氏原著・永峰秀樹抄訳「経済小学家政要旨」が刊行されており、本書は上、中、下の三巻に分かれています。上巻には総論、家屋家材を購い求める時の心得、雇人の取扱方、料理の経済、洗濯糊熨斗、賓客を待遇する方法などが掲載され、中巻では夫の心得、栄養の事、食物の扱い方が、下巻には食料を買う時の心得、病室、家中薬方、嬰児に関しての扱い方、また嬰児の軽症の諸患も記されています。とくに本書で注目したいのは食品中の最要品の滋養の比較表で、同じ重量に対する滋養をはじめて「熱量」と翻訳していることです。

収載資料の解説

食育資料として第1巻では

1. 飲食養生新書（全五冊）

山本義俊訳／明治八（一八七五）年／萬笈閣

本書は「アワ・フード」エリースタビソン著（英国）一八七〇年の翻訳で、人がなぜ食事をするのかに始まり、食事の種類による滋養の違いや、働く仕事量による食事量の違いなどを解説しています。また植物性食品と動物性食品により含まれる滋養成分の違いなども述べられています。

2. 蘭阪斯氏 衛生食品化学一覧表

堀誠太郎／明治一一（一八七八）年

本書はドイツで刊行された食品成分（表）と一日に摂取すべき食品量（裏）を一覧としたもので、食品成分を一〇〇%にしたときの各成分の比率をカラー表示した、目で見る栄養学のはじまりで、以後円形グラフ等も登場します。また裏面の一日に何をどれくらい食べたら良いのかを表したものは、日本ではじめてと考えています（海外の翻訳ものですが）。

3．手軽西洋料理法

望月　誠編／明治一九（一八八六）年／兎屋誠

本書は魚、肉、野菜などを主材とし、誰でも簡単にできる西洋料理法を紹介した小本で、料理法で区分すると汁物一二種、蒸し焼一八種、焼き物一七種、油煮八種、蒸し物四種などを掲載しています。

4．西洋礼式作法料理法食事法

内山龜太郎編／明治一九（一八八六）年／改進堂

小本で日本古来の料理法に明治の折衷料理、西洋料理、支那料理、菓子などの作り方などについて、文字で理解できない部分が図解され、解りやすくなっています。

5．携帯糧食審査に関する第一報告

森林太郎 他／明治二九（一八九六）年

ドイツ留学で食事を中心とした衛生学を学んだ森は、島国日本の食事、とくに従来の食品栄養学から人間栄養学のあり方に大きく軌道修正した著述を展開しています。また軍医という立場から、これまで使用されてきた携帯食糧の研究を行います。本論文の作表のなかに「一風袋一〇〇大カロリン」とあり、これは一包

装一〇〇kcalを意味しますが、これはからだと食品に「一〇〇kcal」という共通の栄養評価を使用することを示唆しており、この時点から既に、からだと食品を共通したエネルギーで栄養評価する考えがあったと思われます。

6. 新撰 料理独案内

三田村熊之介／明治二八（一八九五）年／鹿田書店

本書は魚類と精進料理に大別し、四季の各食材につき献立と其の調理法について述べたものです。

以上、収載資料につき簡単な解説とします。

本資料が新たな食育教育に資するものとなれば幸いと考えております。

（慶應義塾大学スポーツ医学研究センター研究員）

日本食育資料集成　第二回

第1巻　飲食養生新書 ほか

2017年7月25日　発行

企画・監修　山下 光雄・野口 孝則・渡邊 智子

解　説　山 下 光 雄

発行者　椛 沢 英 二

発行所　株式会社 クレス出版

東京都中央区日本橋小伝馬町 14-5-704

☎ 03-3808-1821　FAX 03-3808-1822

印刷所　株式会社 栄 光

製本所　東和製本 株式会社

乱丁・落丁本はお取り替えいたします。

ISBN 978-4-87733-990-6 C3377 ¥19000E